Public Health in China

中国公共卫生

方法卷

主　　编　王　宇　　杨功焕

方法卷主编　乌正赉　　叶冬青

中国协和医科大学出版社

图书在版编目（CIP）数据

中国公共卫生·方法卷／王宇，杨功焕主编. 乌正赉，叶冬青方法卷主编. —北京：中国协和医科大学出版社，2010.2

ISBN 978-7-81136-331-9

Ⅰ．中… Ⅱ．①王…②杨… Ⅲ．公共卫生-研究-中国 Ⅳ．R1

中国版本图书馆 CIP 数据核字（2010）第 003615 号

中国公共卫生·方法卷

主　　　编：	王　宇　杨功焕
方法卷主编：	乌正赉　叶冬青
责 任 编 辑：	陈永生　左　谦　段江娟

出 版 发 行：	中国协和医科大学出版社
	（北京东单三条九号　邮编 100730　电话 65260378）
网　　　址：	www. pumcp. com
经　　　销：	新华书店总店北京发行所
印　　　刷：	北京佳艺恒彩印刷有限公司

开　　　本：	889×1194　1/16 开
印　　　张：	29.5
字　　　数：	670 千字
版　　　次：	2013 年 5 月第 1 版　2013 年 5 月第 1 次印刷
印　　　数：	1—3000
定　　　价：	95.00 元

ISBN 978-7-81136-331-9/R·331

序

　　20世纪，世界许多国家公共卫生状况空前改善。最近30多年来，全世界卫生事业取得显著成就，婴儿死亡率大幅度下降，营养不良获得普遍改善，医药卫生技术创新也势头迅猛。但是，经济发达国家和发展中国家在卫生投入和健康状况方面的差距依然如故。发展中国家每年有近1100万儿童死于可预防的传染性疾病。以疟疾这种可预防的疾病为例，每30秒就会夺去一名世界贫困地区儿童的生命。每年有超过50万妇女死于妊娠和分娩。结核病是可以治愈的疾病，但每年依然有170万人死于结核病。大多数低收入国家的艾滋病毒/艾滋（HIV/AIDS）疫情依然没有得到控制，全球大约已有6000万人感染艾滋病毒，2500万人死于艾滋病相关疾病，而在中国估计目前存活艾滋病毒感染者和病人约有78万。

　　与此同时，慢性非传染性疾病，无论是发病数和死亡数都占总发病和死亡数的绝对多数，其中有6种重要慢性病（脑卒中、冠心病、糖尿病、肺癌、肝癌和乳腺癌）占总死亡的35%，其标化死亡率呈上升趋势，这意味着危险因素在慢性病上升中起了关键作用。目前与慢性病相关的危险因素——烟草使用、酗酒、高盐高脂饮食以及静坐生活方式，要么处于高流行水平，要么呈进行性上升趋势。这些危险因素的流行趋势表明，在未来20~30年慢性病的发病和死亡率还会持续上升，其带来的疾病负担、劳动力的损失以及巨大的医疗费用，都将给社会、家庭和个人造成严重的影响。

　　儿童、青少年和劳动力人口中，伤害是第一位死因。大气和室内空气污染、不安全的饮用水和食品、工作环境，以及电离辐射等有害因素的流行水平增加，缺乏监管和控制，给健康带来了严重的危害。总之，在社会经济发展的进程中，新的健康问题不断增加。

　　过去50年，中国人群的健康状况得到了很大改善，在短短的几十年，人群期望寿命上升，婴儿死亡率、5岁以下儿童死亡率和孕产妇死亡率呈明显下降趋势，营养不良疾病、主要的传染病，特别是疫苗可预防的传染病、肠道传染病，以及地方病，均呈明显下降趋势。但是各地发展不平衡，在贫困、偏远地区，这些应该得到良好控制的疾病和健康问题依然还很严重。传染病中，经性传播的传染病，HIV感染仍呈上升趋势。

　　中国地域广阔，发展不平衡，许多应该得到有效控制的疾病和健康问题在偏远地区还未能有效控制，而偏远地区这些没有控制的传染病随着人口流动进入城市，使得这些问题更加严重。

　　中国人群中疾病模式发生了非常显著的变化，新出现的健康问题等，对公共卫生提出了新的要求需要利用新的理论、技术和方法应对这些新的挑战。然而我国目前尚没有较全面介绍公共卫生理论、方法，特别是总结中国公共卫生实践的书籍。为填补空白，2005年中国疾病预防控制中心和中国协和医科大学出版社共同策划编写《中国公共卫生》一书，2006年编写工作正式启动。

　　该书作为中国公共卫生领域的一部专著，由中国疾病预防控制中心牵头，联合全国公共卫生院校、临床、科研单位及社会学界专家共同编写。全书共分三卷，分别为公共卫生的理论卷、方法卷和实践卷。理论卷，阐述伴随公共卫生中新问题出现而产生的理论进展；方法卷，重点介绍公共卫生中常用的方法及技术；实践卷，主要反映过去半个多世纪中国公共卫生的实践，总结中国公共卫生实践的成功经验，同时反映随着快速的城市化、工业化，疾病模式快速转变，新的健康问题，中国公共卫生所面临的挑战和应对。实践卷是本书的特色，也是定名为《中国公共卫生》的依据。

　　本书作为学术专著，鼓励作者有独到、创新的观点。本书的读者对象定位于希望了解中国公共卫生实践，或致力于公共卫生事业的专家、学者，以及在公共卫生领域的工作人员和决策者；可作为疾病预防控制系统及公共卫生领域专业人员、决策者的工具书、参考书，也可作为其他行业了解公共卫生现状及相关知识的指导书。

　　参编专家们认同编著这样一部书的必要性和艰巨性，需要团结各领域的专家学者，共同努力、集中时间、全身心投入，完成这部高水平学术著作的编写；希望本书成为一部具有开拓性、科学性、客观性、权威性和全面性的高水平著作。但是在过去3年多的时间里，编写团队中的公共卫生专家们又经历了我国公共卫生中的诸多大事件，在投入公共卫生活动的同时仍在努力完成本书的撰写和编辑。当本书编撰成稿即将出版时，我们仍感到距理想状态相差甚大。我们怀着忐忑不安的心情将本书呈现给读者，希望能对广大读者有所裨益。对于书中存在的不足，望读者不吝指正，以便再版时更正。

前　言

在本书总主编的关怀和各位编者的努力下，《中国公共卫生》第二卷"方法卷"终于与读者见面了。方法学之于公共卫生，如同钥匙之于大门、阶梯之于高楼，它既是公共卫生的工具，又与公共卫生相生、相济。公共卫生工作者借用其他学科（如临床医学、流行病学、生物统计学、信息学、社会学、基础医学等）的方法，来观察、分析疾病和健康的人群现象，提出假设、验证假设、探索病因，提出干预措施并评价其效果，达到预防疾病、促进健康的目的。随着社会经济发展及医学模式的转变，公共卫生的格局发生了明显的变化，社会对公共卫生需求也相应改变，原有的公共卫生方法学已不能完全适应社会发展的新要求。

公共卫生的需求包括两方面，一是处理突发事件的应急需求，二是在较长一段时期内改善社会卫生状况的需求。突发事件应急要求公共卫生工作者能够迅速有效地控制传染病暴发及紧急环境暴露，最大限度地保障人群健康。公共卫生工作者应能运用流行病学、生物统计学、微生物学、毒理学等专业知识，判断传染病的暴发，紧急环境暴露的原因、波及范围、影响程度等；还应能运用医学、流行病学、社会学知识及行为干预，以在短时间内迅速做出决策、采取控制策略和措施。除应急外，从长远讲，公共卫生工作者还应通过加强疾病监测、预警、实验室检测、医院的传染病控制能力，控制传染病的流行，降低婴儿死亡率、孕产妇死亡率，减少环境污染、职业危害及慢性病，提高全人群健康水平。公共卫生工作者必须会针对不同的问题，根据公共卫生原则，采用不同方法，解决实际问题。

公共卫生涉及面广，包括自然科学、社会科学中的诸多学科。公共卫生方法学内容丰富，但迄今国内仍无一部能较全面、系统地介绍公共卫生方法的专著。在日常工作中，我们真切地感受到公共卫生工作者在方法问题上的迫切需求。考虑到这些实际情况，且根据我国公共卫生事业发展已有 60 年历史的事实，有必要利用多年的积累，对公共卫生方法学方面的一些理论和实际经验进行系统整理，以飨读者。这就是编纂本卷的初衷。

本卷涵盖流行病学与公共卫生、流行病学常用的测量指标，社会学研究方法在公共卫生中的应用，公共卫生监测和国家卫生信息系统，死因推断的方法学研究，卫生经济学在公共卫生中的应用，公共卫生项目管理，基因组学与公共卫生，共十章。书中较详细地介绍了不同领域方法学在公共卫生中的应用，其中流行病学与生物统计学是公共卫生之基础，其重要性毋庸赘言。疾病监测和信息系统是公共卫生的主链及载体，在现代疾病预防控制中，无论如何强调监测都不会过分，而疾病和健康信息是作出合理公共卫生决策的基础。卫生经济学、风险评估、公共卫生项目管理都是公共卫生方法学宏观整体的重要组成部分，公共卫生的基因组学则是诠释如何从微观角度解决公共卫生的实际问题。公共卫生的发展很大程度需借鉴其他学科的知识及其先进的方法和技术，同时，我国公共卫生的发展还需学习国外的先进经验，提高我国公共卫生服务的能力。

本卷编写的特色，一是突出实用性，除强化了流行病学与生物统计学知识，还着重信息技术的利用，这些都是公共卫生工作者必备的基本素质和技能。二是注重可操作性，书中介绍的都是操作性强、切合实际的方法，适合现阶段我国社会经济发展水平及公共卫生实际状况。三是吸收了国内外相关研究的新知识和技术，特别是国外的先进经验，弥补我国在相应领域的不足。四是结合真实案例，介绍各种方法学的灵活、具体应用，以解决实际问题，便于读者理解。

在编写期间，编者们不辞辛苦，从各地聚集一起确定编写大纲，召开编写会、定稿会达十多次。在交流沟通中，各位专家畅所欲言、各抒己见，达成很多共识，也不乏异议，体现了学者们的执著，做到了"君子和而不同"。作为本卷的主编，我们衷心感谢各位编者为本卷编写所作出的贡献。

在本书的编写中缺点和错误在所难免，祈望所有阅读本卷的读者不吝赐教，以待再版时订正。

方法卷主编　谨识

2012 年 7 月

目 录

第一章 ┃ 流行病学与公共卫生

第一节　流行病学基本原理

一、流行病学与公共卫生基础

流行病学（epidemiology）是人类与疾病斗争过程中逐渐发展起来的古老而又年轻的学科，它的思想萌发于 2000 多年前，但学科的基本形成不过 150 余年历史。正是在过去的百余年中，流行病学在防治疾病和促进健康方面发挥了巨大的作用。从"瘴气"时代的卫生运动，到传染病流行病学时代的传染源隔离与易感者的疫苗接种，再到慢性病流行病学时代的危险因素控制，无一不是流行病学研究结果在公共卫生实践的具体应用。由此奠定了流行病学作为公共卫生基础学科的地位，加拿大学者、《A Dictionary of Epidemiology（流行病学词典）》主编 Last 甚至称"流行病学是公共卫生之母"。

与临床医学研究个体疾病诊断、治疗及基础医学研究疾病微观机制不同，公共卫生主要致力于人群的疾病预防和健康促进。显然，公共卫生这一任务的实现有赖于对人群疾病和健康现况及影响因素的了解。而流行病学所关心的正是疾病在什么人群、什么时间、什么环境下发生，以及为什么或如何发生的问题。因此，公共卫生实践必须以流行病学研究为基础，而流行病学研究应该以公共卫生为目的。

历史证明，公共卫生与流行病学互相依赖与导向的关系是两者得以发展的生命纽带。19世纪西方兴起工业革命，一方面促进了城市的发展、人群聚集和社会分化，另一方面也使传染病在人群中大规模传播流行成为现实。尽管当时人们对传染病病因的解释还停留在"瘴气"理论上，但人们通过人群发病和死亡的资料分析发现疾病呈现人群、空间、时间聚集性的特点，为此推动了在西方国家广泛开展卫生运动（包括污水排除、饮用水消毒等），从而大大降低了传染病的发生率。然而，到了 19 世纪末 20 世纪初，随着微生物学的发展，疾病的"病菌学说（germ theory）"盛行，流行病学几乎被微生物学所取代，失去了其固有的人群视角，影响了公共卫生和流行病学的发展。流行病学是否直接服务于公共卫生，已成为指导和反思流行病学发展方向的一个准则。

第二次世界大战结束，人类社会发展处于一个转折点，西方资本主义国家进入了工业化发展的快车道，发展中国家也开始了自己工业化发展道路，同时开创了公共卫生和流行病学发展的一个新时代，即现代流行病学时代。伴随社会的稳定与发展，人群饮食营养有了保障，加上居住条件及环境卫生的改善，人类寿命延长，由此引发了公共卫生问题的转变，在发达国家，人群慢性非传染性疾病发病率超过传染病。随之西方国家进行了一系列大规模的流行病学研究，包括 20 世纪 50 年代中期英国医师 Doll 和 Hill 对吸烟与肺癌关系的研究，1948 年迄今长达 60 多年的美国弗雷明汉心脏研究（Framingham heart study），以及 1954 年由 Jonas Edward Salk 组织实施的涉及美国、加拿大和芬兰 3 国 150 余万人参加的脊髓灰质炎疫苗现场试验等在流行病学发展中具有里程碑性质的事件，确定了吸烟与肺癌，高血压、高胆固醇、肥胖与冠心病的关系，肯定了脊髓灰质炎疫苗预防脊髓灰质炎的效果，并促使流行病学多病因理论的逐步形成和发展，流行病学研究设计（病例对照研究、队列研究、巢式病例对照研究等）不断完善。统计学分析技术（效应测量指标，分层分析，偏倚的识别、控制、校正，多变量分析方法等）的进步，又推进流行病学研究的发展。

自 20 世纪 90 年代开始，伴随着生物医学特别是分子生物学、基因组学等的发展，流行病学与其交叉融合并形成了分子流行病学、分子遗传流行病学等诸多流行病学分支学科。流行病学似乎摆脱了长期以来囿于危险因素研究的尴尬局面，并有望揭开危险因素与疾病之间联系"黑箱"的内在机制，为提出更有效的公共卫生干预措施提供了可能。然而，过去 20 年间被人们寄予厚望的流行病学却遭遇了前所未有的困惑与批评。主要表现为：首先，流行病学关于疾病与危险因素之间弱联系的研究结果常不可重复；其次，观察性研究结论与干预性研究结论常有不一致；第三，对流行病学观察性研究内在效度（由于混杂不可避免及难以控制而导致）的怀疑；第四，对流行病学研究的反思，例如，现代流行病学对公共卫生影响研究多限于个体水平，忽略了对群体水平的影响，尤其是群体、个体影响因素之间的相互作用等等。

当然，怀疑与反思并非意味着流行病学学科发展的终结，相反，是流行病学学科发展的重要动力，促使流行学家进一步研究观察性研究的理论、设计及分析方法，扩展流行病学研究的内容。近年来，在传统流行病学研究设计基础上衍生出许多新的研究设计类型，群体水平的公共卫生影响因素也开始受到重视，特别是多水平模型、结构方程模型等的提出，为同时研究公共卫生群体、个体以及两者套叠的相互作用，并从历史、现代与未来多个维度研究疾病与健康问题提供了方法基础。随着信息化时代的到来，循证医学的提出、发展和壮大，为系统总结单项流行病学研究结果、循证公共卫生决策构建了框架，同时也为流行病学研究的公共卫生导向提供方法和思维基础。

流行病学的一个根本性特点是，其研究对象是以多个个体（每一个个体为基本单位）组成的群体，此群体生存的宏观环境、研究范围涉及各种健康（卫生）问题及现象，以及其与环境的相互联系，这有别于研究每一个个体内的系统、器官、组织、细胞、分子的基础医学诸学科（如组织胚胎学、生理学、病理学、药理学等），也有别于研究微观环境科学中的诸学科（如微生物学、环境毒理学等）。流行病学的另一个根本性特点是其实用性，它是为公共卫生决策需要服务的。流行病学工作者不可能像实验室工作者那样自己去"安排"卫生事件或环境，而只能采用适合社会实际情况、切实可行的方法，发现并解决当地的公共卫生问题。所以，流行病学又被称为公共卫生中"运用可行方法的艺术"。流行病学工作者的经常性工作是从人群疾病及健康问题，当地各种公共卫生问题在不同时间、不同空间及不同特征人群间的分布（常称为"三间"分布）着手，发现人群疾病及健康问题的原因、人群中主要的公共卫生问题，并找到可以干预、影响疾病及健康问题及其他各种公共卫生问题分布的相关因素，提出并实施相应的可行决策，达到预防、控制疾病及其他公共卫生问题的目的。

此外，流行病学的发展始终与生物（卫生）统计学的进展紧密相伴。流行病学发展中的需求，不断地给统计学提出挑战，而统计学的进展又为流行病学提供了定量描绘、分析群体疾病、公共卫生事件及其影响因素的支持性工具技术。例如，相对危险度和比值比的概念及其计算方法。虽然近年来流行病学越来越多地涉及人类行为的研究，加之全球定位系统（GPS）的进展，社会学和人类学现场的"定性研究"与传统的统计学定量方法结合在一起应用于流行病学及公共卫生中，但是，与生物统计学方法的紧密结合，运用数学定量方法来处理疾病、健康及其他公共卫生问题仍然是流行病学一个很突出的特征，合起来称为公共卫生中的"流行病与统计学方法"。

回顾公共卫生实践中流行病学的发展，可以将其基本原理概括为"以群体生态思维的方式，运用统计学定量工具，从比较疾病、健康事件在不同人群中的分布入手，探索疾病、健康问题及其他公共卫生问题可干预性因素，组织实施干预，达到为公共卫生决策服务，维护和促进人群健康目的"的方法学。它是集"思维"、"工具"和"服务"三位一体的学科，既是"科学"又是"艺术"。公共卫生工作者应深刻理解流行病学思维，掌握其各种方法、技术，因地制宜地为公共卫生需要服务。

二、流行病学指标的有效测量

流行病学方法的第一步，就是对疾病、死亡、健康问题或其他卫生事件，在明确定义的基础上，相对于其发生的时间、空间和人群，通过观察测量而赋予数字或数值。可以赋值的范围称为变量的定义域。对变量所赋予的数字，只不过是一个数学符号，同一个数学符号在不同变量中代表的意义可能完全不一样。按变量可赋予数字值的性质，变量可分为属性（二分、多分）变量及连续变量，或计数、等级、计量变量，或列名、等级、间隔及比变量（按有无绝对零点划分），其中二分变量只可赋值为0或1。通过改变赋值方法，计量数据可转换成等级数据，等级变量也可转换成计数变量，但是反方向的转换却是不可能的。

对疾病、死亡、健康问题或其他卫生事件的赋值，就可得到有关变量的数值。公共卫生中最常用的绝对数是疾病（死亡）发生的例数（case number）和发病（死亡）的时间（incidence time）。两个绝对数通过一次除法运算得到的数，称为相对数。人群中的疾病、死亡、健康事件或其他卫生事件，除少数罕见疾病可用绝对数表述之外，多用相对数指标来测量。

常用的相对数指标有4类：①构成比（例），例如，患病比例，无量纲，取值在0到1闭区间内，反映构成概率。患病比例习惯上又称患病率（prevanlence）。②发生（频）率，例如，累积发病频率，无量纲，取值在0到1闭区间内，反映发生概率。累积发病频率习惯上又称发病率（incidence）。③速率指标，例如，发病密度（incidence density），量纲为时间的倒数，取值在0到无穷大，反映疾病发生的时点密度，不是概率。④比（ratio），例如，比数（odds），量纲可有/可无，取值由具体的情况而异，反映分子分母对比的指数关系。

在此4类基本相对数指标基础上可以派生出多种指标。例如，发病率差（R1-R0）、相对危险度（relative risk，RR）和比数比（odds ratio，OR），反映了暴露与疾病之间相关的强度，等等。判断某个指标的性质一定要依据其如何测量赋值，而不能由名称猜测。

现以某病为例说明流行病学中几类最基本的相对数指标的相互关系。第一步给予明确的定义，这是测量病例（相对数的分子部分）的基础，然后进一步明确（存在或发生）这些病例的相关人群（相对数的分母部分），从而得到两个基础性相对数指标，患病率和发病率。

在此基础上，把发病率作为一个连续性变量而求对其时间的导数就可得到时点发病密度。对某个稳定人群而言，当观察期短并且发病人数远远小于全体观察人数时（大多数疾病满足此条件），在此观察期发病密度恒定，则上述四类基本相对数指标有以下关系：

$$（平均）时点患病构成比数 = 发病密度 \times 平均患病时间$$

$$累积发病率 = 发病密度在观察期的积分 = 1 - e^{-（发病密度 \times 观察时间）}$$

由此还可以近似地估计：时点患病率 = 发病密度 × 患病时间

$$累积发病率 = 发病密度 \times 观察时间$$

收集数据的方法可以间接引用常规报告或现存资料，也可通过直接观察、检测、调查、公共卫生监测或筛查。原始数据的真实、可靠及精确，决定了结果的真实、可靠及精确。因此，整个资料的收集过程包括记录、计算机录入、校对、整理、归纳，都必须实行全面质量保障（total quality assurance）。最后，还应对测量的结果（赋值）开展有效性（validity）和可靠性（reliability）评价。

测量的有效性，有时也称为真实性或效度，指的是测量得到的数值反映真值的程度。测量的可靠性，有时也称为可重复性或信度，指的是反复测量同一真值得到的数值之间的一致性程度。真值常用所谓的"金标准"来表示。可靠性不是有效性的充分条件，但却是有效性的必要（前提）条件。在理化测量中，常称测量的有效性为准确度（accuracy），称可靠性为精密度或精度（precision）。有些流行病学工作者将"准确度"定义为可靠性与有效性的合称。

如真值是确定的常数时，反复多次测量同一真值得到的许多测量值的总方差等于系统误差方差与随机误差方差两者之和。随机误差，是指测量无法避免的、均数为0、呈正态分布的偶然性误差。测量的总方差是测量可靠性的指标，总方差越大可靠性越差。测量值的均数与真值的差称为绝对测量误差，绝对测量误差与真值的比为相对测量误差，这都是反映有效性的指标，测量误差越小其测量的有效性越好。如绝对测量误差为0时，有效性最好，反映样本测量为无系统误差，称为无偏测量。反之，如绝对误差不为0，称此测量为有偏测量，绝对误差为正值时称为高估偏性测量，绝对误差为负值时称为低估偏性测量。分析有效性时，要判断有无系统误差、系统误差的方向及大小（即偏倚是否存在，若存在，其方向及大小如何）。

如被测量的变量是二分变量，判断其可靠性的指标常用 kappa 值（统计量），判断其有效性常用敏感度（sensitivity）和特异度（specificity）来评价。如测量的变量是计量变量，可靠性常用两次独立测量值的相关系数来评价，有效性常用测量值的回归系数来评价。如真值是随机变量，测量值的总方差等于真值方差加系统误差方差加随机误差方差三者之和，其可靠性的指标可定义为真值方差与系统误差方差之和占测量总方差的比例，该比例越大越可靠；其有效性定义为真值方差占测量总方差的比例，该比例越大越有效。所以，有效性高的测量其可靠性一定高，而可靠性高的测量其有效性不一定高。如没有"金标准"，就无法得到真值，可靠性只能用测量本身的可重复性来评价，有效性也常用表面效度（face validity）、内容效度（content validity）和结构效度（construct validity）来估计。常用的区分效度（discrimination validity）本质上是一种结构效度。

总之，流行病学方法源于卫生事件的观察与测量。因此，原始数据的质量控制是公共卫生决策的基础。

三、选择适宜统计学技术估计随机变异及相关性

医学中公共卫生的许多事件可以有多种结局，个体会呈现什么结局并无规律，但随着观察由个体组成的群体数量增加，各种事件结局发生可能性却呈现出确定性分布规律。概率是可能性的数学表达，它是一个可以取值（定义域）为 0 到 1 的闭区间无量纲的数，如某种结局发生概率等于 1 时，该结局必然发生，如概率为 0 时，该结局绝不发生，其他情况下结局发生的可能性介于 0 到 1 之间。发生某结局概率为 0 或 1 的事件，称为确定性事件，而在个体中呈现无规律、在群体中呈现确定性概率分布的事件，称为随机或偶然事件。若不但在个体中呈现无规律、在群体中也不呈现确定性概率分布的事件，称为混沌（chaos）事件。群体中多种结局呈现的概率分布，就是对个体发生该事件的各种可能性大小的估计，或者是对随机事件偶然性的估计。例如，观察群体身高得到的均数，是该人群各个体身高最可能的数值。人群患病率、发病率及死亡率所反映的是该群体每个个体患某病、发生某病及死亡的可能性，这些都是相应的随机公共卫生事件的统计参数。统计学提供了可以定量地估计、比较这类随机事件统计指标的许多技术和方法，从而使在个体中呈现无规律的公共卫生及医学的随机现象，可以用概率语言对偶然性大小进行估计，也就可以利用统计学参数，对在群体中呈现的这些现象进行定量估计、描述、比较和分析。

随机事件的概率本质，一直有两种不同的理解。一种看法认为，随机事件的多种可能结局受到（总体）系统内部大量无法控制的因素影响，这些影响因素及其作用的本质是不可确定性测量的，尽管在个体下其呈现无规律性，但随着抽取样本量的增加，各种可能结局的相对频数却存在极限，也就是说有确定性的概率分布。各种可能结局发生的概率是随机事件（总体）系统的内在本质特征，是随机事件（总体）系统的一个物理常数，与测量方法、系统外部无关。另一种看法认为，随机事件各种可能结局的概率是在已知证据基础上对其相信程度的度量，运用某种测量获得证据之后的验后概率可由 Bayes 定理对验前概率用似然函数（likelihood function）估计（修正）而得。如对随机事件各种可能结局完全不知道时，Laplace 提出了用等概率表示验前概率（Bayes 假设），这时验后概率与测量方法高度相关（与测量似然函数成正比），它不是事件内在本质性特征，而是现有证据支持该随机事件各种可能结局的可相信程度，这是一种从完全无知探索完全知道的指标。

根据第一种看法，统计学就是通过样本信息对总体本质特性进行推断的过程，由此诞生了"推断统计学"，即由样本信息对总体参数作统计推断（statistical inference）。按第二种看法，统计学是依据现有信息进行决策的假设检验过程，由此产生了"Bayes 统计学"，依据测量的似然函数对某假设的可相信程度进行统计学决策（statistical decision-making）。这两种观点都推动了统计学的发展，正如物理学中既可以把光看作"粒子"，又可以将其看作"波"一样。采取互补原理，可以兼收并容，既可把统计学技术看作是对随机事件总体特性的推断，又可看作是决策假设检验的工具。

在公共卫生中常用的统计学技术大致包括：计算各种公共卫生事件发生频率的指标及表达其分布的图表的统计学描述；由样本信息估计总体参数的统计推断；比较样本统计学指标的差异显著性的假说检验；科学研究的统计学设计；应用各种统计学模型进行模拟及分析。近年来，由于计算机和各种应用统计学软件的成功，公共卫生工作者完成复杂的统计学计算已无困难，关键问题在于如何正确理解各种统计学方法的适用条件、基本的统计学思想和原

理，以及选择合适的统计学模型进行分析。例如，在由样本信息估计总体参数的统计学推断中，应注意只有比例这种指标可以按二项分布进行统计学推断，而速率、比这类指标一般不能用二项分布进行推断。样本应是按随机原则抽于同质总体，这包含两个基本假设，即随机抽样和同质总体。因此必须清楚什么是随机抽样，为什么必须随机抽样；什么是同质总体，为什么样本必须来自同质总体。又例如，在应用各种统计学模型并进行参数估计时，尤其是在应用多变量统计模型时，应该掌握应用这些模型的前提（假设）条件、检验原理及方法、所获得参数的意义，这样才不会发生错误。

多种统计学技术对公共卫生中流行病学方法的贡献是工具性贡献，到目前为止主要是在两个方面提供了定量工具，即定量估计随机变异的大小、控制混杂作用，以及定量估计控制混杂后的残存相关性大小。前者用得最多的是各种统计学显著性的假说检验，后者用得最多的是分层分析技术或建立在统计学模型基础上的各种多变量分析技术。流行病学大量数据的分析现都要用计算机处理，并依赖各种应用统计学分析软件。但更重要的是应首先对原始数据进行核对、改错、清理，继而对数据进行描述性分析，适当处理各种丢失值（missing value），最后才是按研究的要求进行统计学检验和估计。近年来发展的等级回归（hierarchical regression），又称多层次回归（multilevel regression），被用于概括各种回归技术，提高统计学模型及统计学估计的适应性及精度。

统计学假说检验的根本目的只是在于评估随机变异的作用有多大。因此，必须正确对待所谓的统计显著性或非常显著性的标准（P 值是否<5% 或 1%），这是历史习惯形成的，只具有相对意义，不是客观的绝对标准，更不能反映生物学、公共卫生的实际差异大小。此外，经验信息只能"否证（falsify）"某种假说，而不能"证实"某种假说。所以，统计学假说检验只能在一定可信度下去否证无效假设（null hypothesis），并在这个意义上接受备择假设（alternative hypothesis）。具体地说，因为无效假设通常是特异性高的假设，所以它才可能被现有给定的信息所否证。而备择假设却有多种可能，用现有给定的信息不但无法否证，而且只能由于无效假设被否证了，才使得某些可能的备择假设相对为真实的可能性增加了，仅此而已。

运用分层分析技术控制混杂作用，常要用"加权（weight）"方法整合多个分层指标为一个加权平均估计值，这里加权方法的选择是必须关注的。用多元分析技术估计同时校正多个混杂因素后的残存相关性大小时，统计学提供了选择统计数学模型的指南，而选择什么因素、各因素以什么编码方式进入模型，主要应根据流行病学、公共卫生实践的考虑。例如，为了预测目的，可采用逐步统计技术（stepwise statistical procedures），任由计算机"自动"筛选自变量。但如果目的是为了控制混杂作用，就不能单纯依赖逐步统计技术筛选自变量，必须根据流行病学考虑预设必须选入模型的自变量，而忽略逐步统计技术对其的选择。

四、因果推理及偏倚分析

因果概念涉及人类的全部生活，是哲学和各种科学学科有限的几个基本概念之一。它的哲学含义和在各种学科中的定义不尽相同，而且争议从未终止。自然科学有其时空连续性基础上的因果定域（locality）假设，即某事件（结果）只能接受在空间上与其定域相联的另一事件（原因）的影响，不存在超越（空间）作用，也不存在超光速（时间）传递。某事件（原因）的改变必然有（时空）路径（pathway）接触另一事件（结果）而"引起"其变化。

这个从原因到结果的（时空）路径，称为因果路径或因果机制。如因果路径中没有中间事件（即原因直接与结果定域相联）时，该原因称为直接原因（第一亲代事件），该结果是直接结果（第一子代事件）。基础医学学科中的生物学因果关系，通常是指这种机制性因果关系（mechanism causality）。

本节仅根据流行病学的基本原理，简述所谓的"流行病学因果推理"（epidemiological cause-effect inference），"那些能使人群发病概率增加的因素，就可被认为是疾病病因，如其中一个或多个因素不存在，疾病的频率就下降。"如某个被认为是疾病病因的公共卫生可干预性因素，经干预控制后疾病发生频率就下降了，在流行病学因果推理上就认为该因素与疾病的因果关系得到检验"证实"。它不同于直接实验性科学（如物理学和化学）的验证，也有别于基础医学各学科（如病理学和药理学、致病微生物学、毒理学等）中的病因和因果推理。流行病学因果推理，要探索引起由个体组成的群体健康事件中各种原因及可能的因果路径，在该健康事件发生前直接与个体定域相关联的因素都可能是直接原因，通过这些直接原因而影响健康事件发生的其他因素都只可能为间接原因。流行病学因果推理目的，在于找到公共卫生可干预性因素及估计如果控制该因素会产生多大的效果，而不在于过分严格地区分直接原因、还是间接原因。

Rubin 在 1974 年提出了流行病学中直接因果关系的定义。假设存在一个与某个体 A 完全相同的某个体 B，在时间 t_1 分别对 A 和 B 施加干预 C 和不施加干预 C，至时间 t_2，个体 A 与 B 反应值之差即定义为"在时间区间（t_1、t_2）内施加干预 C 相对于不施加干预 C 对个体 A 的因果作用。"同理，假设存在一个与某总体 A 完全相同的某总体 B，在时间 t_1 分别对 A 和 B 施加干预 C 和不施加干预 C，至时间 t_2，总体 A 与总体 B 的平均反应值之差即定义为"在时间区间（t_1、t_2）内施加干预 C 相对于不施加干预 C 对总体 A 的平均因果作用。"由于现实中不可能存在完全相同的两个个体或总体，因此 B 是虚拟的。Rubin 的因果模型是一种虚拟真实的模型。近年来，一些学者也提出了用与 Rubin 等价的"非真实"（counterfactual）因果定义，又称因果的"潜在结局模型"（potential-outcome model）。这些虚拟真实的因果模型都揭示出流行病学因果关系的相对性，即依赖于（相对于）其所选择的特定干预及对照而存在，没有绝对、抽象的流行病学因果关系。

在探索吸烟与肺癌之间因果关系的实践中，Hill（1965 年）提出了 9 条区分流行病学因果联系（causal association）、还是非因果联系（non-causal association）的标准：即联系强度（strength）、一致性（consistency）、特异性（specificity）、时间顺序（temporality）、生物学梯度（biological gradient）、生物学机制的可解释性（plausibility）、（证据间）无矛盾（coherence）、实验性证据（experimental evidence），以及与先例的类似性（analogy）。这是 Hill 对美国"吸烟与健康（1964 年）报告"中提出的 5 条标准的一个扩展，已经成为当前流行病学因果推理的指南。其中，"时间顺序"，即因果发生的时间顺序，显然是作出因果推理必须条件（绝对标准）。但是，对观察性流行病学研究来说，许多因素的发生时间有时很难确定。其余 8 条都只是使因果关系可能性增加而已，并非必须条件，不能以这 8 条是否存在作为判断因果关系的唯一依据。例如，联系的强度越大，留有未控制的偏倚或误差的可能性就小，越可能为因果性联系。但是，因果联系弱常是因为样本量不足，联系未达到统计学显著性水平而被忽略（假阴性），扩大样本量或者运用 Meta-分析，整合类似数据才有可能检出强度弱的因果联系。此外，严格控制对比各组的同质性，可大大提高流行病学因果联系推理的灵敏性。"血清流行病学"、"遗传流行病学"和"分子流行病学"实验室技术的发展，为建立

"同质"对比各组提供了新的基础。Kenneth J. Rothman 等在《Modern Epidemiology（现代流行病学）》第 3 版（2008）中介绍了"充分病因及组分病因模型"（model of sufficient and component causes）和"因果图模型"（model of causal graphs）。其中"充分病因及组分病因模型"较好地说明了流行病学多种充分病因及组合病因的因果推理及其偏倚分析，指出传统的单因、单果联系只是特例，并给出在多因、多果假说下估计某单一病因在其中的贡献的方法，即"病因分数（etiologic fraction）"计算公式。"因果图模型"属于"结构方程"类模型，取决于建立模拟结构的因果机制，可以较好地说明（时间）纵向的因果理论，是近年来用直接非圈图（directed acyclic graph，DAG）方法探索流行病学复杂因果关系的一种尝试。

通过疾病分布及其相关因素差异的比较和分析进行流行病学因果推理，有两个要素：①样本的内部有效性（internal validity）及从样本推论总体的外部有效性（external validity）；②按一定抽样误差（随机误差）估计的统计学相关性、经过偏倚（系统误差）分析到流行病学因果推理。两者结合，首先是必须保证样本的内部有效性，统计学（显著性）假设检验及参数的区间估计方法提供了适宜的抽样误差估计技术；其次在有统计显著性相关的前提下，根据 Hill 的 9 条标准，采用流行病学测量的信息偏倚、混杂偏倚的分析技术，完成因果推理的内部有效性评估；第三步才是在因果联系内部有效性的前提下，进行从样本推广到总体的外部有效性评估，要求从可能存在样本选择偏倚、总体混杂偏倚的角度，对总体的因果联系可能性进行评估。这里再次强调，用 5% 或 1% 假阳性率作为统计学显著性标准进行决策，弱的因果联系常会被忽略掉。

把"充分病因及组分病因模型"和 Rubin 的因果定义结合起来，可以理解处理（暴露）组与对照（非暴露）组共同（除暴露外）包括的充分病因组分，以决定暴露-疾病因果性联系的真实强度，此即流行病学意义上的效应修饰（effect modification），这些共同的病因组分又称为暴露的效应修饰因素，是因果联系的本质特性；而处理（暴露）组与对照（非暴露）之间的背景因素差异，是产生暴露对疾病的特异因果作用混杂的必要条件（注意：不是充分条件），可能产生对暴露-疾病因果性联系强度的歪曲（即混杂作用）。因此，从暴露-疾病的相关性向因果性推理过程中，必须发现暴露的效应修饰因素，消除暴露的混杂。两者都可以"影响"暴露-疾病特异性因果联系强度，差别在于前者是对因果联系本质特性的修饰，后者是对因果本质特性的混杂。流行病学上的效应修饰，在统计学中又称交互作用，但其不同于生物学意义上（结构机制）的交互作用，也不同于公共卫生意义上的交互作用。

如处理（暴露）组与对照（非暴露）组按背景因素分层，可认为近似满足了 Rubin 的因果模型的条件，这时每层内不存在混杂，评价层间因果联系强度有无显著性差异，尤其是评价联系的方向（正、负）是否相同，对判断是否存在效应修饰十分重要。若有显著性差异，且层间联系的方向不同，表示存在效应修饰。只有层间不存在效应修饰时，才可将各层效应合并估计总的联系强度，近似地看作是可推广到总体的、校正混杂后的因果联系强度的有效性评估。注意：用于帮助确定层间是否存在效应修饰的技术是"统计学交互作用分析"，如层间联系强度无统计学显著性差异时，说明不存在效应修饰，才可把各层效应合并求出总的联系强度。这样做有两个风险，一是统计学交互作用与其所选择的交互作用模型有关，而公共卫生意义上的交互作用通常只在相加性模型中才有意义，因此，如用相乘性模型无统计交互作用，反而说明存在公共卫生意义上的交互作用。另一是如用假阴性率作为决策的标准，而目前统计学决策却是采用控制假阳率的推断技术。混杂偏倚可以通过改善研究设计来控制，也可以用适宜的统计学方法进行校正，值得注意的是如在因果通路（causal pathway）上存在混杂因子，可能产生过度校正（over-adjusted）的问题。此外，还应注意混杂与效应修饰的区别（两者可能同时存在）。测量的信息偏倚及选择偏倚无法只用统计学方法进行校正，必须通过提高测量有效性、改善研究设计来控制。测量误差是不可避免的，随机测量误差降低了研究的效率（power），但不产生偏倚，只有当对比的两组之间分布不均才会产生测量偏倚，用不适当的统计学方法或因失访/无应答产生的测量偏倚，直接扭曲样本中统计学指标的估计，影响内部有效性。选择偏倚源于研究设计，它影响外部有效性。观察性研究是最常用的流行病学研究，其本身都固有的"自我选择偏倚"，只有用随机抽样方法控制。此外，还有所谓的"发表偏倚"（publication bias）和"选择性感知"（selective perception），都属于选择偏倚，通常符合潮流或当事人期望的研究才会被发表或交流，这在文献综述或系统综述时必须予以注意。

五、假说的猜测与检验

赵仲堂（2005年）列举了下列流行病学研究技术方法：描述性研究（横断面研究、个案调查、暴发调查、公共卫生监测、生态学研究、常规资料收集），分析性研究（病例对照研究、队列研究），实验性研究（临床试验、现场试验、社区试验）和理论性研究（数学模拟方法）。其中，病例对照研究、队列研究和随机对照试验研究，是现代流行病学研究三大基本方法。

（一）描述性研究

描述性研究是最基本、最常用的流行病学研究方法。运用恰当的图、表，描述疾病（死亡或其他卫生事件）和暴露（危险因素或可疑病因）在不同人群间、不同时间和不同空间的分布，以及两者可能的关联是流行病学与统计学方法的基本功。临床病例观察与报告、暴发调查、公共卫生监测、普查、筛查、横断面或患病率调查，也都是这一类描述性流行病学方法。

（二）分析性研究

分析性研究中的病例对照研究和队列研究，是最富有流行病学特色的研究类型。它们都属于观察性研究，目的在于探索暴露与疾病之间的流行病学因果关系。

1. 病例对照研究

病例对照研究的基本原理是以确诊患某特定疾病的病人作为"病例"，以不患该病但有可比性的个体作为"对照"，测量、比较"病例组"与"对照组"中各因素的暴露比例，推断某种暴露因素是否为该病的流行病学病因。这是一种回顾性的、由结果追溯原因的研究方法。病例对照研究可以要求"对照"在某些特征或因素上与"病例"保持一致，称为对某特征或因素的"匹配（matching）"，从而在两组比较时排除了该匹配因素的混杂干扰。匹配可以提高研究效率，但应注意防止匹配过度。被匹配的变量应一致到什么程度，取决于变量的性质、必要性及实际可能性，既可以（成组）频数匹配也可以个体匹配。此外，近年来病例对照研究中衍生了多种改进的新方法，丰富和发展了基本的病例对照研究，成为流行病学方法学中最活跃部分之一。

2. 队列研究

队列研究其发展晚于病例对照研究，基本原理是在一个特定人群中按其是否暴露于某因素，或按不同暴露水平分成不同的组称之为不同的"队列"，追踪测量并比较各"队列"成员中疾病或死亡结局的发生比例，推断某暴露因素是否为该病的流行病学病因。

队列研究可按其资料获取时间分为（同步）前瞻性队列、回顾性（历史性、非同步）队列和回顾性前瞻性（双向）队列3类，但是按从暴露到结局的方向而言，这3类都属前瞻性，队列成员都是由原因（暴露）分组开始，追踪其健康结局的差异。比较各"队列"时，应注意可比性，包括因失访人数、特征而可能造成的偏倚。若各队列成员数量较大且较稳定，则用累积发生（疾病或死亡）比例作为结局测量指标。若队列成员进入或者退出队列时间先后不一（即队列不稳定），可应用寿命表方法计算（疾病或死亡）发生密度作为结局测量指标。若队列成员数目较少、结局发生比例太低，宜用标化（疾病或死亡）发生比（SMR或SIR）为结局测量指标。

描述流行病学和分析流行病学的各种研究类型都有一个共同特征，即非实验性的观察性研究，这类研究"自我选择偏倚"的天然特性使之很难"证明"暴露与疾病之间因果关系的存在，但可以合理地为公共卫生决策及进一步实验性研究设计提供有价值的因果假说，还可用以支持（或不支持）某个已经存在的因果假说，从而增强（或减弱）该因果假说的可能性，其中队列研究还可以否定或"检验"流行病学的因果假说。

（三）流行病学实验性研究

流行病学实验性研究是20世纪后半期发展起来的，并经历了与临床医学结合的过程，形成了新的流行病学分支，即"临床流行病学"和"药物流行病学"。其中随机对照临床试验原理已经成为实验流行病学方法学基础。现场试验和社区试验可以看作是随机对照临床试验的扩展，研究对象从患者扩大到一般人群，干预单位从个体扩大到人群。

公共卫生是一门应用于实践的学科，经常要在不确定性条件下立刻采取某种干预行动，尤其在现场应对突发公共卫生事件（如疾病暴发、急性中毒、传染病流行等）中更是如此。对这类公共卫生干预活动，应采用流行病学与生物统计学方法指导其设计及评估，加上其他经过详尽准备的符合流行病学与生物统计学方法良好设计的实验性评估研究，组成了以严格意义上的流行病学因果假说检验（或称"验证"）为特征的"（实验）干预流行病学"和"评估流行病学"，包括类实验研究（quasi-experimental studies）或无平行对照的干预项目，非随机对照试验或非随机平行对照的干预项目，随机对照社区干预试验以及随机对照临床试验（randomized controlled clinical trial，RCT）。

（四）流行病学理论性研究

流行病学理论性研究又称为"理论流行病学"，是通过建立数学模型来模拟疾病发生或流行（传播）的过程，用于探讨疾病发生（或流行）理论假说。但到目前为止，流行病学数学模型的实际应用很有限，各种数学模型的预测结果与实际情况相距甚远。

迄今，科学假说的产生只能是一种"合理的猜测艺术"。假说产生（hypothesis generating）性研究不是单纯的描述，也不是单纯的分析，而是有描述、分析，又有评估判断的综合归纳推理过程。它常把各种来源的资料整合在一起，进行描述、比较、分析、评估、判断，从中引出某些推论或假说。所产生的假说可信度，依赖于其引用资料的性质、来源及推理方法。Mill提出的因果归纳推理的4项准则，即契合（agreement）、差异（difference）、共变（concomitant variation）和剩余（residues），以及流行病学与生物统计学提供产生假说的各种归纳方法，都只能帮助我们如何"合理猜测"什么是"前提真、则结论必定真"的假说，但无法教会我们如何"合理猜测"。假说检验（hypothesis testing）性研究，却是严格的逻辑推理和经验实证的过程。利用现有资料，或设计新的（干预）研究方案并实施该方案获得新的信息，在此基础上，运用严格的逻辑推理并结合实践经验对某假说进行验证。"（实验）干预流行病学"和"评估流行病学"为评估各种来源资料，以及否证公共卫生意义上的因果假说提供了推理的原理和方法。

以"描述流行病学"和"分析流行病学"为主的假说产生性研究，目的在于找到既可以合理解释卫生事件分布差异、又可实施公共卫生干预的因素，从而为公共卫生决策提供了合理可行的选择，又为以"（实验）干预流行病学"和"评估流行病学"为主的假说检验性研究奠定基础，明确定义需要检验的假说。实施公共卫生干预及假说检验性研究的结果，又为进一步假说产生性研究提供了素材。就这样，假说产生和假说检验互相结合在一起，交替进行，构成了整个公共卫生实践过程。流行病学与生物统计学方法为建筑在以"证据"为基础上的过程作出了重要贡献。反之，以"证据"为基础的公共卫生实践又推动了流行病学的发展。

在公共卫生实践中，还有许多处于上述类型研究中间状态的研究及综合性研究，按照其设计及实施状况，不难对这些研究的性质给予评估。实践不可能等到有了百分之百的把握才去决策，公共卫生和临床医学的干预决策总是在一定风险概率下带有探索性的。每种类型研究都有其自身的优点和局限性，每项研究又根据具体情况各有差异，因此，不知道某项研究的详细设计及实施情况，无法判断该研究的价值和意义。所以，这里只能就不同类型研究对因果推论有效性的贡献大小进行一般讨论，更深入的讨论请读者参阅其他专著。

不同来源的调查资料，原则上都可以用于产生假说或检验假说。但是，根据研究设计的原始目的，公共卫生（实验）干预性研究属于假说检验性研究，其中以良好设计的随机对照临床试验的假说检验性价值最高，其余类型研究的假说检验价值顺序下降。观察性研究中的队列研究及病例-对照研究、横断面研究、生态学相关性研究、纵向性研究、公共卫生监测资料，也都常被用于检验某种假说，但是其假说检验性价值较低，它们和其他单纯描述性研究主要还是用于假说产生性研究，其中的队列研究及病例-对照研究在公共卫生假说产生中的价值最高，其余类型研究的假说产生价值较低。

1976 年英国心理学家 Glass 首先将 Meta-分析（常译为汇总分析或荟萃分析）用于心理学和社会学等社会科学研究中，其现已发展成为一种全面、系统、客观地收集文献，严格评估文献，并通过定量合并分析文献的方法，以提高检验效率、减少偏倚，得到更真实、可靠的总结性结论。在医学领域，Meta-分析首先用于定量地综合分析多项随机对照临床试验的总疗效，现已逐步推广到综合分析、评价多项临床诊断试验、描述性研究、观察性研究的结果，估计总结性的疾病频率（发病率、死亡率）、相对危险度（RR）或比值比（OR）。在流行病学领域，其最大限度、合理利用全部已有证据，进行假说产生性研究，并从定量综合扩大到定性，包括偏倚分析、敏感性评估等。

科学的发展总是在合理的猜测与严格的检验交替中前进，而且始终抱着批判性的怀疑眼光暂时接受某种假说，又随时准备按照科学研究的新发现事实，修正或推翻已经接受但被事实否证了的假说，转而接受"迄今尚未被否证的假说"，或者开始新一轮的假说猜测与检验征途。流行病学对公共卫生和临床医学的主要贡献之一，在于引入了这种以"证据"为决策基础的思维范式（paradigm）。流行病学家的主要职责，如用一句话来概括，就是收集已有的证据相关资料，通过描述和分析这些"证据"，与其他学科的同事们一起讨论，作出合理的推论或设计出检验某种假说的可行方案，供公共卫生和临床医学进一步决策参考。

六、"霍桑效应"和"安慰剂作用"

1927—1932 年美国哈佛大学商学院教授 Elton Mayo 在美国 Illinois 州 Cicero 的西屋电器公司霍桑（Hawthorne）工厂进行一项研究，发现工厂的工人无论是否接受实验干预（增加光照度），他们的生产效率均有所提高，提示人们被关注（上述工人参加研究项目就是一种对他们的"关注"）的本身会影响被关注者的行为。这种现象后被称为霍桑效应（Hawthorne effect）。动物和人类中都存在霍桑效应，尤在人类中霍桑效应更强。工业管理研究表明，在个体和群体水平上进行干预所产生的效益中，霍桑效应占 10% ~ 15%。霍桑效应也可用另一种方式表达，即"干预本身就可产生效果"。流行病学调查及实验室检测都可以看作是一种"干预"，都可以产生某种效果。调查或检测的结果，尤其是流行病学调查结果，不是只简单反映被调查者（测量对象）的特征，而是测量（过程）与测量对象交互作用的结果，这里既有特异性测量方法的影响，又有流行病学调查非特异性（霍桑）效应的影响。

Beecher（1955 年）提请医学界注意临床治疗中安慰剂（placebo）的作用。他认为人的信仰本身会影响信仰者的生理生化过程。临床试验表明，在疾病治疗总效果中安慰剂的影响平均约占 35%。安慰剂作用在人类生活中无处不在，可能在某些动物中也存在。社会文化可以通过安慰剂作用影响健康和疾病的群体表现。人们普遍相信，在公共卫生问题的原因探索或干预评估中都存在安慰剂作用。对人而言，预言、期望（恐惧）、目的（信仰）和心理暗示本身就是一种安慰剂效应，会对人产生某种结果，因为任何探索或干预研究都有某种期望，而期望本身就可以产生效果。

有两类不同性质的心理暗示（他人暗示和自我暗示），White 将其合称为 X 因子，并认为这是弥合医学与公共卫生裂痕必考虑的因素。霍桑效应产生于对外界人际关系的感知（他人暗示），而安慰剂作用产生于内心自我的信念（自我暗示），后者强于前者，前者需通过后者起作用。还有一些心理暗示混合了这两种暗示，例如，光晕效应（halo effect）、选择性感知。这些不同性质的心理暗示互相影响，并与躯体症状反应交互作用，强化了总体心理暗示的影响。例如，某患者经专家讲述，深信不疑轻度腹泻有一种"排毒"作用，可以改善他的免疫功能，会使他少患感冒。此后，他服用了被告知是"排毒"剂而实际是缓泻剂的药物。后来，缓泻剂就可以通过霍桑效应（他人暗示）、安慰剂作用（自我暗示）及药物本身的缓泻作用的交互，产生了使其少患感冒的"疗效"。心理暗示作用的大小与选择测量指标有关，不同人格的人对心理暗示反应差异很大，有的强、有的弱，有人很容易被暗示、有人很难被暗示。文化背景及事件发生场景氛围对心理暗示作用的影响也很大。心理暗示作用可能是正面的、也可能是负面的，可表现为"疗效"、也可表现为"副作用"。

当流行病学因果推理完成了某种暴露与某种疾病反应之间有因果性联系存在，并估计出总因果性联系强度后，若有可能，应进一步了解心理暗示对总因果性联系强度的贡献有多大，必要且可能时，还应控制心理暗示对某种特异的因果性联系的混杂作用，估计校正心理暗示后的特异因果性联系强度。流行病学观察性研究中的观察本身就有霍桑效应，而安慰剂作用无处不在、无时不在。控制文化背景相关的可测量指标，如性别、年龄、民族、宗教信仰、教育水平、职业、社会经济地位等，可以作为心理暗示的替代变量（proxy-variables），从而部分校正心理暗示产生的偏倚。英国著名流行病学家和统计学家 Bradford Hill 爵士介绍的随机、对照、双盲临床试验方法，对临床医学和公共卫生都有巨大影响。随机安慰剂对照双盲临床试验是当前唯一有效、可行的临床上评价治疗效果的方法，能较好地控制并测量心理暗示对疗效评价的混杂偏倚。对于诸多无法运用随机安慰剂对照双盲临床试验的公共卫生干预效果评价，只有通过细致观察、综合分析，并参考基础医学各学科、心理学的研究成果，对其中可能的心理暗示作用进行估计。

目前，随机安慰剂对照双盲临床试验已经在临床药物治疗效果评价研究中得到广泛应用。做好随机安慰剂对照双盲临床试验的关键，首先在于选择受试者，即药物应用的适宜对象，而后通过随机化分配方法将受试者分配到处理组或对照组，处理组受试者接受"标准化"药物治疗，对照组受试者接受安慰剂治疗，受试者及与受试者接触的医护人员都不知道谁在处理组、谁在对照组，这称为"双盲"。很明显，盲法可以控制心理暗示偏倚、提高内部有效性，可以单独应用。但在实施安慰剂对照的同时必须实施"双盲"，才能有效排除安慰剂作用的偏倚。安慰剂对照组的组内效果就是试验设计样本估计时的安慰剂作用参数。随机化分配可以排除主观分配造成的选择性偏倚及混杂偏倚，提高内部有效性，还可为 Meta 分析提供必要的条件。随机安慰剂对照双盲临床试验中的安慰剂对照及处理两组，都可能存在霍桑效应和安慰剂作用（心理暗示），但由于两组是随机化分配的，这种偏倚在两组中得到平衡，故结果无偏倚。心理暗示及均衡分配的其他混杂因素在随机化安慰剂对照双盲临床试验中一般不产生偏倚，但却会降低临床试验的效率，可能使假阴性增大，这给检验效率低的药物临床试验增加了困难，必须了解清楚。

从另外一方面看，心理暗示也是一种公共卫生可干预性手段，提示公共卫生和临床医务工作者应该学习一些心理学知识，掌握并巧妙运用各种心理暗示技术，才能更理性而有效地完成公共卫生和临床治疗工作。

七、流行病学方法的局限性

与流行病学特色、长处并存的是其局限性，大致来自 3 个方面。第一，源于流行病学研究对象是由个体（单位）组成的群体及此群体生存的宏观环境；第二，源于流行病学诸多研究方法本身固有的特点；第三，源于流行病学所依从的自然科学研究范式及人类行为实用性之间的张力。

（一）流行病学的研究对象是由个体（单位）组成的群体及此群体生存的宏观环境

其基本方法是从群体生态入手，比较疾病在不同人群、时间及宏观环境（空间）中分布的差异，寻找疾病可控制性因素，而个体下及生态微观水平是其"黑箱"。这是流行病学的很大特色及长处，尤其在必需病因不清、发病机制不明的情况下，是唯一可取的方法。但是其代价就是灵敏度低，无法明确弱联系的效果，也缺乏创新、促进作用，只有在必需病因清楚、发病机制阐明的情况，这些弱点才可能得到克服。

早在 Koch 发现霍乱弧菌前 30 年，Snow 在 1854 年对伦敦霍乱暴发流行的原因进行了调查，找到了霍乱的传播途径，解决当时霍乱暴发流行的预防控制问题，充分体现了流行病学这种"黑箱"方法的长处。然而，当诸多传染病的致病微生物被发现、免疫机制被阐明之后，这种"宏观生态黑箱"的流行病学基本方法就显得有些不足，不如"传染源、传播途径、易感人群"三个环节，以及影响这些环节的两个因素（自然和社会环境因素）的传染病流行病学机制更加清晰、明确，也缺乏针对特异性病因及发病机制，有利于促进发展、创新技术的能力。例如，"消毒、杀虫、灭鼠"和"免疫接种"技术，都是在这种"微观机制"阐明后，针对特异性致病微生物及增强人群免疫力而开发创新的高效传染病控制技术。这说明在运用流行病学"黑箱"方法成功地发现暴露与疾病之间的"因果联系"之后，还应继续深入探索"该因素中的特异性致病因子及其发病机制"，还应与生物基础医学各学科结合，将宏观影响因素探索与微观机制研究结合起来，两条腿走路，克服一条腿走路的局限性，提高研究的精度，促进创新技术发展。

（二）流行病学诸多研究方法本身固有的特点及局限性

（1）随机安慰剂对照双盲临床试验中的试验组和对照组，除了"处理"这个因素之外，两组研究对象都被认为是同质的，而"同质人群"内部的差异被认为是"随机的偶然性差异"，其方差作为测量这种可忽略不计的基线指标，决定了随机对照试验的灵敏度阈值，低于此阈值的处理效应是难以被发现的。社区人群干预性试验的灵敏度更低，无法检出弱联系的效应。

（2）观察性研究中的队列研究及病例对照研究都是很有特色、长处的研究方法，但是这类研究很难完全排除各种偏倚，其中的"自我选择偏倚"是其固有特性，难以排除或控制。病例对照研究中的"选择性回忆"是所有"回顾性研究"本身无法避免的偏倚。因此，在实际运用流行病学研究方法时，必须考虑各种方法本身固有的局限性，慎重外推其有效性。

应用各种统计学技术方法都有各自的前提假设，而这些前提假设在公共卫生领域很少能得到满足。因此，具体应用这些统计学方法时，必须估计前提假设的满足水平及其可能的偏倚。如统计学检验结果为阴性时，统计学方法本身无法估计阴性结果中的假阴性率，不能轻易接受无效假设为真。统计学检验结果的解释必须与专业知识相结合，全面、完整地分析数据资料，以期得到无偏估计。

（三）流行病学方法源于自然科学研究范式及人类行为实用性之间的张力

这种研究范式与公共卫生及临床医学的实用性目的之间存在一定的张力。自然科学研究范式强调用定量方法定义卫生事件及各种相关因素，强调在研究卫生事件与有关因素联系时要排除各种偏倚，探索在一定假阳性概率下的特异性"客观普适的"因果联系，必须为公共卫生和临床医学引入"刚性自然科学实证研究范式"，常称为"以数据资料为基础的公共卫生决策"和"以临床流行病学为基础的循证医学"。这是流行病学基本原理和方法的长处、特色。但是由于公共卫生和临床医学实践是人类的社会活动，不完全符合单纯自然现象的规律，用单纯自然科学研究范式处理人类社会活动本身就有局限性，因此，需要结合社会学、人类学等人文学科及心理学的研究方法补充、完善。

（1）研究自然现象、发现或收集"事实"时，要求排除研究者对被研究对象的干扰。但是在研究人类自身时，无法排除研究者的影响，不存在纯粹不受研究者干扰的"绝对客观事实"。

首先，流行病学调查、访谈、干预及实验室检测本身就可产生霍桑效应及安慰剂作用。流行病学研究无法排除心理暗示作用，任何调查或检测的结果，不只是简单地反映了被调查者（测量对象）的特征，而是研究者与被研究对象交互作用的产物，任何施加于被研究者的干预都同时存在安慰剂作用。

流行病学预测本身就是影响流行病学调查结果的因素之一。任何流行病学调查、访谈及其成果都必须通过"语言"交流，而每个人"对于某个词义的理解常受个人经验的影响，由其环境及感觉系统决定"。研究者和被研究者在理解某个词义时，无法避免存在差别。从这个意义上讲，用流行病学方法所获得的"人类知识都是不确定性的、不精确的和不全面的"。因此，必须考虑并评估这种影响，综合多方面的研究结果，理性、慎重地区分什么是真正的"事实"，什么是研究者或（和）被研究者对"事实"的解释，什么是心理暗示作用，什么是"干预"的特异性效果。

（2）研究自然现象的目的，在于发现不以人的主观意识和文化价值观念为转移的"普适、客观"规律。但是人类自身既是文化的创造者又是文化的产物，人类的主观意识与文化永远处在变化中，没有"永恒、普适"的社会规律。

流行病学研究的目的，在于为公共卫生寻找可推广、科学、有效、广泛适用的干预策略。文化人类学的研究[12]表明，人是有生命的动物，具有生物学基础属性，人又是文化生物，是其生长、生活的社会中文化、历史及传统的存在产物。人是在最小生化扰动范围内保存和传播基因的有机体，而基因控制着人的基本生长发育及本能的"编制程序"。对个人而言，每个人都可选择自己的价值取向及信仰。反之，每个人的信仰又影响自己的身心，是自己身心发展的动因之一，信仰越诚、其心身效应越强。个体的生长发育过程同时又是其个体被社会化的过程，每一个个体都被构建为一个有特定文化含义的"人"。文化是由诸多个体组织起来的人类社会活动产物，社会中的每个人都参与了社会文化的创建和发展，同时文化又制约、影响人类社会中每个人的行为，创造了人类各种交往符号（语言）的特定文化意义，并决定了人类活动在特定文化背景下的特定社会效果。文化的多样性决定了不同的公共卫生及临床医学活动。在不同文化场景中，不同的人有不同的心理感受、不同的社会效果。在一定的社会文化场景中，行之有效的流行病学干预方法不一定在其他社会文化场景下也有效。虽然我们可以找到"普适、客观"的自然规律，但是对人类社会活动而言，不存在绝对、普适、刚性的"科学决策"和"循证医学"，而只存在相对、文化适宜的"科学决策"和"循证医学"。

八、小结

流行病学的基本原理可以简述为"既是一种以收集、整理和分析观察数据资料入手，从群体和环境的宏观视角来研究有关人群健康问题的科学方法，又是一种在实践中充分运用切实可行方法为公共卫生决策服务的艺术。"

流行病学方法源于测量各种卫生事件，测量其指标的关键在于赋值的可靠性及分析的有效性。流行病学服务于公共卫生实践，既可以指导假说的产生，又提供了各种工具技术、定量验证假说，其中心任务是寻找可干预性的流行病学"病因"。迄今，这方面最成功的途径是从比较疾病分布的差异及影响该分布的相关因素入手，进行流行病学因果推理。为此，必须正确估计事件发生偶然性的大小，控制选择偏倚、信息（测量）偏倚，控制、校正混杂偏倚，包括心理暗示带来的偏倚，正确描述效应修饰，才能准确地定量估计"特异性公共卫生干预"的可能效果。各种流行病学与生物统计学研究方法都有其自身的局限性，因此在运用调查研究数据资料作出公共卫生决策时，应采用宏观与微观结合、多学科结合的方法，考虑社区具体的文化背景、人群的心理感受与反应，才能更好地服务于公共卫生事业。

（王若涛）

第二节　流行病学方法进展

一、经典流行病学研究方法

现代流行病学研究类型来自于科学实验的思维，科学实验是科学活动的标志。实验是在控制一定条件下所作的观察，科学家操纵条件并确定该条件对观察有何影响。有人将该定义扩大到包括不在一定条件下控制的观察。然而，对流行病学家来说，实验通常指研究者操纵所研究的条件进行的观察。

理想的实验应当创造这样一些条件，在这样的条件下，只有一个因素的变化会影响人们所感兴趣的结局。为了达到这个目标，需要控制所有可能影响研究结局的其他有关条件。但是在生物科学中影响大多数结局的条件是如此复杂和玄妙，因而条件不可能完全一致。例如，在癌症病因研究中，即使对一组克隆的实验室小鼠，制造能够在一定时间间隔后一成不变地引起癌症的条件也是不可能的。因为不可避免地有所谓的"生物学变异"，即产生该效应的一系列条件的变异。因此，在生物学实验中，创造完全一样的条件，在该条件下只有一个有关因素发生变化的想法是不现实的（这种想法在其他学科分支中也是不现实的），只要可能影响结局的那些因素变异相对于所研究的关键因素变异而言很小，就可以接受。例如，让某实验中所有动物都进食完全等量的食物是不可能的。其食物消耗量不同，会影响研究结局，就可能产生问题。但是如其食物消耗的变异很小，则对实验的影响不会很大。如果外部因素（即不是那些主要的研究变量）的变异性很小，对研究结局没有重要影响，研究者就应满意了。

进行流行病学实验设计的指导原则是尽量减少外部因素的变异。流行病学实验包括临床试验（clinical trial，以病人为研究对象）和现场试验（field trial），现场试验又可分为个体分组试验（对社区个体成员给以干预）及社区分组试验（对整个社区给以干预）。当不可能进行实验研究时，可设计非实验研究来模拟实验研究的结果。非实验研究包括：①队列研究，根据研究对象的暴露状态将研究对象分组（也可是选择），并对其随访一定时间，以确定疾病是否发生，分析疾病发生与开始时暴露状态之间的联系；②病例对照研究，根据疾病状态选择研究对象，调查其既往暴露状态，分析暴露与疾病之间的联系；③比例死亡比研究，这是回顾性队列研究常用的分析方法，比较处于一定暴露水平的回顾性队列成员的死亡数与参照人群死亡数的差别；④横断面研究，即现患研究；⑤生态学研究，分析单位是人群而不是个体。

（一）实验研究

实验研究（experimental study）中，研究者根据研究方案给研究对象分配了暴露，对特定研究对象指定特殊的暴露。需要指出的是，此时并不考虑研究对象的需要。例如，假定一名医师治疗头痛，给富有病人开的药物经过注册、可靠性高，但却昂贵，给贫穷病人的处方为未经注册的廉价药物。如果该医师以后想比较两种药物的效果，但这不能算是实验研究。要实施一项实验研究，必须根据研究方案随机分配药物，以尽量减少实验和对照两组间在其他可能引起头痛原因方面的差别。实验中分配暴露是研究本身的需要，而不是从研究对象出发的。如果为了帮助研究对象，则可实施某种非实验研究。类实验（quasi experiment），是指那些不是根据随机方案分配暴露的对照实验。

因为研究目的而不是研究对象的需求决定了暴露的分配，伦理学考虑限制了流行病学实验可行的条件。只有当实验方案与研究对象的最大利益不冲突时，实验在伦理上才是允许的。特别是应当有合理的保证，保证实验方案提供给研究对象两种或多种最好的治疗。根据这个要求，给予研究对象的任何暴露或治疗应当是对疾病或疾病结局有预防性的。该限制使大多数病因学研究只能是各种非实验研究。

其次，所有治疗措施都应当是根据目前知识水平能接受的。

第三，进入研究的受试者不应因此被剥夺某些未包括在研究中的更好治疗或预防干预。例如，已经有一种被接受的能治疗或预防所研究的疾病结局的方法，用安慰剂作为临床试验的一种措施就不符合伦理学原则。任何新疗法都应当与现有的最好疗法进行比较。此外，必须将研究对象所参与的实验内容及可能的结果完全告诉他们。

尽管有这么多限制，还是做了许多流行病学实验。大部分是特殊领域的临床试验，是对某种疾病患者采用不同疗法的流行病学研究。评价一级预防（预防疾病发生）的流行病学实验通常用现场人群试验。

1. 临床试验

临床试验（clinical trial）以病人作为研究对象，目的是评价某种疾病的疗法或某种预防疾病（死亡或残疾）的方法。临床试验中的暴露不是一级预防的内容，因为它们不能预防最初疾病的发生，但是可以预防最初疾病的并发症。例如，患心肌梗死后限制某种饮食可以预防再梗死及随后的死亡，癌症病人化疗可以预防癌症复发。

临床试验的研究对象必须是诊断为患有所研究疾病、且在诊断后很快进入研究的患者，以便及时安排治疗。病情过轻或过重患者均不适于进入研究，必须除外。设计方案应能将可能影响研究结局的外部因素变异减到最小。例如，如果参加研究的医生偏爱新的疗法，就可能主观地影响患者的分配，如把自己的患者或病情较严重的患者分配给新治疗。如果病情较重的患者更多地得到新疗法，新疗法的有效评价就会受到影响。

为了避免这类问题，临床试验中习惯上常需对治疗和对照两组之间基线特征进行均衡，使之有可比性，这样就必须防止由实验人员操纵分配，而采用随机分配方案达到目标。实验结果的真实性，最终依赖于随机分配所达到的各治疗组之间在未测量的外部因素基线水平的相似程度。

任何时候只要可行，临床试验分配治疗都应当采用盲法。理想的是，分配治疗者、患者及结局的评估者都不应当知道治疗分配的结果。盲法防止了某些可能影响分配、评估或依从的偏倚。最重要的是保持评估者是盲的，特别是如果结局评估是依靠患者主观陈述或医生主观判断时，更应如此。某些结局如死亡，评估时不易产生偏倚。如果患者知道其所分配的治疗，就可能影响其对治疗措施的依从性，并且会使其对症状的感知发生偏倚，因而可能影响结局的评估。评估者和患者双方都不知道治疗分配情况的实验称为双盲研究，如分配治疗者也不知道治疗的分配（治疗措施按编码识别，分配者并不知道）称作三盲法。

有时因为某种治疗可能具有人们皆知的副作用，从而使病人能识别其所接受的治疗，研究者应了解并报告这些可能性。

如果对于所研究的疾病尚无已被接受的治疗方法，可以应用安慰剂作为对照。安慰剂除了提供治疗产生的精神、心理作用之外没有治疗效果，而精神、心理作用本身可能会产生很强的效应。研究者借助安慰剂可控制并研究治疗干预的精神、心理作用。但是在某些情况下，特别是已有有效的治疗方法时，使用安慰剂可能被认为不符合伦理学要求；这种情况下，应当用现有最好的疗法作为比较。如实验目的只是比较不同的治疗，安慰剂也不是必要的。

实验研究中，任何时候研究对象都有可能对分配的治疗不依从。因此，在评价疗效时必须测量其依从程度。可以直接询问，偶尔也可采用生化方法测量依从性。依从性测量有利于更准确评估治疗效果。

2．现场试验

（1）个体分组试验　个体分组的现场试验（individual trial）与临床试验有所不同，其研究对象均为未患病的一般人群，且其患某种特定疾病的危险性也较小，因此通常个体分组的现场试验比临床试验需要更多的研究对象，花费也高得多。以非患者为研究对象的现场试验必须到现场（工作场所、社区、家庭或学校）访视研究对象，或者在现场建立研究中心并敦促研究对象主动报告，这些特点增加了研究费用。

现场试验花费高限制其只能用于常见病或严重疾病的预防研究。例如，Salk 疫苗预防脊髓灰质炎的试验，对 150 万名学龄儿童进行观察，这是迄今对人们最关注的公共卫生问题正式进行的最大规模人群实验。

临床试验中也常应用高危（high risk）人群方法（approach），即将重点放在有高度发生不良结局危险的人中。如果疾病结局发生率很低，现场试验选择有较高危险性的研究对象更为有效。例如，在纽约男-男同性性行为者中进行乙肝疫苗现场试验，该人群中乙肝感染频率较纽约一般市民高得多。又如，对已经发生过心肌梗死者实施降胆固醇的干预，观察对再次心肌梗死危险的影响，因为已经发生过心肌梗死者再次发生心肌梗死的危险性很高。这比研究降胆固醇对首次发生心肌梗死效应的实验研究节省很多费用，因为后者所需的研究对象较前者多得多。研究心肌梗死一级预防的多种危险因素干预实验（MRFIT），虽然只有高危个体参加，但包括 12 866 名研究对象，耗资 1 亿 1500 万美元（相当现值 5 亿美元）。

与临床试验一样，现场试验中暴露分配应当注意各组间的可比性，并且排除在分配中来自研究人员的任何随意性。随机分配方案仍然是理想的选择，但在大规模的现场试验中实施随机方案的困难大于其优点。例如，评价疫苗效果的现场试验，可以按相同条件的群体为单位注射疫苗，特别是当疫苗的储存和运输困难时更是如此。但这样做可能严重影响试验结果的解释，应仔细权衡。

（2）社区分组试验　社区分组试验（community trial）又称社区干预试验（community intervention trial）、社区为基础的现场干预试验（community-based field trial）。其概念的区别在于是否分别对每个个体实施干预。例如，饮水加氟化物预防龋齿通常是针对社区所有水源，而疫苗试验通常是逐一对社区每一个体实施接种。因此，评价饮水加氟化物用社区干预试验的效果，宜按社区分配暴露（饮水加氟）。

某些干预试验选择比社区规模小的人群更为方便。例如，通过家庭或生活在一个家庭的人员研究饮食干预效果可能比较方便，环境干预可能影响整个办公场所、工厂或居民楼。保护性的运动设备必须分配给全运动队每位运动员。干预人群可以是部队单位、学校班级、工厂车间或任何其他人群，其成员同时暴露于某项干预。这种干预实验的科学基础与社区干预试验相同，并不因为其将干预分配给人群而比分配给个人更容易。

将干预随机分配给参与研究的各人群组的现场试验采用的是整群抽样，不容易采用随机抽样方法。一般现场试验中需抽取的人群规模越大、越不便进行随机分配。如果试验只涉及两个社区，一个社区接受干预、另一个不接受干预。例如，Newburgh-Kingston 饮水加氟化物实验，不考虑实验的社区是否随机分配，因为不论采用何种分配方法，只要随机分配到每种干预的人群数很大，则随机化就可能使各干预组间基线特征有类似的分布。

（3）类实验　完整的现场实验应具备实验性研究的 4 个基本特点，即设立对照、随机分组、人为干预、前瞻追踪。如果一项实验研究缺少其中一个或几个特征，该实验就称为类试验（quasi-experiment 或 semi-experiment）。实际工作中的类实验多指不能满足随机分配原则的实验研究。当研究样本量大、范围广时，常难以满足随机分配原则。因此，多数社区干预实验属于类实验。

（二）观察性研究

伦理学考虑及研究费用限制使大多数流行病学研究只能采用非实验研究方法，只是为了了解某病的病因，就不负责任地使研究对象暴露于可能的病因是不道德的。

任何研究目的都是为了获得与研究假设有关的可靠证据。如果非实验研究得到的证据质量与设计良好的实验研究所能得到的一样高，当然是最理想的。但是在实验研究中，研究者能够通过暴露分配以增加实验的真实性，而在非实验研究中，研究者无法控制暴露的条件。如果暴露者与未暴露者患病的危险性不一样，那么暴露与非暴露间的简单比较就不能准确地反映暴露的效应。

在非实验研究中，研究者不能分配暴露，必须依靠已有的暴露状况选择研究对象。如果说科学观察就是实验，那么非实验流行病学研究就是一种"自然实验"（natural experiment）。至今，最著名的自然实验例子就是 19 世纪中叶 John Snow 在伦敦霍乱暴发流行时所做的调查工作（见本章第三节）。

流行病学有两类基本的非实验性研究：一是队列研究（也称随访研究或发病研究），属于类实验，它比较不同暴露的两组或几组疾病或死亡发生情况；另一是（新发）病例对照研究（incident case-control study），简称病例对照研究，它比较不同疾病结局的病例与对照既往有关暴露的差别。这种研究设计较队列研究设计效率高得多，但也引入了队列研究所没有的偏倚。

1．描述性研究

（1）横断面研究　横断面研究（cross-sectional study）是对人群中所有研究对象或某一个代表性样本进行的调查，包括那些有病的个体及无病的目标人群。用来估计患病率的横断面研究叫做患病率研究。横断面研究的特点是同时调查暴露信息及疾病信息，是反映某个时点人群疾病与暴露情况的"快照"，可以比较不同暴露的亚人群的患病率差别。

横断面研究不一定有病因学的目的。例如，健康服务调查常只需知道服务提供与利用情况（如医院病床数及利用率），而不考虑疾病的病因。但患病率资料也经常被用于为病因学推断提供线索，因此有必要了解该研究的一些局限性。

横断面研究中常常讨论的一个问题是时间长度偏倚抽样（length-biased sampling）。横断面研究中调查得到的病例过多地代表病程长的病例、过少地代表病程短的病例。例如，考虑一种病程变异大的疾病的两种极端情况，一例20岁患该病并活到70岁的人，在他50年患病期间均可能包括在任何一次横断面研究中，而一名40岁患病并于一天内死亡的人，在任何一次横断面研究中很少有机会遇到。这样，如果暴露并不改变疾病的危险性，而只是使疾病的临床表现减轻，暴露与疾病病程呈正性联系，那么病例的暴露率将升高。因此，尽管暴露对发生疾病的危险性并无影响，但在横断面研究中可观察到暴露与疾病有很强的正性联系。如果暴露并不改变疾病的危险性，但可导致其迅速死亡，暴露与病程即呈负性联系，病例的暴露率将很低。因此，尽管暴露对发生疾病的危险性并无影响，横断面研究中可观察到暴露与疾病有很强的负性联系。也就是说，横断面研究很难区分所调查的暴露因素是影响疾病的发生、还是影响疾病的预后。

现已有一些方法可用于分析暴露与疾病病程的关系。这些方法要求我们或者知道所研究病例的诊断日期，或者知道所研究病例在病程的不同时期其暴露水平的分布情况。然而，即使暴露与疾病病程没有联系，仍然会遇到这样一个问题，即在与当前疾病有病因学联系的一段期间内的暴露可能与当前暴露没有什么联系。这在分析时应去除该段时间：①暴露引起疾病所需的诱导时间；②疾病发生至研究间隔的时间。关于暴露致病的诱导时间常是假设性的，很难精确确定，而发病时间只能根据医学记录来测量。

横断面研究常用于研究不能改变的暴露，例如，血型、不变的个人特征等。对这些变量来说，调查当时获得的信息和任何既往获得的信息一样有用。对于可变的变量，在判断与疾病病因学联系时，调查当时获得的信息不如病例发病前的信息有用。这是横断面研究的一个弱点，因为它难以分清疾病与暴露孰先孰后的问题。某项比较病例与非病例吸烟情况的呼吸系癌症病因学研究中，研究对象在调查时的吸烟习惯不如他们在癌症发生前的吸烟史与疾病更有关。这时，横断面研究也可以看作是超大对照组的病例对照研究，因为人群中只有少数人患呼吸系癌症，或者看作是吸烟信息来自于不适当时间段的病例对照研究，或看作是病例确定有偏的（某一时点遇到短病程病例比遇到长病程病例的可能性小得多）病例对照研究。当然，暴露的时间问题可以通过询问调查对象吸烟史，而不仅是当前吸烟情况得到说明。

虽然横断面研究获得调查当时的暴露信息与疾病的联系缺乏病因学意义，但是偶尔也可对一些现象进行适当解释。如果有理由相信当前暴露与有关的既往暴露密切一致，并且既往暴露的回忆可能不可靠，那么用当前暴露状态代替有关的暴露可能是合理的。例如，关于饮食爱好的研究常常利用当前的详细信息，因为这样可以获得食品消耗的准确信息，而靠回忆得到的饮食信息可能是模糊、不可靠的。当调查对象的既往暴露与当前暴露可能有所不同，而既往暴露难以估计这种差异程度的真实性时，研究应当依靠当前暴露。

如横断面研究的调查对象包括不同疾病状态的病例，也可称为现患病例-对照研究（prevalent case-control studies），其与现患率研究的关系，类似于新发病例的病例-对照研究与队列研究的关系。

（2）比例死亡比研究　比例死亡比（proportional mortality ratio，PMR）研究是只包含死亡者的一种研究类型。PMR是指暴露人群死于一种（或多种）特定的死因者占总死亡数的比例与非暴露人群死于某种死因者占总死亡数的比例之比，是测量某种暴露对某种死因影响的传统指标。PMR研究中的所有研究对象在进入研究时均已死亡。在队列研究中，有时根据过去保存的记录无法确定队列成员的暴露史或受威胁年数，也无受威胁人口数和人口特征的资料，唯一可获的资料是死亡记录。这时可计算PMR。

PMR是一种综合性统计量，反映的是死因构成比（或称比例死亡率 proportionate mortality），它不是率，因此只能说明某种死因在全死因中的相对重要性。PMR 研究的理论基础是，如果某种暴露可导致（或防止）某种疾病死亡，则在暴露的死亡病例中死于该病者的比例比无暴露的死亡病例中死于该病的比例高（或低）。显然，这种推理有两个重要缺陷：

1）某病的 PMR 增高可能是因该病的死亡率增高，也可能是因为其他疾病死亡率下降，PMR 无法区分这两者。例如，一项 PMR 研究显示，使用阿司匹林过多者其癌症死亡比例较不使用阿司匹林者高。值得注意的是该结果可能与阿司匹林对心血管疾病死亡的预防作用有关，心血管疾病死亡占总死亡的很大比例。因此，PMR 研究的一个假设是，除了所研究的疾病外，人群的总死亡率与该暴露无关。队列人群中某病的 PMR 显著增高，仅提示队列中的暴露因素与该病死亡可能有联系，故 PMR 可用于间接估计暴露引起某病死亡的危险性。

2）PMR 不能确定某种暴露与某种疾病死亡的联系性质，即单纯凭借 PMR 无法区分是某种暴露与某种疾病死亡有联系，或是某种暴露对与死因有关的疾病的预后有联系。例如，服用阿司匹林与脑卒中死亡的联系，可能是阿司匹林对脑卒中发病的影响，也可能是对脑卒中严重程度的影响，或者是这两种影响兼而有之。

为消除其他死因的干扰，在进行 PMR 研究时，可先去除其他一些常见死因（如意外死亡）再计算 PMR。PMR 分析适用于罕见病的死因研究，不适用于常见病。因为，常见病死亡危险性稍有增加，总死亡数易受较大影响。一般观察死亡数 >5 时，才可计算 PMR。PMR 分析的主要优点是，简易、快速、实用，不需要人口数据，故不受人口普查与死亡资料信息差异的影响，也与期望寿命无关。

PMR 研究的主要特点：①PMR 关心的是，在一定时间内某暴露人群中某种死因的比例是否高于或低于非暴露人群中该死因的比例。因此，PMR 研究的人群不是某个队列（人群）的全部，它没有整个队列的暴露和混杂因素的资料，也没有随访期要求，即没有人-时数据；②如果不能识别和收集某人群的全部死亡病例，估算 PMR 会歪曲暴露与疾病的联系；③估算 PMR 必须有严格的工作定义并严格执行，以避免因死亡医学证明书上几种不同性质死因而引起的误差；④"构成比"的性质决定了不同死因 PMR 之间的不独立性，某种死因的降低（或增加）必然导致其他死因的相对增加（或降低）。PMR 的一个重要假设是，所研究的暴露因素除了与所研究的死因可能有联系外，与其他各种死因均无联系，即不会影响因其他疾病死亡。事实上，可以把 PMR 研究看作巢式病例-对照研究，病例组为某种疾病的全部死亡病例，对照组为该队列中其他疾病的死亡病例。

PMR 计算常用间接法：①收集某人群一定期间内所有死亡数据及各种死因的死亡数据（观察死亡数）；②计算该人群某种死因死亡数占全因死亡数的比例（死因构成比）；③根据该死因构成比及按照参照人群该病的死因构成比，计算该死因的预期死亡数，即将该人群的观察死亡数乘以参照人群该死因占全死因死亡数的比例（死因构成比）；④用该死因的观察死亡数（实际死亡数）除以该死因的预期死亡数，即得该死因的 PMR（表 1-1）。

$$PMR = \frac{队列人群某死因的观察死亡数}{按参照人群该死因构成比计算的预期死亡数}$$

表 1-1 某暴露人群 PMR 计算示意

	队列人群	参照人群		队列人群	参照人群
人口数	10 000	100 000	肺癌比例死亡率（死因构成比）	0.15	0.075
总死亡数	200	2 000	去除意外事故后的肺癌比例	0.17	0.77
肺癌死亡数	30	150	死亡率（死因构成比）		
意外事故死亡数	20	50			
其他原因死亡数	150	1 800			

按表 1-1 的数据，该暴露人群的肺癌 PMR＝200/（200×0.075）＝13.33。

选择参照人群的原则是从产生病例的源人群中选择有代表性的人群（一般人群），如死亡者的暴露分布与源人群的暴露分布相同，可以用源人群作为参照人群，即所研究的暴露不应当与参照人群的死因有关。因此，可在假设与该暴露无联系的基础上，选择一般人群作为参照人群计算 PMR，可排除已知与该暴露有关或可疑有关的其他死因。

研究方法：①收集死亡医学证明书；②编码死因；③收集暴露资料；④分析资料；⑤解释结果；⑥作出结论。该研究方法常可提供有探索价值的病因线索。许多情况下，只是一种或少数几种死因有意义，或某种暴露没有意义、不太可能真正影响死亡，这时将 PMR 研究看作是病例-对照研究的一种特例，这样做基于的概念，即人群是由暴露与非暴露个体组成的，在该人群中因某种疾病死亡者包括暴露与非暴露的，而对照是其他死因死亡者。

在 PMR 研究中，参照人群选择的原则与病例-对照研究中对照选择的原则一样，应当独立于暴露，因为病例-对照研究目的在于估计源人群的暴露比例，未包括在对照中死亡者应除外，或可作为另外的病例组进行研究。

为调整年龄、性别、种族等因素可能的混杂作用，也可计算标化比例死亡比（SPMR）。

对常见死因（如心血管疾病死亡），PMR 不能用来估计 SMR（标化死亡比，见队列研究部分）；但对较罕见死因（如癌症死亡），PMR 可用于估计 SMR。PMR 与 SMR 二者间存在如下关系：即如果暴露组与非暴露组总死亡率相等，则 PMR＝SMR。

$$PMR＝SMR×\frac{非暴露组总死亡率}{暴露组总死亡率}$$

PMR 与 SMR 的差别如下：①SMR 基于队列研究，必须有队列每个成员的人-时资料；而 PMR 只要求有队列成员的死亡资料。②计算 SMR 时，预期死亡数根据参照人群死亡率计算；而计算 PMR，预期死亡数根据参照人群的死因构成比计算。因此，人群不同疾病的 SMR 彼此之间是互相独立的，而不同疾病的 PMR 彼此之间是不独立的，某一死因的增加或减少必然导致其他死因相对减少或增加。③在回顾性队列研究中计算 SMR，有一个明确的随访期；计算 PMR 不必规定随访期，也无混杂因素的资料可查。

如果能根据研究人群的特点、暴露水平等的不同，计算一系列 PMR。例如，计算不同类型暴露、不同暴露水平、不同暴露时间，以及按年龄、种族、性别分层的 PMR，或用不同人群的死因构成比，如一般人群的死因构成比或同一队列中非暴露人群的死因构成比计算 PMR，通过比较一系列 PMR 的一致性及联系强度，可获得一定结果。PMR 的优点在于节省时间、人力、物力，充分利用有限的数据，可为病因假说提供有一定价值的线索，但显然它不适于验证假说。将 PMR 研究按病例-对照研究来处理，可以增强其研究的真实性，还可为研究效应测量估计提供基础。但如欲将 PMR 研究看作是病例-对照研究，有人主张应从流行病学词典中除去 PMR 研究这个术语，以免错误使用 PMR。

（3）生态学研究 上述所有描述性研究的共同特征是，观察都是针对个体的。如果一项研究的观察及分析单位是人群（组）而不是个体，这种研究即称为生态学研究（ecological stud）或聚集研究（aggregate study）。人群（组）可以是国家、省（直辖市、自治区）、地（州）、市（区）、县、乡（镇）、村，或机关、工厂、学校的科室、车间、班组、班级、城市社区、街道、居民委员会等。要求有所研究人群的相关信息，能获得人群中暴露与疾病的测量指标。发病率或死亡率是最好的测量指标，可定量人群（组）中疾病发生频率。暴露可用一定的适宜指标进行测量，例如，可根据酒类税收数据估计当地酒类消费，人群的社会经济状况可根据人口普查资料，环境（气温、空气质量等）可采用当地常规报告、登记资料。

生态学研究的数据是对人群（组）所有个体的平均测量值，因此，暴露与疾病的联系程度不反映个体水平的联系。生态学研究常用暴露与疾病的一些替代测量指标，而不是直接测量与疾病和暴露有着本质联系的个体指标，例如，用酒类税收数据，而不用酒类消耗量；用死亡率而不用发病率。这样可能会歪曲这种联系。生态学研究通常缺乏疾病与暴露联合分布的资料，也没有适当控制混杂的资料，因此在分析时可能存在结果的真实性问题，这就是生态学谬误（ecological fallacy）。尽管存在这些问题，生态学研究对于发现暴露与疾病之间联系的线索仍是有用的，即使存在未知的或不能控制因素的混杂，这种联系仍提示值得进一步深入研究。

2. 分析性研究

（1）队列研究 经典的队列研究（cohort study）是由研究者确定两组或多组没有疾病且暴露于潜在病因程度不同的人群，即研究队列，在一定期间内随访他们的健康结局。这些研究队列中至少有两组队列，一是暴露队列，其成员暴露于假设的病因事件或条件；二是非暴露队列或参照队列，用作比较。也可有两个以上队列，但每个队列代表不同暴露水平或不同类型的一组人群。例如，某项化学工业企业工人队列研究，队列成员由在不同车间的工人组成，每个队列成员暴露于不同的化学物质，随访一定期间，观察、测量他们某种（些）疾病的发病率或死亡率。

19 世纪中叶英国 Snow 对伦敦霍乱暴发理性所作的"自然实验"，就是一项队列研究的雏形。他通过比较饮用 Lambeth 公司或饮用 Southwark and Vauxhall 公司供水人群的霍乱死亡率的差别，得出霍乱与供水污染有关的结论。

许多队列研究开始时只有一组队列，但队列成员可有各种不同的暴露，这时比较的是队列内不同基线暴露水平的各亚组人群的健康结局。例如，Framingham heat study，按行政区划或机构确定的队列研究，某地医生或护士队列研究，或根据雇工记录所确定的工人队列研究等。

（2）病例-对照研究 为了更好地理解病例-对照研究，可设想一个源人群，该人群代表假定的研究人群。如果着手一项队列研究，首要任务是识别暴露与未暴露人群作为每个队列的人数（分母部分），按人-时单位来测量，然后识别不同人-时组或每个研究队列中发生的病例数。在病例-对照研究中，病例的识别及其暴露状态的测定和队列研究一样，但是用于计算率的分母无法得到，因为产生病例的整个源人群并不清楚。

设立对照组的目的是与病例组比较，决定暴露与未暴露的比例多少，估计病例-对照研究的相对效应值。用对照组估计源人群的暴露比例，因此选择对照时不须考虑人群的暴露状态，只要他们有暴露的可能性即可。

根据所选择研究对象选择不同，新发病例的病例-对照研究与队列研究是不同的。队列研究识别、随访一组或多组不同暴露的人群，观察其疾病发生情况；病例-对照研究则要选择病例及相应的对照，对照组是源人群的一个随机样本。

巢式病例-对照研究又称嵌合在队列内的病例-对照研究（case-control study nested in a cohort）。以队列在一段期间随访发现全部病例为病例组、随机选择还未发病的其他队列成员为对照组，进行病例-对照研究。

以医院为基础的病例-对照研究（hospital-based case-control study）的源人群，最理想的是所有患病者都会去医院就诊。病例为在一定期间内由医院诊断的所有新病例，但从源人群中随机选择对照十分困难，对照常选择同一个医院与所研究疾病无关的其他患者，或同胞、同学、同事、邻居等。

（3）前瞻性与回顾性队列研究　队列研究可按实施研究的时间进一步分为前瞻性（prospective）与回顾性（retrospective）两类。前瞻性队列研究，是随着时间进展对队列成员进行随访，观察他们疾病结局发生情况，比较不同基线暴露的队列成员的疾病结局有何差异，作出暴露与疾病结局之间有无关系的结论。暴露及其他协变量是在疾病结局发生前测量的。回顾性队列研究是在疾病结局已经发生的情况下，回顾性分析队列中暴露成员的疾病结局与既往暴露之间的联系，无论暴露或疾病结局在研究开始时都已发生，并保存在记录中。

队列研究（包括前瞻性队列研究和回顾性队列研究）与病例-对照研究的区别十分明显，但常常被混淆，人们习惯地把队列研究看作是前瞻性研究，把病例-对照研究看作是回顾性研究，因为队列研究通常开始时先识别队列成员的暴露状态，然后观察疾病（死亡）的发生；而病例-对照研究通常开始时先识别病例及对照，再测量暴露状态。然而，前瞻性和回顾性这两个名词更多被分别用于阐述收集暴露与疾病结局资料的时间，以及暴露与疾病结局的时间顺序。如从目前时间开始，随着日历时间进展，通过向前随访获得信息的就是前瞻性研究；如站在目前时间上，通过回顾过去的方法来收集暴露与疾病结局信息的属于回顾性研究。一般病例-对照研究获取暴露信息的方法是回顾性的，也可以是前瞻性的（如巢式病例-对照研究）。队列研究从性质上讲都属于前瞻性的，是由因（暴露）及果（疾病结局）的研究，但具体实施方法又可分为前瞻性和回顾性（历史性）两类。

流行病学实验总是前瞻性研究，因为研究者首先指定暴露，然后随访疾病结局事件的发生。许多职业队列研究是回顾性的，是在暴露和疾病结局都已发生并保存在记录中的情况下再来分析暴露与疾病结局的联系。

（三）理论流行病学研究

理论流行病学（theoretical epidemiology）研究又称数理流行病学（mathematical epidemiology）研究，是将流行病学调查所得到的数据（包括人群的疾病、健康及有关卫生事件的分布）建立数学模型，或用计算机模拟（computer simulation）深入分析研究疾病的流行规律。

二、现代流行病学研究方法

（一）病例-队列研究

在嵌入队列的病例-对照研究中，选择代表暴露和非暴露人群内人-时分布的对照。用这种设计，源人群中尚未发病的每个人都有一定概率被选择为对照，该概率应与其对发病率的分母贡献的人-时数成比例。一名在 5 年内可能成为病例的人被选择为对照的概率，比一名只有 1 年处于发病危险的人要高 5 倍。这类对照抽样方法称为密度抽样（density sampling），可通过危险集抽样（risk-set sampling）实施。

病例-队列研究（case-cohort study）是一种病例对照研究，源人群是队列所有成员，不论该队列的每一个成员贡献给该队列的人-时数多少，都有相等的机会被选作对照。如研究的效应测量是发病比值比而不是率比（相对危险性），合乎逻辑的方法是病例对照研究。

暴露子队列在特定危险期间发病的平均危险（或比例）可以写为：$R_1 = A_1/N_1$

非暴露子队列的平均危险为：$R_0 = A_0/N_0$

式中 R_1 和 R_0 分别为暴露和非暴露者中的发病比例；A_1 和 A_0 分别为整个危险期间暴露和非暴露者中的发病数；N_1 和 N_0 分别为队列研究开始时暴露和暴露子队列成员总数。

选择对照时，对照的暴露分布应能无偏估计源人群的暴露分布。这里的关键是估计（$N_1 + N_0$）个队列成员的暴露分布，而不是其人-时经历中的暴露分布。

病例-队列研究中选择对照的要求是，从源队列选择对照，应使对照中暴露人数 B_1 与暴露队列成员数 N_1 的比例，和对照中非暴露人数 B_0 与非暴露队列成员人数 N_0 的比例相同（除外随机抽样误差），即 $B_1/N_1 = B_0/N_0$。

其中，B_1/N_1 和 B_0/N_0 是暴露和非暴露队列中对照抽样分数（每个队列成员选择的对照数）。如果选择对照独立于暴露，该两个抽样分数是相等的。

用暴露和非暴露队列中所选的对照频数作为计算发病比例的分母，可以得到暴露和非暴露队列的"伪危险度"。

暴露队列的伪危险度$_1 = A_1/B_1$，非暴露队列的伪危险度$_0 = A_0/B_0$

按流行病学无法解释伪危险度。但是，假设暴露和非暴露队列的对照抽样分数 f 相同，那么除抽样误差外，B_1/f 应等于暴露子队列的大小 N_1；B_0/f 应等于非暴露的子队列成员总数 N_0：$B_1/f = B_1/(B_1/N_1) = N_1$，$B_0/f = B_0/(B_0/N_0) = N_0$。

为获得暴露和非暴露子队列的发病比例，只需用共同的抽样分数 f 乘每相应的伪危险度。如不知道抽样分数 f，仍可以比较两个伪危险度的相对大小：

$$\frac{伪危险度_1}{伪危险度_0} = \frac{A_1/B_1}{A_0/B_0} = \frac{A_1/[(B_1/N_1)N_1]}{A_0/[(B_0/N_0)N_0]} = \frac{A_1/fN_1}{A_0/fN_0} = \frac{A_1/N_1}{A_0/N_0}$$

换句话说，如对照抽样是独立于暴露的，可将两个伪危险度的比看作是源队列中暴露和非暴露子队列发病比例的比（危险比，RR）的估计值。这样，用病例-队列设计，不必获得每个队列成员的信息就可以估计队列的发病危险比（RR）。

这样做的前提是，在研究队列中没有失访或竞争风险。如有失访或竞争风险，只要知道所抽取的研究对象处于危险的时间、或使用其他抽样方法，仍可能根据病例-对照研究估计危险比或率比，但这需要假设队列研究的失访和竞争风险与发生疾病的危险无关。

病例-队列设计的优点是，可利用一个队列实施一系列病例-对照研究，各个病例-对照研究都用同一对照组。如果配比的对照是在病例发生时处于危险的人中选择的（危险人群抽样），对照组必须与该特定的病例组相对应。但是，为使一个对照组服务于多个病例组，必须用另一种抽样设计。这种情况下，病例-队列方法是一种较好的选择。

值得注意的是，由于在病例-队列研究中病例和对照组的重叠，如果想达到同样的统计学检验效率，在病例数相同情况下，病例-队列研究需要比病例-对照研究更多的对照。因为一项研究的检验效率（power）和研究效率（efficiency）很大程度上取决于互不相同的病例和非病例数目。如果源队列成员在随访中有20%成为病例，且所有病例均被选为病例-队列研究的对象，为保证有与病例数一样多的非病例（对照），对照数最好能达到病例数的1.25倍。这样，源队列中只有80%的成员可能成为对照（非病例）。

（二）累积病例-对照研究

在某些情况下，病例-对照研究在研究开始时疾病发生的危险已经结束。例如，某次集会后发生的急性腹泻病暴发，用病例-对照研究设计进行的调查可能是在所有病例都已发生后才开始的。这时，研究者可从参加集会但未发病的那部分人中选择对照，即从非病例中选择对照。

假设源人群为一个队列，且选择同样比例的暴露与非暴露成员为对照，其伪危险度比为：

$$\frac{A_1/B_1}{A_0/B_0} = \frac{A_1/f(N_1 - A_1)}{A_0/f(N_0 - A_0)} = \frac{A_1/(N_1 - A_1)}{A_0/(N_0 - A_0)}$$

可以认为上式是队列的发病比例比。

如果每个暴露子队列处于危险阶段发生疾病的比例低（如低于20%），且在研究期间暴露率仍合乎情理的稳定，上式近似于率比（RR）。但这个近似的准确性只及率比（RR）与比值比（OR）近似的准确性约一半。在累积病例-对照研究（cumulative case-control study）设计中，常有人也使用这种近似，但这是错误的。因为，病例-对照研究中用比值比估计相对危险度是基于罕见疾病的假设。

20世纪70年代前，累积病例-对照研究的标准设计是，在某个特定危险阶段结束时的非病例中选择对照。密度抽样设计除了适用于急性疾病暴发调查外，还有一些优点，包括从密度抽样设计可直接估计率比，这些估计不会因暴露和非暴露子队列成员的迁移率（如失访率）的差别而发生偏倚。

（三）单纯病例研究

有些情况下，用于估计或检验效应的研究对象只有病例，这种研究设计称为单纯病例研究（case-only study）。有时从理论上构想一个源人群的暴露分布，并用这个分布代替实际观察到的暴露分布。例如，遗传流行病学研究中，根据遗传学基本法则与某些假设相结合，得到某个人群或父母的特定基因型分布，这时不用对照也可以研究遗传与环境因素对疾病的交互作用。

（四）病例-交叉研究

如所研究的暴露源于附近某种环境（如居住在动力线附近），通过某种"设想的实验"（thought experiment）将病例及其暴露源移到另一个可能等价的位置上，设想病例的暴露水平与其配比"对照"的暴露相似，为病例设想一个特殊对照，病例在疾病发生前某个时间就是这种特殊对照，这样设计的研究称做病例-交叉研究（case cross-over study）。

经典的交叉设计研究是一种干预性研究，如同任何实验研究设计一样，用于比较两种或多种干预的效果。但是在交叉设计研究中每一名研究对象先后接受两种干预，两种干预按随机顺序逐一实施。应安排足够的干预时间，在给予后一种干预前能测量前一种干预的效应。

显然，交叉设计研究只适用于那些效应迅速产生且不持续的干预评价，后一种干预的效应与前一种干预的效应不会掺杂在一起。

病例-交叉研究类似于交叉设计的病例-对照研究。每一名病例在发病前某一（或多）个时间段即作为与病例配比的"对照"。将疾病发生时病例的暴露状态与其较早时间段的暴露状态进行比较，这种比较的前提是假设在整个时间段中暴露及混杂因子均不发生系统改变。

只有少数题目适合病例-交叉研究。也就是说在研究整个过程中，被研究个体的暴露应是变化的而不是保持稳定的。如个体的暴露不变，无法比较个体作为病例和作为对照时的暴露状况。例如，眼睛虹膜的颜色或血型与疾病的联系不能用病例-交叉设计进行研究，因为眼睛虹膜的颜色或血型均是终身不变的。

与交叉设计研究一样，病例-交叉设计中暴露引起的短暂效应必须有一段短诱导期，否则过去很远时间的暴露可能成为近期疾病发生的原因（此称延期效应，carry-over effect）。例如，研究性活动与心肌梗死之间的联系适合用病例-交叉设计，因为性活动是断续的，并假设由性活动引起心肌梗死效应有一段短诱导期，即假设性活动引起心肌梗死危险性增加只限于性活动后的一段短时间内。心肌梗死是很适合用这种设计进行研究的一种疾病，因为心肌梗死是由时间接近的性活动事件诱导的。曾用病例-交叉设计研究心肌梗死的其他原因，包括咖啡因消耗、酒精消耗、一氧化碳暴露、药物暴露、强体力活动等，这些暴露都是断续发生的。

在病例-交叉研究中，病例及其配比对照的特征都不会改变（如性别和出生日期）。因此，不论是否测量这些特征，通过配比就能控制所有这些不变的混杂因子。利用对配比资料模型化的方法可能控制随时间变化的混杂因子。真正非患病的对照组（病例-时间对照，case-time control）的纵向资料，也可能由于调整暴露的时间趋势而引起病例-交叉设计的估计偏倚。这些趋势调整本身有赖于附加的非混杂假设，如不符合这些假设可能引入偏倚。

还有许多属于变体的病例-交叉设计，是按时间段来选择对照的。这些变体权衡了偏倚可能性、研究效率以及所需的资料类型。

（五）两级抽样设计

另一种病例-对照研究的变体是利用两级抽样（two-stage sampling）的研究。这种研究的对照含个体数量较大（甚至可能包括源人群的每一个体），从中获得暴露信息或其他有关变量的有限信息，然后再从中选择对照的一个子样本（二级抽样），获取更为详细的暴露信息或在分析中需要控制的其他研究变量的信息。更为详细的信息也可能限于病例的子样本。获取暴露信息较省钱（如电话访谈），而获取协变量信息较费钱（如面对面访谈），这时采用两级抽样是有益的。在队列研究中，如已收集了全人群的暴露信息（如职业队列的职业史），但所需信息超出已收集的基线资料，还需要其他协变量信息（如吸烟史），采用两级抽样也是有益的。为了充分利用两级抽样收集的信息，这类研究需专门的分析方法。

（六）比例死亡比研究

参见上述有关内容（第二节一、经典流行病学研究方法（二）观察性研究中1．描述性研究中（2）比例死亡比研究）。

（七）现患病例的病例–对照研究

病例–对照研究有时也可基于现患病例（case-control study with prevalent cases）而非新发病例。如选择某特定时间段的新发病例不现实，可选择该时间段的现患病例。如果人群中患病的比值比等于发病的率比，那么基于现患病例的病例–对照研究的比值比可用于无偏估计率比。但是假设患病比值比等于发病率比的条件非常严格，且各年龄别的比值比并不呈一种简单关系。如果暴露与疾病病程或病例从现患人群中的迁出有关，则基于现患病例的病例–对照研究无法区分暴露是与疾病发生效应关联、还是与疾病病程或病例从现患人群中迁出关联，除非已知暴露与病例的迁出有关。如果暴露或未暴露人群的规模随时间而改变，或者有病例迁入现患人群，现患比值比可进一步偏离率比。因此，用病例–对照研究探索病因时，最好选择新发病例，而非现患病例。例如，先天畸形的病因研究中，出生时确定的先天畸形病例属于现患病例，因为其在胚胎时已发生畸形，出生时带畸形存活。从病因学讲，用新发的先天畸形病例来研究其病因更有用，包括未能活到出生时的流产胚胎。但许多先天畸形胎儿无法存活至足以确诊时，因此，先天畸形的病例–对照研究基于现患病例是必然的。上例中，源人群应包括所有妊娠妇女，流产、引产代表了确诊前的迁移。虽然某种暴露不影响畸形的持续时间，但却可在很大程度上影响其流产危险性。

可以采用现患病例进行病例–对照研究的常见情况，还有发病时间无法确定的疾病、病死率不高的慢性病（如肥胖、多发性硬化症），以及卫生服务利用研究等。

（八）巢式病例–对照研究

将任何病例–对照研究都看作巢式的，即在暴露与非暴露人群内实施，非常有助于对病例–对照研究的理解。如病例–对照研究在一个确定的队列人群中实施，流行病学家将这种特殊的病例–对照研究称做巢式病例–对照研究（nested case-control study）。大多数病例–对照研究都可以认为是嵌入源人群内的。有人将巢式病例–对照研究称为双向病例–对照研究（ambidirectional case-control study），或杂交设计（hybrid design）研究。

对任何病例–对照研究来说，源人群的定义与产生病例的人群是一致的。许多情况下，源人群很容易确定。例如，2000年天津市的全部居民就是一种源人群，但有些情况下源人群难于识别。例如，基于某皮肤病医院的严重银屑病病例–对照研究，其源人群就很难确定。因为这些病人是从世界各地来的，要回答引起发生病例的特定源人群是谁，必须清楚地知道哪些患严重银屑病的病人会去该医院就诊。显然，这个问题很难回答，源人群也就难以确定。因为除了已去该医院诊治的严重银屑病患者，人们并不知道哪些病人会去或会被转诊到该医院治疗。但仍可以设想有一个广泛分布于世界各地的患严重银屑病人群，他们一旦患了严重银屑病，就会去该医院诊治。病例–对照研究正是被嵌入到这个人群中，其中的对照也将从该人群中选取。按照这样的观点，几乎可将任何病例–对照研究都理解为是嵌入某个源人群内的，且符合理想合格标准的病例和对照均选自该源人群。从这个意义上讲，可以认为病例–对照研究本质上属于队列研究。

在职业流行病学中，为获得比记录中保存的更多信息，常在成员明确的职业队列内嵌入一项病例–对照研究。因为了解全部队列成员详细信息的花费很昂贵，而嵌入队列的病例对照研究效率更高、费用更省。这里的源人群就是职业队列全体成员，对照可从该队列中尚未发病的成员中选取。

三、流行病学研究的真实性问题

任何研究人员总希望得到真实、可靠的结果。然而，在实际研究过程中，由于诸多原因（如设计不当、实施不规范、分析或结果解释失误、或推断不合理等）使研究结果与真实情况存在一定差异，即误差（error）。由于误差，可能得出错误结论。根据误差产生的原因可以分为两类：一是随机误差（random error），另一是系统误差（systematic error），后者在流行病学中又称为偏倚（bias）。流行病学研究中，研究者在研究过程中必须考虑这两种误差的可能性，以增加研究本身的有效性或真实性（validity）。

（一）误差

1. 随机误差

随机误差又称机遇（chance）误差，是由于多种无法控制及不能预测的因素引起的一类表现不恒定、随机变化的误差。随机误差不能完全避免，但可以通过科学的设计、严格的实施来减少，并可通过统计学估计随机误差的大小及其影响，将其控制在可以接受的范围内。随机误差的来源包括：①测量方法或测量工具本身产生的随机变异；②个体内的生物学变异，例如，不同日期或时间同一个体测得的血压值会不同；③不同个体之间的差异。

任何测量只能得到观察值而不能得到真实值。例如，测量同一人的血压，每次的测定值几乎都不相同。通常流行病学研究不可能观察、测量总体中的每一个体，而只涉及总体中的一个样本。因此，即使是用无偏方法抽取的符合一定条件的样本，也不可能与总体完全一样或完全代表总体，即实际观察结果很难与真实结果完全吻合。但是如对同一样本进行多次重复观察，就会发现样本的这些观察值总是围绕总体值而变化，观察值高于总体值或低于总体值的机会是相等的。随机误差导致观察值在总体值上下分布。因此，许多无偏样本观察值的平均数趋向于总体值。利用统计学技术可估计随机误差的大小，但无法消除随机误差。

定量观察指标的随机误差大小，可以用统计学的变异系数（均数/标准差,%）来估计。定性观察指标的随机误差，可以用诊断评价中的精确度来衡量。而群体观察值的随机误差，通常用可信区间来量化。如要比较两组样本的观察值，必须首先排除各种偏倚（bias），然后进行统计学显著性检验（假设检验），以估计随机误差的大小。如统计学显著性检验结果显示差异具有统计学意义（$P<0.05$），表明所观察到的差别中因抽样误差所引起可能性（概率）$<5\%$，也就是说错误地将无差别判断为有差别（α-错误）的可能性$<5\%$。此时，错误地将有效判断为无效（β-错误）的可能性（概率）也是存在的，通常将 P_β 值定为 0.10 或 0.20，即有 10% 或 20% 的可能性会遗漏真实存在的差别。

应特别指出的是，用统计学方法估计的结果必须与流行病学及临床实际意义相结合，因为 P_α 的大小并不说明其临床实际意义的大小。事实上，只要研究的样本量足够大，即使观察到的差别很小，统计学上仍可达到显著性差别的水平。当然，如果研究设计良好，观察到的差别也是实际存在的，那么 P_α 值越小、实际差别的可信度也就越大。因此在评价临床疗效时，统计学上的差别需与临床实际意义结合起来考虑。

随机误差虽然不能消除，但可以通过多次重复测量和增加研究样本量来减少。然而，随机误差的减少与样本量增加并不呈直线关系，而是与样本量平方根成正比。样本量与研究工作量往往成正比，因此在实际工作中需要在误差与工作量之间进行权衡。随机误差除通过增加重复测量的次数来减少外，改善测量方法或工具以及改善抽样方案亦是减少测量中随机误差的重要途径。例如，CT 扫描诊断肺癌的精确度远高于普通 X 线影像，多级分层随机抽样的误差一般小于单纯随机抽样。实际上，随机误差的减少还可以通过控制研究总体及样本的异质性而达到，前者如对界定研究总体（如纳入、排除标准），后者如改进抽样方法。

2. 系统误差

系统误差又称偏倚（bias），是指研究过程中一些已知或可控制的因素引起使研究结果或推论系统地偏离真实情况。在研究设计，资料的收集、分析、解释或研究结果发表过程中，都有可能导致偏倚，即研究结论系统地与真实值存在差异。

因此，研究者在选取研究对象、收集信息、分析结果，以及解释结果时，应当考虑到偏倚的可能来源。有了研究计划及事先的考虑，就可能识别、避免某些类系统误差，使研究结论更加可靠和真实。偏倚带有一定的方向性，它使观察值向一定方向偏离，或都增高，或都降低。多次重复测量及增加样本量可以减少研究中的随机误差，但并不能减少系统误差。

3. 随机误差与系统误差的区别

随机误差与系统误差在误差的来源、对研究结果的影响、误差的控制等方面均不同。

随机误差来源于测量工具、测量方法、样本个体内及个体间的无规律性变异，而系统误差则源于规律性变异。随机误差对研究结果影响的大小及方向是不可预测的，但可用统计学方法进行估计。系统误差对研究结果的影响通常是可预测的、带有方向性的。有些系统误差的大小也可估计，并通过统计学方法进行校正。随机误差可通过改善研究设计、增大样本量、改进测量方法或工具来减少。系统误差则往往需要根据误差来源及其对研究结果影响，从优化研究设计、严格按设计实施，在资料收集、整理、分析中进行严格的质量控制，以及一些校正方法，对结果的合理解释等措施予以避免和控制。

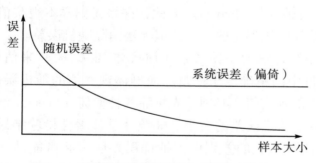

图 1-1　系统误差和随机误差与样本大小的关系
（根据 Rothman，2002 原图修改）

理论上有一种简单的方法能够区别系统误差与随机误差。假设一项研究可以将样本量增至无穷大，如果将样本增至无穷大能使误差减至零，则该误差为随机误差。而系统误差不受样本量增加的影响，因此，如在研究样本无穷大时仍然存在的误差就是系统误差（图 1-1）。

（二）研究的真实性

流行病学研究的有效性（又称真实性），是指研究收集的数据、分析的结果及所得的结论与客观实际的符合程度，其可分为内部真实性（internal validity）和外部真实性（external validity）。内部真实性回答一项研究本身是否真实、有效，研究结果能否反映样本来自研究总体的真实情况，其通常受误差尤其系统误差的影响。外部真实性又称结果的可外推性（generalizability），它回答研究结果能否被外推至不同时间、地域的样本以外的其他类似人群中，其主要取决于样本能否代表研究总体人群。

流行病学研究的任一环节均可引入偏倚（系统误差）。一般根据偏倚产生的原因可将偏倚分为 3 类，即选择偏倚、信息偏倚及混杂偏倚。①选择偏倚，主要发生在研究的设计、抽样阶段及纵向研究的随访阶段；②信息偏倚，主要发生在研究资料的收集、分析、解释及研究结果发表阶段；③混杂偏倚，主要发生在研究设计、资料分析、结果解释阶段。

1. 选择偏倚

选择偏倚（selection bias）是在确定研究对象时出现的系统误差，使研究样本不能代表目标人群。它来源于研究对象的选择过程、选取的研究对象是否参与以及研究对象的确认3个环节。选择偏倚在各类设计的研究中都可能出现，但多见于横断面研究、病例-对照研究和回顾性队列研究，因为在这些研究中暴露和疾病结局发生都先于研究对象的确认，并影响着研究对象的选择。

在患病率或发病率研究中，如患病或发病的重要危险（或保护）因素在参与研究的人群与非参与研究的人群之间存在统计学差异，即可引入选择偏倚。例如，经济条件、肥胖是2型糖尿病的重要影响因素。调查时如果参与研究的人群经济状况较好、较多肥胖，则可知该调查存在选择偏倚，会使糖尿病患病率高估。在暴露与疾病关联研究中，如这种联系在参加研究者和不参加研究者之间存在差异，也可能产生选择偏倚。通常是由于某种或多种效应调节因素，或疾病的重要危险或保护因素，在参与研究者或非参与研究者之间不均衡所致。假定乙肝患者酗酒，较非乙肝患者酗酒更容易引发肝硬化。在研究酗酒与肝硬化的联系时，如果研究参与者中乙肝患者的比例高于目标人群，则该研究会使酗酒与肝硬化的联系强度高估。

（1）选择偏倚来源　选择偏倚来自3个方面：①抽样偏倚（sampling bias），由于研究者没有按照随机抽样原则选择样本，致使研究对象不具有代表性。该类误差常来自于方便样本、偶然样本，或其他偏离随机抽样方案。②参与者偏倚（participant bias），由于研究对象的选择性参与或失访（无应答）导致的误差。常见的有无应答偏倚、志愿者偏倚、失访偏倚、生存偏倚。③确认偏倚（ascertainment bias），是在确认研究对象身份或结局时发生的误差。常见的有入院率偏倚、新发病例-现患病例偏倚、检出症候偏倚、时间效应偏倚、领先时间偏倚等。

（2）选择偏倚的控制　选择偏倚如已发生，消除或校正其影响较困难。控制选择偏倚的有效方法主要通过科学合理的设计、严格按设计实施、正确的分析等来实施。

在设计阶段，应清楚确定研究人群的标准、病例诊断标准、暴露及混杂因素的分类标准、合适的纳入及排除标准。研究结果的外推，应与纳入、排除标准相对应；考虑尽可能选择应答率高、流失率低的人群作为研究对象。充分考虑抽样实施的可行性，制定切实可行的抽样方案。或采用多种对照，例如，病例-对照研究可同时选用医院对照及社区对照，队列研究可采用内参照和外参照，实验研究可同时设立空白对照、阳性对照。如不同对照所获得的研究结果一致，说明存在选择偏倚的可能性较小。

1）病例-对照研究：选择研究对象时，病例和对照应来自同一总体，地域范围相同、年龄相近、同性别的人群，切忌依据暴露状态选择病例和对照。此外，选用医院病例进行病例-对照研究时，应考虑可能存在入院率偏倚；用现患病例进行病例-对照研究时，应考虑可能存在现患病例-新发病例偏倚；进行随访研究时，注意可能存在检出症候偏倚、时间效应偏倚等；应采取相应的措施控制这些偏倚。例如，要消除入院率偏倚，应尽量选取社区病例、对照。如采用医院病例、对照，应选用多家不同医院的病例、多个不同科室的对照。控制现患病例-新发病例偏倚，应在设计时只选择新发病例或新诊断的病例。如选择新诊断病例作为病例-对照研究中的病例，对照也不应选慢性病病人，如所患慢性疾病会影响其暴露者也不应选作对照。

2）回顾性队列研究：切忌依据结局来选择暴露、非暴露人群。

3）实验研究：采用随机分组、盲法避免研究者按主观意愿选择、分配研究对象；采用意向治疗分析（intention-to-treat analysis），按病人基线时被随机指定的组进行分析、比较，以免使临床效果估计偏高，这是一种比较保守的方法。

在研究实施阶段，严格遵照设计方案选择研究对象，采取各种措施，尽可能提高应答率，减少失访。

在分析阶段，如无应答率或失访率<10%，应比较应答的与无应答或失访的研究对象的社会-人口统计学特征是否存在显著性差异，估计无应答偏倚或失访偏倚对研究结果的影响。在非随机抽样研究中，应比较参加研究的对象与总体人群的人口统计学特征是否存在统计学差异。如果他们的人口统计学特征接近，大致可说明参加研究的对象具有较好的代表性。此外，还可通过率的标化（调整）、分层分析或多因素分析等统计学方法控制选择偏倚的影响。

2. 信息偏倚

信息偏倚（information bias）是指在研究的资料收集、整理、编码、分析过程中出现的系统误差。信息偏倚可来自于研究者、参加研究的对象及测量工具。研究者本身可由于观察或访问方法不当、偏性随访、错误的资料编码、资料分析方法不当等原因而产生信息偏倚。例如，观察偏倚、分类偏倚、错误分类偏倚等。来自于研究参与者的常见信息偏倚，包括回忆偏倚、报告偏倚。测量工具不准确亦可引起信息偏倚，例如测量偏倚。

如被测量的变量为分类变量，信息偏倚可导致参与研究的个体被归入不正确的分组中，常称错误分类（misclassification）。例如，重度吸烟者被归入中度或轻度吸烟组就是一种错误分类。流行病学研究中的暴露及疾病两种变量常被错误分类。此外，混杂变量也可被错误分类。

错误分类又可分为差异性错误分类（differential misclassification）及无差异性错误分类（non-differential misclassification）。如所比较的两个组之间的暴露或结局测量的系统误差大小、方向相同或相似，这种错误分类称为无差异性错误分类，否则称为差异性错误分类。例如，研究肥胖与高血压联系的队列研究中，所使用的血压计测量值较真实值低5mmHg，但肥胖组与非肥胖组都用同一台血压计测量，这种测量结果的偏倚为无差异性错误分类。如肥胖组使用的血压计测量值较真实值高 5mmHg，而对照组使用的血压计其测量值较真实值低5mmHg，这样产生的测量结果偏倚为差异性错误分类所致。

差异性错误分类与无差异性错误分类对研究结果可靠性的影响不同。无差异性错误分类对结果可靠性的影响类似随机误差，随错误分类程度增大，暴露与结局之间趋向于无联系，即无差异性错误分类会减弱暴露与结局之间的联系强度，但不改变联系的方向。而差异性错误分类可改变暴露与结局联系的强度及方向。表 1-2 的病例-对照研究模式中，在无错误分类情况下 OR 值等于2.25，如病例、对照组均有40%的暴露对象被错误分类为非暴露时，OR 值减至1.78。错误分类比例越高，OR 值越接近于1。如病例、对照组的暴露被错误分类的比例不等，OR 值可增加或减少。如仅病例组有40%的暴露对象被错误分类为非暴露，OR 值降至0.84；如仅对照组有40%的暴露对象被错误分类为非暴露，OR 值升至4.74。

表1-2　病例-对照研究中的差异性与非差异性错误分类（模式）的影响

A. 无错误分类（真实情况）		B. 两组均有40%的暴露对象被错误分类为非暴露（非差异性错误分类）	
病例	对照	病例	对照
暴　露　60	40	暴　露　36	24
非暴露　40	60	非暴露　64	76
合　计　100	100	合　计　100	100
OR　2.25		OR　1.78	

C. 病例组有40%的暴露对象被错误分类分为非暴露（差异性错误分类）		D. 对照组有40%的暴露对象被错误分类为非暴露（差异性错误分类）	
病例	对照	病例	对照
暴　露　36	40	暴　露　60	24
非暴露　64	60	非暴露　40	76
合　计　100	100	合　计　100	100
OR　0.84		OR　4.75	

（1）常见的信息偏倚

1）回忆偏倚（recall bias）：是指由于调查对象的记忆失真或不完整，使其准确性与真实性之间存在的误差。回忆偏倚导致的错误分类，既可以是无差异性的错误分类也可以是差异性的错误分类。例如，膳食因素与恶性肿瘤关系的病例-对照研究，研究者往往需要调查研究对象5年前或10年前的各种或各类食物平均的摄入频率和摄入量。由于时间久远，研究对象几乎不可能很准确的回忆，回忆误差很大。加之调查问卷的不同，可能会高估或低估某类食物或营养素的摄入量。但研究对象不大可能因为患病与否而影响对既往饮食的准确回忆。由此产生的错误分类误差属于无差异性的错误分类。再例如，采用病例-对照设计研究婴儿出生缺陷的相关因素，有时需要访问分娩后的母亲以获得有关信息。一般认为分娩了严重出生缺陷婴儿的母亲能够准确回忆妊娠早期的许多暴露情况，如服用非处方药物或发热等，因为这种不良妊娠结局促使母亲思考可能的原因。但分娩正常婴儿的母亲因无此经历而不会努力去回忆孕期情况，即使有类似暴露也回忆不起来。这种回忆差异所产生的回忆偏倚称为母亲回忆偏倚（maternal recall bias）。又例如，Stewart发现白血病患儿的母亲妊娠期间及孕前接受X线照射的比例大于对照组，其中以X线检查腹部及骨盆部位的差别尤为明显。因而认为幼儿患白血病与其母亲于孕期接受X线照射存在关联。上述推论曾引起一场争论，其中回忆偏倚就是争论之一。有人认为，幼儿患病或死亡给母亲心理上带来创伤，使其较认真地回忆孕期各方面的情况，而对照组母亲由于无这种经历，回忆时就会漫不经心。这种回忆偏倚可能夸大了孕前腹部、骨盆部位X线照射与幼儿患白血病的关联。身处逆境或不利健康状况下的人们常会较认真地回忆发病前各方面的情况，通常会比健康者能更准确地回忆既往不利或有害暴露因素。这种因研究对象的结局或处境不同而产生的回忆误差在各比较组之间常不一致，由此产生的错误分类属于差异性错误分类。

2）报告偏倚（reporting bias）：是指因研究对象有意夸大或缩小某些信息所致的偏倚。报告偏倚常见于对一些敏感性问题的调查，或研究对象报告的信息可能涉及赔偿、名誉等有关个人的切身利益。如真实信息不利于研究对象时，其通常会缩小报告信息。例如，采用署名方式调查中小学生的吸烟史、早恋或性行为、偷窃或其他不良行为等问题时，由于这些问题可能会严重影响学生的声誉，影响学校对学生的考核、看法甚至学籍问题，这些都是学生的切身利益所在，这时学生几乎不大可能报告实情。如调查职业或环境因素暴露与疾病的关系，或调查在食堂或酒楼进餐与食物中毒的关系时，调查对象可能会考虑确定暴露与结局的联系后能获得赔偿，往往会夸大暴露信息。为避免报告偏倚，可采用匿名调查。如报告内容与调查结果不涉及调查对象的任何利益，产生报告偏倚的可能性较小。

3）调查者偏倚（interviewer bias）：是指由于研究者倾向于获得某种阳性结果，建立或验证某种研究假说，在调查中常有意无意地去发现或诱导研究对象提供其所需要的信息而产生的误差。在病例-对照研究中，如研究者事先知道了研究对象的病情，容易受主观愿望的影响，调查病例组的暴露时详细询问，而调查对照组时则简单地一带而过。例如，调查饮牛奶与食物中毒关系的病例-对照研究，研究者可能会反复询问中毒病人既往两天内每一餐是否饮过牛奶，而对对照组仅概括性地询问既往 2 天是否饮过牛奶。这样病例组回忆饮过牛奶的概率就会高于对照组，从而高估牛奶与食物中毒的联系。在队列研究或实验研究中，研究者如果知道研究对象的分组情况，往往会对暴露组检查得比对照组更为详细，从而容易发现或诊断出所研究的疾病。甚至在多次重复测量结局指标时，选择更符合研究假说的结局。这样往往会高估暴露因素与结局之间的联系。这种对不同研究组采取不同的随访（偏倚随访）所产生的偏倚称为随访偏倚（follow-up bias）。

4）测量偏倚（measurement bias）：是指由于研究中使用的调查工具（如问卷、仪器、设备、试剂）、方法不准确，检测条件不标准或不统一，调查人员的态度或水平参差不齐等原因所致的偏倚。例如，采用效度差的问卷进行询问调查，采用不准的血压计测量血压，检测仪器的基线水平大幅漂移，调查者读数方法不标准，询问的方式或口径不统一等，均可以产生不同程度的测量偏倚。

（2）信息偏倚的控制　流行病学调查中完全避免信息偏倚是不可能的。可以这样认为，流行病学研究所测定的每个变量，只是该变量在人群中一种估计量，如饮酒、吸烟、某种维生素日均摄入量等。然而，人们关心的不仅仅是这些变量资料有多么精确和详细，更关心的是各比较组之间资料的准确性及其详细是否相同（可比）。

控制信息偏倚的方法主要有如下几种：

1）校准测量工具：在调查或测量前，应评价或验证调查问卷的效度、仪器的准确性和精确性是否符合测量要求。对于准确性低的测量工具应进行校正，或选用其他效度好的测量工具。

2）统一资料收集方式及标准：调查员应经过严格的培训，能正确理解及表达调查表的含义，采用统一、中性、客观的态度进行调查。对各组中的所有研究对象应采用相同的调查工具、用相同的调查方法进行调查。暴露、结局及混杂变量，均应有统一、明确的定义、分类或诊断标准。在资料收集过程中，应制定有效的质量控制措施，对所收集的资料应及时进行复核，确保资料的真实性。

3）盲法：在收集和处理资料过程中，应对研究者及被研究者实施盲法（掩盖暴露或疾病的身份、研究假说的内容）。在前瞻性队列研究中，确定研究人群的疾病状态时，研究者应不知道被研究者的暴露状态；在病例对照研究中，确定被研究者的暴露状态时，研究者应不知道被研究者是病例、还是对照；在评价实验研究的干预效果时，研究者应不知道受试者的处理情况。

4）尽量采用客观指标来收集资料：尽可能利用实验测量方法获得客观数据，减少主观因素的影响。如询问调查是收集资料的唯一方法，应尽量使用封闭式的问题。

5）收集资料的范围可以适当广泛些：借以分散调查员、研究对象对某项因素的注意力，减少因主观意愿带来的偏倚。例如，调查维生素 A 摄入与肺癌的关系，可在调查表中增加摄入其他维生素、摄入蔬菜等食品的问题。

6）提高调查技巧：对一些敏感问题，可采用随机应答技术、匿名调查等方法以提高应答率及应答真实性。为减少回忆偏倚，在设计时应适当编排需调查的问题，提供相关实物、模型或图片以帮助研究对象回忆，提高应答的准确性，减少回忆偏倚。

7）严格的调查设计及研究人员的科学态度可减少信息偏倚。

3. 混杂偏倚

在研究某种暴露与某种疾病之间的关系时，由于某种因素的存在既与所研究的疾病有联系又与所研究的暴露有联系，掩盖或夸大了所研究的暴露与疾病之间的联系，即产生了混杂偏倚（confounding bias），引起混杂偏倚的因素称混杂因素（confounding factor）。混杂（confounding）是流行病学研究设计及分析所关注的一个中心问题，简单来说就是效应的混淆或混合，意味着暴露效应与另一个变量的效应混杂在一起，导致结果偏倚。混杂作用可致任意方向的偏倚，可以高估效应，也可以低估效应。混杂引致的偏倚可能很强，足以逆转效应的方向，必须引起充分重视。混杂偏倚也可能很弱，不影响对结果的解释。

（1）混杂因素的特征　混杂可以看作效应的混合。混杂因素必须能产生效应，其在被比较各暴露组之间分布不均衡。从本质上讲，一个因素要成为混杂因素必须具备两个条件：①与所研究的疾病有关联（独立于所研究的暴露），可以是所研究疾病的病因或病因标记，但不是该疾病的结果；②与所研究的暴露有关联（因果或非因果性的），但不是暴露的结局或不是所研究的暴露引起所研究疾病的一个中间阶段。

一般认为，如果某种因素是所研究的暴露与疾病结局之间的中间变量或中间过程，该因素一定不能被认定为混杂因素。例如，研究高脂肪膳食与冠心病的关系，低密度脂蛋白（LDL）就不能是高脂膳食与冠心病之间的混杂因素，因为高脂膳食可先引起血 LDL 水平增高，再引起冠心病发生。在这里，LDL 是高脂膳食与冠心病病因链上的中间步骤，故不是混杂因素。然而，对于一项研究的暴露因素所产生的其他结局（非研究的结局），由于其他结局与所研究的结局存在共同病因（暴露），两种结局之间可呈高度相关，但这种相关多为非因果性关联，但有时他们也可能互为因果。因此，在分析暴露与结局之间的关联时，某种暴露的其他结局（非因果链上的任何环节）是否是混杂因素，应予以适当解释。

图 1-2 显示混杂因素及非混杂因素与暴露结局的关系。单箭头实线表示由因到果的关

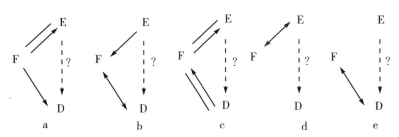

图 1-2　混杂因子与非混杂因子的表现形式

图 a 中 F 是混杂因子，图 b～e 中 F 均为非混杂因子

联，无箭头实线表示非因果联系或未知性质的关联，双箭头实线表示任何一种关联，无连线表示无关联，单箭头虚线表示所研究的关联。"E"为暴露，"D"为结局，"F"为影响因素。在这5种关联的图示中，只有 a 中的"F"是混杂因素，b、c、d、e 中的"F"均不是混杂因素。

图1-3列举了几种常见混杂因素与非混杂因素的实例，以帮助读者理解。

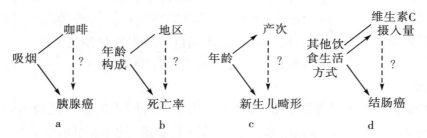

图1-3 几种常见混杂因素的表现形式

（2）混杂的控制 混杂偏倚可以发生于研究的设计及分析阶段。在研究过程中需要通过科学严谨的设计、合理的统计分析来控制混杂因素对研究结果的影响，包括在设计阶段的研究对象随机化分组、限制、匹配，在数据分析阶段的分层分析、标化（调整）及多因素分析。

1）随机化分组（random allocation 或 randomization）：随机化只能用于实验流行病学研究中的混杂因素控制。在随机对照试验中，研究对象被随机地分配到干预组和对照组。如研究样本数量足够大，随机化分组可以使任何已知和未知的基线混杂因素在干预组和对照组间达到均衡，从而排除基线时任何潜在混杂因素对干预效果的影响。随机化可以控制混杂因素，但不能保证完全消除混杂因素。前面提到系统误差不能用增加样本量的方法来减少。混杂通常被认为是系统误差，但实验研究中的混杂除外。所有类型的流行病学研究中，混杂产生于在各暴露分组中危险因素分布的不均衡性。但唯独在随机对照试验中，这种不均衡性决定于随机分配。根据统计学的大数定理（law of large numbers），实验规模越大，随机分配的各组危险因素的分布越接近，因为混杂程度决定于实验规模，所以在实验研究中混杂是随机误差而不是系统误差。重复测量时，系统误差也重复出现，但实验研究中的重复测量（相当于新的随机分配）不会出现相同的混杂效应，因为研究分组类似新的随机分配。尽管在实验研究中的误差是随机误差而不是系统误差，但是也可以用与非实验研究同样的方法进行控制，如后面将介绍到的多因素分析。实际上随机化分组（特别是简单随机分组）时，研究者根本不考虑引起误差的已知或未知原因，而是根据大数定理，即实验规模越大随机分配各组的危险因素分布越接近。因此可以认为，通过简单随机分组实现了控制混杂的目的，但不能将所有混杂都看作是随机误差，否则就会得出"女大学生不是女人"的尴尬和矛盾的结论。

随机化只能控制干预前的混杂因素，不能控制干预过程中来自观察者和研究对象的混杂因素。在实验研究中，如干预对研究对象有保护作用或副作用较小，且研究对象依从性好，其寻求其他治疗的机会也较小。如干预的副作用较大或效果较差，病人因不能忍受干预的副作用，依从性就差流失率增大。有时疾病可能未得到有效控制或效果不如患者预期的那样理想，患者往往会寻求其他治疗。实验研究中，干预组与对照组的效果往往不一致，这样两组研究对象寻求其他治疗或改变行为的机会也不相同，这样可能干扰干预本身的效应。其次，在非盲法试验中，参加研究的对象往往会主动改变其行为，如在生活方式干预对 2 型糖尿病患者预后影响的研究中，对照组不给予干预，但他们会通过与实验组对象的交流、向实验组学习来改变自己的行为和生活方式，使干预的效果减弱。此外，研究者可能有意无意地给予研究对象某种信息，使干预组和对照组研究对象的行为、心理等因素发生差异性改变，导致两组中对结局有重要影响的某些特征不均衡，引起结果的偏倚。

2）匹配（matching）：是指在选择研究对象时，要求比较的两组（病例组与对照组、暴露组与非暴露组、干预组与对照组）间某种或某些特征达到均衡，目的是排除这种或这些因素对暴露与结局之间联系评价的干扰。例如，年龄、病情轻重往往是多种疾病疗效的重要影响因素，进行干预研究时可以将年龄、病情相同或相似的对象通过匹配的方式分配至干预组和对照组，以消除年龄、病情轻重对疗效的影响。匹配可用于观察性研究和实验性研究的研究对象的选择，需匹配的因素只是混杂因素。例如，人口统计学特征（年龄、性别、居住地等）及一些重要的临床特征（病情、病型、病程等），这些因素常是已知或潜在的混杂因素。某个因素一旦被匹配后，分析时就看不出其作用了，也不能研究其与别的因素对疾病结局的交互作用。因此，性质不明（待定）的因素或暴露引致疾病结局的某些中间阶段都不需匹配，否则就会低估联系效应，这种情况称之为匹配过头（over-matching）。

3）限制（restriction）：是指在研究设计时，通过制定研究对象纳入及排除标准来控制某些因素对疾病结局的干扰。匹配就是一种限制。在干预性研究中通过限制某特定病型或病情的病人参加，以消除病型或病情不同对干预效果的干扰。与匹配相似，需限制的只是混杂因素。限制虽然可在某种程度上提高研究的内部效度，但亦会减弱其外部效度，影响研究结果的外推性。限制条件越多，研究对象的代表性就越差，结果外推越困难。因此，在流行病学研究中，较少用限制方法来控制混杂。与随机化分组不同，限制与匹配均只能消除已知混杂因素的影响，而不能消除未知混杂因素的干扰。危险因素暴露与疾病联系中混杂的判断常与非暴露者有关，因此，对某个混杂因素进行匹配不一定能保证消除该因素所引起的混杂。对确实会使研究结果产生混杂的因素，应在选择研究对象时进行适当限制。

4）分层分析（stratified analysis）：是指将研究对象按某个（或某些）需要控制的因素（可能的混杂因素）的不同属性（或等级）进行分类（层），再分别分析每层中暴露与疾病结局之间的联系。先计算未校正混杂因素时（分层前）的 OR_u（或 RR_u），然后计算每层的 OR_i（或 RR_i）。如果各层 OR_i（或 RR_i）的差异无统计学意义，提示被分层的因素不是混杂因素；如各层 OR_i（或 RR_i）有显著性差异，应根据上面叙述的混杂因素概念，判断该分层因素是否存在混杂。如是混杂因素，可用 Mantel-Haenszel 法计算校正（调整）混杂因素后的 OR_a（或 RR_a）。如果 OR_u 大于 OR_a 时，为正混杂；如果 OR_u 小于 OR_a 时，为负混杂。分层分析实际是一种交叉分类的多层单因素分析，即将可能对疾病结局产生影响的因素（外源性因素或混杂因素）按其不同属性分层，再在每层内分析所研究的因素与疾病结局之间的联系。

如何判断一个因素是否是混杂因素，目前尚无确切有效的方法。靠统计学显著性检验来判断，有时不切合实际。因为混杂是一种有效性问题，有时即使统计学无显著性意义，仍需调整，以期获得暴露与疾病结局之间联系的最佳估计。有时统计学上有显著性意义，但无实质性联系，则又不必调整。靠实际经验来判断，常又缺乏科学依据。因此，判断某一因素是否为混杂因素，除考虑其与疾病及所研究的暴露因素之间的实质性联系外，还需视估计联系被歪曲的程度。由于混杂因素与疾病结局及所研究的暴露因素两者都有联系，因此，显然像吸烟、饮酒这类常见的危险因素，虽其在流行病学病因研究中值得关注，但因为其只与某种疾病结局有非特异性联系，偶尔可能是密切的联系、也可能是阴性联系。从理论上讲，有时必须对吸烟之类未控制的混杂因素的效应（相对危险性）进行估计，但如果没有收集吸烟资料就不易做到这一点。如何判断可疑的混杂因素是否需调整，需视 OR_u/OR_i 的比值而定，如果 OR_u/OR_i 的比值接近 1，可不作调整。

例如，一项口服避孕药（OC）与心肌梗死（MI）关系的研究（数据及分析结果见表1-3），年龄未分层时 OR_u（95%CI）为 2.20（1.25～3.86）。考虑年龄是潜在混杂因素，按研究对象年龄<40 及≥40 岁分为两层，两层的 OR_i（95%CI）分别为 2.80（1.27～6.16）及 2.78（1.11～6.97），按 Mantel–Haenszel 法计算调整年龄分层后的 OR_a（95%CI）为 2.79（1.51～5.08）。$OR_a > OR_u$，说明年龄使 OC 与 MI 之间的联系被低估，系负混杂。

表1-3　口服避孕药（OC）与心肌梗死关系的病例对照研究结果

| 服用 OC | 年龄（岁） | | | | 合计（未分层） | |
| | <40 | | ≥40 | | | |
	病例	对照	病例	对照	病例	对照
是	21	17	18	7	39	24
否	26	59	88	95	114	154
OR（95%CI）	2.80（1.27～6.16）		2.78（1.11～6.97）		2.20（1.25～3.86）	

这里特别要注意的是，如各层的 OR_i 有差异，既可能是混杂，也可能是效应修饰，或两者均存在。如是效应修饰，则不能简单地将各层数据合并计算调整的 OR_a（或 RR_a），应分别描述各层的结果。

5）多因素分析（multivariate analysis）：一项研究中如果需要控制的多种潜在混杂因素，由于样本量的限制，或欲研究多种因素（包括混杂因素）对疾病结局的综合影响，采用限制研究对象或分层分析的方法难以解决问题，这时可采用多因素分析方法，即用数学模型模拟的方法分析各因素对疾病结局的影响。在多因素分析时，将所研究的暴露因素及可能的混杂因素同时引入数学模型，在分析某种因素的作用时，调整了其他因素的影响，因此得到的是所研究因素的独立影响。多因素分析就是用数学模型（数学方程）模拟描述疾病结局效应发生过程的规律，并控制外源性因素（如研究对象本身内在特征）对疾病结局效应发生的影响。根据所研究的疾病结局（因变量）特征可选用不同的方法，如协方差分析、重复测量数据分析、线性回归分析、Logistic 回归分析、Cox 比例风险回归分析、Poisson 回归分析等。

6）标准化（standardization）：如果研究所比较的各组混杂因素分布不均衡，可采用标化方法调整该混杂因素的分布。常用直接标化法或间接标化法，可得出标化的发病率或死亡率。例如，比较不同地区肺癌发病率时，常需对两组的年龄、性别构成进行标化，再比较年龄和/或性别标化的发病率。同理，亦可计算标化的 RR 或 OR。

四、随机抽样方法在公共卫生中的应用

（一）随机抽样概述

抽样在公共卫生领域中应用广泛，例如，居民健康水平调查、人群免疫水平监测、卫生资源配置与利用调查等，这些调查中都会涉及抽样。抽样是调查研究最常用的技术，关系到调查研究的成功实施及信息的获得。

1. 抽样

抽样是一种从研究对象总体中抽取部分有代表性单位的程序，所抽取的这部分单位称作样本。例如，从某学校5 000名学生总体中，按照一定方式抽取500名学生的过程即为抽样。

抽样主要包括概率抽样和非概率抽样两类。前者是依据抽样理论及严格的抽样程序，以已知的概率抽取总体中的单位；后者则是依据研究目的，由研究者主观选取样本。一般抽样调查是指采用概率抽样方法选取样本进行的调查。

2. 随机抽样

随机抽样即概率抽样，是指从研究对象总体中按照随机原则抽取有代表性的个体单位，即总体中的每个个体均有按一个已知概率（不为零）被选作样本的可能性。这种抽样是根据概率理论进行的。抽样调查就是对这些被抽出的有代表性的个体单位进行的调查，进而以样本结果来推断总体。随机抽样可以避免抽样过程中人为因素引起的偏倚，确保样本的代表性。

3. 抽样误差

总体中的各观察单位存在个体变异，且随机抽取的样本只是总体的一部分，因此在用样本调查结果推论总体时总会存在误差。总体的异质性以及样本对总体的代表性不同而产生的样本统计值与相应总体参数值之间的差异，称为抽样误差。抽样误差大小反映了样本的代表性。抽样误差越大，样本的代表性越差；抽样误差越小，样本的代表性越好。抽样调查是否成功主要取决于所选样本的代表性。

抽样误差是无法避免的，只要有抽样就有抽样误差。但抽样误差是有规律的，这种规律是可以认识的，也可以通过适宜的抽样设计及一定的样本含量加以适当控制。抽样误差作为衡量样本代表性的指标，其大小主要取决于总体中各观察单位的异质性及样本的数量。一般研究总体中个体的异质性越大，以样本代表总体就越困难，抽样误差也越大；样本数量越多，其代表性就越好，抽样误差就越小。因此，减少抽样误差的方法有两种：一是增大样本数量；二是减少总体中观察单位（样本）的异质性。

需要注意的是，抽样调查中因观察、测量、计算等人为因素造成的误差，或因违反随机抽样原则而产生的误差，均不属于抽样误差，这种误差称为系统误差。增大样本数量、重复抽样都不能减少系统误差。

（二）随机抽样的基本程序

1. 界定总体

在随机抽样前，先要对研究对象总体的范围作出明确的界定，即需先掌握总体的基本结构及特征，如果忽略了总体特征，即使采用随机抽样方法，抽取的样本也很可能不具有代表

性。因此，样本必须取自明确界定的总体。

1936 年美国《文学文摘》（Literary Digest）杂志对美国总统大选民意测验结果的预测有误就是一个最著名的例子。当时在总统投票选举前，《文学文摘》杂志发出 1 000 万份明信片，询问民众对总统选举的投票意向。然后根据收回的 200 万份明信片，预测共和党候选人兰登（Alf Landon）将战胜民主党候选人罗斯福（Franklin Delano Roosevelt）而当选总统。但是，大选结果却是罗斯福以领先 20% 的得票率战胜了兰登。这次《文学文摘》杂志失败的根本原因就是其民意调查的抽样总体缺乏明确的界定，仅根据电话号码簿及汽车登记簿随机抽样，给抽取到的选民发出明信片，而当时拥有电话和汽车的选民多为上层阶级，并不能代表美国的全体选民。

2. 制定抽样框

在明确抽样的总体范围后，还需确定研究总体中所有抽样单位的名单，即抽样框，并对名单进行编号。例如，调查某大学学生心理健康状况，应先确定符合总体范围的抽样框，包括全校的院系、专业、班级设置，不同特征的学生数及其分布。

（1）界定总体范围　如只调查在校全日制本科学生，则专科生或成人教育学生就不在抽样总体内。

（2）制定抽样框　收集该校全部符合界定总体的学生名单，并按一定顺序将全部学生名单统一编号，形成一份完整、无重复、无遗漏的学生名单，即抽样框。

实际抽样时，获得一个完整的抽样框是一件较困难的事，必须具有科学严谨的工作态度。例如，调查某市 5 岁以下儿童的生长发育状况，需要获得一份该市 5 岁以下儿童完整的名单，工作量非常大，需要花费很大的人力、物力和财力。

值得注意的是，若采用多阶段抽样，就要建立不同阶段相应的抽样框。例如，为了解某省农村中小学校学生健康状况，首先从该省 20 个市（县）中随机抽取 5 个市（县），再分别从被抽中的 5 个市（县）中随机抽取 5 所农村中小学校，然后再从每个被抽中学校里随机抽取 10 个班级，最后从每个被抽中班级里随机抽取 20 名学生。这是一个四阶段抽样的实例，需确定 4 个不同阶段的抽样框，其分别是 20 个市（县）的名单、被抽中市（县）的所有农村中小学校的名单、被抽中学校的所有班级名单，以及每个被抽中班级的全部学生的名单。

3. 设计抽样方案

抽样方法有很多种，不同的抽样方法各有其特点及适用范围，在下面部分将逐一介绍。不同的公共卫生调查应采用不同的抽样方法，取决于研究目的、要求、现有资源、可行性等。公共卫生调查中常用的抽样方法，包括简单随机抽样、系统抽样、分层抽样、整群抽样和多阶段抽样。

4. 确定样本量

即估计样本量的大小。样本量指样本中包含的个体数目。确定样本量是抽样前的一项重要工作，例如，从一个居委会中抽取 100 名居民，样本量为 100。随机抽样的样本量与其代表性密切相关，样本越小，代表性越差；样本越大，代表性就越好。但样本越大，工作量越大，耗费的人力、物力、时间就越多，成本就越高；样本太小，代表性就差，推断总体误差就大。因此，必须以科学估计方法抽取最适量样本。

确定样本量一般应考虑以下几个因素的影响：

（1）研究的精确性　是指根据研究目的对用样本估计总体时所允许的误差大小。如置信水平已确定，这里的允许误差实际就是抽样误差。抽样误差与样本大小有很大关系，样本越大，抽样误差越小；样本越小，抽样误差越大。因此，研究的精确性要求越高，允许的误差就越小，所需的样本量就越大；反之，研究的精确性要求低，允许误差就可大一些，所需的样本量就小。

（2）研究总体的规模 抽样调查结果是用来估计总体的，因此，一般在一定精确性的要求下，总体规模越大所需的样本量越大。但是当研究总体规模从 5 000 增大到 500 000 或更大时，要求的样本量虽有所增加，但增加幅度较小。实际上，当总体规模达到 10 000 以上时，所需的样本量都很接近。

（3）研究总体的异质性 某种测量值的总体标准差可以反映研究总体中个体之间异质性程度。总体内部的异质性越低，个体的分布就越集中，所需样本量就越小。反之，总体内部的异质性越高，个体的分布越分散，则需抽取更多的样本才能可靠地推断总体。

（4）抽样方法 不同抽样方法所需的样本含量有不同的估计公式，不同抽样方法的抽样误差也各异，这些都会影响所需的样本量。因此，应根据所用的抽样方法估计所需的样本量。

（5）无应答率 实际抽样调查过程中，常会遇到研究对象不愿参加或不愿配合调查、或无法找到研究对象等情况，这在抽样调查中称为无应答。无应答使实际得到的样本量与理论估计的样本量存在一定差异。因此，确定所需样本量时，应考虑无应答率进行适当调整。例如，调查 5 000 名居民，估计无应答率为 10%，实际所需调查的样本量应为 5 000/（1－10%）= 5 556。

（6）所具备的条件（包括人力、物力、财力） 在估计出所需的样本量后，还应根据研究者所拥有的资源，包括经费、时间、人力等实际情况进行适当调整。如果上述条件有限，在确保调查结果的真实性和可靠性情况下可考虑适当减少样本量。

总之，抽样调查所需样本量受到多种因素的影响，这些因素又可能相互制约。如果为保证样本的代表性，需要一个较大样本，但也可能会增加经费及工作量。在实际工作中，应权衡各种因素的影响，综合考虑抽样的科学性及可行性，作出最适样本量的估计。

5. 抽取样本

严格按照所用的抽样方法，从抽样框中选择抽样单位，即构成研究的样本。受抽样方法、抽样框等的影响，实际抽样调查可以先抽取样本，再到现场对预先抽取的样本进行调查。例如，根据某中学的学生名单，在调查前可很容易地抽取 200 名学生，然后再到该校进行实地调查。也可以一边抽取样本、一边进行调查。如果调查工作较复杂、所需样本量较大，一般也可以采用在实地抽样的方法。例如，调查某市农村中小学校学生的健康状况，考虑到全市的农村中小学校较多，所需样本量较大，抽样也较复杂，可先到实地再进行抽样。但无论事先抽样或实地抽样，在调查前调查员必须制定完整的抽样方案，并按照预先制定的方案实施抽样。

6. 评价样本质量

抽样后，应对抽取的样本进行质量评估，即评估样本的代表性及可能的偏倚等。其目的是避免因样本选择偏倚而产生的调查结果误差。

样本质量评估的方法：对那些反映总体特征的重要指标及其分布，与样本中的同类指标或分布资料进行比较。若两者的差别较小，可以认为样本的质量较好，具有较好的代表性；如两者的差别较大，反映样本的质量较差，缺乏充分的代表性。

例如，抽取某校 500 名学生的样本，分析其中一些重要指标分布的结果显示，男生占

65%、女生占35%，农村生源占60%、城市生源占40%。如从学校有关部门获得的统计资料显示，该校学生性别比为66∶34（男生占66%）、城乡比是41∶59（农村生源占59%），样本与总体的差异无统计学意义，这在一定程度上说明该样本的代表性较好、抽样质量较高。

（三）抽样调查的优势

从研究总体中选取有代表性的样本进行调查，并由样本的结果推论研究总体的特征，这是公共卫生实践中常用的调查方法。主要应解决的是调查对象的选择问题，即如何从总体中选出一部分具有代表性的样本。样本代表性是抽样调查的关键。与普查相比，抽样调查具有以下优势：

1. 费用较低

如研究总体包含的个体数目较大，普查所需费用巨大，且费时、费力，实际上不可行。例如，在人群中普查某病。但如能用恰当方法进行抽样调查，调查的对象仅为总体的很小一部分，所需资源较普查少得多。

2. 速度快

抽样调查不仅节省费用，而且可以节省时间、提高工作效率。特别是在当前各种信息日新月异的背景下，更要求能迅速提供、掌握社会人群的疾病及其相关因素的情况，以供公共卫生决策需要，抽样调查是无可替代的调查方法。

3. 适用范围广

由于抽样调查具有省时，省人力、物力和财力的特点，其应用领域十分广泛，不像普查那样受局限。在某些特定的调查中，当调查员已受过专门培训，在条件有限的前提下，就可以采用抽样调查收集信息。因此，抽样调查的应用灵活、广泛。

4. 可获得内容丰富、信息充分的资料

开展普查时，为节约费用、减少工作量，并结合各地区的特点，通常只能调查少量项目。而开展抽样调查，由于调查对象的数目远小于普查，因此可以调查较多较为复杂的项目，并能集中时间和精力进行详尽分析，从而获得更详细、准确的信息。

5. 结果的准确性高

由于普查的工作量大，工作不易做细，还需要大量的调查员，如调查员缺乏经验或未接受过培训，他们调查技能的稳定性及不同调查员的一致性是普查中必须考虑的问题，这可能会降低普查的质量。而抽样调查如设计合理，所需样本量相对来说比普查少得多，工作量小，调查工作可以做得更细，所需的调查员也较少，经过适当培训后，并在实地调查中加强监督、评估，同样可以获得可靠的结果。

因此，与普查相比，抽样调查所获资料质量更高。但应注意的是，抽样调查的上述优点是基于如下假设：①样本应包含于研究总体中；②样本应能代表研究总体，即两者应具有相似的特征；③抽样调查结果能提供有关研究总体更为清晰的缩影。

（四）几种常用的随机抽样方法

1. 简单随机抽样

简单随机抽样（simple random sampling）也称单纯随机抽样，是概率抽样中最基本的形式，也是其他概率抽样方法的基础。简单随机抽样是指严格按照等概率原则，从由 N 个单位

组成的研究总体中随机抽取 n 个单位作为样本（$N>n$），使 N 个单位中的每个单位都有同样的概率被抽取成为样本，且每个单位都是被单独抽选出来的。例如，旋转硬币法、抽签法、随机数字表法。

（1）具体步骤　用随机数字表进行简单随机抽样的具体步骤如下：首先取得一份研究总体中所有个体的名单，建立抽样框；再将总体中所有个体按顺序编号，不得重复或遗漏；根据总体规模为几位数来确定从随机数字表中选多少位数。例如，总体为 2 000 人（4 位数），应从随机数字表中选取 4 位数。根据总体规模，对随机数字表中出现的每个数字逐一进行衡量并决定取舍，选取 ≤2 000 的数字，舍去 >2 000 的数字，直至选够样本量为止；然后根据随机数字表中选取的数字，从抽样框中找出其所对应的样本。

（2）抽样误差　单纯随机抽样的均数 $\overline{X}$（或率 p）的标准误计算如下：

样本均数的标准误：

$$S_{\bar{x}} = \sqrt{\left(1-\frac{n}{N}\right)\frac{S^2}{n}}$$

样本率的标准误：

$$S_p = \sqrt{\left(1-\frac{n}{N}\right)\frac{p\ (1-p)}{n-1}}$$

式中 S 为样本标准差，p 为样本率，N 为总体例数，n 为样本例数，n/N 为抽样比，指总体中每个观察单位被抽中成为样本的概率。

（3）优缺点　简单随机抽样简便易行，易于理解，随机抽取的样本结果可用以推断总体。但是抽样框的建立较困难，特别是当研究总体较大，实施起来工作量太大、费时费力，易出错。此外，如抽样比例、样本含量较小，所抽得样本的代表性差。因此，单纯随机抽样只适用于规模较小的研究总体。

（4）应用举例

1）为了解某地区流动人口的结核病防治知识知晓情况，采取单纯随机抽样方法，在该地区流动人口中随机抽取 250 人进行问卷调查。

2）为了解某农村地区 0～3 岁婴幼儿的体格生长发育状况，采用单纯随机抽样方法，在该地区随机抽 1 983 户有 0～3 岁婴幼儿的家庭，进行入户问卷调查，并测量儿童的身高、体重及 780 对母子（女）的血红蛋白含量。

2. 系统抽样

系统（systematic）抽样也称等距抽样、间隔抽样或机械抽样。依据随机原则，首先确定抽样起点，然后每隔相同的间隔，机械地从总体中抽取各个单位组成样本。

（1）具体步骤　将总体中的每个个体按顺序编号，建立抽样框；计算抽样间距 K，以总体规模除以样本规模，即 K（抽样间距）＝ N（总体规模）$/n$（样本规模）；采用简单随机抽样方法确定抽样的起点 M，然后在抽样框中自 M 开始，每隔 K 个个体抽取一个个体，这样所抽取个体编号分别为 M、$M+K$、$M+2K$、$\cdots$、$M+$（$n-1$）K，n 为所需的样本含量。

（2）抽样误差　实际工作中，系统抽样的误差一般是按简单随机抽样方法估计的。由于系统抽样所抽取的各个观察单位并非彼此独立，所以用简单随机抽样方法估计系统抽样的误差只是近似的。

（3）优缺点　系统抽样是单纯随机抽样的另一种形式，主要用于研究总体中的个体按顺序排列时。与单纯随机抽样相比，系统抽样的工作量较小、易实施，抽取的样本在总体中分布较平均，故抽样误差更小，结果较精确。即使不了解抽样框，只要知道总体中各个个体的排列顺序即可进行系统抽样。但应注意的是，如研究总体中的各观察单位按照顺序排列具有某种趋势或呈循环变化，系统抽样易产生偏倚、误差较大。

（4）应用举例

1）为了解某地结核病患者受到社会歧视的状况及其严重程度，对 2002 年 6 月至 2005 年 6 月期间在某省结核病防治所就诊的结核病患者，按其就诊日期先后顺序编号，用系统抽样方法抽取 949 例展开相关调查。

2）为了解某市某街道常住人口的生存质量及社会支持现况，按照该街道各居委会常住人口登记表，用系统抽样方法从每个居委会抽取常住人口 25 名，共 24 个居委会，合计抽取 600 人进行问卷调查。

3. 整群抽样

整群（cluster）抽样又称聚类抽样。先将研究总体中的各观察单位归并成若干互不交叉、互不重复的集合，统计学中称之为群（即抽样单位），从中随机抽取若干个群，再对被抽取的群中所有个体进行调查。整群抽样要求各群之间的差异较小，群内个体之间应具有差异性。

（1）具体步骤　首先确定分群的标准，然后将总体（N）分成若干个互不重叠的群；根据所需的样本量，确定应抽取的群数；然后用简单随机抽样或系统抽样方法，从总体中抽取 n 个群，被抽取的 n 个群中所有个体即构成整群抽样的样本。

（2）抽样误差　整群抽样的均数 $\overline{X}$（或率 p）的标准误计算如下：

群内观察单位 m 不相等时，

样本均数的标准误：

$$S_{\bar{x}} = \frac{K}{N} \sqrt{\left(1 - \frac{k}{K}\right)\left(\frac{1}{k(k-1)}\right) \sum_{i=1}^{k} (T_i - \overline{T})^2}$$

样本率的标准误：

$$S_p = \frac{K}{N} \sqrt{\left(1 - \frac{k}{K}\right)\left(\frac{1}{k(k-1)}\right) \sum_{i=1}^{k} (a_i - \bar{a})^2}$$

式中 N 为总体规模，$\sum X$ 为各群样本的全部观察值之和，$\overline{X}_i$ 为第 i 群样本的均数，T_i 为第 i 群样本内的观察值之和，$\overline{T}$ 为各 T_i 的均数，$\overline{T} = \sum T_i / k$。$\sum a_i$ 为各群样本的阳性数之和，$\bar{a}$ 为各群样本的平均阳性数。当 k/K 很小时，（$1 - k/K$）可省去。

群内观察单位 m 相等时，

样本均数的标准误：

$$S_{\bar{x}} = \sqrt{\left(1 - \frac{k}{K}\right) \frac{\sum (\overline{X}_i - \overline{X})^2}{k(k-1)}}$$

样本率的标准误：

$$S_p = \sqrt{\left(1 - \frac{k}{K}\right) \frac{\sum (p_i - p)^2}{k(k-1)}}$$

式中 p_i 为第 i 群样本的率。

（3）优缺点　整群抽样是以群体为抽样单位，可以简化抽样过程，实施较简便，可节省时间和人力、物力、财力，且可扩大资料收集的范围。但由于不同群之间差异较大，整群抽样中往往可导致样本分布不均匀。因此，整群抽样的抽样误差较大，如样本含量相同，整群抽样的抽样误差往往大于简单随机抽样。整群抽样的代表性也较差。实际应用中，如用整群抽样可多抽取几个小的群，以减小抽样误差。

（4）应用举例

1）为研究某市城郊6~18岁儿童青少年的身高及矮小症患病率，先用整群抽样方法抽取该市的1个城区及1个郊区，然后对所抽取两个区内的所有6~18岁中小学生（70 431名）进行相关调查。

2）为了解某市区3~12岁儿童适应行为及其相关因素，于2003年4~10月，采用整群抽样方法，先从该市区抽取8所幼儿园及2所小学，然后对被抽取的幼儿园及小学中全体3~12岁儿童（共1 630名）进行调查。

4．分层抽样

分层（stratified）抽样又称分类抽样或类型抽样。这种抽样方法是先将研究总体中的所有个体按照一定特征分为若干个层，再从每一层中随机抽取个体而组成样本进行调查。

研究总体可按一定的标准分为不同的层，在实际抽样中应遵循一定的原则：①以所需要调查研究的主要变量作为分层标准。例如，调查不同年龄居民糖尿病患病情况，可将年龄作为分层标准。②尽可能要求各层内的差异较小、层间差异较大，以反映总体的特征。例如，调查某居民区内某病患病率与居民文化程度的关系，可按居民受教育程度作为分层标准，分为文盲、小学、中学、大学等不同层。③若某些变量可分层，即可以这些变量作为分层标准。例如，社会学调查中，性别、年龄、职业等变量都可分层，均可作为分层标准。

（1）具体步骤 分层抽样可分为等比例分层抽样及非等比例分层抽样。等比例分层抽样要求各层内抽取样本的比例相同。例如，第一层抽1/100，其他各层中也同样抽1/100，这样样本与研究总体的比例也是1/100。等比例分层抽样易于理解和操作，适用于各层之间有差距、但每层内部个体差异较小的情况。但是当各层的个体数差别较大，等比例分层抽样不适用。

非等比例分层抽样不受各层中抽取相等比例样本数的限制，而是根据实际情况及概率论原理确定抽样比例，对影响较大、但数量较少的层次，抽样比例可大些；而对数量较多的层次，抽样比例可小些。采用非等比例抽样，在数据的统计学分析中，应注意对抽样比例不同的各个层次赋予不同的权重，以抵消抽样比例不等造成的误差。

（2）抽样误差 分层抽样由于层内的同质性较好，各层的抽样误差减少。如样本含量相同，与上述前三种抽样方法相比，分层抽样的抽样误差最小。分层抽样的均数（或率）的标准误计算如下：

样本均数的标准误：

$$S_{\bar{x}} = \sqrt{\sum \left(1 - \frac{n_i}{N_i}\right) W_i^2 S_{\bar{X}_i}^2}$$

样本率的标准误：

$$S_p = \sqrt{\sum \left(1 - \frac{n_i}{N_i}\right) W_i^2 S_{p_i}^2}$$

式中 $W_i = N_i/N$ 为权重，$S_{\bar{X}_i}$ 或 S_{p_i} 为所用随机抽样方法第 i 层的标准误。

（3）优缺点 分层抽样可以降低总抽样误差，在全国性抽样调查设计中，经常使用分层抽样方法。但与简单随机抽样相比，分层抽样的设计较为复杂、抽样手续较为繁杂。

（4）应用举例

1）为了解某市区医院医务人员的吸烟及控烟情况，采用分层抽样方法。先将该地区医院分为一、二、三级3个层次，再从不同级别医院中分别抽取一定数量的医务人员进行问卷调查。

2）为了解某市区居民预防狂犬病的知识、信念、行为及其家庭养犬情况，采取分层抽样方法。将该市区的13个镇（街道）按城市、农村分为两层，从城市地区及农村地区分别抽取一定数量的居民进行相关调查。

5. 多阶段抽样

多阶段抽样又称多级抽样，是将研究总体按不同层次或水平分为几个阶段，逐一进行抽样的方法。大型调查的抽样单位多、分布范围广，若使用前面介绍的抽样方法，由于工作量大，实施难以把握，常不可能直接抽到被调查的单位（个体），往往采用多阶段抽样方法。

多阶段抽样，即在一个复杂系统中，将抽样过程分成多个阶段来实施。例如每5年1次的全国人口抽样调查：第一阶段，先抽取若干县级抽样单位；第二阶段，在被抽取的县级单位中抽取若干乡级抽样单位；第三阶段，在被抽取的乡级单位中抽取若干村级单位；第四阶段，在被抽取的村级单位抽取若干居民小组（群），最后调查这些居民小组（群）内所有住户及其成员。这种分两个或以上阶段完成的抽样称为多阶段抽样。

（1）具体步骤 首先将总体分为若干个一级抽样单位，从中随机抽取若干个一级抽样单位；再将被抽取的各个一级抽样单位分成若干个二级抽样单位，从中分别随机抽取若干个二级抽样单位……依此类推，直至抽取到最终调查单位样本。

（2）优缺点 多阶段抽样的优点：

1）便于组织实施，特别是研究总体较大、分布范围很广时，若采用简单随机抽样方法，建立总体的抽样框非常困难；若采用系统抽样方法，需将总体各个体有序、等距抽样排列，这也相当困难；若采用分层抽样方法，需掌握总体中个体分类的有关资料才能分层，在各层中抽样工作量也非常大；若采用整群抽样，也需掌握研究总体各观察单位的相关资料，对抽取的群作全面调查，工作量也很繁重。而采用多阶段抽样，可以克服上述抽样方法的困难。

一般多阶段抽样可按现有的行政区域或地理区域划分为不同的抽样单位，简化了抽样框编制，便于样本的抽取，使抽样调查的组织工作易于实施。

2）抽样方式灵活，利于提高抽样效率。在多阶段抽样的各个阶段可采用同一种抽样方法，也可根据实际情况采用不同的抽样方法，抽样方式更加灵活。但是，多阶段抽样的实施也较为麻烦，且通过样本结果对总体进行估计较复杂。

（3）应用举例

1）为了解某市农村社区人群中高血糖患病及其分布情况，采用多阶段抽样方法。首先用简单随机抽样方法抽取该市农村的3个乡镇；然后从每个被抽取的乡镇中再各随机抽取2个村；最后按简单随机抽样方法从每个被抽取的村中随机抽取30户进行相关调查。这是一个三阶段抽样的实例。

2）为了解某省南部农村地区慢性阻塞性肺疾病的患病率及其危险因素，采用多阶段抽样方法，按地理位置及经济状况，分县（区）、乡（镇）、村三阶段抽样，分别以县级、乡级和村级为抽样单位，最后在被抽取的村中按户籍登记的40岁以上常住人口抽取一定的户数进行调查。

6. 按（人口）规模大小的概率比例抽样（probability proportional to size sampling，PPS）
按与抽样单位（人口）规模大小（人口数多少）成比例的概率进行抽样，并利用辅助信息，可以使总体中每个抽样单位被抽取的概率均与其（人口）规模大小成比例。在二阶段抽样中，初级抽样单位被抽取的概率取决于其初级抽样单位（人口）规模的大小，初级抽样单位规模越大（人口越多），其被抽取的概率越大；初级抽样单位规模越小（人口越少），其被抽取的概率也就越小。

（1）具体步骤 首先确定初级抽样单位，这需要有初级抽样单位的具体名录，以及每个初级抽样单位中被调查对象具体数目（人口数），并需获得总体的有关信息。然后，确定抽取哪些初级抽样单位，如果初级抽样单位较少，可全部抽取；如果初级抽样单位太多，可随机抽取部分抽样单位。最后，在抽取的初级抽样单位中按一定规则抽选一定数量的具体调查对象进行调查。这也是一种多阶段抽样方法，是世界卫生组织推荐用于疫苗接种率调查的一种抽样方法，既简便又有代表性。如样本含量确定，由于观察单位在总体中分布较分散，故可较整群抽样提高精密度。按概率比例抽样设计原理，采用 PPS，每个观察单位从总体中被抽取的概率是相等的。

（2）优缺点 PPS 使总体中数量多的观察单位被抽取的概率增大，有利于提高样本代表性，减少抽样误差。但 PPS 对辅助信息要求较高，且其方差（抽样误差）估计较复杂。

（3）应用举例

1）为了解某市儿童计划免疫接种率现状，以县（市、区）为单位，采用 PPS 方法，先抽取 30 个行政村作为初级抽样单位，在被抽取的每个行政村中，按预先确定的规则，抽取 7 名适龄儿童进行调查，共调查 210 名儿童，即可获得该市儿童的计划免疫接种率。

2）为了解全国学龄儿童的尿碘水平，以省（直辖市、自治区）为单位，在各省（直辖市、自治区）分别用 PPS 方法。各先确定 30 个初级抽样单位（县、市、区、旗），然后在被抽取的县（市、区、旗）中随机抽取 10 所学校，最后从被抽取的学校中按一定的规则抽取 40 名 8 ~ 10 岁儿童进行调查。

（叶冬青）

第三节　流行病学方法应用实例

一、传染病

（一）19 世纪伦敦霍乱流行的传播途径判断

在临床上，每种疾病都具有相应的症状和体征，根据症状和体征，有时还需借助实验室检验方法，临床医师才能作出疾病的诊断。同样，一种疾病在人群中发生时，也具有相应的特征，表现为疾病在人群中的"时间"、"地点"和"人"三方面的动态分布。疾病在人群中的这些特征，在流行病学上称"疾病的群体现象"（疾病分布）。在很多情况下，根据疾病的动态分布，有时亦借助其他实验室检验方法，流行病学家就能判断某病在人群中流行的原因及传播途径。

下面以 19 世纪英国伦敦霍乱流行时英国医生 John Snow 调查霍乱的病因和传播途径为例，说明流行病学方法在疾病暴发、流行调查中的应用。

1. 背景

John Snow（1813~1858 年），英国人，出生于 19 世纪初期。当时，欧洲的医生们对于当地流行的疾病大体上已能从临床上加以鉴别，不过有些疾病的鉴别诊断是模糊的。例如，伤寒和斑疹伤寒的区别、白喉和猩红热的区别往往是弄不清的。同时，他们已开始注意到，白喉和猩红热是有季节性的，伤寒和斑疹伤寒与肮脏的环境有关，疟疾往往流行于沼泽地区，性病、天花、麻疹等病是由人传染给人的。然而，当时"瘴气学说"非常盛行。所谓"瘴气"就是指由土地上发出来的一种毒气，有人认为是由植物腐烂而产生的，有人认为是由流星经过地球而产生的一种像电气似的东西。有很多人相信当时霍乱流行是由于瘴气的缘故。英国当时一位著名的统计数学家 William Farr 广泛搜集伦敦及附近发生的霍乱疫情资料，用以说明霍乱流行与地势高低的关系。他指出，地势高的地方霍乱病例很少，地势低的地区霍乱病例很多。他甚至用数学方法来证明霍乱与地势高低的相关（$r=-0.7$，$P<0.01$）（图 1-4），据此推论霍乱与瘴气有关。他认为，地势高瘴气少，所以霍乱少；地势低瘴气多，所以霍乱多。

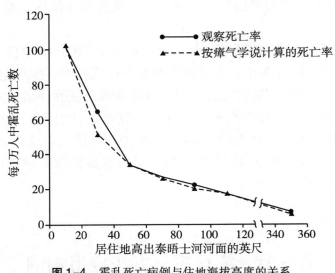

图 1-4　霍乱死亡病例与住地海拔高度的关系

另一学者 Hirsch 则认为，当时欧洲发生的霍乱是由于霍乱"小虫"随风由印度吹过来的，这种小虫可能是有生命的，像蝗虫一样。

在当时霍乱致病菌尚未发现、瘴气学说颇为盛行的历史背景下，Snow 在霍乱流行病学方面作出了很有价值的贡献。下面介绍 Snow 怎样通过分析霍乱的群体现象，来判断霍乱的病因和传播途径。

据文献记载，霍乱 1817 年首次在印度流行，1823 年传至俄国，1837 年传入英国。对于霍乱的蔓延过程，Snow 发现两个特点：①霍乱是沿陆上或海上交通线路渐渐传播的。某一地区新发生霍乱时，多首先出现于交通要道或沿海城市，且霍乱蔓延速度从来不会比人们旅行的速度快。很明显，这就使飞虫传播霍乱的学说无法成立。②霍乱是通过与患者的接触而感染的。关于这一点，Snow 列举了许多例子，并观察到霍乱的潜伏期（由接触患者至发病的时间间隔）一般为 24～48 小时。

根据上述两个特点，Snow 对于霍乱的病原体和传播途径做出如下假设：①霍乱是由于霍乱"病毒"从患者传给正常人而引发的，这种霍乱"病毒"必是有生命、能繁殖的生物。不然，在由人传给人的过程中，"病毒"的数量就会逐渐减少，霍乱就不会逐渐增加而发生流行。这种"病毒"是非常微小的，肉眼无法看见，但不能因此而否定其存在，正如人们不能否定天花病毒的存在一样。②根据霍乱病人上吐下泻的临床症状和小肠的病理变化，霍乱"病毒"可能是在消化道中生长繁殖的。它由口进入，在肠内生长繁殖后随粪便排出体外。霍乱是通过患者粪便传播的。

根据这种假设，Snow 又做了进一步的推论：①住在肮脏环境中的人得霍乱比较多；②由于霍乱"病毒"随粪便排出，井水、河水及城市自来水很容易被污染，因此，在清洁环境中，即使未与霍乱病人接触也可因饮水而感染霍乱。对于上述第①点推论，Snow 发现与实地调查获得的结果完全相符，他发现霍乱往往在救济院及类似的贫苦环境中发生流行。在富裕环境中，霍乱很少发生。关于第②点推论，Snow 系统地进行以下两项调查，结果也说明其与事实相符。

2. 19 世纪英国伦敦宽街（Broad Street）霍乱流行的调查

1854 年秋季，伦敦圣全司教区（St. James' Parish）发生霍乱流行。该教区占地 164 英亩。据1851 年统计资料，该教区人口为 36 406 人。在伦敦 1832 年、1848—1849 年及 1853 年的 3 次霍乱流行中，该教区的疫情远比其他各地区轻。1848—1849 年，该教区霍乱死亡专率仅为15/万。但 1854年圣全司教区的霍乱疫情却不一样，据调查估计，这一年该教区霍乱死亡病例至少有 700 人，死亡专率约为200/万，而当时附近其他教区霍乱死亡率却远低于此数。例如，曼诺华广场霍乱死亡专率仅为9/万，圣焉丁区也只为 33/万。即使在圣全司教区内霍乱病例的分布也很不均匀。圣全司广场（St. James Square）的霍乱死亡率仅为 16/万，但金广场（Golden Square）竟高达 217/万，伯伟克街（Berwick Street）为212/万，显然说明霍乱在当地存在地区聚集性，即霍乱仅限于局部一个小地区–圣全司教区内的金广场和伯伟克街。

霍乱怎样突然在这一小地区流行起来的呢？为了回答这个问题，Snow 对这一小地区内一切可能引起霍乱流行的环境和社会因素，例如，地势、土壤、街道、房屋、人口、粪池、水坑、尘土、水井等情况，都进行了详细调查和分析，结果发现饮水供应显然与霍乱疫情有关。除此之外，该地区并无可引起疫情的其他特殊情况。

Snow 首创标点地图（spot map）分析方法，他将这次霍乱流行中发生的霍乱病例用标点标记在地图上，显示出病例集中发生在宽街供水站的周围，而其他供水站周围的病例较少。经进一步调查，Snow发现这些病例生前也喜欢到较远的宽街供水站取水。因此，Snow 怀疑霍乱疫情的发生与宽街供水站有关（图 1-5）。但标

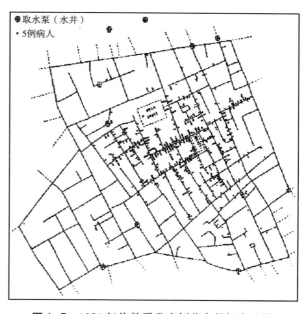

图 1-5　1854 年伦敦霍乱病例分布的标点地图

点地图方法也可能遗漏一些死亡病例或迁移病例。

接着，Snow又对宽街水井进行深入调查。该水井深约28～39英尺，井水通过砂石到达地表面，而距离水井仅数米处的阴沟距地面仅23英尺，井水中可见白色絮状物，Hassall医生肉眼观察发现井水中有许多非常小的椭圆形微动物（animalcule），并且井水含大量氯化物。宽街当地居民Eley先生很久前就注意到该井水放置两天后即出现令人厌恶的阴沟臭味，另也有几位居民发现，近几个月来该井水有特殊的气味，井水放置几小时后水面上就会形成一层膜。宽街40号住宅曾发生4例霍乱患者，该住宅的下水道较水井水面高出9英尺2英寸，下水道距水井2英尺8英寸，提示患者的排泄物有可能通过下水道进入水井中。这些都说明井水已受到污染。

后来Snow又发现一个公共水井距离一个旧的已开始渗漏的化粪池只有3英尺远。他了解到有人曾将用于洗1名罹患霍乱婴儿尿布的污水排到该化粪池中。该化粪池开口在附近一所房子下面，该房子结构因被火灾破坏，已在远处重建，街道也已拓宽。当时伦敦住房下面设化粪池是常事，许多住户为避免化粪池中污物沉积速度过快而溢出，常将下水污物收集后倾倒入泰晤士河。

Snow在霍乱疫情发生初期，集中精力调查疫情发生的地区和死亡病例数。9月5日他到人口登记处询问近10天来霍乱病例死亡情况，得知圣全司教区从8月27日至9月2日共登记89名霍乱死亡病例，其中6例发生于8月27～30日，4例发生于8月31日，其余79例均发生于9月1日及2日。据此，他认为圣全司教区发生的霍乱是从8月31日开始暴发的。接着，Snow对8月31日至9月2日间死亡的83例霍乱病例进行了详细调查，发现几乎所有死亡病例（73/83）都发生于离宽街供水站不远的地方，只有10例发生于离该供水站较远的住户中。这10名"例外"死亡病例中，有5例的家属告诉Snow，他们经常到宽街供水站挑水饮用，因为他们喜欢饮该供水站水，另3例儿童死亡病例中的2例在上学时确实曾饮用过该供水站的水，1例的父母称"其孩子也许饮过"。只有2例儿童死于这次霍乱流行之前、没有饮过该供水站的水的记录。

Snow认为，"……关于极少数死者，生前虽无饮过该供水站的水的确实证据，但很可能他们喝了，而其亲戚、朋友没有注意到。因为在很多场合，他们都有喝该供水站的水的机会。例如，附近的公共场所都是用该供水站的水来做饮料的，附近的饭馆和咖啡店也是这样。9月6日有一位咖啡店的女主人告诉我（Snow），她经常把这个水站的水供顾客饮用，而据她所知，她的顾客中已有9人因感染霍乱死亡。"

除了收集正面的事实外，Snow也注意收集反面的证据。他发现在霍乱流行最严重的地点有一家救济性工厂，厂里共有徒工535名，其中只有5人因患霍乱死亡。若按周围疫情水平估计，这个工厂至少应有50人死于霍乱。进一步调查发现该工厂自备有水井一座，供全厂使用，从不用宽街供水站的水。同样，宽街还有一家酒店也自备水井，店里从不用宽街供水站的水，在这次霍乱暴发中，70名雇工无一人得病。凡使用宽街供水站水的工厂，患腹泻或死于霍乱的人数较不用该供水站水的显著增加。例如，宽街38号工厂约有200名徒工经常使用宽街供水站的水，这次霍乱流行中就有18人死于霍乱。凡不喝宽街供水站水的工厂，则几乎无一人患腹泻或死于霍乱。

此外，Snow还收集了一些典型例子，例如，"某人于9月1日从伯雷东村到圣全司教区波兰街6号去探访其死于霍乱的兄弟，他既没有看、更没有接触患者的尸体，仅在死者家里停留约20分钟，但匆忙地吃了一块牛排、喝了一杯水与白兰地混合的饮料，而配制该饮料的水是从宽街供水站取的。该人在离开圣全司教区回到伯雷东村后的第二天，即 9 月 2 日晚，就开始上吐下泻，患上霍乱，3 日晚死亡。"

Snow 回忆道，"……E 太太的儿子告诉我，E 太太曾有数月未去宽街，但她天天嘱托一位马车夫从宽街供水站带回一大壶水，因为她喜欢喝该供水站的水。8 月 31 日她喝了该供水站的水后，9 月 2 日就患霍乱死亡。她的侄女去探望她，也喝了宽街供水站的水，回家后也患霍乱死亡。在 E 太太住地及附近，当时并无霍乱发生。除了她和她的侄女外，她家的女仆也喝过宽街供水站的水，也发生腹泻，但未死亡。"

经过实地调查，Snow 认为圣全司教区突然暴发的霍乱与宽街供水站的水有密切关系。于是 9 月 7 日他亲自到地方当局说明这一情况，并说服当局翌日拆除该供水站取水机提水用的手把（图 1-6）。

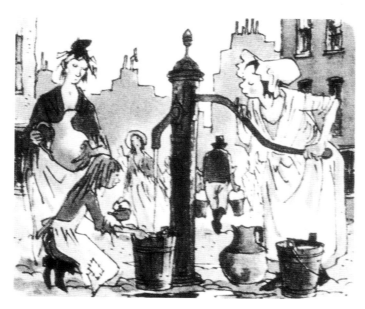

图 1-6　19 世纪中叶伦敦宽街水井取水机示意图

事后，Snow 又作了进一步调查，发现从 8 月 19 日至 9 月 30 日的一个多月期间内，圣全司教区及其附近共发生 616 例霍乱死亡病例，病例按日分布见表 1-4 和图 1-7。

除了极少数霍乱病例无法证实与宽街供水站有关外，所有霍乱死亡病例在发病前都喝过该供水站的水，与 Snow 对最初 83 例的调查结果完全符合。从图 1-7 中可见，霍乱是在 8 月 31 日突然暴发的，9 月 1 日和 2 日达最高峰，9 月 7 日后迅速熄灭。疫情熄灭的原因现虽无法确定，但似与拆除取水机的手把及居民迁往区外有关。

这次伦敦圣全司教区的霍乱流行呈现显著的聚集性特点，罹害地区局限于圣全司教区，流行时间为 8 月底至 9 月初，提示疫情是由共同传染来源所致。Snow 认为这一共同的传染来源就是宽街供水站的水。

表1-4 圣全司教区与宽街水站有关霍乱死亡病例的日期分布（伦敦，1854年）

日期	死亡例数	日期	死亡例数	日期	死亡例数
8月19日	1	9月3日	34	9月18日	3
20	1	4	46	19	0
21	1	5	36	20	0
22	0	6	20	21	2
23	1	7	28	22	1
24	1	8	12	23	1
25	0	9	11	24	1
26	1	10	5	25	1
27	1	11	5	26	1
28	1	12	1	27	1
29	1	13	3	28	0
30	8	14	0	29	0
31	56	15	1	30	0
9月1日	143	16	4	不明	45
2	116	17	2	计	616

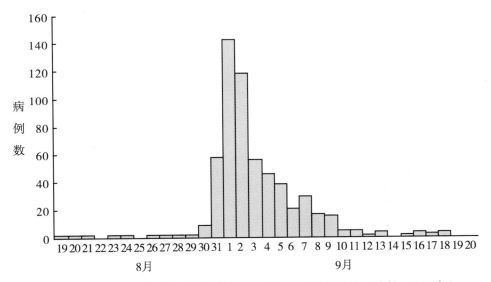

图1-7 圣全司教区与宽街水站有关霍乱死亡病例的日期分布（伦敦，1854年）

3. 伦敦霍乱流行与饮水的关系

上述宽街供水站周围地区发生的霍乱疫情初步分析结果，显然支持Snow提出的"霍乱由水传播"的假设。Snow对此又做了更进一步的调查，他将初步验证的假设再到实践中去验证。他首先回顾分析了伦敦1849—1853年间霍乱死亡病例与自来水水源的关系。1849年时，伦敦有多家自来水公司为市民供水，其中规模较大的有搔司握（Southward and Vauxhall）和兰伯斯（Lamberth）两家公司，这两家公司的水源为泰晤士河下游的河水，都没有过滤水的设备，所以供给居民饮用的水中有时含有纤维或其他杂物、渣滓，说明河水受到严重污染。Snow 调查发现，由这两家公司供水的地区，1849 年霍乱死亡病例显著多于其他地区。表1-5 是根据 William Farr "1849 年的霍乱报告"内容绘制的，使用这两家公司供水的 7 个地区霍乱死亡专率约为 1270/10 万～1622/10 万，而其他 29 个地区霍乱死亡专率仅为 430/10 万，差别具有高度的统计学显著性意义（$U=160$，$P<0.0001$）。

表1-5　霍乱流行与水源的关系（伦敦，1849 年）

供水公司	供应地区数	人口	霍乱死亡数	死亡率（/10 万）
搔司握公司	3	100 000	1 622	1 622
搔司握公司及 兰伯斯公司	4	300 456	3 865	1 276
小计		400 456	5 478	1 370
其他公司	29	1 814 167	7 814	430

1849 年底至 1853 年 8 月，伦敦没有霍乱流行，伦敦各地区的其他情况也没有什么改变，但兰伯斯公司的供水情况却有显著改进。①将采水地点移到泰晤士河上游；②添置了水过滤设备。相反，搔司握公司的采水和供水情况依旧，没有丝毫改进。Snow 调查发现，1853 年时这两家公司供水地区的霍乱死亡率有显著性差异。表1-6 显示，单独由搔司握公司供水的两个地区霍乱死亡专率为 146/10 万，超出其他地区（23/万）数倍（$U=26.5$，$P<0.001$）。

表1-6　霍乱流行与水源的关系（伦敦，1853 年）

供水公司	供应地区数	人口	霍乱死亡数	死亡率（/10 万）
搔司握公司	2	67 503	99	146
搔司握公司及 兰伯斯公司	5	446 396	233	52
其他公司	29	1 797 798	418	23

上述调查结果无可置疑地表明，霍乱流行与饮水水源密切相关。但是有人可能会提出这样的问题："伦敦各区发生的霍乱疫情显然与饮水有关，但各区的经济、卫生情况是否相同？它们也可能影响各区的霍乱死亡专率。"为除外这种可能性，Snow 于 1854 年霍乱流行期间又对由搔司握和兰伯斯两个公司混合供水的伦敦一个地区作了调查，该地区内这两个公司的用户呈交错分布，相互掺杂无法划出一条清楚的界线。同一条街道上，有的住户用此公司的水、有的住户用彼公司的水。居民除了饮用水源不同外，其他环境条件基本相似。结果发现，由搔司握公司供水的住户霍乱死亡专率（315/万户）显然比由兰伯斯公司供水（37/万户）的高，差异达到统计学高度显著性意义（$U=50.4$，$P<0.001$），见表1-7。

表1-7　霍乱死亡率与混合供水区内住户不同水源的关系（伦敦，1854年）

供水公司	住户数	霍乱死亡数	死亡率（/万户）
搔司握公司	40 046	1 263	315
兰伯斯公司	26 107	98	37

Snow从科学观察霍乱的人群现象入手，结合人口统计学调查，通过分析、推论、实践、再推论、再实践，最后得到结论：霍乱患者的粪便含有能繁殖的"病毒"，霍乱在人群中传播主要是通过"被患者粪便污染的水源"。这在有关霍乱弧菌的概念众所周知的今天，谁都知道是完全正确的，可是在19世纪初、中叶霍乱弧菌被发现（1884年）前30年，人们对传染病的概念非常模糊，这个结论却曾受到怀疑，英国有好几位著名学者固执地坚持所谓"瘴气"说，他们只承认脏水可能增加人体对霍乱的易感性，但不是传播霍乱必不可少的因素。自这次霍乱流行后，英国改进了自来水设施，但供水消毒措施直至数十年后才开始大规模实行并配置抽水马桶，此后霍乱再未在英国出现。这又进一步证实Snow关于霍乱传播途径的判断是完全正确的。Snow的工作为此后流行病学的迅速发展奠定了重要的科学基础。

4. 结语

由上可见，疾病的病因及传播途径是可以通过观察和分析疾病的人群现象来判断的。上述调查证实斯诺关于"霍乱患者的粪便中含有能繁殖的'病毒'、霍乱在人群中的传播途径主要通过被患者粪便污染的水源"的推断。但必须指出，这里所谓传播途径是指疾病在自然环境下传播的，而不是实验室传播。实验室是较特殊的人为环境。在实验室中能用人工方法实现病原体的传播，这种环境在自然界未必存在。例如钟惠澜曾报告（1931年），在实验室中人可因误吸感染液而罹患黑热病，但自然环境下黑热病必须由白蛉作媒介而传播。人们可在实验室使猴直接感染黄热病（由鼻腔滴入黄热病毒），也可直接使人感染斑疹伤寒（经呼吸道吸入含高浓度立克次体的空气），但在自然环境下黄热病及斑疹伤寒的传播必须依靠蚊、虱作媒介。人们从未见过城市型黄热病会发生在无黑斑蚊（Aedes aegypti）的地区、也未见过流行性斑疹伤寒会在无体虱的人群中流行。

由上还可看出，科学研究的基本过程是通过观察现象，归纳出事实，提出相应的假说，再通过调查、分析验证假设。如初步验证否定了原有的假说，需再修改假说，或提出新的假说再验证，有时这一过程需要反复多次才能得出令人满意的结果。

（许　群　乌正赉）

（二）艾滋病的发现及其流行病学特征

1. 艾滋病（AIDS）的发现经过

AIDS是20世纪下半叶出现的一种最严重的传染病。至2007年12月1日，估计全世界有尚存活HIV感染者/AIDS患者3 320万人（3 060万～3 610万）。AIDS的发现并非偶然，应归功于现代健全的疾病监测系统。

1980年10月，美国加州大学洛杉矶分校医学院Gottlieb遇到一位白色念珠菌严重感染患者，其血液中CD_4^+T淋巴细胞计数降至接近零，纤维支气管镜活检显示为一种极罕见的卡氏肺孢子菌肺炎（*Pneumocystis carinii* pneumonia，PCP），这种真菌性肺炎一般几乎只发生于器官移植后使用免疫抑制剂或放射治疗、化疗的晚期癌症患者。与此同时，洛杉矶的Weisman

医生接连发现 2 例卡氏肺孢子菌肺炎病例，洛杉矶另一家医院也发现 2 例卡氏肺孢子菌肺炎病例。1981 年 6 月，洛杉矶县卫生局向美国疾控中心（CDC）报告这 3 家医院发现 5 例罕见卡氏肺孢子菌肺炎病例。由于治疗卡氏肺孢子菌肺炎需要使用戊烷咪（pentamidine）药物，而这种药物当时在美国统一由 CDC 掌控。CDC 在接到洛杉矶方面的请求后当即派员进行调查，发现这 5 例病人均有发热、咳嗽等肺炎症状，并均有巨细胞病毒感染及白色念珠菌黏膜感染，当时认为系巨细胞病毒感染所致，后来确诊为卡氏肺孢子菌肺炎。患者均为男性，29～36 岁，都有同性恋（男男性接触）史。据此认为这种疾病与同性恋有关，遂引起医学界的高度重视。这 5 例病人虽经用当时最好的治疗，但均未见效，最终先后死亡。1981 年 6 月 5 日，CDC 在当天出版的《发病率与死亡率周刊（MMWR）》第 30 卷第 21 期 305 页中，以《卡氏肺孢子菌肺炎——洛杉矶》为题发表了一篇报告，介绍这 5 例病人的发病、治疗经过。首例 33 岁，美国籍，于 1981 年 1 月突然出现发热、干咳、呼吸困难等症状，3 月被洛杉矶一家医院收住院治疗，诊断为卡氏肺孢子菌引起的典型肺炎，治疗无效，于 1981 年 5 月 3 日死亡。

此前两年，在同性恋人群聚居的社区医生就已发现，该人群中曾出现各种与免疫缺陷有关的疾病，如病毒性肝炎、性病、多种病毒性及寄生虫性感染。

1981 年 7 月，纽约大学医学院皮肤病学和微生物学教授 Friedman-Kien 又向美国 CDC 报告，他在 1979 年 1 月至 1981 年 7 月发现的另一种极罕见皮肤肿瘤——卡波西肉瘤（Kaposi sarcoma，KS）26 例。患者均为男性同性恋者，年龄 26～51 岁，其中纽约 20 例、加利福尼亚州 6 例，8 例于诊断后 24 月内死亡。1981 年 7 月 4 日，CDC 在《MMWR》上发表第 2 篇引起国际医学界轰动的文章，题为《男同性恋者中的卡波西肉瘤和卡氏肺孢子菌肺炎》，再次向全球医学界发出警告：应当密切关注卡波西肉瘤、卡氏肺孢子菌肺炎，以及其他可能与男同性恋者相关的免疫抑制疾病。

至 1982 年 6 月，美国 CDC 共接到 355 例卡波西肉瘤、卡氏肺孢子菌肺炎病例报告，其中加利福尼亚、佛罗里达、新泽西、纽约和得克萨斯 5 地占 86%，至 1983 年 8 月病例数增至 1 972 例，1988 年 12 月病例数约达 83 000 例，其中 46 000 例死亡。

由于卡波西肉瘤和卡氏肺孢子菌肺炎最初主要发生在男同性恋者身上，因此被称为“损害同性恋者的疾病”。后发现这类患者同时伴有免疫功能低下，故又称为“与同性恋有关的免疫缺陷症”。

1981 年 12 月法国巴黎克劳德·贝尔纳德医院临床医学家 Rozenbaum 也确诊 2 例卡波西肉瘤患者，均为年轻的男性同性恋者。这时人们开始意识到，美国发生的这种疾病可能不只是一个区域性问题，而是一种世界性流行病。

美国 CDC 为此特别成立了一个专门工作组，由 Curran 医生负责，开展病例对照研究。在洛杉矶、旧金山、纽约和迈阿密的同性恋人群中，选择患卡波西肉瘤或卡氏肺孢子菌肺炎的患者作为病例，选择未患该病者为对照，比较两者既往可能的暴露差异。工作组编制一份长达 23 页的问卷，询问的问题包括一切可能与该病相关的因素，如性生活史、使用毒品或药品情况等敏感问题。为使调查员能镇定自若、恰如其分地提问，CDC 对调查员进行“脱敏”培训。现场调查于 1981 年 10 月 1 日至 12 月 1 日进行，几乎所有调查对象都十分配合。通过对病例和对照的访谈，详细询问他们的暴露史，结果发现这些病例的性生活十分活跃，每位病例有多达数十甚至上百名同性性伴，从而加深了调查人员对该病传播途径与性活动有关的认识。调查还发现，滥用毒品及某些药物也与该病有关，特别是一种俗称为“激动

（rush）"及"爆破者（poppers）"的血管扩张剂，可使阴茎及肛门直肠黏膜血管扩张，以激发使用者的性欲，延长性交时的快感。数据统计分析结果表明，病例组的性生活较对照组更活跃，其性伴数目为对照的数倍至数十倍，并否定了最初认为"爆破者"可能是病因的判断，最后结论认为这种病属于性传播疾病（sexually transmitted disease）。1981年意味着艾滋病病毒大规模传播的开始，也是艾滋病研究的一个关键时点。

1982年1月，迈阿密一位男子死于卡氏肺孢子菌肺炎，他既不是同性恋者也不吸毒，而是血友病患者，曾使用过血液制品（第Ⅷ因子）。之后，许多国家也陆续报道了类似病例，这些患者都表现为免疫力缺乏，易引起机会性感染。这再次引起全球的关注。至1982年末，仅美国就有30多个州报道了800多例类似病例，主要为卡波西肉瘤、黏膜白色念珠菌病、播散性巨细胞病毒感染等。患者也从同性恋者、静脉吸毒者，扩大到海地移民、血友病病人及受血者、高危人群的配偶及子女等，病损不仅遍及体表而且深入主要脏器，患者的免疫系统尤其T淋巴细胞遭到严重破坏。

1982年9月，美国CDC正式将这种疾病命名为获得性免疫缺陷综合征（acquired immune deficiency syndrome，AIDS），根据其英文首字母组合词的发音，我国大陆将其译为"艾滋病"，香港、台湾称"爱滋病"。英文"acquired"说明这种疾病是获得性的，而不是遗传性的，"immune deficiency"是指疾病主要特征为免疫缺陷，"syndrome"表明该病临床上呈综合症状性表现。

目前已知HIV/AIDS通过体液传播，与乙型病毒性肝炎的传播途径相似。HIV感染者或AIDS病人的精液、血液、唾液、泪液、尿、乳汁及阴道分泌物中均存在大量HIV，但只有当其进入人体血液循环时才会被感染。

流行病学观察显示，HIV的主要传播途径为同性或异性间的性接触，输入污染的血液或血液制品，使用污染的注射针具或医疗器械，以及母婴传播。一般日常生活接触，如礼节性轻吻，同桌就餐，共用浴盆、采便器、衣物等不会传播HIV。

迄今尚无根治AIDS的方法，但采用多种抗病毒药物联合治疗，可使患者体内HIV载量降至检测不到的水平，以延长患者的生命。控制HIV/AIDS应坚持预防为主，包括健康教育，摒弃卖淫、嫖娼，严禁吸毒、贩毒，加强传染源管理，对HIV感染者/AIDS患者给予必要治疗和关怀。

2. 艾滋病病毒（人类免疫缺陷病毒）的发现

AIDS病原体的发现应归功于法国巴斯德研究所以蒙特尼尔（Montagnier）为首的科研小组。在既往研究的基础上，他们认识到分离病原体的最好时机应在发病初期，而不是病情深入发展时期。他们对从患者身上取出的淋巴结组织进行培养，在培养的淋巴结细胞中发现了特征性反转录酶，不久又在电子显微镜下观察到了这种新的病原体。1983年5月他们在《科学》杂志上发表了这一发现，将这种病原体命名为human immunodeficiency virus（HIV），中文称艾滋病病毒（或人类免疫缺陷病毒）。

1983年法国巴斯德研究所Montagnier等人从AIDS前期患者的淋巴结中分离出导致淋巴结疾病和AIDS的病毒，称为淋巴结病相关病毒（lymphadenopathy-associated virus，LAV）。美国国立卫生研究院盖洛（Gallo）领导的研究小组也试图分离艾滋病病毒，但由于该病毒能杀死感染的细胞，故病毒无法在培养基中生长。

1983年11月，盖洛实验室的细胞生物学家Popovic解决了这个难题，分离出大量病毒。盖洛领导的研究小组从AIDS病人外周血淋巴细胞中分离培养出一种病毒并鉴定为人嗜 T 淋巴细胞病毒Ⅲ型（human Tcell lymphotropic virus type Ⅲ，HTLV-Ⅲ），其基因组与法国 Montagnier 等人分离的 LAV 的基因组仅相差 1%～2%。HTLV-Ⅲ就是 AIDS 的病原体——人类免疫缺陷病毒。与此同时，Levy 等也从 AIDS 病人体内分离出该病毒，称为艾滋病相关反转录病毒（AIDS-associated retrovirus，ARV），其基因组与前两株病毒的基因组同源性达 85%。

1986 年，根据国际病毒命名委员会人类反转录病毒专家组的建议，这种新发现的反转录病毒被统一命名为人类免疫缺陷病毒（HIV）。Montagnier 因首先分离出 HIV-1，成为最早发现 AIDS 病原体的科学家。Gallo 建立的利用 T 淋巴细胞培养人类反转录病毒的技术及检测 HIV-1 的方法得到广泛应用，为控制 HIV/AIDS 的蔓延作出了贡献。虽然在 HIV 分离方面法国人走在前面，但美国人做得更细致、准确。双方在 HIV 的发现上具有同等功绩，Montagnier 及 Gallo 应作为 HIV 的共同发现者。

后来人们陆续发现，1981 年洛杉矶发现的 5 例 AIDS 患者并非最早的 AIDS 患者。尽管有关 HIV 的身世至今仍是一个谜，但越来越多的迹象表明 HIV 与人类相处的时间已不算短。目前确认的首例 HIV 感染者是一位非洲班图族男性。1959 年在刚果共和国一名成年男子的血浆中检测出一种怪异的病毒，当时尚不知道 HIV，但后来从 1959 年冰冻保存的采自刚果金沙萨的这份血样中分离出最早的 HIV-1（ZR59）基因组片段。这是现在可以追索到的第一例 HIV 感染者。

同年，英国曼彻斯特的 1 位水手死于类似艾滋病的症状，成为有记录以来的第一位 AIDS 病例。从 20 世纪 60 年代起，美国、挪威等西方工业化国家陆续出现少数患有免疫抑制并伴随机会性感染的病人。1969 年在美国圣路易斯，1 名 15 岁非洲裔美国少年突然病死，从其体内组织发现了 HIV；1976 年 1 名挪威水手病死，也从其体内发现 HIV。但这些病因不明的零星病例一直没有得到重视，直到 20 多年后才从当时保存的血样中分离到 HIV-1。就这样，经过 20 多年的"平静"，在人们毫无防备的情况下 HIV/AIDS 的灾难降临人间。

1987 年 12 月 5 日，新加坡《联合晚报》报道 1 名 1969 年 5 月 16 日死亡的病例，死者为 15 岁男孩，生长在黑人区，有性乱交迹象及同性恋行为。入院时腿部及性器官肿胀，体表有 1 罕见的肉瘤。当时为他治疗的微生物学家及其助手将患者的组织保存于 -58℃ 环境中，18 年后的 1987 年，他们将保存的组织进行详细检测，证实该男孩患有 AIDS。

1986 年，Montagnier 等从西非 AIDS 患者体内分离出 1 株新病毒，命名为Ⅱ型人免疫缺陷病毒（HIV-2），而将此前分离到的 HIV 毒株称为 HIV-1。HIV-2 主要分布于西部非洲，其毒力较弱，所引起的 AIDS 病程长、症状轻。HIV-2 的基因组结构与 HIV-1 基本相同，但其核苷酸序列同源性仅 40%。HIV-2 与猴免疫缺陷病毒 SIV（simian immunodeficiency virus）mac 基因序列具有高达 80% 的同源性。HIV-1 是引起全球 AIDS 流行的主要病原体，对 HIV 的分析也多以 HIV-1 为研究对象。

HTLV-Ⅲ的病毒粒子直径约 100nm，外包裹两层脂质组成的膜，这种脂质取之于亲宿主细胞的外膜，由糖蛋白（带糖链的蛋白质）拴住这层膜。糖蛋白有两种组分，覆盖膜的 GP41 和伸出膜外的 GP120。这种由膜和蛋白质组成的被膜包裹一个由蛋白质 P24 和 P18 组成的核，HIV 的 RNA 在核内。此外，还有几个反转录酶的拷贝，其功能是催化病毒 DNA 的装配。

HIV 源于哪里至今仍无定论。有人发现这种病毒很像有蹄动物的慢病毒。过去人们认为其与人类疾病关系不大，未引起重视。后又有人发现，非洲丛林中曾有人患一种怪病死亡，其症状酷似1981年美国报道的5例AIDS病人。这种病毒与HIV极其相似，因而"猴艾滋病病毒"可能是HIV的祖先。非洲约30%～70%的绿猴都感染过这种病毒，它们只携带病毒但不发病。而亚洲短尾猴（如恒河猴）感染此病毒则会出现严重的免疫缺陷症状，甚至死亡。研究发现，HIV-2酷似猴艾滋病病毒的遗传结构，因此推测HIV-2可能来源于猴艾滋病病毒。先由非洲绿猴将HIV传给人，然后广为传至全世界。有人推测HIV可能很久以前就已存在于某些地区少数比较孤立的人群中。

后来人们又在猫、牛体内发现了"猫艾滋病病毒"和"牛艾滋病病毒"。因此，有人推测HIV是由于人与猴在玩耍中不小心被猴抓伤，"猴艾滋病病毒"从微小的伤口进入人体，经过变异在人体内繁殖、生存、传播。但也有人持不同意见。

AIDS被发现25年后，美国阿拉巴马大学科学家碧翠丝·哈恩证实该病源于非洲喀麦隆的野生黑猩猩。他深入丛林，搜集野生黑猩猩的排泄物，利用这些黑猩猩对灵长类动物的艾滋病病毒基因进行追踪，结果显示非人类的灵长类动物有其自己的艾滋病病毒，即猿猴免疫缺陷病毒（SIV）。科学家通过检验黑猩猩等动物的排泄物寻找SIV抗体，并在喀麦隆南部的黑猩猩体内检出SIV抗体。通过基因分析发现，居住在喀麦隆萨纳加河的黑猩猩感染的艾滋病病毒毒株与最常见的HIV-1亚型毒株基因高度相关。哈恩假设，最初可能是在喀麦隆有人被感染病毒的黑猩猩咬了一口，或在杀黑猩猩时不慎被病毒感染，然后再将病毒传给他人。

　　3. 中国艾滋病的发现及流行现状

自1981年美国首次报道AIDS以来，在短短的15年里AIDS几乎播散到世界的每一个角落。尽管在亚洲AIDS的流行迟于欧、美及非洲，但专家预测，亚洲特别是中国、印度、印度尼西亚这3个人口在1亿以上的国家，不久将会成为世界上HIV/AIDS感染人数最多的国家。

HIV传播无国界，当国人尚在隔岸观火之时，HIV已悄悄传入中国。1985年6月，北京协和医院收治一位因严重肺部感染、高热的美籍阿根廷旅游者。患者胸片表现为典型的卡氏肺孢子菌肺炎，病情进展异常迅速，医院当即诊断为AIDS，经值班医生与患者在美国的私人医生联系，证实此人在美国早已被确诊为AIDS，6天后这位34岁的美国人不治死亡。这是中国大陆首次收治的输入性AIDS病例。

18个月后（1986年12月），一位旅美香港居民因腹胀、吐泻住进福建省省立医院，经中国预防医学科学院血清学检测确诊为AIDS，32天后患者死亡。这是中国大陆自己诊断的首例AIDS病例。

1984年，中国有19位血友病患者因使用美国阿莫尔（Amour）公司生产的第Ⅷ因子感染了HIV。1年后，又有4名浙江籍人因注射相同批号的第Ⅷ因子而感染HIV。

在此后的3年里，我国又陆续检出17名感染HIV的外国人。1989年在云南吸毒人群中发现146例HIV感染者。1989年8月19日，负责云南省艾滋病监测工作的马瑛，利用到中缅边境瑞丽市戒毒所的机会采得50份戒毒人员的血样，其中28份呈HIV抗体阳性，感染率高达56%。至1989年，我国共发现HIV感染者172人，其中外国籍23人、吸毒者146人、性病患者1人、归国劳务人员2人。随后，广东省发现15名流动献血员HIV抗体阳性。

我国艾滋病流行的标志是1989年在云南省吸毒人群中检出146例HIV感染者，随后在沿海及大城市出现零星经性途径传播的HIV感染者和AIDS患者。在我国，HIV传播多沿毒品贩运路线，同时伴有输血或单采血浆造成的HIV感染。

1995年12月，河南周口地区临床检验中心原负责人王淑平报告了河南周口地区农村献血员感染 HIV/AIDS 的情况，62 份初筛 HIV 抗体阳性的血样均来自献血员集中的河南商水县西赵桥村。1996 年 1 月，经中国预防医学科学院推荐，将王淑平的报告上报国家卫生部。从此揭开了我国农村因非法单采血浆造成 HIV/AIDS 流行的盖子。

1996 年 7 月，在加拿大温哥华举行的第十一届国际艾滋病大会上，上海生物制品研究所报告了 6 份采自河南献血员的血浆感染了 HIV，同时报告上海有 1 例因输血感染 HIV 的病例。

据我国艾滋病疫情网络直报信息系统数据显示，截至 2007 年 12 月 31 日，我国累计报告 HIV/AIDS 感染者 230 643 例，其中 AIDS 患者 66 392 例，死亡 23 963 例。2006 年全国共报告 HIV/AIDS 感染者 44 070 例，其中 AIDS 患者 7 909 例。2007 年全年共报告 HIV/AIDS 感染者 48 161 例，其中 AIDS 患者 10 742 例。在报告的感染者中，经异性性传播的占 36.1%，通过注射毒品传播的占 34.5%，经同性性传播的占 4.0%，通过既往采血传播的占 2.5%，通过输血及使用血制品传播的占 1.8%，经母婴传播的占 1.4%，还有 19.7% 传播途径不详。在报告艾滋病患者中，经异性性传播的为主，占 46.4%，经注射毒品传播的占 14.9%，经既往采血传播的占 13.6%，通过输血及使用血制品传播的占 10.0%，经同性性传播的占 1.8%，经母婴传播的占 1.7%，还有 11.5% 的感染者传播途径不详。目前，经性传播已渐成为我国 HIV/AIDS 的主要传播途径之一。

2007 年我国采用 WHO 和 UNAIDS 推荐的、符合我国艾滋病流行特点的 Workbook 方法，估计我国存活的艾滋病病毒感染者和艾滋病数，并在综合考虑抗病毒治疗效果后，采用直接计算病死率的方法和 UNAIDS 推荐的 Spectrum 方法，对新发的 HIV 感染及 AIDS 死亡人数进行估计。估计结果显示，截至 2007 年 12 月底，我国现存活的 HIV/AIDS 感染者数为 70 万（95% 可信区间为 55 万 ~ 85 万），女性占 30.8%，全人群感染率为 0.05%（0.04% ~ 0.06%），其中 AIDS 患者 8.5 万（8 万 ~ 9 万）。在现存活的 HIV/AIDS 感染者中，经异性性接触传播的占 40.5%，多分布在艾滋病流行较严重的省份。经男男性接触传播的占 11.1%，多分布在大、中城市及流动人口集中的地区。经静脉吸毒传播的占 38.1%，其中云南、新疆、广西、广东、贵州、四川、湖南 7 省（自治区）注射吸毒人群中 HIV/AIDS 感染者估计数均超过 1 万，7 省（自治区）注射吸毒人群中 HIV/AIDS 感染者估计数占全国注射吸毒人群 HIV/AIDS 估计数的 87.9%。经既往有偿采供血、输血或使用血制品传播的占 9.3%，经母婴传播的占全国 HIV/AIDS 感染者估计数的 1.0%。估计 2007 年现存活 AIDS 患者 8.5 万，其中 2.7 万经既往有偿采供血及输血感染，5.8 万经注射吸毒、性传播及母婴传播途径感染。2007 年全年因艾滋病死亡人数超过 2 万（1.5 万 ~ 2.5 万）。

截至 2012 年 10 月底，全国累计报告艾滋病病毒感染者和病人 492191 例，存活的感染者和病人 383285 例。

当前我国艾滋病疫情呈现以下几个特点：一是经性途径已成为主要的传播途径，男男同性性传播比例上升明显。2012 年 1 ~ 10 月新报告的艾滋病病毒感染者中经性途径传播所占比例为 84.9%（2011 年同期为 77.9%），其中男男同性性传播所占比例为 21.1%（2011 年同期为 15%）。2012 年哨点监测发现，男男同性性行为人群艾滋病病毒感染率为 6.7%。二是局部地区和特定人群疫情严重。全国累计报告感染者和病人数超过 1000 的县（区）有 93 个，超过 5000 的县（区）有 5 个。疫情严重的 9 个省（区）累计报告感染者和病人数占全国的 79.9%。15 ~ 24 岁青少年和 50 岁以上老年人感染数逐年上升，仅 2012 年 1 ~ 10 月就分别报告 9514 例和 16131 例，较 2011 年同期分别增加 12.8% 和 20.2%。三是感染者陆续进入发病期，艾滋病死亡人数增加。2012 年 1 ~ 10 月，报告的艾滋病病人数为 34157 例，较 2011 年同期增加 12.7%，艾滋病死亡人数为 17740 例，较 2011 年同期增加 8.6%。

（王　璐　丁国伟）

（三）乙型病毒性肝炎和原发性肝细胞癌

原发性肝细胞癌（hepatocellular carcinoma, HCC）是严重威胁人类健康的恶性肿瘤之一，现已知其危险因素主要为乙型肝炎病毒（hepatitis B virus, HBV）、丙型肝炎病毒（hepatitis C virus, HCV）慢性感染，遗传，黄曲霉素 B_1（aflatoxin B_1），酗酒、吸烟及摄入藻类毒素等。各种因素的病因学地位在不同国家或地区有所不同。研究证实，HBV 感染与 HCC 有着密切的联系，也是我国 HCC 最主要的危险因素。然而，HBV 感染引起 HCC 发生、发展的机理复杂，不但与 HBV 感染的宿主（种族、年龄、感染时年龄、免疫）状态、感染方式、HBV 基因与宿主染色体整合位点、宿主所处地理环境相关，还与感染 HBV 的生物学特性（病毒载量、基因型、血清型及基因变异）有关。

1. 乙型病毒性肝炎与原发性肝细胞癌的流行概况

（1）乙型病毒性肝炎流行概况　乙型病毒性肝炎（乙肝）是 HBV 引起、经血液传播的急性、慢性传染性肝炎，分布于世界各地。据世界卫生组织（WHO）报道，全球约 20 亿人曾感染过 HBV，慢性乙肝患者约达 3.5 亿。根据 HBV 全基因变异 ≥8% 或 HBV 的 S 基因变异 ≥4%，可将 HBV 分成 A-H 8 个基因组。不同基因型、亚基因型及重组基因型 HBV 感染的临床预后各异。

我国曾于 1979、1992、2002 和 2006 年 4 次开展全国乙肝血清流行病学调查（未包括香港、澳门和台湾地区，下同），人群乙肝表面抗原（HBsAg）携带率在 7% ~ 10% 之间，其中 2006 年全国乙肝血清流行病学调查的人群 HBsAg 携带率为 7.18%，全国有 HBsAg 携带者约 1 亿。Maynard 等人根据 HBV 感染情况，将全球划分为 HBV 感染高、中、低 3 类地区，我国属 HBV 感染中、高流行区，HBsAg 携带者占全球 1/3 以上。我国的 HBV 主要有 A、B、C、D 四种基因型，其中 B 型与 C 型是优势基因型，南方优势基因型为 B 型、北方为 C 型。

（2）原发性肝细胞癌流行概况　HCC 是严重威胁人类健康的恶性肿瘤之一，广泛存在于世界各地，1995 年居恶性肿瘤死因的第 4 位，2000 年居第 3 位。WHO 估算全球每年约有 100 万人死于肝癌，其中 HCC 新发病例约 50 万 ~ 60 万。HCC 高发地区为非洲东南部和东南亚地区。我国每年报告 HCC 病例约 30 万，约占全球 HCC 报告病例的 50%。在我国报告 HCC 死亡病例中，男性 HCC 死亡专率（近似于发病率）为男性癌症死亡的第 2 位，女性居第 3 位，且呈逐年上升趋势。

2. 原发性肝细胞癌与乙型肝炎病毒的关系

研究表明，HCC 与 HBV 感染关系密切，约 25% 的 HBV 慢性感染者（HBsAg 携带 ≥6 个月）最终演变为肝硬化和 HCC；70% ~ 90% HCC 患者血清 HBV DNA 阳性，80% ~ 90% HCC 患者有慢性乙肝和肝硬化史；持续 HBV 感染者发生 HCC 的概率较正常人高 100 ~ 200 倍。我国有 ≥90% HCC 患者伴有 HBV 感染，HBV 慢性感染者演变成 HCC，不仅与宿主的自身免疫力、HBV 携带状态有关，还与 HBV 基因型、病毒载量等有关。

（1）HCC 与 HBV 基因型及病毒载量的关系　HBV 感染者发生 HCC，不仅与感染 HBV 的基因型有关，还与患者体内 HBV 载量密切相关。台湾地区研究表明，HCC 患者感染 HBV 的基因型主要是 B 型和 C 型，其中 ≥50 岁 HCC 患者感染 C 型 HBV 的比例较高，而 <50 岁

HCC 患者感染 B 型 HBV 的较多。孟运运等对南京 HCC 患者 HBV 基因型分析显示，其感染 HBV 以 C 型为主，占 74.29%（52/70），B 型占 24.29%（17/70），B 与 C 混合型仅 1 例。流行病学研究表明，患者感染 HBV 的载量与其发生 HCC 及 HCC 转移、复发的危险性呈正相关，血清 HBV 载量 $<1\times10^4$ 个病毒/ml 时，其与 HCC 关联性较低，如血清 HBV 载量 $\geqslant1\times10^4$ 个病毒/ml，尤其 $\geqslant3\times10^4$ 个病毒/ml，HCC 危险性大大增加，呈明显的剂量依赖性。Ming-Whei 等人对 4 841 例 HBV 慢性感染者（HBsAg 携带时间 $\geqslant6$ 个月）的队列研究表明，体内 HBV 载量 $>10^{4.3}$ 个病毒/ml 的患者，其 HCC 发生率远高于 HBV 载量 $\leqslant10^{3.6}$ 个病毒/ml 者（$OR=7.26$，95% CI 为 3.54~14.89）。C 型 HBV 慢性感染者发生 HCC 的危险性高于感染其他 HBV 基因型者（$OR=5.11$，95% CI 为 3.20~8.18），且 C 型 HBV 及 HBV 载量对 HCC 的发生有协同作用（$OR=26.49$，95% CI 为 10.41~67.42）。

（2）HCC 与 HBV 血清学指标的关系　血清乙肝病毒核心抗体（抗-HBc）阳性是感染过 HBV 最重要的标志之一，HBsAg 持续阳性 $\geqslant6$ 个月被认为是 HBV 慢性感染者。HBV 感染被视为肝癌病因的主要危险因素，大量流行病学调查表明，HBsAg 携带者发生 HCC 的概率远高于 HBsAg 阴性者，某地区 HCC 患者 HBsAg 携带率较对照组高 100 倍。一项 5 年随访调查显示，男性 HBsAg 携带者发生 HCC 危险性较对照组高 1000 倍。25 个国家和地区的调查资料表明，HCC 患者的 HBsAg 携带率，无论在高发地区（如越南、缅甸）或低发地区（如英国、美国）都显著高于正常人群。高纪东研究显示，临床诊断的 119 例 HCC 患者中携带 HBsAg 者 98 例，占 82.4%，抗-HBc 阳性者 112 例，占 94.1%。丁正荣等在广西壮族自治区隆安县对 1 042 例 HBsAg 携带者与非携带者追踪 2~6 年的结果显示，HBsAg 携带者发生 HCC 的相对危险性是 HBsAg 阴性者的 4.29~6.7 倍。进一步观察表明，HBsAg 携带者合并重度肝损害者发生 HCC 的相对危险性为 HBsAg 阴性者的 37.3 倍，且发生 HCC 的年龄早于对照人群。

随着对 HBV 与 HCC 关系的深入研究，发现 HBV 的"E"系统与 HCC 发生关系密切。乙肝 e 抗原（HBeAg）阳性表示 HBV DNA 复制活跃，是 HCC 重要危险因素。回顾性研究与前瞻性研究结果都有力支持 HBeAg 与 HCC 存在密切关系。Ming-Whei 等研究表明，HBeAg 阳性者的 HBV 载量平均为 $10^{8.87}$ 个病毒/ml（95% CI 为 $10^{4.39}$/ml~$10^{10.53}$/ml）；HBeAg 和抗-HBe 均阴性者 HBV 载量平均为 $10^{5.40}$ 个病毒/ml（95% CI 为 $10^{2.40}$/ml~$10^{8.83}$/ml）；乙肝 e 抗体（抗-HBe）阳性者 HBV 载量平均为 $10^{4.84}$ 个病毒/ml（95% CI 为 $10^{2.40}$/ml~$10^{10.81}$/ml）。台湾一项前瞻性研究显示，HBsAg 和 HBeAg 双阳性男性人群患 HCC 危险性显著高于 HBsAg 单阳性（HBeAg 阴性）者（$RR=60.2$）。Yang 等人报告，HBsAg 合并 HBeAg 阳性者发生 HCC 的几率是 HBsAg 单阳性者（HBeAg 阴性）的 6 倍。但长期随访研究表明，活动性肝炎患者即使血清 HBeAg 阴转，其 HCC 发生率仍较高，原因可能为 HBV 前 C 区突变导致 HBeAg 不能表达，致 HBeAg 血清阴转。在陆海英等人研究的 305 例 HCC 患者中，HBeAg 阳性者 64 例，占 21.0%；抗-HBe 阳性者 190 例，占 62.3%。王金桃等人的研究显示，HBsAg 与抗-HBe 双阳性者可增加 HCC 发生的危险性。Ming-Whei 等人对 HBeAg 和抗-HBe 进行分层分析表明，与其他 HBV 基因型相比，HBV C 型 HBeAg 阳性者发生 HCC 的 OR 值为 2.01（95% CI 为 0.51~8.00），HBeAg 和抗-HBe 均阴性者发生 HCC 的 OR 值为 3.61（95% CI 为 0.90~14.43）；而抗-HBe 阳性者发生 HCC 的 OR 值为 6.90（95% CI 为 3.34~11.10）。另有研究表明，大多数发展成 HCC 的 HBV 慢性感染者的血清 HBeAg 阴转，并呈抗-HBe 阳性，但与 HBeAg 阳性的 HCC 患者无统计学显著性意义。综上所述提示，用 HBV DNA 载量及 HBV 基因型作为指标推断 HBV 慢性感染者发生 HCC 的危险性较为可靠的，而以 HBeAg 和抗-HBe

阴性或阳性作为推断指标的可靠性有待进一步研究。

3. 原发性肝细胞癌发病率与 HBsAg 携带率的地理分布一致性

（1）全球 HCC 发病率和 HBsAg 携带率分布的一致性　全球 HCC 发病率分布与全球 4 亿 HBsAg 携带者的地理分布一致。HBV 高流行区（HBsAg 携带率 8%～10%）主要是在中国、东南亚及热带非洲，中流行区（HBsAg 携带率 2%～5%）主要为东欧、前苏联及地中海地区，低流行区（HBsAg 携带率<2%）主要为北美、南美、西欧、澳大利亚。而 HCC 高发地区主要为东南亚和非洲（HCC 发病率高达 50/10 万），中等发病地区主要为中欧和南欧，低发地区为北美、南美、北欧及澳大利亚。全球每年报告 HCC 约 560 000 例，中国报告发病数约占全球的 50%。中国启东是全球 HCC 发病率最高的地区，报告男性发病率为 95.7/10 万、女性为 29.6/10 万。泰国监测资料显示肝癌报告发病率较高，男性为 88.00/10 万、女性为 35.4/10 万，但并非 HCC，而是肝内胆管细胞癌（图 1-8、图 1-9）。

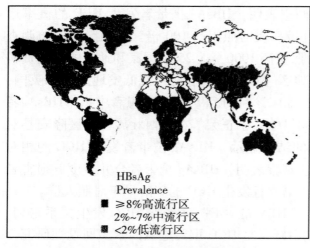

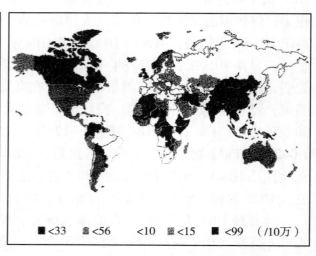

图 1-8　全球 HBsAg 携带率的地区分布　　　　图 1-9　全球 HCC 报告发病率的地区分布

（2）中国 HCC 发病率与 HBsAg 携带率分布的一致性　我国于 1979 年在全国 29 个省（自治区、直辖市）开展病毒性肝炎血清流行病学调查（简称"1979 年调查"）结果显示，14 个省（自治区、直辖市）HBsAg 携带率≥8%，其中 HBsAg 携带率≥12% 的省（区）包括广东（海南）、广西、西藏、福建、江西和湖北。同年，中国肿瘤防治研究办公室组织完成的我国恶性肿瘤死亡率调查显示，全国 HCC 死亡率平均约 10/10 万，有 10 个省（区、市）高于此数字，19 个省（区、市）低于此数字，其中 HCC 发病率处于前 7 位的省（区、市）有上海、广西、福建、江苏、浙江、吉林和广东（海南）。HCC 死亡率高的地区基本与"1979 年调查"中人群 HBsAg 携带率高的地区分布一致，主要分布于沿海省份及长江流域，处于 HCC 死亡率前 7 位的省市除上海与吉林外，其他 5 省的人群 HBsAg 携带率均≥12%（图 1-10、图 1-11）。

1992 和 2006 年我国开展了两次全国乙型肝炎血清流行病学调查（简称"1992 和 2006 年调查"），结果显示我国 HBV 高流行区（HBsAg 携带率≥8%）主要集中在青藏高原、长江流域、沿海部分省份，其中 HBsAg 携带率≥12% 的省（区、市）主要集中在西藏、广东、广西和江浙等沿海地区（图 1-12、图 1-13）。黄正京等分析了 1991—2000 年间全国疾病监测系统（National Disease Surveillance System，NDSS）所覆盖的约 1000 万人群的死亡监测资

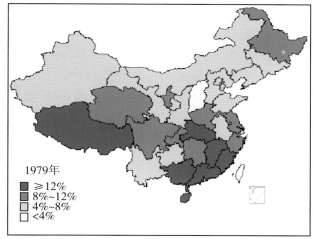

图 1-10 1979 年全国乙肝血清流行病学调查人群 HBsAg 携带率的地区分布

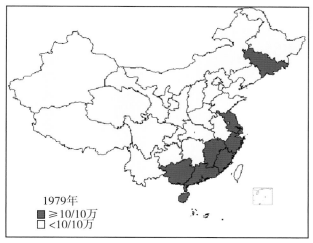

图 1-11 1979 年中国恶性肿瘤死亡率调查 HCC 死亡率的地区分布

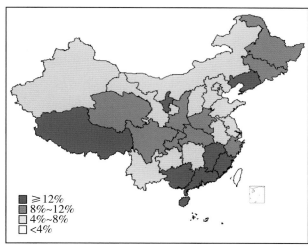

图 1-12 1992 年全国血清流行病学调查人群 HBsAg 携带率地区分布

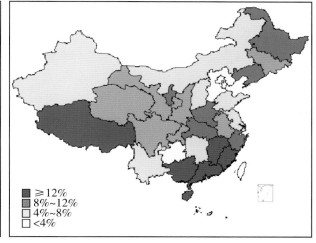

图 1-13 2006 年全国血清流行病学调查人群 HBsAg 携带率的地区分布

料，结果表明我国肝癌报告死亡率（代表发病率）约为 20/10 万，且在这 10 年间呈上升趋势，各监测点肝癌报告死亡率分布不均，HCC 死亡率高的省份主要集中在沿海地区（图 1-14）。与"1992 年调查"和"2006 年调查"人群 HBsAg 携带率≥12% 的省（区、市）分布基本一致，西藏 HBsAg 携带率>12%，但其肝癌报告死亡率很低，可能与西藏监测系统不完善或患者就诊率低有关。

4. **原发性肝细胞癌与 HBsAg 携带的家庭聚集性**

在 HBV 高流行地区，HBV 主要传播途径依次为母婴传播、血液传播及其他水平传播。HBV 可诱导慢性肝脏损伤、肝脏再生及肝硬化，这些都是 HCC 发生和发展的重要危险因素。我国是 HBV 高流行地区，HBV 主要传播方式为母婴传播，HBsAg 阳性母亲分娩的子女 HBsAg 阳性率为 66%，且儿童时期感染 HBV 转成 HBV 慢性感染的几率高。男性 HCC 发病率

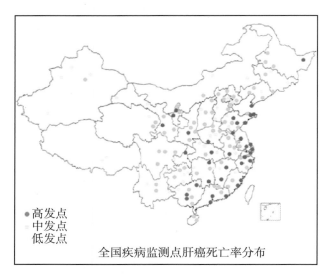

图1-14　1991—2000年中国疾病监测点HCC
发病率的地区分布

为女性的2.44倍，但女性HCC先证者的子女HCC发病率显著高于男性HCC先证者，提示围产期HBV传播及母亲HBV负荷与子代HCC发生有关。复旦大学一项病例对照研究显示，HCC家庭集聚性与HBV感染家庭集聚性呈现统计学关联，$OR = 3.06$（95% CI 为1.48 ~ 6.33）。台湾地区的一项队列研究显示，有HCC家族史的HBsAg携带者患HCC的相对危险性（RR）为无HCC家族史的HBsAg携带者的2.58倍（95% CI 为1.58 ~ 4.22），且RR值随亲属患HCC例数的增加而增加（$\chi^2 = 12.88$，$P = 0.003$）。有HCC家族史的HBV慢性感染者中，截至70岁的累计HCC危险性达235.6/1 000，与无家族史者相比差异

具有统计学意义。另一项病例对照研究中，研究者选择553例HCC患者和4 684例无HCC的HBsAg慢性感染者为先证者，调查其一级亲属发生HCC情况，结果表明HCC组的一级亲属累计HCC危险性显著高于对照组一级亲属，50岁之前被诊断为HCC者的一级亲属累计患HCC的危险性显著高于50岁之后诊断为HCC者的一级亲属（$P = 0.049$）。香港一项研究表明，家族性HCC平均的发病年龄为（48±13）岁，较散发HCC者（62±11岁）偏低，家族中第1、2、3代亲属HCC发病平均年龄分别为（59±11）岁、（40±10）岁、（18±4）岁（$P < 0.0001$），差异有统计学意义。孙尚见等研究发现，1 186例HCC患者中有996位（89.49%）的家庭中有2名或以上的慢性乙肝、乙肝肝硬化及HCC患者。有HBV感染史、有HCC家族史的HBsAg慢性感染者累积患HCC的危险性显著高于无HCC家族史者，HCC患者的年龄越小，其一级亲属患HCC风险越大。这些都提示HCC与HBsAg均呈现家族聚集性。

5.　乙肝疫苗接种与原发性肝细胞癌发生率、HBsAg携带率的关系

乙肝疫苗的预防接种是预防控制HBV感染最重要、最有效的措施之一。全球自1982年开始推行新生儿乙肝疫苗预防接种策略以来，无论使用血源性疫苗，还是基因重组疫苗，均已取得显著成效，有效地降低人群HBV感染、慢性乙肝及HCC的发生。一项东南亚肝炎队列研究表明，开展人群乙肝疫苗普种可有效预防HCC的发生。台湾地区自1984年开展乙肝疫苗预防接种，儿童HBsAg携带率及HCC发病率明显下降，儿童HBsAg携带率由1984年的9% ~ 11%降至1999年的1%左右，1974—1984年出生儿童HCC发病率从0.52/10万降至1984—1986年出生儿童的0.13/10万，男性儿童HCC发病率由1981—1984年的4.5/10万降至1990—1996年的1.9/10万，而女性儿童变化不明显，同期该年龄组儿童的肝胚细胞瘤及成人HCC发病率没有明显变化。另有文献报道，台湾地区接种乙肝疫苗的6 ~ 14岁儿童HCC年发病率明显下降，从1981—1986年的0.70/10万降至1986—1990年的0.57/10万、1990—1994年的0.36/10万（$P < 0.001$）（图1-15）。我国广西壮族自治区隆安县的调查表明，新生儿普种乙肝疫苗14年后该地区人群乙肝发病率及HCC发病率明显下降，尤其在接

种乙肝疫苗的儿童中下降更明显，该地区儿童组（0～9岁）和青少年组（10～19岁）HCC发病率明显下降，最小发病年龄不断后移，由儿童组后移至20岁以上年龄组。0～19岁组接种乙肝疫苗的人群HCC死亡率由1969—1988年的3.27/10万降至1996—2002年的0.17/10万，下降94.8%。全人群HCC平均发病率从1969—1988年的48.18/10万降至1996—2002年的27.86/10万，不仅反映了HBV感染率下降、人群HCC发病率下降，也说明HBV感染率下降与HCC发病率下降呈正相关。韩国Lee等人的研究表明，接种乙肝疫苗能有效预防成人HCC的发生。另有研究表明，即使在成人，接种乙肝疫苗也能有效降低HCC发病率。总之，接种乙肝疫苗既可预防HBV感染，又可降低人群HCC发病率，也进一步说明HBV感染是影响HCC发病的一个重要因素。

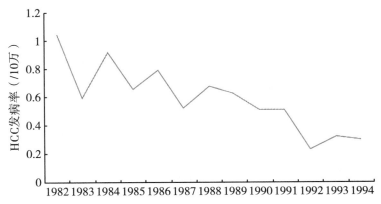

图1-15　1982—1994年间台湾地区接种乙肝疫苗的HCC发病率变化趋势

6. 乙型肝炎病毒诱发原发性肝细胞癌的分子生物学证据

HCC发病机制非常复杂，是经过多阶段、多步骤逐步发展形成的。HBV基因异质性（多态性）可显著影响病毒-宿主间的相互作用及患者的临床过程，HBV基因变异或其与宿主的基因整合均与HCC发生存在一定关系。若在HBV包膜蛋白抗体结合域内发生变异，可引起HBV免疫逃避、持续感染，导致肝细胞的免疫损伤及肝细胞再生，使肝细胞基因组稳定性下降，可能逐步演变成HCC。Hsieh及向光明等的研究证实，HBV前S_1区nt3040-3111删除变异及前S_2区nt4-57删除变异伴起始密码子变异的L蛋白，可诱导肝细胞氧化性应激及DNA损伤、肝细胞基因组不稳定，从而促进HCC的发生。HBV随机、低频率整合入人类染色体，可引起病毒与细胞DNA序列的缺失、重排、转位及扩增，最终导致宿主染色体畸变而产生HCC。用Southern印迹法可检测到在HBV感染的不同阶段HBV DNA与宿主细胞DNA的整合。有文献报道，在HBsAg阳性的HCC患者组织中HBV DNA检出率达70%～90%，且多为整合型DNA。通常认为，HBV基因与宿主基因组的整合位点主要在HBV的DR_1及DR_2区。屠红等在40例HBsAg阳性的HCC患者中发现34例（85%）存在HBV DNA的整合，且主要整合于X基因区，拷贝数为1～5个不等。

综上所述，关于HBV和HCC之间关系的诸多流行病学研究中，无论采用现况调查、病例对照研究，还是队列研究或分子生物学研究，均从不同层面验证了HCC和HBV存在密切的关系。接种乙肝疫苗不但能有效降低人群HBV感染，还能降低HCC的发生与发展，又进一步证实了HBV感染是HCC发生的最主要危险因素。

（陈园生）

二、慢性病

20 世纪 40 ~ 50 年代至今，是现代流行病学学科的快速发展期，也被称为现代流行病学时期，其重要特点之一是流行病学研究范围由传染病扩展到所有疾病及健康状况。1948 年 Doll 和 Hill 关于吸烟与肺癌关系的研究，开创了慢性非传染性疾病的研究方法及生活方式的研究领域，可认为是现代流行病学时期开始的标志之一。下面以吸烟与肺癌关系的研究为例，介绍流行病学与生物统计学方法在慢性病研究领域的应用。

（一）描述性研究

生态学研究方法是描述性研究方法之一，曾多次被用于吸烟与肺癌的关系研究，通过描述不同时间、区间和人间的烟草消耗量及肺癌发病率和死亡率，为吸烟与肺癌关系的病因学假设的建立提供依据。

Giovino 等描述了 1900—1995 年人均卷烟消费量与肺癌死亡率（图 1-16）之间的关系。美国人均卷烟消费量从 1900 年前后开始呈指数增加，约 20 年后其肺癌的死亡率也开始呈指数增加，而肺癌的平均潜伏期正是 20 年。从性别分布来看，美国男性肺癌死亡率从 20 世纪 30 年代开始上升，女性死亡率则从 20 世纪 60 年代开始明显上升。回顾人类吸烟史可以发现，吸烟在男性中的流行比女性早 25 ~ 30 年。"战争是一个重要分水岭，它让卷烟作为现代消费文化主导产品的地位得以确立"，第一次世界大战期间，吸烟让美国大兵感到愉悦；女权运动的兴起和烟草公司的推销活动使女性吸烟不再是 1920 年以前的"一种不被公众接受的嗜好"，公共场合开始出现吸烟的女性并渐成时尚，尤其是城市妇女。美国女性吸烟率在 1935 年约为 18%，第二次世界大战后约为 25%。可见，肺癌的性别分布特征与吸烟在美国

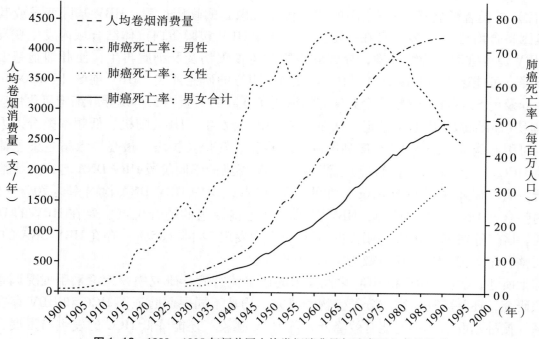

图 1-16　1900—1995 年间美国人均卷烟消费量与肺癌死亡率的关系

（引自《流行病学研究进展》第九卷）

男性和女性中的流行时间相一致。虽然在图 1-16 的每个日历时点，美国女性肺癌死亡率均低于男性，但是如果将女性肺癌死亡率曲线向左平移 30 年，以抵消男女间约 30 年的吸烟流行时间差，则男性和女性的肺癌死亡率曲线在起始部分几乎完全重合，而至后半部分逐渐分开，其中一个重要原因就是在对应的吸烟流行曲线上，女性的吸烟率、吸烟量及所吸卷烟的焦油含量均低于男性。

由于描述性研究设计无需设立对照，尤其是生态学研究在收集吸烟与肺癌的资料时不是以个体为观察、分析的单位，而是以群体为单位，显示的是在群体水平上吸烟与肺癌之间的关系，因此无法建立二者之间的一一对应关系。而且，生态学研究提供的信息是不完全的，例如，吸烟情况是以烟草消耗量作为测量指标的，而该指标又是以烟类的税收数据表示的。因此，生态学研究提供的是吸烟与肺癌关系的一种粗线条的线索，变量之间的联系被削弱了。此外，由于生态学研究主要显示的是吸烟资料与肺癌资料之间的相关性，几乎不可能将其中潜在的混杂因素的影响分离出来，使研究结果与真实情况不符。这就是生态学谬误，因此其所提供的病因线索尚需进一步的分析性研究加以验证。

（二）分析性研究

Doll 与 Hill 应用分析性流行病学研究方法探讨了吸烟与肺癌的关系，他们于 1948 年和 1951 年分别开始了病例对照研究和队列研究，采用严格的设计、设立对照组、进行长期细致的随访，以阐明吸烟与肺癌的相关性，为癌症等慢性非传染性疾病的病因研究提供了一个范例。

1. 病例-对照研究

Doll 与 Hill 严格按照病例对照研究的设计要求，选择诊断明确且有代表性的肺癌病人为病例组，并设立相应的对照组，采用同样的方法回顾调查两组有无吸烟行为、吸烟量，数据经过统计学处理，以探索肺癌可能的病因。

Doll 与 Hill 指出，病例可以是预定地区中某段时间的现患肺癌病人，也可在医院中选择某段时间的全部肺癌病人；对照可以与病例来源于同一所医院，但不能将病因可能相同的其他疾病患者选作对照。他们选择了 1948—1952 年在伦敦 20 家医院确诊的肺癌患者，以及其他城市的一部分肺癌患者；按照 1∶1 配对原则，选择了胃癌、肠癌等患者以及普通医院内的非癌症患者作为对照，要求对照的年龄与病例相近，且性别、职业、经济状况、社会阶层等一般社会人口统计学特征与病例一致或相似。经检验，病例组和对照组在年龄、社会阶层、居住地区等方面均衡可比（表 1-8）。

（1）确定暴露因素，拟定调查用表　在 Doll 与 Hill 的研究中，暴露因素是吸烟。由于吸烟的习惯是可以改变的，为使研究结果可靠，他们充分考虑了暴露因素（吸烟）的测量，在拟定的调查表中包括了询问调查对象是否吸过烟，开始吸烟的年龄，每日平均吸烟量，最大吸烟量，吸卷烟还是吸烟斗，或雪茄或两者均吸，是否戒烟，戒烟年龄和年限等。

（2）分析结果　Doll 与 Hill 应用配对资料分析方法，整理病例和对照的吸烟习惯数据，检验两组差别有无统计学显著性意义。

1）吸烟与肺癌的关系　649 例男性和 60 例女性肺癌患者中不吸烟者的比例分别为 0.3% 和 31.7%，均显著高于对照组（$P<0.05$），提示吸烟可能与肺癌有关（表 1-9）。

表 1-8　肺癌病人及配对对照病人的均衡性

比较项目	肺癌		对照		比较项目	肺癌	对照
	男	女	男	女		男女合计	男女合计
年龄（岁）					访问地区		
25 ~	17	3	17	3	伦敦	1 035	1 035
35 ~	116	15	116	15	布里斯托尔	73	73
45 ~	493	38	493	38	剑桥	36	36
55 ~	545	34	545	34	利兹	58	58
65 ~ 74	186	18	186	18	纽卡斯尔	263	263
合计	1 357	108	1 357	108	合计	1 465	1 465
社会阶层					居住地区		
Ⅰ	39		53		伦敦	791	900
Ⅱ	165		172		其他地区自治城市	225	181
Ⅲ	750		720		其他都市区	275	213
Ⅳ	172		198		农村	155	164
Ⅴ	231		214		外国	19	7
合计	1 357		1 357		合计	1 465	1 165

（Doll 和 Hill，1952 年）

表 1-9　肺癌患者与非肺癌对照的吸烟状况

分组		例数	不吸烟数（%）	吸烟数（%）	检验结果
男	肺癌	649	2（0.3）	647（99.7）	$P = 0.000\ 000\ 64$
	对照	649	27（4.2）	622（95.8）	
女	肺癌	60	19（31.7）	41（68.3）	$\chi^2 = 5.76$
	对照	60	32（53.3）	28（46.7）	$0.01 < P < 0.02$

（Doll 和 Hill，1950 年）

2）平均每日吸烟量与肺癌的关系　1 357 例男性肺癌患者和 108 例女性肺癌患者中，吸烟比例不仅高于对照组，而且多数肺癌患者平均每日吸烟量也高于对照组（图 1-17、1-18，表 1-10）。

表 1-10　肺癌病人和对照在病前 10 年内平均每日吸烟量

分组		例数	不吸烟人数	每日平均吸烟支数（%）				
				<5	5 ~	15 ~	25 ~	50 ~
男	肺癌	1 357	7（0.5）	55（4.0）	489（36.0）	475（35.0）	293（21.6）	38（2.8）
	对照	1 357	61（4.5）	129（9.5）	570（42.0）	431（31.8）	154（11.3）	12（0.9）
女	肺癌	108	40（37.0）	16（14.8）	24（22.2）	14（13.0）	14（13.0）	0（0）
	对照	108	59（54.6）	25（23.1）	18（18.7）	6（5.6）	0（0.0）	0（0.0）

注：括号内为百分比。男 $\chi^2 = 93.77$，$P < 0.00001$；女 $\chi^2 = 17.41$，$P < 0.001$（Doll 和 Hill，1950 年）

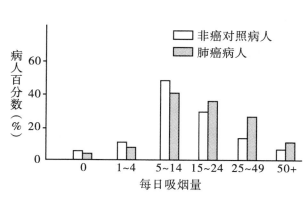

图 1-17　回顾性调查中肺癌患者和对照患者
在病前 10 年内平均每日吸烟量

（引自钱宇平主编《流行病学研究实例》第一卷）

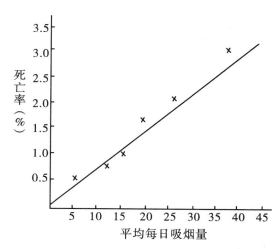

图 1-18　前瞻性研究中男性每日吸烟量与
肺癌死亡率

（引自钱宇平主编《流行病学研究实例》第一卷）

3）烟草最大消耗量和消耗总量与肺癌的关系　见表 1-11、12。与 622 例对照相比，647 例男性肺癌患者烟草最大消耗量和消耗总量均较高，差异有统计学意义（$P<0.001$）；与 28 例对照相比，41 例女性肺癌患者烟草最大消耗量和消耗总量均显著较高（$P<0.05$）。

表 1-11　肺癌患者和非癌病例对照烟草最大消耗量

分组		例数	每日吸不同支数卷烟的人数（%）					检验结果
			1 ~	5 ~	15 ~	25 ~	50 ~	
男	肺癌	647	24 (3.7)	208 (32.15)	196 (30.3)	174 (26.9)	45 (7.0)	$\chi^2=23.16$
	对照	622	38 (6.1)	242 (38.9)	201 (32.3)	118 (19.0)	23 (3.7)	$\nu=4$　$P<0.001$
女	肺癌	41	6 (14.6)	15 (36.6)	12 (29.3)	8 (19.5)	0 (0)	$\chi^2=7.58$
	对照	28	12 (42.9)	9 (32.1)	6 (21.4)	0 (0)	1 (3.6)	$\nu=2$　$0.02<P<0.05$

注：括号内为百分比（Doll 和 Hill，1950 年）

表 1-12　肺癌患者和非癌病例对照烟草消耗总量

疾病组		例数	消耗不同卷烟总量（支）的人数（%）					检验结果
			365	50 000	150 000	250 000	100 000	
男	肺癌	647	19 (2.9)	145 (22.4)	183 (28.3)	225 (34.8)	75 (11.6)	$\chi^2=30.60$
	对照	622	3.6 (5.8)	190 (30.5)	182 (29.3)	179 (28.9)	35 (5.6)	$\nu=4$　$P<0.001$
女	肺癌	41	10 (24.4)	19 (46.3)	5 (12.2)	7 (17.1)	0 (0.0)	$\chi^2=12.97$
	对照	28	19 (67.9)	5 (17.9)	3 (10.7)	1 (3.6)	0 (0.0)	$\nu=2$　$0.001<P<0.01$

注：括号内为百分比（Doll 和 Hill，1950 年）

4）不同吸烟方式与男性肺癌的关系　45～74岁男性肺癌患者中，10年内每日平均单纯吸卷烟者的肺癌死亡率最高，且死亡率随着每日吸卷烟量增加而升高；其次为卷烟及烟斗两者均吸者；单纯吸烟斗者肺癌死亡率最低（表1-13）。

表1-13　45～74岁男性吸不同类型烟草制品的肺癌期望死亡率（‰）

所吸烟草制品类型	10年内每天平均吸烟量不同的男性肺癌死亡率（‰）				
	<5	5～	15～	25～	50～
单纯卷烟	1.11	1.71	2.16	3.50	7.37
卷烟和烟斗	0.87	1.67	1.98	3.35	2.24
单纯烟斗	0.95	1.35	0.79	2.03	–
合计	1.04	1.66	2.06	3.42	5.42

（Doll和Hill，1952年）

5）不同居住地区男性肺癌患者吸烟习惯与肺癌的关系　城市肺癌患者不吸烟的比例低于农村（分别为5.1%和10.4%），吸烟量也高于农村，城市多吸卷烟，提示城市肺癌患者吸烟、重度吸烟、吸卷烟者的比例较高，这可以解释"吸烟可能导致城市肺癌死亡率高于农村"的现象。

6）开始吸烟年龄　吸烟年数及停止吸烟年数与肺癌的关系　经统计学分析，肺癌病例与对照的停止吸烟年数的差异有统计学显著性意义（表1-14）。

表1-14　肺癌病人与非癌症对照的开始吸烟年龄、吸烟年数及停止吸烟年数比较

开始吸烟年龄（岁）	肺癌		对照		吸烟年数	肺癌		对照		停吸年数	肺癌		对照	
	人数	%	人数	%		人数	%	人数	%		人数	%	人数	%
<20	541	78.6	488	75.1	1～	14	5.1	18	7.7	0	649	94.3	590	90.8
20～	118	17.2	129	19.8	10～	21		32		1～	30	4.4	37	5.7
30～	17	4.2	22	5.1	30～	351	51.0	338	52.0	10～	4	1.3	14	3.5
40～	12		11		40～	302	43.9	262	40.3	20～	5		9	
合计	688		650		合计	688		650		合计	688		650	

注：$\chi^2=2.40$，$\nu=2$，$0.3<P<0.50$；$\chi^2=4.65$，$\nu=2$，$0.05<P<0.10$；$\chi^2=8.59$，$\nu=2$，$0.01<P<0.02$。（Doll和Hill，1950年）

Doll与Hill的病例对照研究结果说明：①肺癌组吸烟率高于对照组，肺癌组平均每日吸烟量高于对照组，肺癌组烟草最大消耗量与烟草消耗总量均高于对照组，肺癌组停止吸烟年数低于对照组，可以认为吸烟与肺癌之间存在较强的关联；②肺癌组重度吸烟者的比例较高，可以认为吸烟与肺癌之间存在一定的剂量反应关系；③单纯吸卷烟者肺癌死亡率高于单纯吸烟斗者，可以认为肺癌死亡率与吸烟方式有关；④城市男性肺癌患者吸烟率及重度吸烟率均高于农村，可以认为不同吸烟习惯（不同居住地区人群吸烟率及重度吸烟率）影响肺癌死亡率。曾先后在伦敦及英国其他地区反复进行类似的回顾调查均得到一致结果。

病例-对照研究设计在时序上属于回顾性研究，资料均通过研究对象的回忆得到，可靠性各不相同，因此，无法明确吸烟与肺癌的因果关系。

2. 队列研究

为了进一步验证吸烟与肺癌的因果关系，Doll 与 Hill 也开展了前瞻性研究，严格按队列研究的设计要求，根据研究对象是否吸烟分为吸烟组和不吸烟组，两组基线的一般条件相同，然后对其随访观察一定时间，比较两组的肺癌死亡率，并进行危险性分析和统计学检验，以推断吸烟与肺癌的因果关系。

（1）确定观察对象　Doll 与 Hill 选择了英国医生作为观察对象，由于医生具有医学知识，易追踪观察，依从性好，并且在英国医学会等处的死亡登记上详细记录了他们是否死于肺癌。

（2）制定简明调查表进行函访　Doll 与 Hill 的调查表内容包括姓名、年龄、住址及吸烟习惯，根据函访结果，按研究对象是否吸烟分为试验组（吸烟组）和对照组，两组的年龄、职业等一般社会人口统计学基线特征具有可比性。

（3）进行前瞻性的随访　记录试验组和对照组发生肺癌病例数及死亡数，收集观察对象的动态变化，并进行阶段性随访，撰写小结。Doll 与 Hill 以 "Mortality in relation to smoking" 为题，先后于 1964、1976、1994 及 2004 年先后发表了英国男医生 10 年、20 年、40 年及 50 年的死亡率随访观察结果。

（4）分析结果　自开始观察日起，Doll 和 Hill 每 12 个月统计一次各年龄组男医生的存活数、吸烟及不吸烟者、不同吸烟量者的暴露人年数，计算并比较试验组及对照组的肺癌发病率或死亡率的差异有无统计学显著性意义，结果如下。

1）吸烟与肺癌的关系　表 1-15 和图 1-18 示，吸烟者肺癌死亡率为 0.9‰，不吸烟者为 0.07‰，相对危险度为 12.86，提示吸烟者与不吸烟者的肺癌死亡率有显著性差异；每日吸烟量为 25 支以上者的肺癌死亡率为 1.66‰，与不吸烟者相比，相对危险度为 23.71；每日吸烟量为 35 支以上者的肺癌死亡率高达 3.15‰，与不吸烟者相比，相对危险度为 45。由此可见，肺癌死亡率随其每日吸烟量增加而上升。为排除年龄对肺癌死亡率的影响，Doll 与 Hill 还对各年龄组的吸烟量及其死亡率进行分析。结果显示，随着年龄增加及吸烟量增加，肺癌死亡率呈梯度上升（表 1-16）。连续观察 30 年后显示，吸烟者死亡率在 45～54 岁、55～64 岁、65～74 岁及 75～84 岁年龄组，分别为 0.6‰、1.8‰、6.2‰及 8.7‰。

表 1-15　35 岁或以上男性标化死亡率与最近吸烟量的关系

死　因	死亡数	死亡率（‰）			吸烟者平均每日吸烟量（支）		
		合计	不吸烟者	小计	1～	15～	25～
肺癌	84	0.81	0.07	0.90	0.47	0.86	1.66
其他癌	220	2.02	2.04	2.02	2.01	1.56	2.63
其他呼吸道疾病	126	1.10	0.81	1.13	1.00	1.11	1.41
冠状动脉栓塞	508	4.78	4.22	4.87	4.64	4.60	5.99
其他原因	779	6.76	6.11	6.89	6.82	6.38	7.19
合计	1 717	15.48	13.25	15.78	14.92	14.49	18.84

（Doll 和 Hill，1950 年）

表 1-16　各年龄组肺癌死亡率（‰）与吸烟量的关系

年龄组（岁）	不吸烟	每日吸烟量（支）		
		1 ~	15 ~	25 ~
35 ~	0.05（1）	0.07（1）	0.00	0.11（1）
45 ~	0.00	0.31（3）	0.62（9）	0.75（8）
55 ~	0.00	0.48（3）	2.31（20）	3.88（26）
65 ~	0.00	2.69（9）	5.16（17）	6.48（14）
75 ~	1.11（2）	2.68（6）	7.27（8）	16.33（8）
合计	0.07（3）	0.57（22）	1.39（54）	2.27（57）

注：括号内是死亡数。（Doll 和 Hill，1964 年）

对英国男性医生 40 年的观察结果显示，1971—1991 年因吸烟所致肺癌死亡率约为 1951—1971 年的 2 倍。在 1971—1991 年间，45 ~ 64 岁年龄组吸烟者肺癌死亡率约为不吸烟者的 3 倍，65 ~ 84 岁年龄组吸烟者肺癌死亡率约为不吸烟者的 2 倍，提示吸烟与肺癌死亡率存在正相关。

2）吸烟方式与肺癌的关系：表 1-17 示，吸卷烟者肺癌死亡率最高（1.25‰），吸烟斗者最低（0.38‰），两者差异具有统计学意义（$P<0.001$）。

表 1-17　35 岁及以上男性不同死因标化死亡率与吸烟方式的关系

死　因	吸烟者总死亡数	不同吸烟方式者的标化死亡率（‰）			
		吸烟斗	吸烟斗+卷烟	吸卷烟	P 值
肺癌	83	0.38	0.68	1.25	<0.001
其他癌	195	2.37	1.57	2.15	>0.95
其他呼吸道疾病	115	0.79	0.62	1.52	<0.01
冠状动脉栓塞	464	4.22	4.36	5.17	0.1 ~ 0.2
其他原因	697	5.75	5.79	7.70	
合计	1 554	13.51	13.03	17.71	<0.001

（Doll 和 Hill，1956 年）

3）戒烟可降低肺癌死亡率：表 1-18 示，至 1951 年 11 月已戒烟 10 年或 10 年以上者，肺癌的标化死亡率为 0.35‰，戒烟不足 10 年者为 0.59‰，仍吸烟者则高达 10.3‰，三者的差异具有统计学显著性意义（$P<0.05$），其他疾病死亡率与戒烟无关。

表 1-19 示，戒烟不足 5 年及吸烟已超过 20 年者的肺癌死亡率分别为 0.67‰ 及 0.10‰，提示随着戒烟时间增加，肺癌死亡率也随之下降。另外，吸烟者戒烟后的肺癌死亡率随戒烟时间延长而逐步下降，但下降速度越来越慢，戒烟 20 年以上者肺癌死亡率降至 0.10‰，但仍高于不吸烟者（0.07‰）。

表 1-18 35 岁及以上每年每 1000 名男性标化死亡率与戒烟的关系

死因	仍吸烟及戒烟者总死亡数	标化死亡率（‰）			P 值
		至 1951 年 11 月戒烟年数			
		≥10 年	<10 年	仍吸烟	
肺癌	83	0.35	0.59	1.03	0.02
其他癌	195	1.31	1.79	2.13	0.1~0.2
其他呼吸道疾病	115	1.71	1.28	1.11	0.9~0.95
冠状动脉栓塞	464	3.98	5.23	4.88	0.3~0.5
其他原因	697	7.24	7.22	6.71	0.2~0.3
合计	1 551	14.04	16.11	15.84	0.5~0.7

（Doll 和 Hill，1956 年）

表 1-19 吸烟者戒烟持续不同时间的死亡率

死因	死亡率（‰）					
	仍吸烟	戒烟年数				从不吸烟
		<5	5~	10~	20~	
肺癌	1.28（124）	0.67（5）	0.49（7）	0.18（3）	0.10（2）	0.07（3）
慢性支气管炎	0.58（48）	0.71（5）	0.81（11）	0.06（1）	0.30（4）	0.05（2）
高血压冠心病	4.72（464）	3.52（28）	4.17（61）	3.87（54）	3.74（40）	3.34（113）
其他有关原因	0.65（69）	0.50（4）	0.40（6）	0.33（5）	0.22（2）	0.10（3）
其他无关原因	9.43（865）	6.26（49）	8.49（120）	9.27（136）	8.80（105）	8.52（315）
合计	16.62（1566）	11.62（91）	14.25（204）	15.60（204）	13.30（153）	12.09（436）

注：括号内是死亡数。（Doll 和 Hill，1964 年）

吸烟者戒烟时年龄不同，其肺癌死亡率亦有所不同。35 岁之前（平均 29 岁）戒烟者与不吸烟者的期望寿命值相近，35 岁之后戒烟者的期望寿命值低于不吸烟者，但仍然高于继续吸烟者，即使是 65~74 岁（平均 71 岁）戒烟者的年龄调整死亡率仍低于继续吸烟者（图 1-19、图 1-20）。继续观察 10 年后发现，40 岁之后仍未戒烟者晚年时发生肺癌的危险性增加。戒烟时年龄在 60 岁、50 岁、40 岁及 30 岁者，可分别延长 3 年、6 年、9 年及 10 年期望寿命。老年戒烟者可能正是由于发生肺癌或病情加重而戒烟，因而其戒烟年龄对肺癌死亡率的效应可能被低估。

4）英国男医生与英国男性居民的吸烟量及死亡率比较：图 1-21、图 1-22 示，在 20 年的观察期内，各年龄组男医生的吸烟量逐年减少，均低于同年龄组男性居民；男医生肺癌死亡率与男性居民肺癌死亡率的比值

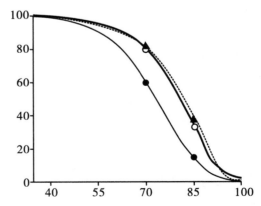

图 1-19 35 岁前戒烟者的生存率（35 岁之后）：寿命表估计

（引自 Mortality in relation to smoking: 40 years'observations on male British doctors. BMJ, 1994, 309: 901-911）

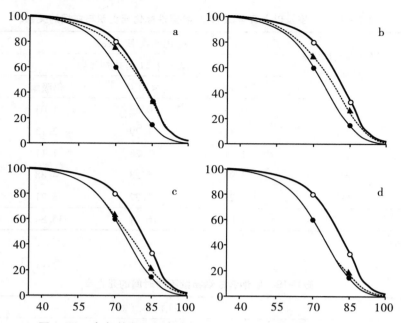

图 1-20　各年龄段吸烟者戒烟 10 年生存率回顾：寿命表估计

a. 戒烟年龄在 35~44 岁吸烟者；b. 戒烟年龄在 45~54 岁吸烟者；

c. 戒烟年龄在 55~64 岁吸烟者；d. 戒烟年龄在 65 岁及以上吸烟者

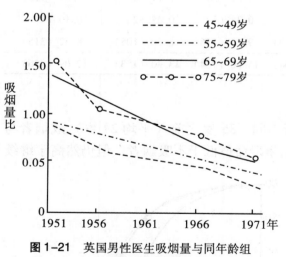

图 1-21　英国男性医生吸烟量与同年龄组

英国男性人群吸烟量比的趋势

（引自《流行病学研究实例》第一卷）

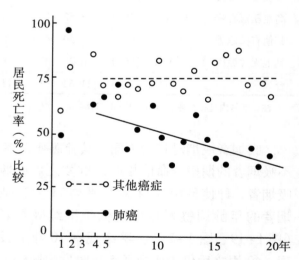

图 1-22　男性医生死亡率与全伦敦和威尔士男性

居民死亡率百分比趋势

（引自《流行病学研究实例》第一卷）

逐年下降，而其他癌症死亡率未见变化（对肺癌的回归系数为 1.4，而对其他癌症为 0）。由此可见，英国男医生由于吸烟量减少，肺癌死亡率也趋减少，可以认为吸烟是肺癌的一个重要原因。

5）不同居住地区男医生吸烟与肺癌死亡率的关系：无论在城市还是农村，肺癌死亡率均伴随着吸烟量的增加而上升。考虑到一部分农村居民系从城市退休来的，可能影响农村的肺癌死亡率，此项研究中只纳入 65 岁以下男医生。结果显示，经年龄及吸烟量标化（调整）后，农村肺癌死亡率低于城市，这可能是由于农村吸烟者较少所致（表 1-20）。

表1-20 不同居住地区25~64岁男医生肺癌标化死亡率

居住地区	标化死亡率（‰）*		死亡数
	不吸烟者	吸烟者	
大城市	0.04	0.62	31
大城镇	0.00	0.65	17
小城镇	0.00	0.52	16
农村地区	0.00	0.40	8

*按年龄及吸烟量标化；1951年11月1日后继续吸烟者。（Doll和Hill，1964年）

6）烟雾吸入肺部的深度与肺癌的关系：表1-21示，对于轻度和中度吸烟者来说，将烟雾吸入肺部者的肺癌死亡率高于不吸入者（相对危险度为2∶1）；而在每天吸食25支烟及以上的吸烟者中，情况则相反（相对危险度为1∶2）。在此项目的回答中，可能有些医生不能够确切回答出他们是否将烟雾吸入了肺部。

表1-21 不同吸烟量和不同吸入习惯与肺癌死亡率的关系

每日吸烟量（支）	不同烟雾吸入习惯的吸烟者肺癌年死亡率（/10万）*		
	烟雾吸入肺内	烟雾是否吸入肺内情况不明	烟雾不吸入肺内
1~	98（16）	188（4）	54（8）
15~	113（29）	196（6）	75（9）
25~	185（32）	420（5）	417（29）

注：括号内为死亡数。*按5年内的年龄及吸烟支数标化，故每行数据可与同一行其他数据比较，但不能与其他行数据比较。（Doll和Peto，1976年）

7）出生队列研究：吸烟者总死亡率中肺癌和慢性阻塞性肺病占1/4。出生于1900—1930年并终身吸烟的英国男医生其寿命与从不吸烟者相比平均减少10岁。出生于19世纪的吸烟者因吸烟所致死亡率较低，20世纪20年代出生的吸烟者因吸烟所致死亡率最高。在1900—1909年的出生队列中，35~69岁吸烟者的死亡概率约为不吸烟者的2倍（42%∶24%），而在1920—1929年的出生队列中为3倍（43%∶15%）。根据20世纪50年代的死亡率统计数字，在70~90岁死亡的吸烟者（即19世纪70年代的出生队列）生存概率为10%，不吸烟者为12%；而根据1990年的死亡率统计数字，在70~90岁死亡的吸烟者（即19世纪10年代的出生队列）的生存概率为7%，不吸烟者为33%。

总之，Doll与Hill的队列研究是20世纪50年代设计及组织最好的前瞻性研究之一，基于这些研究结果，大大丰富了人们对吸烟与健康关系的认识。主要结果如下：①吸烟组的肺癌死亡率高于对照组；②随着每日吸烟量的增加，肺癌的死亡率上升；③吸卷烟者肺癌死亡率高于吸烟斗或雪茄者；④戒烟后，肺癌死亡率下降；⑤随着戒烟时间的延长，肺癌的死亡率也随之逐渐下降；⑥吸烟者戒烟越早，其期望寿命越长；⑦20世纪初30年出生的人受吸烟导致肺癌的影响最大。据此，人们知道了诸如"一名终身吸烟者约有一半的可能性会死于吸烟所致疾病"及"吸烟年限对肺癌发病危险性的影响比每日吸烟量重要得多"等结论。但队列研究需要随访，失访偏倚难以避免，Doll与Hill采取了严格选择研究对象的方法，最大程度确保了研究结果的真实性。

（三）实验性研究

上述所有观察性研究一致表明吸烟对健康有严重危害，因此根据 1996 年在南非召开的第 48 届世界医学社会科学大会所修订的《赫尔辛基宣言Ⅱ》，出于人道主义和伦理学的考虑，人为地规定一组人吸烟、而另一组人不吸烟，通过若干年的前瞻性观察，比较两组的肺癌发病率，以验证吸烟与肺癌的因果关系，这样做有悖于医学道德。因此，只能用实验动物进行吸烟与肺癌关系的研究，如小鼠、仓鼠、狗和恒河猴等。动物实验结果也显示，狗吸入卷烟的烟雾可导致其发生肺癌。

（叶冬青）

三、环境疾病

英国外科医生 Percivall Pott 早在 1775 年就发现扫烟囱童工易患阴囊皮肤癌，这可能是环境与癌症联系的最早例证。但当时科学家并不知道烟囱烟雾中含有何种致癌物质。应如何分析环境与疾病的关联？下面以 20 世纪 70 年代云南省宣威县肺癌高发为例，阐述流行病方法在环境疾病病因探索中的应用。

（一）用描述性研究提出病因假设

描述性研究又称描述流行病学，是在一个时间横断面中，按不同地区、时间及人群特征分组，描述疾病或健康状态及其相关因素的分布。描述性研究目的在于揭示暴露与疾病的关联线索，这是病因探索过程中最基础的步骤。可以说，任何因果关系的确定，无不始于描述性研究。

1. 云南宣威的背景

1960 年前宣威县是一个贫困山区，农民人口占 90% 以上，人民生活和文化水平极度低下。1960 年后由于该县境内蕴藏着丰富的煤炭资源，火电厂等耗煤量较大的工厂陆续建立起来。但由于经济落后、交通不便等原因，当地居民主要依靠当地产的烟煤为燃料，也有用无烟煤的，部分边远地区靠砍柴取暖、做饭。1975 年前，当地居民一直使用百年传统的没有烟囱通风不良的火塘做饭、取暖。在做饭、取暖时火塘中会排出大量浓烟，宣威农村妇女主要从事家务，每天围绕火塘在室内活动，接触煤烟时间远远长于男性，而男性多吸烟，妇女很少吸烟。

2. 云南宣威肺癌的"三间"分布

（1）宣威肺癌的人群分布特点　20 世纪 70 年代该县女性肺癌死亡率居全国首位，肺癌死亡率性比（男∶女）为 1.09，男女间无显著性差异。而世界上多数国家肺癌死亡率的性别比均较大，男性显著高于女性，尤其一些欧洲国家，如荷兰肺癌死亡率的性比高达 16.92，我国为 2.07，国内许多地区也均在 2.0 以上。宣威肺癌年龄调整死亡率为 26.49/10 万，明显高于云南全省肺癌年龄调整死亡率（2.84/10 万）；宣威肺癌死亡率占恶性肿瘤总死亡率的 49.5%，居首位；而云南全省肺癌死亡率占恶性肿瘤总死亡率的 9.6%，居第三位。宣威肺癌死亡率高峰年龄，男性为 60 ~ 岁组、女性为 55 ~ 岁组，而全国肺癌死亡率高峰年龄为 70 ~ 岁组，宣威比全国提前 10 ~ 15 岁。该县农民肺癌高发，1975—1976 年云南对肺癌死亡率较高的来宾公社 20 岁及其以上成年人 28 052 名进行肺癌普查，普查率为 92.5%，共发现肺癌患者 166 例，农民肺癌检出率为 609.7/10 万，明显高于煤矿职工及其家属的肺癌检出率（30.7/10 万）。宣威居民除肺癌死亡率高于国内其他地区外，其他恶性肿瘤死亡率与国内其他地区相似。宣威多年积累的肺癌资料也表明，全县肺癌患者农民占绝大多数，可见其肺癌分布具有明显的地域及人群特征，不像工业暴露所致的职业性癌。

（2）云南宣威肺癌的空间分布特点　宣威县 20 个公社（乡）的肺癌死亡率差异显著，最高可达 174.21/10 万、最低仅 1.12/10 万，相差 155 倍。肺癌高发区为 1973—1979 年间肺癌死亡率高于全县肺癌死亡率 150% 的公社，低发区为 1973—1979 年间肺癌死亡率低于全县肺癌死亡率 50% 的公社，其余属于肺癌中发区。其中城关、榕城和来宾 3 个公社属于高发区，龙场、龙潭等 6 个公社属于中发区，宝山、热水等 11 个公社属于低发区。从图 1-23 中可见，高发区位于发电厂等工业企业所在的县城周围，中发区位于高发区的外围，而低发区则位于高、中发区东、西两侧的边远地区。

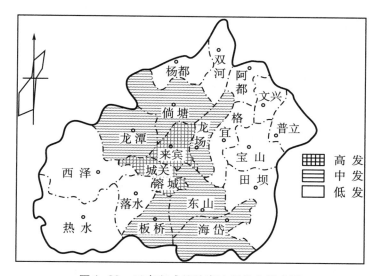

图 1-23　云南宣威县肺癌地理分布示意图

（3）宣威肺癌的时间分布特点　宣威县肺癌死亡率在 1973—1975 年间处于稳定状态，未见国内外学者所报道的那样逐渐上升趋势。

宣威肺癌的"三间"分布提示，一方面宣威县可能存在某种与肺癌关系密切、作用较强的危险因素，而这种危险因素在不同公社分布不同，或同一危险因素在不同公社的作用强度不同；另一方面肺癌高发区存在导致女性肺癌高发的危险因素，而男性肺癌死亡率高的主要原因可能是吸烟及吸烟与上述危险因素的联合作用结果。

3. 环境中苯并（a）芘（BaP）污染的检测

在肺癌发病、死亡率不同的地区，检测饮水、粮食、土壤中 BaP 含量，含量均甚微，且均无统计学差异。室外大气中 BaP 浓度虽然超过常用的参考标准，但与室内 BaP 浓度相比则微不足道，说明室内空气污染可能是引起宣威肺癌高发的主要原因。

4. 环境中镍、镉、铬、砷的检测

在肺癌发病、死亡率不同的地区内，检测饮水、粮食、土壤中镍、镉、铬、砷含量，含量也均甚微，且均无统计学差异，说明宣威肺癌高发与环境中镍、镉、铬、砷含量之间无明显联系。

综上所述，通过对宣威背景情况叙述及肺癌发病、死亡率分布的描述，对宣威肺癌的病因提出如下假说：①生活燃料；②吸烟；③室内空气污染。

（二）病因假说的验证

病因假说的验证常用的流行病学方法有病例对照研究、队列研究及实验性研究。

1. 病例-对照研究

病例-对照研究是分析流行病学最基本、最重要的研究方法之一，它是一种由果溯因的回顾性研究方法，以确诊患有某特定疾病的病人作为病例，以未患该病、但与病例具有可比性的个体为对照，通过询问、实验室检测、查阅记录（包括病史、档案等）、现场查看等手段，搜集既往各种可能的危险因素暴露史，比较病例组与对照组中各种因素暴露比例，用统计学检验判断有无统计学差异，作出暴露因素与疾病之间是否存在关联，以及这种关联的性质推断。在统计学推断时应对机遇、各种偏倚的可能性进行评估。

为进一步弄清宣威肺癌高发的原因及男女肺癌危险性的差异，学者们进行了1∶M匹配的病例-对照研究。病例为1985年11月至1986年12月间在宣威5所具备肺癌诊断条件的医疗单位被诊断为肺癌的110例农民肺癌患者，男性56例、女性54例。采用对照的匹配条件为，与病例居住在同一自然村、同性别、年龄相差不超过2岁。根据上述条件共征集对照426名，其中男性224名、女性202名。采用封闭式调查问卷，由经过培训的调查员对病例、对照进行面对面的询问。所有询问尽可能简练、可以量化。

对所收集的资料经过核查、整理，进行分析，观察所研究的暴露因素在病例与对照中的分布，比较两组间的差异，计算比值比（OR）及其可信区间，对可以量化、划分等级的暴露因素，用扩展的Mantel法进行趋势检验。多因素分析用修订的PECAN计算机程序，进行多变量条件Logistic回归分析，调整混杂、评价交互作用。

结果显示：

（1）资料的可比性和代表性　几乎收集了1985年11月至1986年12月间宣威县所有符合肺癌诊断标准的农民肺癌新发病例，其性比（男：女）为1.04，与宣威肺癌死亡率性比1.09相近。对照采用个体匹配的方法获得，尤其在病例居住的同一自然村选取对照，更增加了病例与对照的可比性。病例与对照的性别等指标的构成比基本一致（表1-22）。

表1-22　病例与对照的性别等特征分布

特　征	男　性		女　性	
	病　例	对　照	病　例	对　照
平均年龄（岁）	52	50	52	52
目前家庭人口	5.6	5.4	5.6	5.4
20年前家庭人口	5.8	5.5	5.9	5.5
汉族（%）	94.6	96.9	98.2	97.0
在宣威出生（%）	100.0	100.0	100.0	98.0
文盲（%）	60.7	51.3	90.7	91.1
住在阁楼（%）	98.2	99.1	100.0	100.0

（2）男性吸烟与肺癌的关系　单因素分析表明单纯吸烟与肺癌的联系无统计学意义。但将开始吸烟年龄、吸烟年限及吸烟量综合为吸烟指数（吸烟年限×吸烟量/开始吸烟年龄）后，随着吸烟指数增加，吸烟与肺癌联系的 OR 值明显增加，趋势检验呈统计学显著性（$P<0.01$）（表1-23）。

表1-23　吸烟与男性肺癌联系的比值比（OR）及其95%可信区间

因　素	病例数	对照数	OR 值	95% CI
吸烟与否				
不吸烟	4	19	1.00	
吸烟	52	205	1.20	0.39～3.69
开始吸烟年龄（岁）				
不吸烟	4	19	1.00	
<20	32	125	1.22	0.39～3.82
≥20	20	80	1.19	0.36～3.88
趋势检验（P）			（$P>0.05$）	
吸烟年限				
不吸烟	4	19	1.00	
<35	30	144	0.98	0.31～3.07
≥35	32	38	1.77	0.55～5.73
趋势检验（P）			（$P>0.05$）	
吸烟量（烟叶斤/月）				
不吸烟	4	19	1.00	
<2.4	45	190	1.12	0.36～3.47
≥2.4	7	15	2.22	1.55～8.86
趋势检验（P）			（$P>0.05$）	
吸烟指数				
<0.2	4	34	1.00	
0.2～4.5	44	178	2.00	0.72～6.07
≥4.6	8	11	6.18	1.09～22.67
趋势检验（P）			（$P<0.01$）	

多因素 Logistic 回归分析也表明，中度吸烟者（吸烟指数为 0.2～4.5）患肺癌的危险性是轻度吸烟者（吸烟指数<0.2）的 3 倍以上，而重度吸烟者（吸烟指数≥4.6）患肺癌的风险为轻度吸烟者的 8 倍以上，这与单因素分析结果基本一致。提示吸烟与宣威男性肺癌的发病存在明显的关联。

（3）女性吸烟与肺癌的关系　上述病例-对照研究中的女性仅 1 例对照吸烟，可见吸烟与女性肺癌的关系不大。被动吸烟与女性肺癌关联性分析，也未见有统计学意义的结果。宣威女性从小就在家做饭，开始做饭年龄<10 岁的女性患肺癌的危险性较 16 岁或以后才开始做饭者有所增加（$OR=2.81$），且随其开始做饭年龄提前，患肺癌的危险增加（趋势检验 $P=$

0.05）。同时也发现，做饭年限越长患肺癌危险性越大，但其趋势未达统计学意义（$P>$ 0.05）。

从上述病例–对照研究结果可见，吸烟不是导致宣威肺癌高发的主要危险因素，尤其不是导致宣威女性肺癌高发的危险因素。但调整了家用燃料类型后，宣威男性肺癌的发病与吸烟有关联，重度吸烟男性患肺癌的风险性较轻度吸烟者高 8 倍以上。

2. 队列研究

队列研究是在一个特定的人群中，根据目前或过去某个时期是否暴露于某种所研究的危险因素，或根据不同暴露水平将研究人群分为两个或多个不同的组，随访一段时间，观察各组人群中所研究的预期结局发生情况（如疾病、死亡或其他健康结局），并做好登记，比较各组结局的发生率，评价所研究的危险因素与疾病结局之间的关系。

为探讨家庭改炉、改灶干预措施对降低宣威肺癌发病率的效果，1992 年对宣威县进行了一项回顾性队列研究。以 1917 年 1 月 1 日至 1951 年 1 月 1 日期间在宣威县榕城、靖外、来宾及热水 4 个乡（镇）出生，且 1976 年 1 月 1 日时仍健在的农民作为队列人群，观察他们的疾病结局，避免当地职业因素对他们的混杂效应。

由经过统一培训的调查员用预先设计的问卷，按统一标准对队列成员逐一进行入户调查。尽量询问队列成员（调查对象）本人，如调查对象本人不能接收询问，尽可能询问其近亲。调查内容，包括一般情况、居住史、家庭炉灶及燃料使用情况等。由质控员对所获得调查资料的质量进行审核，不合格者重新询问。共获得 42 663 份合格的问卷（合格率为 95.7%），其中男 21 856 人、女 20 807 人。剔除部分家庭使用过的炉灶类型较复杂的调查对象，实际调查 36 736 人（占总调查数 82.4%），其中男 19 254 人、女 17 482 人。

数据的 Logistic 回归分析及比例风险回归分析用 SAS/Stat 统计学分析软件完成。家庭燃料种类及每年用量 3 吨以上的燃料，设立 0、1 分类的指示变量进入模型进行分析。

结果显示，36 736 名调查对象中，5 447 人（14.8%）的家庭未实施改炉、改灶，20 325 人（55.3%）实施干预措施Ⅰ，10 964 人（29.8%）实施干预措施Ⅱ。未改炉改灶组的肺癌死亡率（13.2%）显著高于已改炉改灶组（3.4%），RR 为 3.88。

25 447 人的家庭使用烟煤（69.3%），11 289 人的家庭使用无烟煤（30.7%）。在实施干预（改炉改灶）措施Ⅰ的调查对象中，烟煤使用率高于无烟煤使用率，而在实施干预措施Ⅱ的调查对象中，烟煤使用率低于无烟煤使用率。使用烟煤者患肺癌的危险度是使用无烟煤者的 41.0 倍，可见烟煤燃烧所致室内空气污染是宣威地区肺癌高发的主要危险因素。无论对于实施干预措施Ⅰ、还是实施干预措施Ⅱ，肺癌死亡率与改炉改灶时患者年龄呈负相关，即改炉改灶时年龄越小的居民肺癌死亡率越低。

3. 实验性研究

实验流行病学是指将同一总体的研究对象随机分为实验组和对照组，研究者对实验组施加某种干预措施，对照不施该干预措施，随访、比较两组所研究的疾病发病（死亡）情况，或其他健康结局有无差别及差别大小，从而判断干预措施效果，属于前瞻性研究或实验性研究。

对宣威县改炉改灶后安装有烟囱的家庭，采集其家用烟筒内沉积的烟尘，用索氏提取器以环己烷反复提取烟尘，合并各次提取液，浓缩并使环己烷完全挥发，获得焦油状提取物，经检测 1g 提取物含 2mg BaP 及苯并（a）蒽等多种成分。

将体重 18 ~ 26g 昆明种雄性小鼠分为 4 组：①组，57 只小鼠每只注入上述提取物 0.5g，作为低剂量组；②组，56 只小鼠每只注入上述提取物 1g，作为高剂量组；③组，38 只小鼠每只注入纯 BaP 2mg，作为 BaP 组；④组，38 只小鼠每只注入吐温 80 及生理盐水，作为对照组。提取物注射前用吐温 80 乳化后，以生理盐水制成悬液，每周 1 次颈背部皮下注射 0.1ml，连续 10 次。实验动物共观察 10 个月，死亡动物及 10 个月时未死的动物处死后取其肺组织进行病理学检查。

结果显示，对照组及 BaP 组动物未见鳞癌和腺鳞癌，其单纯腺癌发生率为 2.6%（1/38）及 15.8%（6/38）；低剂量组鳞癌、腺癌及腺鳞癌发生率分别为 14.0%（8/57）、45.6%（26/57）及 17.5%（10/57）；高剂量组鳞癌、腺癌及腺鳞癌发生率分别为 21.4%（12/56）、32.1%（18/56）和 10.7%（6/56）。3 种癌合计发生率：低剂量组为 77.2%（44/57），高剂量组为 64.3%（36/56），BaP 组为 15.8%（6/38），对照组为 2.6%（1/38）。

卡方检验结果显示，低剂量组与高剂量组的鳞癌、腺癌、腺鳞癌及 3 种癌合计发生率均高于对照组及 BaP 组（P 均<0.001）。肺腺瘤发生率：低剂量组为 3.5%（2/57），高剂量组为 8.9%（5/56），BaP 组为 7.9%（3/38）。对照组为 13.2%（5/38），组间无统计学差异（P>0.05）。肺纤维肉瘤发生率：低剂量组为 1.8%（1/57），BaP 组为 10.5%（4/38），高剂量组及对照组未见肺纤维肉瘤。肺肿瘤总发生率：低剂量组为 82.5%（47/57），高剂量组为 73.2%（41/56）；BaP 组为 34.2%（13/38）；对照组为 15.8%（6/38）。卡方检验结果显示，低剂量组和高剂量组肺肿瘤发生率显著高于对照组和 BaP 组（P 均<0.001），但低剂量组与高剂量组间无统计学差异（P>0.05）。

以上结果说明，宣威县农民家庭烟尘提取物中含有导致肺癌的有毒物质。但由于动物实验高剂量组的毒性较大，小鼠死亡较快，导致高剂量组肺肿瘤发生率低于低剂量组。

（叶冬青）

参 考 文 献

1. Charles Kerr, Richard Taylor and Greg Heard eds. Handbook of public health methods. McGraw-Hill Australia, 1998

2. Detels Roger, James McEwen, Robert Beaglehole, et al (eds). Textbook of public health. fourth edition, Oxford：Oxford University Press, 2002

3. Folks LJ. Ideas of statistics. John Wiley & Sons, 1981

4. Kenneth J Rothman, Sander Greenland and Timothy L Lash. Modern epidemiology. Third Edition, Published by Lippincott Willams & Wilkins, 2008

5. Rubin DB. Estimating causal effects of treatments in randomized and nonrandomized studies. J Educ Psychology, 1974, 66：688-701

6. 怀特. 弥合裂痕——流行病学、医学和公众的卫生, 张孔来, 等译. 北京：科学出版社, 1995

7. 王若涛. 临床流行病学. 北京：中国医药科技出版社, 1986

8. 王若涛. 疾病分布的统计指标//曾光. 现代流行病学方法与应用. 北京：北京医科大学与中国协和医科大学联合出版社, 1994

9. 赵仲堂. 流行病学研究方法与应用. 北京：科学出版社, 2005

10. 柯惠新, 黄京华, 沈浩. 调查研究中的统计分析法. 北京：北京广播学院出版社, 1992

11. 罗素. 人类的知识——其范围与限度, 张金言, 译. 北京：商务印书馆, 2003

12. 兰德曼. 哲学人类学, 阎嘉, 译. 贵阳：贵州人民出版社, 1988

13. 杨珉, 李晓松. 医学和公共卫生研究常用多水平统计模型. 北京：北京大学医学出版社, 2007

14. 周晓农. 空间流行病学. 北京：科学出版社, 2009

15. Snow J. On the mode of communication of cholera. In：Carol Buck，et al（eds）. The challenge of epidemiology—Issues and selected readings. Washingtong, DC：Pan American Health Organization, 1988, 42-45

16. Maxcy KF. Rosenau's preventive medicine and public health. 7th ed, New York：Appleton-Century-Crofts Inc, 1951, 1306

17. The chiolera near golden square. In：Carol Buck，et al（eds）. The challenge of epidemiology—Issues and selected readings. Washingtong, DC：Pan American Health Organization, 1988, 415-418

18. Joint United Nations Programme on HIV/AIDS（UNAIDS）and World Health Organization（WHO）. AIDS Epidemic Update. Geneva：WHO, 2007

19. US. Centers for disease control and prevention. Pneumocystis pneumonia-los angeles. Morbid Mortal Wkly Rep, 1981, 30（21）：250-252

20. US. Centers for disease control and prevention. Kaposi's sarcoma and pneumocystis pneumonia among homosexual men-New York City and California. Morbid Mortal Wkly Rep, 1981, 30（40）：305-308

21. Gallo RC，Sarin PS，Gelmann EP，et al. Isolation of human T-cell leukemia virus in acquired immune deficiency syndrome（AIDS）. Science, 1983, 220（4599）：865-867

22. Brennan RO，Durack DT. Gay compromise syndrome. Lancet, 1981, 2（8259）：1338-1339

23. US. Centers for disease control and prevention. Current trends update on acquired immune deficiency syndrome（AIDS）-United States. Morbid Mortal Wkly Rep, 1982, 31（37）：507-508, 513-514

24. Barre-Sinoussi F，Chermann JC，Rey F，et al. Isolation of a T-Lymphotropic retrovirus from a patient at risk for acquired immune deficiency syndrome（AIDS）. Science, 1983, 220（4599）：868-871

25. Coffin J，Haase A，Levy JA，et al. What to call the AIDS virus? Nature, 1986, 321（6065）：10

26. 国务院防治艾滋病工作委员会办公室，联合国艾滋病中国专题组. 中国艾滋病防治联合评估报告. 北京：中国疾病预防控制中心，2007

27. Stuyver L，De Gendt S，Van Geyt C，et al. A new genotype of hepatitis B virus：Complete genome and phylogenetic relatedness. J Gen Virol, 2000, 81：67-74

28. Arauz-Ruiz P，Norder H，Robertson BH，et al. A new Amerindian genotype of hepatitis B virus revealed in Central America. J Gen Virol, 2002, 83：2059-2073

29. Cui C，Shi J，Hui L，et al. The dominant hepatitis B virus genotype identified in Tibet is a C/D hybrid. J Gen Virol, 2002, 83（pt11）：2773-2777

30. Luo K，Liu Z，He H，et al. The putative recombination of hepatitis B virus genotype B with pre-c/c region of genotype C. Virus Genes, 2004, 29（1）：31-41

31. Orito E，Mizokami M，Sakugawa H，et al. A case-control study for clinical and molecular biological differences between hepatitis B viruses of genotype B and C. Hepatology, 2001, 33（1）：218-223.

32. 李羽. 中国病毒性肝炎流行病学调查研究. 中华微生物学和免疫学杂志, 1986,（z1）：1-15

33. 戴志澄，祁国明. 中国病毒性肝炎血清流行病学调查（上卷）. 1992—1995. 北京：科学技术文献出版社, 1995：1-60

34. 梁晓峰，陈园生，王晓军，等. 中国3岁以上人群乙型肝炎血清流行病学研究. 中华流行病学杂志, 2005, 26（9）：655-658

35. 中国疾病预防控制中心. 中国疾病预防控制中心关于上报《2006年全国人群乙型病毒性肝炎血清流行病学调查报告》的报告. 中疾控报疫发［2007］531号, 3-49

36. 汤钊猷. 现代肿瘤学. 上海：上海医科大学出版社, 1993：554

37. 时红波，黄德庄，郎振为，等. 肝细胞癌及相关慢性肝病组织中乙型肝炎病毒的研究. Tianjin Med J, 2007, 35（2）：90-92

38. Beasley RP，Hwang LY，Lin CC，et al. Hepatocellular carcinoma and hepatitis B virus：A prospective study of 22 707 men in Taiwan. Lancet, 1981, 2（8256）：1129-1133

39. Chen CJ，Yang HI，Su J，et al. Rsik of heaptocellular carcinoma across a biological gradient of serum hepatitis B virus DNA level. JAMA, 2006, 295（1）：65-73

40. Ni YH, Chang MH, Wang KJ, et al. Clinic relevanceof hepatitis B virus genotype in children with chronic infection and hepatocellular carcinoma. Gasteroenterology, 2004, 127 (6): 1733-1738

41. Yu MW, Yeh SH, Chen PJ, et al, Heaptitis B virus genotpye and DNA level and hepatocellular carcinoma: A prospective study in men. J Natl Cancer Inst, 2005, 97 (4): 265-272

42. 殷建华, 陈劲松, 曹广文. HBV 相关 HCC 的家庭聚集性研究. 肿瘤, 2007, 27 (3): 244-246

43. Yao W, Chan PS, Wing M, et al. Lamivudine for the prevention of hepatitis B virus reactivation in hepatitis B surface antigen seropositive cancer patients undergoing cytotoxic chemotherapy. JCO, 2004, 22 (5): 927-934

44. 孟运运, 种红云, 王耀峰, 等. 原发性肝细胞癌患者的乙型肝炎病毒基因分型研究. 临床肿瘤学杂志, 2007, 12 (6): 435-438

45. Yu MW, Yeh SH, Chen PJ, et al. Hepatitis B virus genotype and DNA level and hepatocellular carcinoma: A Prospective study in men. J Natl Cancer Inst, 2005, 97 (4): 265-272

46. 高纪东, 邵永孚, 许杨, 等. 中国北方肝细胞癌与乙肝病毒感染的紧密关联性. 中华肝胆外科杂志, 2004, 10 (6): 363-366

47. 李杨, 林章礼, 吴和顺. 122 例原发性肝癌 HBV 感染与 AFP 结果分析. 实用医技杂志, 2004, 11 (4): 447-449

48. 丁正荣, 李荣成, 黄果勇, 等. 原发性肝癌与乙型肝炎病毒病因关系的流行病学分析与探讨. 中华流行病学杂志, 1984, 5 (3): 146-149

49. 丁正荣, 李荣成, 龚健, 等. 乙型肝炎与肝癌关系的流行病学研究—广西 HBsAg 携带者及肝损害者的分布及发生肝癌的前瞻性研究. 中华流行病学杂志, 1988, 9 (4): 220-223

50. Tsai JF, Jeng JE, Ho MS, et al. Additive effect modification of hepatitis B surface antigen and e antigen on the development of hepatocellular carcinoma. Br J Cancer, 1996, 73 (12): 1498-1502

51. Yang HI, Lu SN, liaw YF, et al. Tainwan community based cancer screening project group: Hepatitis B e antigen and the risk of hepatocellular carcinoma. N Engl J Med, 2002, 347 (3): 168-174

52. 陆海英, 曾争, 田地, 等. 中国北方地区 321 例乙型肝炎病毒相关肝细胞癌患者的流行病学和临床特征分析. 肝肠病学, 2007, 12 (7): 417-421

53. 王金桃, 赵宏光, 赵淑芳, 等. 山西省原发性肝癌丙型肝炎病毒、乙型肝炎病毒感染状况分析. 中华流行病学杂志, 1990, 20 (4): 215-217

54. Brunetto MR, Oliveri F, Coco B, et al. Outcome of anti-HBe positive chronic hepatitis B in alpha-interferon treated and untreated patient: A long term cohort study. J Hepatol, 2002, 36 (2): 263-270

55. Katherine A, Mcglynn. Epidemiology and natural history of hepatocellular carcinoma. Clini Gastroenterol, 2005, 19 (1): 3-23

56. 余万霞主编. 肝癌临床时间生物学. 南昌: 江西科学技术出版社, 2000: 30-39

57. 陈园生, 王旭霞, 尚鹏辉, 等. 中国人群乙型肝炎病毒表面抗原变迁的初步研究. 中华实验和临床感染杂志, 2007, 1 (1): 20-22

58. 黄正京, 周脉耕, 王黎君. 中国肝癌死亡率和乙肝病毒表面抗原携带率的地理分布研究. 疾病监测, 2007, 22 (4): 242-245

59. Gao YH, Jiang QW, Zhou XF, et al. HBV infection and familial aggregation of liver cancer: An analysis of case-control family study. Cancer Causes Control, 2004, 15 (8): 845-850

60. Yu MW, Chang HC, Liaw YF, et al. Familial risk of hepatocellular carcinoma among chronic hepatitis B carrier and their relatives. J Natl Cancer Inst, 2000, 92 (14): 1159-1164

61. Chen CH, Chen YY, Chen GH, et al. Hepatitis B virus transmission and hepatocarcigenesis: A 9 year restrospective cohort of 13676 relative with hepatocellular carcinoma. J Hepatol, 2004, 40 (4): 653-659

62. Yu MW, Chang HC, Chen PJ, et al. Increased risk for hepatitis B related liver cirrhosis in relatives of patients with hepatocellular carcinoma in northern Taiwan. Int J Epideniol, 2002, 31 (5): 1008-1015

63. Chan AO, Yuen MF, Lam CM, et al. Prevalence and characteristic of familial epatocellular carcinoma caused by chronic hepatitis B infection in HongKong. Aliment Pharmacol Ther, 2004, 19 (4): 401-406

64. 孙尚见, 陈先华, 曹汛. 关注乙肝患者家庭聚集现象——附 1186 例原发性肝癌分析. 临床研究, 2007, 4 (6):

153-155

65. Chang MH. Decreasing incidence of hepatocellular carcinoma among children following universal hepatitis B immuniztion. Liver international, 2003, 23：309-314

66. Chang MH, Chen CJ, cLai MS. Universal hepatitis B vaccination in Taiwan and the incidence of hepatocellular carcinoma in children. Taiwan Childhood Hepatoma Study Group. N Engl J Med, 1997, 336：1855-1859

67. 李荣成，杨进业，龚健，等. 乙型肝炎疫苗接种预防乙型肝炎和肝癌效果. 中华流行病学杂志，2004，25（5）：385-387

68. Lee MS, Kim DH, Kim H, et al. Hepatitis B vaccination and reduced risk of primary liver cancer among male adults：A cohort study in Korea. Int J Epidemiol, 1998, 27：316-319

69. Hsieh YH, Su IJ, Wang HC, et al. Pre-s mutant surface antigens in chronic hepatitis B virus infection induce oxidative stress and DNA damage. Carcinogenesis, 2004, 25（10）：2023

70. 向光明，钟森，赵川，等. HBV 相关肝细胞癌患者 HBV 前 S/S 基因变异的分析. 泸州医学院学报，2006，29（5）：410-413

71. 林旭，徐晓，郑大利，等. 肝癌患者乙型肝炎病毒全基因组结构分析. 中华肿瘤杂志，2004，26（4）：213

72. Gramantieri L, Trer D, Pression A, et al. Allelic imbalance on 16q in small, unifocal hepatocellular carcinoma：correlation with HBV and HCV infections and cellular proliferation rate. Digest Dis Sci, 2000, 45（2）：306-311

73. Zhong S, Chan JY, Yeo W, et al. Frequent intergration of precore/core mutants of hepatitis B virus in human hepatocellular carcinoma tissues. J Viral Hepat, 2000, 7（2）：115-123

74. 屠红，高海峰，马国豪，等. 肝癌中乙型肝炎病毒整合位点的研究. 中华医学杂志，2006，86（18）：1249-1252

75. 李竹. 流行病学研究进展. 第 9 卷. 北京：中国科技出版社，1998

第二章　流行病学常用的测量指标

第一节　测量指标的分类

所谓测量就是按照一定规则，赋予被测量事物以一定的数字或字符。测量的目的在于准确地描述事物的类型、性质、状态，并准确度量、比较不同事物之间的差异。事物只有经过测量才能用适当的统计学检验公式或数学模型进行分析。例如，测量对医疗服务的满意程度，可以用 0 ~ 10 的数字，不满意给 0 分、最满意给 10 分，介于两者之间给 1 ~ 9 分。

比较不同地区、时间、人群的健康状况、疾病、死亡的分布，或在分析疾病监测资料时，都需要有一些测量人群疾病结局（疾病、死亡及各种健康状况）的指标。流行病学的测量常涉及人群的暴露测量、疾病结局测量以及暴露与疾病结局之间联系（是否存在联系、联系强度、联系性质）的测量，都需有一些指标来反映这些测量。其中暴露测量（或评价）是一件十分复杂的事，也是流行病学研究的一大难题，迄今未能完全解决，需要专题讨论。疾病、死亡可按其发生频率作为测量指标，在流行病学发展过程中，也逐渐出现了一些描述暴露与疾病之间联系的测量指标，这些指标都已成为流行病学分析的工具。

关于流行病学测量指标的分类尚无统一公认的标准。按其测量的内容可分为测量暴露的指标、测量疾病结局（疾病、死亡、各种暴露效应或健康状况）发生频率的指标，以及测量暴露与疾病结局联系的指标。

测量人群疾病、死亡频率的指标，按其性质可分为率、构成比、比，分析暴露与疾病联系的指标包括相对指标及归因指标，还有一些效用指标可以反映人群健康状况、干预的效果以及社会的疾病负担。不同指标所反映的意义及其在公共卫生中的用途各异。

平时我们说"循证"就是指说话要有证据，在自然科学中就是要用数据说话。测量就是获得一定的数据。测量事物普遍使用的尺度（scale）有 4 种，即列名（nominal）、等级（ordinal）、间隔（interval）、比（ratio）尺度。无论哪一种测量尺度都必须具备完备性（或称全包性，inclusive）和互斥性（mutual exclusive）。全包性，是指用这种尺度测量某事物时必须能对这一事物所包括的各种情况都能进行测量，不能有遗漏。互斥性，是指用这种尺度测量时不能有任何一个被测量对象跨越类别，即事物的各种情况具有互相排斥的不同测量值。

列名尺度，又称定类、类别、名义尺度。这是按照事物特征辨别、划分其异同的一种测量尺度。例如，性别、职业、民族、患病与否、死亡与否等，都是按照事物的性质、类别区分的。列名尺度只能将事物分类，不能用以反映事物的数量。列名尺度是最低层次的测量尺度，不能进行算术运算，只能进行"＝"或"≠"的逻辑运算。列名尺度的描述性统计量有频数、众数等。

等级尺度，又称顺序、定序尺度。这是按照事物的某种特征依顺序及级别进行排列的一种测量尺度。例如，文化程度、暴露程度的高、中、低等。等级尺度不仅能区分事物类别，即对事物分类，而且可以反映事物在大小、高低、强弱上的差异。等级尺度是较列名尺度高一个层次的测量尺度，不仅能进行"＝"或"≠"的逻辑运算，还可进行"＞"、"＜"的运算。等级尺度的描述统计量为中位数、分位数、等级（Spearman、Kendall）相关系数等。

间隔尺度，又称定距、区间尺度。这种测量尺度不仅能区分事物的类别及等级，而且可以确定其间的数量差异、间隔距离。例如，学生的百分制成绩、温度、智商等。间隔尺度没有绝对零点，即这种测量的任何两个间隔（距离）的差异与零无关。用问卷测得某人对某项预防疾病知识的知晓得分为 0，并不表示其没有任何知识。如两人的知识得分分别为 10 和 5 分，只说明他们的知识得分差 5 分，而不能说明一人知识得分是另一人名的 2（10/5）倍。间隔尺度是一种定量的测量尺度，不仅能反映事物的类别、顺序，而且还可以反映事物的具体数量距离，这是较等级尺度更高一个层次的测量尺度，不仅能进行"＝"、"≠"、"＞"、"＜"的运算，还可进行"＋"、"－"的运算。间隔尺度的描述统计量为众数、中位数、均值、方差、标准差、简单（Pearson）相关系数等。一般的定量统计学方法都可应用于间隔尺度数据的分析。

比尺度，又称定比、等比、比例、比率尺度。这是在间隔尺度基础上增加绝对零点的一种测量尺度。例如，年龄、人均年经济收入等。年龄 0 岁是非任意的，人的年龄不可能比 0 更小，这对所有人都一样。比尺度由于具有绝对零点，更有利于反映事物之间的比例关系或比率关系。这是所有测量尺度中层次最高的一种测量尺度，不仅能进行"＝"、"≠"、"＞"、"＜"、"＋"、"－"的运算，还可进行"×"、"÷"的运算。比尺度的描述统计量不仅有算术均数、还有几何均数，不仅有方差、还有变异系数（相对标准差）、多重相关系数等。

上述 4 种测量尺度既有不同特点（作用及运算性），又有较为密切的关系，一是包含关系，即高一层次的测量尺度总是包含低层次的测量尺度，二是较低级测量尺度往往能用较高级的测量尺度形式来表示。同一事物如可用多种不同测量尺度表示时，为避免信息丢失，应尽可能将低层次测量尺度变成高层次的测量尺度。由于不同层次测量尺度的数学性质各异，在数据的收集、整理、分析中，需要用不同的统计学方法。统计学方法的应用总是与数据的测量尺度相联系的。实际工作中应首先弄清楚各种统计学方法所适用的测量尺度与数据的测量尺度是否一致。列名尺度、等级尺度数据适用于非参数统计学方法，而间隔尺度、比尺度数据适用于参数及非参数统计学方法。应注意的是这里的"非参数"是指分析数据的统计学方法而已，并非指数据的特性。

第二节　测量疾病频率的指标

掌握人群疾病分布的知识是流行病学研究的基础。测量人群中的疾病（或死亡或其他健康结局）发生情况，对识别高危人群、确定优先考虑的卫生问题，以及评价干预策略和措施的效果十分重要。

常用测量人群疾病频率的指标可分为 3 类，即率、构成比、比。常用的率的指标包括死亡率（包括婴儿、孕产妇、5 岁以下儿童死亡率）、发病率、患病率 3 类。

一、率的概念

率（rate）：是用来表达某个事件发生频率的测量值，所有的率都是一种比。"率"在实际使用时，可以涵盖以下几种不同的意义。

（1）与比例（构成比）（proportion）相同。率的分母必须是可能出现该事件的人群总体，分子是出现该事件的人数，分子必须包括在分母中。此时是指某事件在其总体中出现的概率。人口统计学、流行病学疾病统计中使用的这些"率"的指标，还需包括发生事件的确定时间（例如，某一年），通常还要乘上一个 10^n（n 为 2 以上的整数）的乘数。比例是无量纲的，其取值变化范围在 0 ~ 1 之间。通常这类率的一般表达式为：

$$率 = \frac{观察期间内某事件的发生数}{同期平均人口（人年）数} \times k$$

（2）流行病学研究中的"发生率"，分子是出现该事件的人数，而且分子应包括在分母中。但需用研究期间观察到的"人–时数"（例如，人–年数）作分母，所得到的"率"实际表示的是事件发生的"速度"，或某指定时间区间内的变化。这种率是有量纲的（例如，1/年、1/人–年），其取值变化范围在 0 至无穷大之间。例如，发病密度（incidence density）。

（3）还有一些称为"率"的测量值，分子不完全包括在分母中，性质类似比。例如，新生儿死亡率、某些情况下的病死率等。这种"率"只反映了两个数值之间的相对变化。

二、各种率的计算方法

（一）死亡率

死亡率（mortality rate，death rate）是测量人群死亡危险的最常用指标，是描述"死亡事件"的率。其表示一定期间（一般指一年）内，在一定人群中发生死亡的频率。适用于描述病死率高的疾病，如癌症，不适用于描述非致命性的疾病。在流行病学中，常通过比较不同人群的死亡率，以帮助确定可能的病因。

死亡的概念明确，各种严重的疾病都难免一死，而许多慢性病起病时间难以确定，常以死亡率代替发病率，且各地的死亡登记报告制度较健全，资料易获，便于比较。

1. 死亡率的计算公式

$$死亡率 = \frac{某个期间（年）内死亡总数}{同期平均人口（人年）数} \times k$$

上式中 k 为比例常数，$k = 1\,000/1\,000$、或 10 万/10 万等。乘一个比例常数的目的是使计算结果所得率的无效数字位数减少，或使率的指标符合习惯或国际通用的表达方法，如婴儿死亡率习惯用千分率表示、孕产妇死亡率用万分率或 10 万分率、癌症死亡率用 10 万分率等。在人口学研究中常用千分率（$k = 1\,000/1\,000$），在疾病研究中常用 10 万分率。

分母的年平均人口数常取年中人口数（6 月 30 日 24 时或 7 月 1 日 0 时的人口数）、或年初人口数与年末人口数相加除以 2 的平均值。

病死率高的疾病常可用死亡率来描述，特别是那些治疗手段对病程及预后影响不大的疾病，如恶性肿瘤。也就是说在反映疾病发生水平时，用比较容易准确测量的"死亡"代替不太容易准确测量的"疾病发生"。但对非致命性疾病用死亡率来反映疾病发生水平不合适。

2. 影响死亡率的因素

诊断技术、死因分类标准、死亡报告系统的可靠程度都会影响死亡率的准确性。因此，在对不同时期、不同地区的死亡率进行比较时，都必须考虑这些影响因素。

在分析死亡率变化时，应考虑人为因素及真实变化两种可能性。人为因素包括计算死亡率的分子部分误差，如疾病识别、死因分类或编码、死亡年龄报告的准确性等问题，以及死亡率的分母部分误差，如人口基数的误差。死亡率真实变化包括人口年龄构成、生存、疾病发生（因遗传因素、环境因素所致）、卫生服务（诊断水平、死因准确性）状况的变化。

3. 与死亡有关的其他指标

还有一些指标称之为"死亡率"，但其本质是"比"，如婴儿死亡率（infant death rate）、新生儿死亡率（neonatal mortality rate）、孕产妇死亡率（maternal mortality rate），这些率的分母都是当年的活产数。请注意，婴儿死亡率和 0 岁死亡率不同，后者的分母是同年该地区 0 岁人口。

$$早期新生儿死亡率=\frac{某年7天内新生儿死亡数}{同年内活产数}\times1\,000/1\,000$$

$$新生儿死亡率=\frac{某年28天内新生儿死亡数}{同年内活产数}\times1\,000/1\,000$$

$$婴儿死亡率=\frac{某年1岁内婴儿死亡数}{同年内活产数}\times1\,000/1\,000$$

$$围产期死亡率=\frac{某年孕28周或以上胎儿死亡数+生后7天内新生儿死亡数}{同年孕28周或以上胎儿死亡数+活产数}\times1\,000/1\,000$$

$$孕产妇死亡率=\frac{某年孕产妇死亡数}{同年内活产数}\times10\,000/10\,000$$

4. 病死率

病死率（case-fatality ratio）说明疾病对患病人群的威胁程度，其受到疾病严重程度、诊断、治疗水平的影响。计算病死率的数据可来自某医院，也可来自人群。

病死率与死亡率不同，病死率并非真正的率，它是指某病患者中因该病而死亡的频率，只是一个比值。病死率指标通常只用于急性疾病（如传染性非典型肺炎）。

某病的病死率计算公式如下：

$$某病的病死率=\frac{某一期间内因某病死亡的人数}{同期内患有该病的病例数}\times100/100$$

对一个地区来说，如果该地某病发病率和死亡率相对稳定，则病死率也可按该地该病的死亡专率及发病专率计算。

$$某病的病死率=\frac{该地某病死亡专率}{同期该病发病专率}\times100/100$$

用病死率评价不同医疗机构的诊治水平时，应注意不同医院收治病人的严重程度、年龄、或其他影响疾病死亡的因素是否均衡。

5. 死亡漏报问题

由于各地疾病登记、报告系统的管理尚不完善，报告的疾病或死亡数常存在缺、漏现象。为了获得准确的疾病或死亡数，需进行漏报调查。死亡漏报调查可分别在医院或人群中进行。

$$死亡漏报率 = \frac{实际死亡数 - 报告的死亡数}{报告的死亡数 + 漏报的死亡数} \times 100/100$$

$$= \frac{漏报的死亡数}{实际死亡数} \times 100/100$$

根据死亡漏报率，可计算校正死亡率。

$$校正的死亡率 = \frac{报告的死亡率}{1 - 死亡漏报率}$$

6. 累积死亡或发病率

累积死亡或发病率（cumulative mortality，或 cumulative incidence）是指一组无病的人群中，在一定的观察期内死于某病或发生某病者占的比例，它是无病的人群经过一定时期暴露于某种因素后死亡或发病的平均概率，因此，其取值于 0～1 之间，无量纲。此比例值的大小与观察期长短成正比，故表达时需指明时间区间，如 5 年累积死亡率、10 年累积发病率等。它是以观察初人口数为分母，故不同于传统的死亡率或发病率（以平均人口数为分母）。其优点是不需标化即可直接比较，计算方便、直观性强，可用于纵向观察疾病、死亡与暴露因素的动态变化，以及干预措施的效果评价。累计死亡（发病）率实际上并非率（rate），而是比例（proportion）。

7. 死亡率（或发病率）密度

死亡率（或发病率）密度（mortality/incidence density）是指在一定时间内死亡的速率或发生新病例的速率，又称人年死亡率或发病率、或死亡力（force of mortality）。分母为人-年数（或其他人-时数），其含义与传统的用人年数作分母的死亡率或发病率相同。死亡率（或发病率）密度的大小部分取决于观察时间，该指标常用于队列研究。

8. 累积死亡率（或发病率）与死亡率（或发病率）密度的关系

累积死亡率（或发病率）（P）与死亡率（或发病率）密度（ρ）之间可用近似公式建立联系。

$$P = 1 - e^{(-\rho \times \Delta t)}$$

上式中 P = 在 Δt 时间区间内的累积发病率，ρ = 在 Δt 时间区间内的人年发病率。如 $P <$ 0.1，$P \approx \rho \times \Delta t$（表 2-1）。

表 2-1　男性冠心病 12 年随访结果（美国麻省 Framingham 镇）

初次检查时年龄（岁）	有发病危险人口数	人-年数	冠心病数	P	ρ（/1 000 人年）
30 ~	789	9 228	40	0.051	4.3
40 ~	742	8 376	88	0.119	10.5
50 ~62	656	7 092	130	0.198	18.3

表中 50～62 岁组中，$\rho = 18.3/1000 = 0.0183$，$\Delta t = 12$ 年，$P = 1 - e^{(-0.220)} = 1 - 0.803 = 0.197$

（二）发病率

发病率（incidence rate）是测量疾病发生频率的基本指标，其直接反映疾病的危险性。发病率表示在一定期间内、某一定人群中新发生某病的频率。在流行病学研究中，常通过比较不同人群的某病发病率来帮助确定可能的病因或危险因素。

1. 发病率的计算公式

$$发病率=\frac{某个期间内新发生某病的病例数}{同期平均人口数}\times k$$

上式中 $k=100/100$（或 $1\,000/1\,000$、10 万/10 万）。期间一般为 1 年。

与死亡率一样，发病率的准确性取决于疾病报告、登记制度的完善及诊断的正确性。

2. 确定发病率时可能遇到的困难

（1）有些疾病的"新发病例"（发病时间）难以确定，特别是某些慢性病，经常是以首次诊断时间作为"发病时间"，但以首次诊断时间作为发病时间受当地诊断水平、个人就医行为、就医条件等多种因素影响。此外，有些病一年内可反复发生，如感冒。这种疾病适合使用罹患率描述。

（2）发病率分母的确定有时会有困难。严格讲，发病率的分母应该有"发病可能的"人口总数，不应包括正在患病、因患病（或接种）而获得该病免疫力的人。

（3）发现病人的方法不同所得到的发病率无法比较。一般情况下，我国大多数疾病的发病率是通过常规报告系统收集资料的，但如从某种疾病普查得到的发病率，其发病率和常规报告的发病率不能直接比较。此外，不同时期发病率的比较还应该考虑不同时期的诊断水平、诊断标准的影响。

发病数据的变化取决于疾病发生的频率、疾病的定义、发生疾病的人口数，以及疾病发病报告、登记的完整性。

3. 罹患率

罹患率（attack rate）是与发病率性质类似的指标，是指在某一局限范围内、短时间的发病率，适用于局部地区疾病暴发时，如食物中毒、急性传染病、职业中毒暴发流行等情况。

$$罹患率=\frac{某短时间内发生某病的新病例数}{同期内受威胁（暴露）人数}\times k$$

式中 $k=100/100$ 或 $1\,000/1\,000$。

4. 发病率的漏报问题

由于存在漏报可能性，对报告的发病率也需通过漏报调查进行校正。

$$某病的漏报率=\frac{调查发现的漏报发病例数}{总发病例数}\times 100/100$$

$$校正发病率=报告发病率\times\frac{1}{1-漏报率}=\frac{报告发病率}{1-漏报率}$$

5. 二代发病率

二代发病率（secondary attack rate，SAR）又称续发率，传染病流行病学中常使用这一指标。

$$二代发病率=\frac{在某种传染病潜伏期内接触者中新发病例数}{与该传染病原发病例接触过的易感者总数}\times 100/100$$

根据二代发病率可确定某种不明原因疾病的传染性，说明某种传染因子的可能病因作用。其主要用于测量家庭内、学校班级内、或其他封闭性集体机构内接触原发病例的接触者中，某种传染病的传播情况，包括传播速度、传染性大小等。也可用于判断某种传染病的传染期始于、止于何时，评价所采取的预防措施的效果。例如，某地发生家庭内甲型肝炎暴发流行，一些家庭成员曾注射丙种球蛋白预防，结果显示接种丙种球蛋白者的二代发病率低于未接种者，提示丙种球蛋白预防甲肝有效（表2-2）。

表2-2　接种丙种球蛋白对甲型肝炎二代发病率的影响

年龄组（岁）	接种丙球			未接种丙球		
	家庭内接触者数	甲肝病例数	二代发病率（%）	家庭内接触者数	甲肝病例数	二代发病率（%）
0~4	17	1	6.0	42	2	4.8
5~9	21	0	0	45	5	11.1
10~14	13	0	0	32	6	18.8
15~19	3	0	0	26	3	11.5
20+	17	1	6.0	83	4	4.8

例如，某年某地某病的发病率为7/1000，家庭二代发病率为1%，续发的观察期为7天，则家庭接触者的年发病率为1%÷（7/365）＝52%，家庭接触者与一般居民比较的相对危险性＝52%：7/1 000＝74.5，说明该病有密切接触传染性。

某地段1962年363户（共2 564人）内曾发生过细菌性痢疾，其中71户曾发生2例以上病人。细菌性痢疾的潜伏期一般为2~14天。71户发生过2例病例的户中，有10户两例间隔时间不足1天，61户两例间隔时间为2~10天，有1户发生3例，其中有2例间隔4天，另1例间隔不足1天。据此，二代病人数为61+1＝62例，二代（2~14天内）发病率为62/〔2 564-（363+10）+1〕＝62/2 190＝2.83%。

（三）患病率

患病率（prevalence rate）又称现患率或流行率，是指某特定时间（横断面）内一定人群中患某种疾病的病例数（新、旧病例）所占比例。患病率可为卫生行政部门安排卫生保健服务提供依据。对某些疾病来说，患病率可能是唯一能够获得的疾病频率指标，如Crohn病、溃疡性结肠炎，其发病时间非常难确定，因为从出现症状至确诊常需多年。

1. 患病率的计算公式

根据观察时间的不同，患病率可分为期间患病率和时点患病率两种。

$$期间患病率=\frac{某观察期间一定人群中患某病的病例数}{同期平均人口数（被观察人数）}\times k$$

$$时点患病率=\frac{某一时点一定人群中患某病的病例数}{该时点人口数（被观察人数）}\times k$$

上式中患某病的病例数包括新、旧病例数。

期间患病率=某一特定期间开始时的时点患病率+该期间内的发病率。

患病率一般用以描述病程较长的慢性病存在或流行情况。横断面调查或检查时发现的病例即为现患病例（prevalent case），包括新发现的病例及早已诊断、但尚未治愈、也未死亡的旧病例。

患病率只适用于描述慢性病，不适用于急性病。例如，某10 000人口中，每月发生2例某病病例，其中一例呈慢性经过（持续6个月），另一例呈急性（持续2周）经过，如按每15日统计一次患病情况，则在5月15日时为2例（1例慢性、1例急性），而至6月15日时为3例（2例慢性、1例急性）。患病率是通过横断面调查所获得数据计算的，故难以确定疾病与暴露因素之间的时序关系。

2. 影响患病率的因素

患病率的高低受众多因素的影响（表2-3）。患病率可以反映发病率和病程，了解疾病的慢性化和复发的因素，对制定疾病监测和疾病控制规划有用。患病率可表示人群的疾病负荷，故可用于卫生行政部门安排医疗力量和组织药品供应，确定工作负荷。如无发病率资料时，可用患病率资料估计人群中某种疾病的重要性。通过多次横断面调查确定时点患病率，远较纵向监测容易，可追踪疾病模式的变化。

表2-3　影响患病率高低的因素

使患病率增高	使患病率降低	使患病率增高	使患病率降低
病程延长	病程缩短	健康者迁出	病例迁出
未治愈者的寿命延长	病死率高	易感者迁入	治愈率提高
新病例增加（发病率增高）	新病例减少（发病率下降）	诊断水平提高	
病例迁入	健康者迁入	报告率提高	

正确区分发病率和患病率十分重要。在比较不同人群、不同时间的疾病率时，发病率相同的两组人群，由于医疗服务水平不同，可以影响到疾病的病程，使两组人群的患病率各异。因此，患病率高并不一定反映发病率也高，而可能是医疗服务效果较差的缘故。患病率高可能只反映生存率高。患病率低可能反映发病率低，或疾病被迅即治愈、或迅即死亡。

3. 与患病率类似的其他指标

横断面调查获得的检出率、感染率、阳性率、Schick 试验阴性率等，都与患病率这种指标相当。

$$检出（阳性）率 = \frac{检查时发现的（某）病例数（或阳性数）}{受检者数} \times 100/100$$

（四）患病率、发病率与病程的关系

患病率受发病率和病程长短的影响。当某地某病的发病率和该病的病程在相当时间内保持稳定时，患病率与发病率、病程之间存在如下关系：患病率=发病率×病程（$P=I \times D$），或病程=患病率÷发病率（$D=P \div I$）。据此可推算某些疾病的病程，例如，有人调查得知某地急慢性白血病的发病率和患病率，并算得其病程（表2-4）。

表2-4　某地急慢性白血病的发病率及患病率

白血病	患病率（/10万）	发病率（/10万）	病程
急性	6.7	32.4	0.21 年＝2.5 月
慢性	56.1	29.0	1.93 年＝23 月

实际观察到急性白血病的病程为 2.4 个月、慢性白血病为 20 个月，与上述计算结果十分接近。图 2-1 是 8 例某病病例的发病开始、发展、终止时间。

根据图 2-1，计算 1992 年该病发病率应包括病例 3、例 4、例 5 和例 8，计算 1992 年 1 月 1 日的时点患病率应包括病例 1、例 2 和例 7，计算 1992 年 12 月 31 日的时点患病率应包括病例 1、3、5 和 8，计算 1992 年的期间患病率应包括病例 1、例 2、例 3、例 4、例 5、例 7 和例 8。

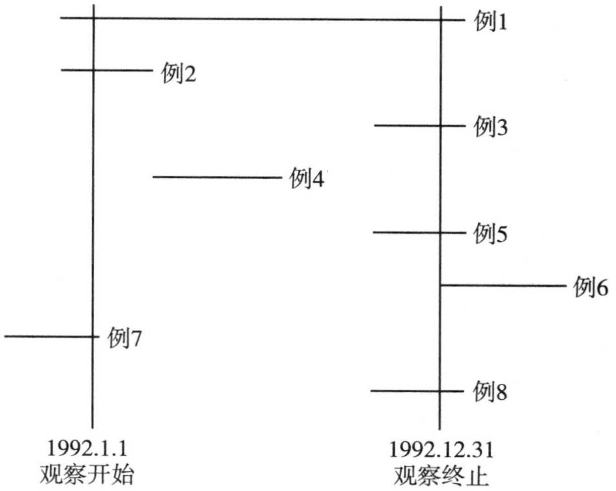

| 1992.1.1 | 1992.12.31 |
| 观察开始 | 观察终止 |

图 2-1　8 例某病病例的发病开始、终止时间示意图

（五）总率与专率

不分人群、地区特征，不分疾病种类的疾病率称为总（overall）率，全因死亡率就是一种总率。所有的疾病率（包括死亡率、发病率、罹患率、患病率）都可按人群的年龄、性别、职业、民族、种族、婚姻状态等特征，以及疾病种类分别计算专（specific）率。

$$某地总死亡率 = \frac{某地某年人群总死亡数}{当地同期平均人（人-年）数} \times k$$

$$某年龄组死亡专率 = \frac{某年龄（组）死亡数}{同期该年龄（组）平均人（人-年）数} \times k$$

$$女性死亡专率 = \frac{女性死亡数}{同期女性平均人（人-年）数} \times k$$

$$5 岁以下儿童死亡专率 = \frac{某年 1\sim4 岁儿童死亡总数}{同期 1\sim4 岁儿童平均人口数} \times 1000/1000$$

上式计算也有采用"同期 1~4 岁儿童平均人口数 + 当年活产数"作分母的。

$$肺癌死亡率 = \frac{某年因肺癌死亡数}{该年平均人口数} \times 10 万/10 万$$

与死亡率一样，发病率也可以按不同的特征，如各种性别、年龄、职业、民族、种族、婚姻状态、病因等分别计算专率，即为发病专率。

$$甲型肝炎发病专率 = \frac{某年新发生甲型肝炎病例数}{该年平均人口数} \times 10 万/10 万$$

$$男性糖尿病发病专率 = \frac{某年新诊断男性糖尿病病例数}{该年男性平均人口数} \times 10 万/10 万$$

（六）粗率与调整率

不同地区、不同人群死亡（发病）率的比较，主要反映社会、经济、文化等因素对某个人群或某个国家、地区死亡（发病）的影响。除了这些因素外，还有一些因素对死亡（发病）率有重要影响，如当地人群的年龄、性别构成等。因此，在比较不同时期、不同地区、不同人群死亡（发病）率时，应消除这些因素的影响。这就需要对粗死亡（发病）率进行年龄或性别结构的调整（也称标化），去除因年龄、性别差异造成总（粗）死亡（发病）率的不同。经过这样调整后的死亡（发病）率称做调整（adjusted）死亡（发病）率或标化

（standardized）死亡（发病）率，未经调整的率就称为粗（crude）率。

　　人群、地区的许多特征可以影响疾病的发生或死亡，其中最重要的是年龄结构。人口的年龄结构会影响总（或粗）死亡率或发病率。因此，在对不同地区、不同时间、不同人群的死亡率或发病率进行比较时，只能比较各年龄组的死亡专率（或发病专率）。如欲比较两组或几组不同年龄结构人群的总（粗）疾病率，则必须对其年龄结构进行调整（adjustment）或标准化（standardization）。虽然年龄调整方法最初是用于分析不同人群的死亡率的，但同样适用于其他疾病率。同样的调整方法也可用于调整人口的其他结构因素，如性别、职业、社会经济地位、家庭人口的多少、吸烟支数、婚姻状态等。

　　率的调整方法常用的有两种，即直接法和间接法，下面通过表2-5中某年F和A两地死亡资料的实例予以说明。

表2-5　某年F地和A地的粗死亡率

地区	F	A
总人口数	12 335 000	524 000
死亡数	131 044	2 064
粗死亡率（/10万）	1 062.4	393.9

　　按表2-5，人们可能认为F地的死亡率高于A地。但进一步分析发现两地的人口年龄分布差别很大，F地退休人口居多，而A地年轻人居多。因此，直接比较并不合适，应将其人口年龄结构进行调整后再作比较更妥。

　　1. 直接调整法

　　将F和A两地不同年龄结构的各年龄组死亡专率，按第三个"标准"人口结构进行调整（或标化），即将F和A两地各年龄组的死亡专率乘以"标准"人口各年龄组的人数，得到标准人口下各年龄组的预期死亡数。然后，将各年龄组的预期死亡数相加的和，去除以"标准"人口总数，即可得到经过年龄调整的死亡率（或标化死亡率），这种调整率可以反映F和A两地具有与"标准"人口相同年龄结构的情况，详细计算见表2-6。

表2-6　直接法计算调整率

年龄组（岁）	年龄死亡专率（/10万）		标准人口（百万）	预期死亡数	
	F	A		F	A
<5	284	274	18.3	52 000	50 000
5 ~	57	65	52.9	30 000	34 000
20 ~	198	188	98.1	194 000	184 000
45 ~	815	629	46.0	375 000	289 000
65 ~	4 425	4 350	30.4	1 345 000	1 322 000
计			245.7	1 996 000	1 879 000
调整死亡率（/10万）				812.0	764.4

表2-6表明，经过年龄调整，F地死亡率仅略高于A地。需注意的是调整率只适用于相对比较，如欲说明两地死亡率的实际水平，仍应用各自的粗死亡率来表示。

2. 间接调整法

如果只知道标准人口各年龄组的死亡专率，而不知道标准人口各年龄组人口数（或构成）时，可用间接法进行调整。将F和A两地的各年龄组人口，按"标准"人口各年龄组的死亡专率计算F和A两地各年龄组的预期死亡数，即将F和A两地的各年龄组人口数乘以"标准"人口各年龄组的死亡专率，得到各年龄组预期的死亡数。然后，将各年龄组的预期死亡数相加、除以实际观察死亡数，得到修正系数，即标化死亡比（SMR），再将F和A两地的修正系数分别乘以"标准"人口的总死亡率，即可得到F和A两地的（间接法）调整率，详细计算见表2-7。

表2-7　间接法计算调整率

年龄组 （岁）	标准人口死亡专率 （/10万）	人口数（百万）		预期死亡数	
		F	A	F	A
<5	251.1	0.85	0.06	2 134	151
5 ~	47.2	2.28	0.13	1 076	61
20 ~	161.8	4.41	0.24	7 135	388
45 ~	841.9	2.60	0.08	21 889	674
65 ~	5 104.8	2.20	0.02	112 305	1 021
计	882.0			144 539	2 295
总观察死亡数				131 044	2.064
修正系数				0.906	0.899
调整死亡率（/10万）				799.09	792.92

表2-7结果与直接调整法相似，说明经过年龄调整，F地的死亡率仅略高于A地。粗率、专率、调整率的优缺点比较见表2-8。

表2-8　粗率、专率、调整率的优缺点比较

	优　　点	缺　　点
粗率	真实的率 易于计算，可进行国际比较 应用广泛	由于人口的构成（如年龄）不同， 　粗率难以解释
专率	同质的亚组 在流行病学和公共卫生中有用	比较两个人群中的多个亚组不方便
调整率	综合性指标 消除了组间构成的差异 适合进行无偏的比较	虚构的率 绝对值的大小取于标准人口构成 可掩盖亚组中的相反趋势

（七）计算疾病率所需的数据来源及其可能的误差

1. 计算疾病率所需的数据来源

目前计算疾病率所需的数据主要来自卫生信息系统。所谓卫生信息系统是指将某一地区人群中多种来源的生命统计、疾病、健康统计资料整合在一起，以用于获得疾病结局、健康需求、卫生服务利用、成本分析及结局所需信息的一个数据系统。

我国的人口数据主要来自国家组织的每10年一次全国人口普查，每5年一次的全国1%人口抽样调查，以及常年的居住地人口户籍登记数据。人口数据可从各级政府统计部门、政府派出机构（办事处）的统计部门及公安局及其派出所获得。疾病、死亡数据主要来源于医院、诊所的常规疾病、死亡登记、报告（传染病、癌症、职业病等），疾病监测系统收集的数据，学校、企事业单位的缺课、缺勤记录，学校、企事业单位就业前、定期体检，疾病筛检项目，专题调查，公安局、疾病预防控制机构保存的居民死亡数据，特殊人群（职业暴露人群、参加医疗、人寿保险人群）的数据，以及专题调查获得的有关疾病、死亡的资料。

在西方国家还包括参加各种医疗保健计划［如 Prepaid Medical Care Plans、State Disability Insurance Plans、人寿保险公司、医院保险计划（Blue Cross）、铁路退休董事会（Railroad Retirement Board）、Tax Financed Public Assistance and Medical Care Plans、Public Assistance Aid to the Blind、Aid to the Disabled、国家或联邦医疗计划、现役军人、退伍军人组织（Veterans Administration）等］及人群疾病调查（National Health Survey、National Cancer Surveys）的数据。

2. 疾病率的可能误差

影响新发病例计数的因素，包括疾病发生频率、疾病的定义、人口数、病例报告的完整性（漏报）。

影响资料利用的因素，包括登记的完整性、准确性（真实性、精确性），资料来源，资料登记格式、登记期间长短，有无一种或多种独立参照系统，错误分类评价，资料可及性，有无记录联动等。

疾病测量指标误差的主要来源：①非随机样本；②资料的完整性，如失访、拒绝参加、无应答；③资料的准确性，如观察者的变异、应答形式、资料格式变化、记录的错误分类等；④对疾病认识变化；⑤治疗资源可获得性变化；⑥人口统计资料不准确；⑦资料来源范围变化；⑧登记期间长短不一；⑨资料可及性变化；⑩记录联动的变化。

三、比

比是指两个绝对数值或两个率、两个百分比之比（一个数除另一个数）。比的两个成分可以相互联系或同质（例如，分子包括在分母中），也可以是两个不同质的事物，即分子可以不包括在分母中（例如：性别比）。因此，比可以是有量纲的（例如，发病密度量纲为1/年），也可以是无量纲的。

例如，性别比即是一个常用的比，人口性别比是指男性人口数与女性人口数之比，一般都以女性人口数为1，按男性人口数与女性人口数的相对比来表示。据我国1982年人口普查资料，人口性别比为1.06，有时为了方便也可乘以一个系数100，这时人口性别比即为106，表明在每出生100名女婴的同时有106名男性出生。

又例如，传染病流行病学中常用的显性感染与隐性感染比、原发感染与继发感染比。某地于 1959 年对 1 562 名未注射过白喉类毒素的 5 岁以下儿童进行 Schick 试验，结果 412 名儿童呈阴性，其中 32 名既往曾患过白喉。据此可知，该群儿童中白喉的显性与隐性感染比为 32 ：（412−32）= 32：380 = 1：11.9。

四、构成比

构成比是一种结构相对数，它反映了某地、某时期内某种疾病或因某种疾病死亡的人数占该地、该期间总疾病或死亡数的百分比例，它说明部分与整体的关系，即部分在整体中的比重。发病构成比又称比例发病率（proportionate incidence），死亡构成比也称比例死亡率（proportionate mortality）。例如，癌死亡构成比、年龄别死因构成比、男性某病发病构成比等。

$$癌死亡构成比 = \frac{某时期内因癌症死亡数}{同期总死亡总数} \times 100/100$$

$$年龄别死亡构成比 = \frac{某时期某年龄组死亡人数}{同期总死亡人数} \times 100/100$$

$$男性发病构成比 = \frac{某时期内男性中新发生的某病例数}{同期新发生的某病总例数} \times 100/100$$

需注意的是构成比的分子部分包括在分母部分内，因此构成比的大小并不反映发病率或死亡率的大小，分析时不能以构成比代替率。某病的死因构成比大，可能是该病的死亡率高，或可能是其他疾病的死亡减少。

第三节　测量暴露与疾病之间联系的指标

一、比值比

最简单的病例对照研究所获得的结果可归纳为如下形式（表 2−9）。

表 2−9　病例对照调查资料的归纳模式

组别	既往有暴露	未暴露	计	%
病例	a	c	$a+c$	$p_1 = a/(a+c)$
对照	b	d	$b+d$	$p_0 = b/(b+d)$
计	$a+b$	$c+d$	$a+b+c+d$	

病例对照研究中，由于病例和对照最多只是所有病例和所有对照的有代表性的样本，并不知道暴露组和未暴露组总人数是多少，无法直接计算真实的疾病率，也无法直接计算相对危险度，但可以估计相对危险度。病例对照研究是通过回顾来比较病例和对照在得病前暴露于某种可能的危险因素方面的差异，分析该因素与疾病的可能联系。

从病例对照研究获得的资料，主要分析如下三方面的问题：①病例与对照的暴露率；②疾病与暴露之间有无联系及联系的强度；③这种联系是否由抽样误差所致。

（一）病例与对照的暴露比值

所谓比值（odds）是指某事物发生的可能性与不发生的可能性之比。在病例对照研究中，暴露比值的计算如下（根据表2-9的模式结果）。

$$病例组的暴露比值=\frac{a/(a+c)}{c/(a+c)}=\frac{p_1}{1-p_1}=\frac{a}{c}$$

$$对照组的暴露比值=\frac{b/(b+d)}{d/(b+d)}=\frac{p_0}{1-p_0}=\frac{b}{d}$$

比值与概率（probability）是两种不同的概念，对同一问题来说，两者的分子部分相同、分母不同，概率的分母中包括未发生事件数，而比值的分母中不包括未发生事件数，如病例组的暴露概率$p_1=a/(a+c)$，对照组的暴露概率$p_0=b/(b+d)$。比值取值在 $0 \sim \infty$ 之间，而概率取值在 $0 \sim 1$ 之间。

（二）病例与对照的暴露比值比

病例对照研究中表示疾病与暴露之间联系程度的指标为比值比（odds ratio，OR）。最简单的情况是只研究一种暴露因素与疾病的联系。

比值比是指病例组的暴露比值与对照组的暴露比值之比，可表达如下式。

$$OR=\frac{病例组的暴露比值}{对照组的暴露比值}=\frac{a/c}{b/d}=\frac{ad}{bc}=\frac{p_1/(1-p_1)}{p_0/(1-p_0)}=\frac{p_1(1-p_0)}{p_0(1-p_1)}$$

比值比的含义是指暴露组的疾病危险性为未暴露组的多少倍。

当四格表中观察数很小或出现零时，可按 Haldane 建议的方法，将每个格子的数据加上0.5再计算 OR。

$$OR=\frac{(a+0.5)(d+0.5)}{(b+0.5)(c+0.5)}$$

（三）比值比的含义

OR 的含义是指暴露者的发病或死亡危险性为非暴露者的多少倍。$OR>1.0$ 表示该暴露对疾病（或死亡）的发生有不同程度的危险性，OR 越大，危险性也越大；$OR\approx1.0$ 表示无危险性；$OR<1.0$ 表示该暴露对疾病（或死亡）的发生有一定程度的保护作用。

（四）比值比的统计学推断

上述计算得到的 OR 值只是一个点估计值，为了估计 OR 受随机变异影响的情况，应对 OR 值作区间估计，或进行假设检验。区间估计值的大小可以反映点估计值的稳定性。

1. 假设检验

（1）

$$\chi^2=\frac{(ad-bc)^2(a+b+c+d)}{(a+b)(c+d)(a+c)(b+d)}$$

查 χ^2 界值表，即可确定 P 值。

（2）Woolf logit 近似法

$$Z=\frac{\ln OR}{\sqrt{\frac{1}{a}+\frac{1}{b}+\frac{1}{c}+\frac{1}{d}}}$$

如 $Z>1.96$，$P<0.05$；$Z>2.58$，$P<0.01$；$Z>3.08$，$P<0.001$。

2. OR 的 95% 或 99% 可信区间（confidence interval，CI）估计

（1）Woolf 自然对数转换法

$$\ln OR \text{ 的 } 95\%\, CI = \ln OR \pm 1.96 \times \sqrt{\frac{1}{a} + \frac{1}{b} + \frac{1}{c} + \frac{1}{d}}$$

$$OR \text{ 的 } 95\%\, CI = OR \times e^{\pm 1.96 \times \sqrt{\frac{1}{a} + \frac{1}{b} + \frac{1}{c} + \frac{1}{d}}}$$

上式中 ln 为取自然对数，e 为自然对数的底（约 2.71828）。

（2）Miettinen 卡方值法

$$OR \text{ 的 } 95\%\, CI = OR^{1 \pm \frac{1.96}{\sqrt{\chi^2}}}$$

如估计 OR 的 99% CI，只需将上二式中的 1.96 换成 2.58 即可。

可信区间中如不包括 1.0，即可认为该 OR 值在 0.05 或 0.01 水平上有显著性。

（五）使用比值比的优点

（1）如果病例和对照都是各自有代表性的样本，且疾病率小于 5% 或小于 1%（罕见病），比值比是危险性比（相对危险性或率比，risk ratio、relative risk 或 rate ratio，RR）的极好近似值（表 2-10、表 2-11）。

表 2-10　不同疾病率时 OR 与 RR 的差异

非暴露组疾病率（%）	RR				
	1.5	2.0	3.0	4.0	5.0
0.1	0.1	0.1	0.2	0.3	0.4
0.5	0.3	0.5	1.0	1.5	2.1
1.0	0.5	1.0	2.1	3.1	4.2
5.0	2.7	5.6	11.8	18.8	26.7
10.0	5.9	12.5	28.6	50.0	80.0

表 2-11　不同发病率及 OR 时的 RR 值

OR	发病率（I_0）			
	0.20	0.10	0.05	0.01
2	1.7	1.8	1.9	2.0
3	2.1	2.5	2.7	2.9
4	2.5	3.1	3.5	3.0
5	2.8	3.6	4.2	4.8
6	3.0	4.0	4.8	5.7
7	3.2	4.4	5.4	6.6
8	3.3	4.7	5.9	7.5
9	3.5	5.0	6.4	8.3
10	3.6	5.3	6.9	9.2

（2）*OR* 不仅可用于病例对照研究，也适用于队列研究及横断面研究的结果分析。

（3）四格表中的 *OR* 恒等于 *ad/bc*，或 $[p_1/(1-p_1)]/[p_0/(1-p_0)]$。

（4）用 *OR* 值分析疾病与暴露之间的联系适于统计学调整，无论是用分层分析或多变量 logistic 回归分析均如此。

（5）在分析病例对照研究的数据时，无论计算暴露比值或非暴露比值，或在队列研究的数据分析时，无论计算有病比值或无病比值，根据所获的比值比（暴露比值比、非暴露比值比、有病比值比、无病比值比）作出的结论都是一样的，暴露比值比与非暴露比值比、有病比值比与无病比值比均互为倒数。

（六）Logistic 回归分析中的比值比

1. 概念

在进行多变量分析时，因变量 y 如是属性变量，如冠心病的发生或不发生、血压的高或不高，这时如用多变量线性回归方法，y 的估计值会出现小于 0 或大于 1 的情况，因为 y = $b_0 + \sum b_i \times x_i$ 的取值范围是无限制的。如 y 的估计值以概率表示，则 y 与 x_i 之间又非线性关系。这时，可根据 Cornfield 等人 1961 年提出的用 logistic 函数进行估计。x_i 表示潜在的危险因素或混杂变量，或表示潜在的危险因素或混杂变量的函数，或这些变量的交互作用。

$$P_x = P(d = 1) = y = \frac{1}{1 + e^{-(b_0 + \sum b_i \times x_i)}}$$

上式中 P_x 表示有特征 x_i 者发病（$d = 1$）的条件概率。

$$Q_x = (d = 0) = 1 - y = \frac{e^{-(b_0 + \sum b_i \times x_i)}}{1 + e^{-(b_0 + \sum b_i \times x_i)}}$$

上式中 Q_x 表示有特征 x_i 者不发病（$d = 0$）的条件概率。

$$比值(odds) = \frac{P_x}{Q_x} = \frac{1}{e^{-(b_0 + \sum b_i \times x_i)}} = e^{(b_0 + \sum b_i \times x_i)}$$

假设一组变量的大小与疾病发生概率之间存在 logistic 剂量反应关系，例如，血压水平（剂量）越高，冠心病发生率（效应）也越高，但再高也不会超过 1，它们之间呈 S 形曲线关系。

上式中 b_i 即表示诸自变量 x_i 对疾病危险性的效应。在 logistic 回归模型中 b_i 可以反映自变量 x_i 的危险性效应。

多变量 logistic 回归方程的拟合与显著性检验大致与多变量线性回归相似，除了 b_i 的估算需用叠代方法。选择哪个自变量可进入回归方程，不一定拘泥于 α<0.05 的标准，有时可取 α<0.10（或 0.15、0.20 等）。

与多变量线性回归模型相似，在 logistic 回归方程建立后应对其显著性进行评价，可作 Wald-χ^2 检验或似然比 G 检验。

2. Logit

用 logistic 函数中的参数 b_i 来表达变量与发病危险的关系较复杂，但如用比值比（odds ratio）来解释，则很容易。为此，只须对 y 进行 logit 转换，即可解决上述问题。

某事件 y（如冠心病发生）的比值（odds）是指某事件 y 发生的概率与不发生的概率之比，即：

$$odds = y/(1-y) \qquad\qquad 式①$$

对上式两边都取自然对数得到下式：

$$\ln\text{-}odds = \ln\,[\,y/\,(1-y)\,] = \text{logit}\,y \qquad\qquad 式②$$

y 增加时，logit y 也增加，y 介于 0 ~ 1 之间，如 $y<0.5$，logit y 为负，$y>0.5$，logit y 为正。

按 logit 尺度拟合一个多变量线性回归方程，得到下式：

$$\text{logit}\,y = -b_0 + \sum b_i \times x_i \qquad\qquad 式③$$

此式与以 y（冠心病）发生概率（P_x）的 logit 作为自变量 x_i 的线性函数几乎相同。以②式代入③式，得到：

$$\ln\frac{y}{1-y} = -b_0 + \sum b_i \times x_i = \ln - odds = \text{log}it$$

解上式得到：

$$y = \frac{1}{1 + e^{-(b_0 + \sum b_i \times x_i)}} \qquad\qquad 式④$$

这是以概率尺度表示的一条 S 型曲线。

$$1 - y = \frac{e^{-(b_i + \sum b_i \times x_i)}}{1 + e^{-(b_i + \sum b_i \times x_i)}} \qquad\qquad 式⑤$$

如 $b_0 + \Sigma b_i \times x_i = 0$，$y = 1/2$；如 $b_0 + \Sigma b_i \times x_i = +\infty$，$y = 0$；如 $b_0 + \Sigma b_i \times x_i = -\infty$，$y = 1$。

以式④与⑤代入式①得到：

$$odds = \frac{y}{1-y} = \frac{1}{e^{-(b_0 + \sum b_i \times x_i)}} = e^{(b_0 + \sum b_i \times x_i)}$$

$$\text{log}it = \ln - odds = \ln\frac{y}{1-y} = \ln\frac{1}{e^{-(b_0 + \sum b_i \times x_i)}} = b_0 + \sum b_i \times x_i$$

$x_1 = 1$ 与 $x_1 = 0$ 时，其各自 odds 之比称为 x_1 的比值比（OR）或 x_1 的相对比值（relative odds）。

$$OR = \frac{e^{(b_0 + b_1 \times 1 + b_2 \times x_i + b_{3x} \times x_3 + \ldots + b_k \times x_k)}}{e^{(b_0 + b_1 \times 0 + b_2 \times x_2 + b_3 \times x_3 + \ldots + b_k \times x_k)}} = e^{b_1}$$

$\ln OR = b_1$

偏回归系数 b_1 的含义是指在调整了其他变量的影响后，x_1 每增加一个单位，与未增加前比较，发生疾病的比值比的自然对数（当 x_1 为连续变量时），或当 x_1 存在时与不存在时的发生疾病比值比的自然对数（当 x_1 为二分变量时）。如欲求比值比，只需对比值比的自然对数取反对数即可。

$b_0 + \Sigma b_i \times x_i$ 在 ln-odds 尺度上是呈线性的，而在概率尺度上是非线性的。多变量 logistic 回归在危险性概率方面也是非线性的，但在 OR 方面，即在 ln-odds 尺度上是线性的。

这样，ln-odds = ln $[\,y/\,(1-y)\,]$ = $b_0 + \Sigma b_i \times x_i$ 这个方程与多变量线性回归完全相似。

Logistic 回归中因变量 y 是独立的二分变量（如冠心病发生与不发生），因变量的发生概率取决于自变量的线性方程，自变量的线性形式与二分变量的预期值（经 logit 转换后）存在一定的函数关系。

流行病学研究中常见的暴露测量可能是连续变量或二分属性变量，结局测量是疾病状态（二分属性变量）。常用的疾病与暴露之间联系的指标是比值比，即某种暴露水平的疾病比值与另一种暴露水平的疾病比值的相对比，它是危险性比（率比）的一种估计值。

队列研究和临床试验中常用危险比（risk ratio，*RR*）表示一组结局的危险性是另一组的倍数，而在病例对照研究中常计算比值比（odds ratio），其解释同危险比。如果研究人群中结局发生率低（<5%），比值比接近危险比。结局发生率越是常见，比值比就越是高估危险比（如 *RR*>1）、或越是低估危险比（如 *RR*<1）。

二、相对危险性

（一）概念

最简单的队列研究资料可归纳为如表 2-12 所示。

表 2-12　队列研究资料的归纳模式

队列	发病或死亡数	未发病或死亡数	计	%
暴露	a	b	N_1	$I_e = a/N_1$
非暴露	c	d	N_0	$I_0 = c/N_0$
计	$a+c$	$b+d$	$a+b+c+d$	

队列研究中暴露组的发病率（或死亡率）与未暴露组的发病率之比称为相对危险性（度）（relative risk、或 risk ratio，*RR*），也称率比（rate ratio，*RR*）。其计算公式如下：

$$RR = \frac{暴露组的发病率（或死亡率）}{未暴露组的发病率（或死亡率）} = \frac{I_e}{I_0} = \frac{a/N_1}{c/N_0}$$

例如，20 世纪 60～70 年代芬兰进行了一项接触二硫化碳工人心肌梗死发病率的队列研究，随访 6 年，结果见表 2-13。

表 2-13　接触二硫化碳与心肌梗死的关系（芬兰，1967—1972）

队列	观察数	发生心肌梗死数	发病率（%）	*RR*
接触 CS_2	343	25	7.29	3.57
不接触 CS_2	343	7	2.04	1.00
合　计	686	32	4.66	－

（二）含义

RR 的含义是指暴露组的发病或死亡危险性为非暴露组的多少倍。*RR*>1.0 表示该暴露对疾病（或死亡）的发生有不同程度的危险性，*RR* 越大，危险性也越大；*RR*>1.0 但<3.0，表示弱危险性。*RR*≈1.0 表示无危险性。*RR*<1.0 表示该暴露对疾病（或死亡）的发生有一定程度的保护作用。按 *RR* 值的大小来划分暴露与疾病之间联系的强弱是人为的。表 2-14 的划分方法可供参考。

表2-14 不同联系程度的 RR 值

RR 值	联系程度	RR 值	联系程度
0.9～1.1	无	0.1～0.3 或 3.0～9.0	强
0.7～0.8 或 1.2～1.4	弱	<0.1 或 >10.0	很强
0.4～0.6 或 1.5～2.9	中		

（三）相对危险性的统计学推断

相对危险性（RR）的分布不符合正态分布，是偏态的，因此，估计 RR 的95%可信区间必须先对 RR 进行对数转换。RR 的对数标准误可按下式估计：

$$S.E._{\log_e RR} = \sqrt{\frac{1}{a} - \frac{1}{a+b} + \frac{1}{c} - \frac{1}{c+d}}$$

$$\log_e RR \text{ 的 } 95\% CI = \log_e RR \pm 1.96 \times S.E._{\log_e RR}$$

对上式求反对数即得 RR 的95%可信区间。

如估计 RR 的 $99\% CI$，只需将上二式中的 1.96 换成 2.58 即可。

可信区间中如不包括 1.0，即可认为该 RR 值在 0.05 或 0.01 水平上有显著性。

三、标化死亡比

（一）概念

在队列研究中，尤其是回顾性职业队列研究，暴露队列的死亡（发病）率与人群对照组的死亡率比较时，由于暴露队列的人数较少，对死亡（或发病）率较低的疾病，如癌症，不便计算其年龄别、性别死亡（发病）专率，常用标化死亡（或发病）比（standardized mortality 或 incidence ratio，SMR 或 SIR）这一指标来反映暴露队列的危险程度。

SMR 是一种综合性统计量和相对指标，是在回顾性队列研究中广泛用作表示相对危险性的一种指标。SMR 的相对大小取决于用作参照的标准人口的构成及其死亡（或发病）率。SMR 可在不受队列人口的年龄、性别分布影响的条件下，表示职业队列人群的死亡（或发病）频率强度。SMR 常用间接法计算。

（二）标化死亡比的计算

现以某厂接触砷男工人肺癌死亡率队列研究的结果为例说明 SMR 的计算。

一项研究观察某厂长期接触低浓度无机砷的男工 2 753 人，10 年间共观察 20 473 人-年，发现因肺癌死亡 16 人，各年龄组的观察人–年数及参照人群各年龄组肺癌死亡专率见表2-15。

表2-15　接触砷男工肺癌死亡率队列研究结果

年龄组（岁）	观察人年数	参照人群肺癌死亡专率（/10万）	预期肺癌死亡数
20 ~	3 500	1.4	0.049
30 ~	6 700	4.8	0.322
40 ~	4 900	17.4	0.853
50 ~	3 200	42.5	1.360
60 ~	1 600	78.0	1.248
70 ~	530	92.4	0.490
80 ~	420	52.7	0.023
合计	20 473	–	4.345

按间接法计算 SMR 的公式，计算如下：

$$SMR（间接法）= \frac{观察死亡数（O）}{按参照人群死亡率计算的预期死亡数（E）} = \frac{16}{4.345} = 3.68$$

也有人为了表达的方便，减少或消除小数，在计算 SMR 时乘以100，但其意义不变。上述数据经统计学检验，$Z = 2.91$，$P < 0.01$。据此，可以认为该厂接触砷的工人经过10年随访，发生肺癌死亡的危险性为参照人群的 3.68 倍。

无论用何种方法估计疾病发生或死亡的相对危险性，都必须检查不同潜隐期的可能影响。例如，接触可疑致癌物后至少10年才能发生的恶性肿瘤，队列成员在接触后至少10年才有发病的危险。因此，这些人的累计人年数只有在10年后才开始计算，也只有10年后发生的疾病才可计入分析中。

（三）标化死亡比的假设检验及可信区间估计

（1）Z 检验

$$Z = \frac{SMR - 1}{S.E._{(SMR)}}$$

$Z > 1.96$ 时，$P < 0.05$；$Z > 2.58$ 时，$P < 0.01$；$Z > 3.08$ 时，$P < 0.001$。

上式中 $S.E._{(SMR)}$ 为 SMR 的标准误 $= \sqrt{\dfrac{SMR}{\sum E_i}}$

E_i 为第 i 年龄组的预期数。

上例中 $Z = \dfrac{3.68 - 1}{\dfrac{3.68}{4.345}} = 2.91$，$P < 0.05$。

（2）如观察数（O）> 50 时，可用 χ^2 检验。

$$\chi^2 = \frac{[(O - E) - 0.5]^2}{E}$$

查 χ^2 界值表，确定 P 值。

（3）如观察数 < 30，可按 Poisson 分布原理估计 SMR 的可信区间，判断有无统计显著性。或查阅相关统计学表。

（4）如参照人群较大，可按 Byar-Bailer 公式计算 Z 值，这是一种 Poisson 分布的近似。

$$Z = \sqrt{(9 \times a) \times \left[1 - \frac{1}{9} \times a + \frac{E^{\frac{1}{3}}}{a}\right]}$$

上式中 a = 观察数（当观察数>预期数时），或 a = 观察数+1（当观察数<预期数时），E = 预期数。

（5）也可按 Ury 公式，计算观察数（O）的 95% 可信区间，如其中不包括预期数（E），即在 5% 水平上有统计学显著性。

O 的 95% 可信上限 = $O + 1.96 \times \sqrt{O} + 2$

O 的 95% 可信下限 = $O - 1.96 \times \sqrt{O} + 1$

（四）标化死亡比的含义

SMR 的含义同 RR，是指暴露组的死亡（或发病）危险性为参照人群的多少倍。SMR>1.0，表示这种暴露有一定的危险性；SMR 越大，危险性也越大。$SMR \approx 1.0$，表示该暴露无危险性。SMR<1.0，表示该暴露有一定的保护作用。

（五）应用标化死亡比时的注意事项

1. SMR 是队列研究中用以表示危险性的指标。当队列研究的观察人数不多、死亡率较低时，可通过与一般人群比较，以 SMR 估计危险性的大小。如不知道研究人群各年龄组的死亡数，只知道整个队列的总死亡数，仍可以计算 SMR（间接法）。

2. SMR 是队列经年龄调整后的综合性统计量，故有可能将队列内不同年龄组的危险性掩盖（年轻工人还未达到发生职业病的完全危险性，而老年工人的发病危险性则已开始下降）。SMR 可受队列成员的年龄、社会经济地位、个体特征、死因、医疗服务质量、参照人群的稳定性及其他环境因素的影响，故可对年龄等因素的构成进行标化，计算标化 SMR。

3. 两组人群的 SMR 相同，并不意味两组人群的死亡规律也相同，因为两组人群只要构成相同、总死亡数相等，其总的 SMR 也相同，但其各层间死亡专率可以不等。这就是说总的 SMR 可掩盖人群中年龄别死亡率的差异。这种 SMR 对年龄的校正是间接的。因此，年龄构成不同的两组或几组人群的总的 SMR 不能直接比较，只可作相对比较，估算各人群危险性的相对顺序。

4. 计算 SMR 的关键是选择标准参照人群　常用的标准参照人群有：

（1）内参照　即选择未暴露或暴露水平最低的人群作参照。其优点是可比性好，可控制健康工人效应，也可控制内外环境中的混杂变量。缺点是率不稳定。

（2）外参照

1）全国人口：数量大，率稳定，资料易获，既经济又实用，但死因分布不均，易致健康工人效应，其混杂变量资料也多无记载。

2）当地人口：人口统计学特征相似，其他环境暴露相似，虽有一定的可比性，但率易受职业的影响，也有健康工人效应。

3）非同厂的其他职业人群：可控制健康工人效应，但率不稳，还可有其他职业危害因素，且也费钱、费力、费时。

（3）多重参照　同时选择几种不同的参照组进行比较，如其结果相似，更证明结果的可靠性。

5. 进行癌症等慢性疾病死亡（或发病）率调查时，应考虑潜隐期。

6. 同时接触或先后接触过几种因素的问题。

7. 回顾性队列研究收集的个体特征信息十分有限，不能评价当前的暴露，参照人群并不是真正的对照组，混杂也不易控制，因此，解释结果时应小心，作结论时应留有余地。

（六）标化死亡比与相对危险性的关系

通常，一个队列的总 SMR（粗的、未调整的 SMR）与总 RR（粗 RR）不相等，一般 SMR 较 RR 大，其差异程度随死亡率而增加，因此，SMR>1 并不意味 RR 增高。但在一定条件下，可将 SMR 看作是 RR 的近似值，这些条件是：

（1）年龄别 SMR 与年龄别 RR 可以相等，即某年龄组的 SMR 可以等于 RR。

$$间接法 \ SMR = \frac{O}{E} = \frac{a_i}{E_{(a_i)}}$$

上式中 $E_{(a_i)} = \frac{(a_i + b_i) \times c_i}{c_i + d_i}$

这是以对照组的死亡率 $c_i / (c_i + d_i)$ 作参照标准的。

$$SMR = \frac{a_i}{\frac{(a_i + b_i) \times c_i}{c_i + d_i}} = \frac{\frac{a_i}{a_i + b_i}}{\frac{c_i}{c_i + d_i}} = RR$$

（2）一般人群中所研究疾病的死亡率较低（<100/10 万）时，SMR 接近 RR。

（3）年龄组距适当。死亡率与年龄组距的乘积大小，可影响 SMR 与 RR 的近似程度（表 2-16）。

表 2-16 年龄组距对 SMR 和 RR 近似程度的影响

年龄组距（岁）	5	10	20
SMR 高于 RR 的%	2.6	5.6	12.6

20 岁组与死亡率 50/10 万，10 岁组与死亡率 100/10 万，5 岁组与死亡率 200/10 万，其乘积均相等，故 SMR 与 RR 的近似程度也相似。

（4）观察开始的年龄范围既不应太小，也不应包括老龄人，否则 RR 被低估。在观察的年龄范围内，研究队列的年龄别死亡率与一般人群的年龄别死亡率的比值应恒定。

四、比例死亡比

有时在回顾性队列研究中，根据队列过去保存的记录无法确定受威胁人年数，也无受威胁人口数和人口特征的资料，唯一可获的资料是死亡记录，这时可计算比例死亡比（proportionate mortality ratio，PMR）。PMR 的含义同上述的 SMR。PMR 常用间接法计算（表 2-17）。

表 2-17 *PMR* 计算的一个假设例子

年龄（岁）	全因观察死亡数（1）	肺癌观察死亡数（2）	参照人群肺癌死亡比例（3）	肺癌预期死亡数（4）＝（1）×（3）
30～39	2	0	0.02	0.04
40～49	8	3	0.03	0.24
50～59	10	4	0.06	0.60
60～69	20	6	0.10	2.00
合计	40	13		2.88

$$PMR（间接法）= \frac{观察死亡数}{按参照人群死因构成比计算的预期死亡数}$$

上例中肺癌 PMR（间接法）$= \dfrac{13}{2.88} = 4.51$。

PMR 也是一种综合性统计量，但其反映的是死因构成比（或称比例死亡率 proportionate mortality，但不是真正的率）。某种疾病的 PMR 与其他疾病的 PMR 并非独立的。如队列的总死亡数增加很多，因某种疾病死亡占的比例可能被低估。例如，由于意外事故，某队列各年龄组死亡数翻倍增加，其肺癌的 PMR 就会减半。因此，PMR 只能说明某种死因在全死因中的相对重要性。某病的 PMR 增高可能是因其死亡率增高，也可能是因其他疾病死亡率下降。职业队列人群中某病的 PMR 显著增高，仅提示该职业暴露因素与该病死亡可能有联系，故 PMR 可用于间接估计暴露引起某病死亡的危险性。用 PMR 分析时可不考虑健康工人效应。为消除其他死因的干扰，可先除去一些其他死因（如意外事故死亡），再计算 PMR（表 2-18）。在许多职业队列中，PMR 可较准确地替代 SMR。

表 2-18 某职业队列人群 *PMR* 计算示意

	职业人群	参照人群		职业人群	参照人群
人口数	10 000	100 000	其他原因死亡	120	1 700
总死亡数	200	2 000	肺癌比例死亡率（死因构成比）	0.15	0.075
肺癌死亡	30	150	去除意外事故后肺癌比例死亡率	0.20	0.081
意外事故死亡	50	150			

$$PMR（间接法）= \frac{观察死亡数}{按参照人群死因构成比计算的预期死亡数}$$

上例中肺癌 PMR（间接法）$= \dfrac{30}{200 \times 0.075} = \dfrac{30}{15} = 2.00$。

上述结果提示该职业人群肺癌死亡危险性较参照人群高 1 倍。

如除去意外死亡，肺癌 PMR 的计算如下：

除去意外死亡后肺癌 PMR（间接法）$= \dfrac{观察死亡数}{按参照人群死因构成比计算的预期死亡数}$

$$= \frac{30}{200 \times 0.081} = \frac{30}{16.2} = 1.85$$

除去意外死亡后，肺癌 *PMR* 略有下降。

PMR 的显著性检验及可信区间估计同 SMR。

为消除暴露人群年龄构成的影响，在计算总 PMR 时也应进行调整（表 2-19）。

表 2-19　*PMR* 的调整

年龄（岁）	全因观察死亡数	癌观察死亡数	参照人群癌死因构成比	癌预期死亡数
20 ~	50	1	0.05	2.5
30 ~	100	8	0.10	10
40 ~	200	35	0.15	30
50 ~	300	70	0.20	60
60 ~	400	90	0.25	100
合计	1 050	204	0.15	202.5

未调整的癌 $PMR = 204/（1\,050×0.15）= 1.30$；

经过调整的癌 $PMR（sPMR）= 204/202.5 = 1.01$。

对罕见病来说，*sPMR* 是 *SMR* 的理论近似值。

PMR 分析适用于罕见病死因研究，不适用常见病。因常见病死亡危险性稍有增加，总死亡数易发生较大波动。一般观察死亡数大于 5 时，才可计算 *PMR*。

PMR 分析的主要优点是简易、快速、实用，不需人口数据，故不受人口普查与死亡资料提供信息之间差异的影响，与期望寿命也无关。采用内参照时，*PMR* 更近似于 *SMR*（表 2-20）。

表 2-20　采用不同参照人群的 *PMR* 与 *SMR* 比较

病因	内参照		外参照	
	SMR	*PMR*	*SMR*	*PMR*
肺癌	0.68	0.71	0.71	0.86
消化系统癌	2.03	1.93	1.37	1.75
心血管系统疾病	0.95	0.94	0.72	0.93

五、归因分数

（一）归因分数的概念

在流行病学研究中，比值比（*OR*）、相对危险性（*RR*）的应用不断增加，但在分析或发表流行病学研究结果时，单独应用 *OR* 或 *RR* 指标时尚需注意以下问题。

（1）*RR* 的大小在很大程度上取决于所研究疾病的背景危险性，并非完全决定于所研究的暴露因素。如所研究的危险因素不是充分的病因（疾病病因的多样性），*RR* 与无该病危险因素人群的疾病危险性成反比。因此，该危险因素的背景值越高，不一定其 *RR* 就越低。例如，未经治疗、携带苯丙酮尿症（PKU）纯合子基因型的儿童，发生苯丙酮尿症智力迟钝的概率为100%，而无PKU纯合基因型的儿童发生智力迟钝的危险性（因PKU基因以外的许多因素或疾病所致）为4%，PKU纯合基因型的RR为25。但如PKU基因型为不完全外显，或儿童人群中智力迟钝的发生频率不足4%，则PKU纯合基因型的RR就较小。

对发生疾病的必需因素来说，无论是充分的或非充分的，无危险因素的个体无一会发生该病，此时RR就会变得无限大。例如，对PKU疾病来说，疾病结局的定义也对RR有明显的影响，因为智力迟钝是非特异性的，从病因上说属于多因性疾病结局。如果按未经治疗的PKU的基本临床表现—与鼠尿味、白皮肤有联系的智力迟钝—来定义疾病结局，无PKU纯合基因型的儿童中，这种特殊临床结局的危险性可以忽略不计，RR就会变得无限大。

（2）单纯RR这种指标不容易反映具有某个特异危险因素个体的危险性大小，还必须根据人群背景危险性大小来解释RR。例如，两个危险因素分别引起两种不同疾病的RR均为100，但人群中这两种疾病的背景危险性（无该两个危险因素的人群）不同，分别为1/100万及1/1 000。因此，对分别暴露该危险因素者来说，其疾病危险性分别为1/10 000（100×1/100万）及1/10（100×1/1 000）。

（3）单纯RR不能反映人群中疾病某个危险因素的重要性，RR必须与危险因素本身在人群中的频率（暴露率）结合起来解释才更有意义。例如，吸烟引起肺癌的RR为20，即吸烟者发生肺癌的危险性为不吸烟者的20倍。同样，与α_1-抗胰蛋白酶缺乏纯合基因型有联系的慢性阻塞性肺疾病（COPD）的RR也是20。虽然上述两种危险因素的RR大小一样，但人群肺癌病例中有90%以上都吸烟，而人群COPD病例只有1%缺乏α_1-抗胰蛋白酶，一般人群中仅1/2 000的人缺乏α_1-抗胰蛋白酶基因，而人群吸烟率却高达30%。

正是由于RR或OR不能完全反映人群中某个危险因素对某病的作用，就提出了归因分数（attributable fraction，AF）的概念，这对确定某病病因中某个特异危险因素的作用有多大、以及危险因素的公共卫生意义，有十分重要的意义。AF表示如该危险（暴露）因素不存在了，估计有多少比例的人群可避免发生该病。尽管AF的定义和一些概念问题没有完全解决，但AF可以表示人群中某病的超额比例。如果有朝一日该危险因素（暴露）消除了，这种疾病超额就不复存在。

（二）归因分数的计算

有多种计算AF的公式，适合不同情况下应用。如果没有混杂，这些公式计算的结果常相似。

1. 根据人群总的疾病危险性计算（Kelsey，1986）

$$AF = \frac{p - p_0}{p}$$

上式中p=人群总疾病危险性（概率），p_0=无危险因素个体发生疾病的概率。

2. 根据人群危险因素暴露频率计算（Levin，1953）

$$AF = \frac{f(RR - 1)}{1 + f(RR - 1)}$$

上式中f=人群危险因素暴露频率，RR=相对危险性、或罕见病的比值比（OR）

3. 根据病例的危险因素暴露频率计算（Miettinen，1974）

$$AF = \frac{f_c(RR - 1)}{RR}$$

上式中 f_c = 病例暴露于危险因素的比例，RR = 相对危险性、或罕见病的比值比（OR）。

4. 队列研究中暴露组归因分数（attributable fraction for the exposed，AF）的计算

又称暴露组归因危险性百分比（attributable risk proportion，ARP）。

$$ARP = \frac{暴露组疾病率 - 未暴露组疾病率}{暴露组疾病率} \times 100\% = \frac{I_e - I_0}{I_e} \times 100\%$$

或

$$ARP = \frac{RR - 1}{RR} \times 100\%$$

5. 队列研究中人群归因分数（attributable fraction for the population，AF）的计算

又称人群归因危险性百分比（population attributable risk proportion，PARP）。

$$PARP = \frac{P_e(RR - 1)}{P_e(RR - 1) + 1} \times 100\%$$

上式中 P_e 为未发病（或未死亡）的一般人群的暴露比例。

6. 病例对照研究中暴露者归因分数（attributable fraction for the exposed，EF）

又称暴露者归因危险性百分比（attributable risk proportion，ARP）、暴露者病因分数（etiologic fraction for the exposed，AF）。

$$ARP = \frac{OR - 1}{OR} \times 100\%$$

7. 病例对照研究中人群归因分数（attributable fraction for the population，EF）

又称人群归因危险性百分比（population attributable risk proportion，PARP）、人群病因分数（etiologic fraction for the population，AF）。

$$PARP = \frac{P_e(OR - 1)}{P_e(OR - 1) + 1} \times 100\%$$

上式中 P_e 为对照组的暴露比例。

（三）归因分数的含义

归因分数是一个复合性指标，其既反映相对危险性的大小，又反映人群暴露率（暴露比例）的高低。当人群暴露率增高时，AF 也增大，而 RR 并不增加。

（1）暴露组 AF 的含义　是指暴露组发生的疾病（或死亡）有百分之多少系由该暴露因素所致。在多因素研究中，暴露组 AF 可反映某一因素的相对重要性。各个因素 AF 之和的下限为 100%，但其上限可大于 100%。

例如，接触铬酸盐工人队列中观察到 120 例肺癌，按参照人群的肺癌率估计，预期肺癌数为 44，相对危险性 = 2.8（120/44），暴露组 AF = 64%［（2.8-1）/2.8］，说明这 120 例肺癌中有 64% 系接触铬酸盐所致。

（2）人群 AF 的含义　是指人群疾病的发生（或死亡）有百分之多少归因于该暴露因素。这个指标说明，如停止暴露于该因素人群的疾病率可减少的程度，故也称病因分数。

根据 AF 有利于制定公共卫生政策，也有助于制定流行病学病因研究规划。

例如，某地从事铀矿开采者占成人 0.04%，而该地成人吸烟率为 40%，虽然开采铀矿致肺癌的相对危险性为 20、吸烟致肺癌的相对危险性为 10，并假设两者的可信区间无重叠。但开采铀矿的 AF 仅 0.75%、吸烟的 AF 为 78.26%，故在成人中开展戒烟预防肺癌的收益远较控制铀矿开采为优。

如据调查，某年龄组人群肺癌中有 85% 归因于吸烟（即 AF＝85%），这显然说明其他因素在该人群的肺癌病因中起的作用较小（仅 15%），如欲进一步研究其他因素的作用，可只研究不吸烟的肺癌病人。一般来说，如某病近 100% 归因于某一个或几个因素，则再研究其他因素的病因作用已无多大意义，除非研究其他因素对已知高危因素的交互作用。

例如，某地为研究接触二硫化碳（CS_2）与心肌梗死的关系，进行一项前瞻性队列研究，暴露队列为某粘胶纤维厂 343 名接触二硫化碳的工人，对照队列为附近造纸厂不接触二硫化碳的 343 名纸浆工人，两者的年龄、出生地、吸烟、运动、血脂等都均衡，随访两队列人群在 1967—1972 年间发生心肌梗死的情况，结果如下（表 2-21）。

表 2-21　接触二硫化碳工人心肌梗死发病/死亡率队列调查

队列	观察数	发病数	发病率（%）	死亡数	死亡率（%）
暴露组	343	25	7.29	14	4.08
未暴露组	343	7	2.04	3	0.87
RR			3.6*		4.7*
AR（%）			5.25		3.21
ARP（%）			72.22		78.72

＊$P<0.01$

表 2-21 说明，接触二硫化碳工人心肌梗死发病和死亡危险性较未接触者显著为高。接触二硫化碳工人中，有 72.22% 心肌梗死发病和 78.72% 心肌梗死死亡因接触二硫化碳所致。

解释 AF 时需满足几个假设，即危险因素与疾病之间存在因果关系，并在暴露组和非暴露组的疾病率测量中没有混杂存在，其他病因因素在暴露与非暴露组分布均匀。

对有几个充分病因的疾病，理论上可以计算每个充分病因的 AF。例如，充分病因 I 能解释某病病因的 70%，消除病因 I 即可使人群中该病危险性减少 70%。如充分病因 II 能解释某病病因的 30%，则消除病因 II 即可使人群中该病危险性减少 30%。

对只有单一充分病因的疾病，其每个组成成分与其他组成成分的 AF 值应是一样的。例如，苯丙酮尿症（PKU）只有一个充分病因因素，但其有两个组成成分，即 PKU 纯合基因型与饮食中的苯丙氨酸含量，这两个组成成分可解释人群中 PKU 的 100%。采用任何一种方法，即除去人群中的 PKU 易感基因、或除去饮食中的苯丙氨酸，可 100% 预防人群中 PKU 的发生。但单个充分病因的各个组成成分的 AF 值相加可大于 100%。这对研究疾病病因中遗传素起多大作用、解释与疾病危险因素有联系的生物学交互作用有重要意义。例如，有多个充分病因的某种复杂疾病，遗传和环境因素合在一起可发挥这些充分病因每个组成成分的作用，因此容易显示疾病 100% 由环境因素致成，或 100% 由遗传因素致成。由于基因型不易修饰，预防疾病发生主要取决于干预、阻断与遗传易感性交互的环境因素。

在 PKU 的例子中，除去儿童饮食中的苯丙氨酸（但这样可能会影响儿童的正常营养）外，最佳的预防策略显然是将携带 PKU 纯合基因（可通过新生儿筛检来实现）儿童的饮食中苯丙氨酸去除。

（四）一般人群暴露比例、相对危险性与归因分数的关系

表2-22、表2-23列述 P_e、RR、与 PARP 的关系。由该表可见，当人群中某种暴露比例低时（如10%），且该暴露的 RR 也低（如2.0），则只有9.1%的病例归因于该暴露。如该暴露的 RR 较高（如10.0），且人群中该暴露比例也较高（如90%），则89%的病例归因于该暴露。

表2-22　P_e、RR 与 PARP

P_e	RR				
	1.5	2.0	5.0	10.0	20.0
0.01	0.5	1.0	3.8	8.1	16.0
0.05	2.4	4.8	16.7	31.0	48.7
0.10	4.8	9.1	28.6	47.4	65.5
0.25	11.1	20.0	50.0	69.2	82.6
0.50	20.0	33.3	66.7	81.8	90.5
0.90	31.0	47.4	78.3	89.0	94.5

表2-23　不同 P_e 和 OR（或 RR）的 PARP

人群暴露率 P_e（%）	OR（或 RR）			
	2	4	10	12
10	9	23	47	52
30	23	47	73	77
50	33	60	82	84
70	41	67	86	89
90	47	73	89	91
95	49	74	90	92

第四节　效 用 指 标

所谓效用是指"机体处于某种健康水平的价值"。它反映人们对不同健康水平和生活能力的满足程度，注重人的健康水平、生活质量指标的变化，如质量调整生命年、失能调整生命年。这只是一种相对的概念。为了比较方便，人们常根据机体的生理、心理功能、生活质量不同，对各种疾病或不同健康水平量化，即为效用值，范围从0~1，完全健康为1，死亡为0，长期住院为0.33等。不同健康状况的效用值见表2-24。

例如，一名乳癌病人花10万元施行手术治疗，术后预期寿命为10年，但其生活质量评分只有正常人的一半，说明患者因乳癌丧失50%的生活质量，故其健康寿命年为5年，即手术的效用是5年健康寿命年，而不是10年，这就是一种效用值指标。

表 2-24　各种不同健康状态的效用值

健康状态	效用值	健康状态	效用值
健康	1.00	焦虑、抑郁、孤独感	0.45
绝经期综合征	0.99	盲、聋、哑	0.39
高血压治疗副作用	0.99～0.95	长期住院	0.33
轻度心绞痛	0.90	用假肢行走、失聪	0.31
中度心绞痛	0.70	死亡	0.00
中度疼痛生理活动受限	0.67	失去知觉	<0.00
医院血透	0.57～0.59	四肢瘫痪	<0.00
严重心绞痛	0.50		

效用值常用的测定方法：

1. 标准概率（赌博）法

在风险选择与确定选择之间作出判断。例如，治疗某病的一种选择为手术，术后最坏结果为死亡、最佳结果为生存 25 年，概率均为 50%。另一种选择为不手术，但可生存 7 年。其效用值＝7/25＝0.28。

2. 时间交换法

直接对不同的疾病或健康状态作等量估计，让病人在"接受某种治疗后可维持较好的健康状态但存活时间却短些"，与"不接受该治疗可维持目前的健康状况但存活时间可长些"之间作出选择。例如，心绞痛不治疗可存活 25 年，某种治疗虽可使心绞痛完全缓解但只能再活 15 年，故心绞痛的效用值＝15/25＝0.6。

3. 等级尺度法

画一条直线，两端分别为 0（死亡）和 1（健康），其间划分成 10 个等份，让病人自己选择其目前的健康状态位于何处，该处即为该病人所得的效用值。

```
       0                                                        1
  死亡 ——｜——｜——｜——｜——｜——｜——｜——｜——｜—— 健康
```

现代关于健康的概念，是指"不仅没有疾病或虚弱，而且躯体、精神、社会和心理适应都处在良好的状态，并能保持与环境的和谐。"所谓疾病负担，是指"不同疾病和（或）健康状况（包括死亡）对个人、家庭、社会所产生的临床、社会、经济的负担和寿命损失。"

不只是本章第一节中所描述的测量疾病及死亡频率的指标可以反映人群的疾病负担，其他许多指标也常用于描述疾病负担，如机体的不同健康结局（机体的生理、生化、心理功能、角色功能、生活质量的改变等），失能、疾病并发症、治疗并发症，医疗费用，期望寿命、去死因期望寿命、平均生存期，一些综合性指标，如生命素质指数、质量调整期望寿命（quality-adjusted life expectancy，QALE）、潜在寿命损失年（YPLL）、质量调整寿命年（quality-adjusted life year，QALY）、失能调整寿命年（disability-adjusted life years，DALY）、非致命的失能生存年（years lived with disability，YLD）、早死减寿年数（years of life lost due to premature death，YLL）、早死致成的健康寿命损失（healthy life lost from premature death，HeaLyf）、无残疾期望寿命、健康寿命年（HeaYL）、期间期望寿命损失年（period expected YPLL）、队列期望寿命损失年（cohort expected YPLL）、标准期望寿命损失年（standard expected YPLL）、潜在工作损失年（work YPLL）、潜在价值损失年（valued YPLL）、潜在消费价值损失年（CVYPLL）、健康期望寿命（active life expectancy，ALE）或无失能期望寿命（life expectancy disability-free，LEFD）（Katz，1983）、失能致成的健康寿命损失（healthy life lost from disability，HeaLyd）、因失能和早死致成的伤害总负担（total injury burden from disability and premature death）、健康相关生活质量（health-related quality of life，HRQL），以及机体的临床、功能、主观感受、经济等。本节择要介绍其中几个常用的效用指标。

一、期望寿命与寿命表

平均期望寿命是一种综合反映年龄组死亡率水平的卫生统计指标，体现整个社会经济发展情况。它表示同时代出生的一代人按照特定的年龄组死亡率水平死亡，平均每个人预期还可活几岁。它不受人口年龄结构的影响。寿命表是根据某一人群的年龄别死亡率计算出来的一种统计表，是追踪一组人群死亡经历的一种系统方法。它又常可分为初生儿期望寿命、1岁儿童期望寿命、65岁人口期望寿命等。

寿命表可追溯到公元3世纪罗马帝国时的死亡年龄记录。正式寿命表的产生应归功于John Graunt（1662）和Edmund Halley（1693）。至19世纪末，寿命表已列为常规计算，是新出现的死亡统计数字的重要部分。1843年英国William Farr编制了第一份官方寿命表。1900年Glover编制了美国第一份正式的寿命表（死亡登记状况），表中男性期望寿命为46.6岁、女性为48.7岁。我国最早的寿命表是外国人Seifert（1933）根据金陵大学1929—1931年组织的农业调查结果编制的，该调查收集了17个省、101个区域的人口资料，包括2 817名男性和2 682名女性死亡者的资料，得到中国农民出生时的预期寿命男性为34.85岁、女性为40.08岁。中国人自己最早编制的寿命表是由袁贻瑾1935年编制的广东中山县李氏家谱中的死亡资料。

寿命表不仅用于反映居民健康水平与特征、研究人口自然变动，而且根据寿命表原理衍生的一些统计方法已广泛应用于流行病学研究的许多方面（表2-25）。

表2-25　世界卫生组织（WHO）推荐的各年龄组标准期望寿命

年龄组（岁）	0 ~	1 ~	5 ~	10 ~	15 ~	20 ~	25 ~	30 ~	35 ~	40 ~
男	80.00	79.36	75.38	70.40	65.41	60.44	55.47	50.51	45.56	40.64
女	82.50	81.84	77.95	72.99	68.02	63.08	58.17	53.27	48.38	43.53

年龄组（岁）	45 ~	50 ~	55 ~	60 ~	65 ~	70 ~	75 ~	80 ~	85 ~
男	35.77	30.99	26.32	21.81	17.50	13.58	10.17	7.45	5.24
女	38.72	33.99	29.73	24.83	20.44	16.20	12.28	8.90	6.22

根据寿命表编制目的及资料来源不同，寿命表可分为现时寿命表和队列寿命表。卫生统计学中最常用的是现时寿命表，流行病学中常用的是队列寿命表。现时寿命表是从一个横断面来看问题，假定有同时出生的一代人，遵循现时人口实际年龄别死亡率的规律陆续死亡，直至死完为止，计算这一代人的平均寿命。它不适用于过去的人群，但是从现时寿命表可知

道死亡率的类型，比较由不同人群计算的寿命表，是分析流行病学数据的一项基本策略。队列寿命表是对一组人群中的每一个体，从其第一位个体出生至最后一位个体死亡止进行随访，记录每一位个体实际死亡过程，计算出该人群在不同时间的生存概率及期望寿命，其多用于生物学中估计动物和昆虫的生存。对人类群体来说，采用随访一个队列的每位个体从生至死的过程来构筑寿命表，显然是不切合实际的。下面介绍现时寿命表的编制及队列寿命表方法在流行病学中的应用。

（一）现时寿命表

1. 寿命表的构建

现时寿命表简称寿命表。依据年龄分组的不同，可分为完全寿命表和简略寿命表。完全寿命表是以 0 岁为起点，直至某一人群的生命极限，生存、死亡记录的年龄间隔（区间）1 岁一组。简略寿命表习惯以每 5 岁为一个年龄组，80 岁以上合并为最后一个年龄组（表 2-26）。

表 2-26 1982 年某地男性简略寿命表

年龄组 $x \sim$	平均人口数 $_nP_x$	实际死亡人数 $_nD_x$	年龄别死亡率 $_nm_x$	死亡概率 $_nq_x$	生存人数 l_x	死亡人数 $_nd_x$	生存人年数 $_nL_x$	生存总人年数 T_x	期望寿命 e_x
0 ~	30 005 *	429		0.014298	100 000	1 430	98 785	6 895 566	68.96
1 ~	86 920	105	0.001208	0.004820	98 570	475	363 330	6 796 781	68.95
5 ~	102 502	81	0.000790	0.003942	98 095	387	489 508	6 403 451	65.28
10 ~	151 494	113	0.000746	0.003723	97 708	364	487 630	5 913 943	60.53
15 ~	182 932	157	0.000858	0.004281	97 344	417	485 678	5 426 313	55.74
20 ~	203 107	215	0.001059	0.005281	96 927	512	483 355	4 940 635	50.97
25 ~	190 289	221	0.001161	0.005788	96 415	558	480 680	4 457 280	46.23
30 ~	147 076	181	0.001231	0.006136	95 857	588	477 815	3 976 600	41.48
35 ~	99 665	160	0.001605	0.007993	95 269	761	474 443	3 498 785	36.73
40 ~	90 891	234	0.002575	0.012793	94 508	1 209	469 518	3 024 342	32.00
45 ~	105 382	417	0.003957	0.019591	93 299	1 826	461 925	2 554 824	27.38
50 ~	86 789	602	0.006936	0.034089	91 471	3 118	449 560	2 092 899	22.88
55 ~	69 368	919	0.013248	0.064116	88 353	5 665	427 603	1 643 339	18.60
60 ~	51 207	1 328	0.025934	0.121775	82 688	10 069	388 268	1 215 736	14.70
65 ~	39 112	1 691	0.043235	0.195088	72 619	14 167	327 678	827 468	11.39
70 ~	20 509	1561	0.076113	0.319727	58 452	18 689	245 538	499 790	8.55
75 ~	9 301	1 126	0.121062	0.464674	39 763	18 477	152 623	254 252	6.39
80 ~	4 297	900	0.209448	1.000000	21 286	21 286	101 629	101 629	4.77

＊出生数

表 2-26 中各项指标的意义如下：

x 代表年龄，$_nP_x$ 表示平均人口数，$_nD_x$ 表示实际死亡人数，$nm_x = d_x/L_x = d_x/n/2 \ (l_x + l_x + n)$

$=_nD_x/_nP_x$,$_nq_x=$某年龄组死亡概率$=d_x/l_x=2_nm_x/(2+_nm_x)$

将$_nm_x$转换成$_nq_x$的方法取决于L_x与l_x的关系，这种关系又取决于刚满x岁的人数l_x在从x向$x+n$岁过渡时发生死亡数d_x曾经存活的年数α，年龄组距$n=1$时，$\alpha=0.5$（小年龄组除外），年龄组距$=n$时，$\alpha\approx n/2$。大多数年龄组的α随不同时间、地点而异，取决于发生死亡的条件。

α可根据死亡登记资料确定：

$$\alpha=\frac{L_x-_nl_x}{d_x}=\frac{(T_x-T_{x+n})-_nl_{x+n}}{l_x-l_{x+n}}$$

α/n称为分裂因素（splitting factor），如死亡率恒定，如$n=1$，α既是前一年出生者在x岁时死亡数的一部分，又是后一年死亡数的一部分。对静止人口，l_0在满x岁时的人口数l_x与7月1日的L_x存在如下的关系：

$$l_x=L_x+(1+\alpha)d_x$$

同样，当$n>1$时，lx与Lx之间存在如下的关系

$$_nL_x=_nl_{x+n}+\alpha_nd_x=_nl_x-(n-\alpha)_nd_x 或$$

$$lx=\frac{_nL_n-(n-\alpha)_nd_x}{n}$$

$_nq_x$与$_nm_x$之间的关系：

$$_nq_x=\frac{_nd_x}{l_x}=\frac{n_nd_x}{_nL_x+(n-\alpha)_nd_x}=\frac{n_nm_x}{1+(n+\alpha)_nm_x}$$

$_1q_0=_1m_0/[1+0.92\times(1-0.15)_1m_0]$ ，$_1q_0$用婴儿死亡率代替较妥。

$_np_x$某年龄组尚存概率$=1-_nq_x$

l_x表示某年龄组尚存人数，也应看作是某假设基数的份额，是相对数、理论值。

$_nd_x$表示某年龄组死亡人数（理论上死亡人数），实际是某年龄组发生死亡的份额，是相对数$=l_xq_x$

$d_0=100\ 000_1q_0=100\ 000_1m_0/[1+(0.92)\times(1-0.5)_1m_0]$

$_nL_x$表示某年龄组生存人年数$=l_{x+n}+n/2(d_x)=_nl_{x+n/2}d_x=n/2(l_x+l_{x+n})$

$L_0=0.274\ 10+0.726\ 11$

T_x表示某年龄x和x岁以上各年龄组生存的人年总数

$=\sum_nL_x=1/2l_x+l_{x+1}+l_{x+2}+l_{x+3}+\cdots\cdots 1/2l_{w-1}=T_{x+n}+L_x$

e_x表示某年龄组的平均期望寿命$=T_x/l_x$

2. 寿命表中主要指标的意义

构筑寿命表是一件十分机械的事，包括7项基本步骤。

（1）年龄区间（x至$x+1$）　除了最后的年龄区间（如80岁以上）为开放式外，各个年龄区间均为1年（年龄用x表示）。

（2）存活数（l_x）　在某一精确年龄时存活的个体数。存活数l_x是指x至$x+1$年龄区间中生命表受威胁人口数。0岁时（l_0）的存活数，常人为定为某一数，例如100 000，称为基数（radix）。

（3）死亡数（d_x）　在x至$x+1$岁期间死亡的个体数。

（4）死亡概率（q_x）　个体在x岁时尚存活、而在$x+1$岁前死亡的条件概率，即$q_x=d_x/l_x$。某一年龄区间的死亡概率与风险率（hazard rate，或 risk）有关，与在x岁前死亡概率不

同，后者按生存曲线表述。

（5）生存年数（L_x）　在 x 至 $x+1$ 岁期间，整个队列生存的累积时间。在 x 岁时存活的每位个体，其对整个队列的总存活时间的贡献为 1 年，或如果其在该期间内死亡，则其贡献即不足 1 年。L_x 值即表示在 x 至 $x+1$ 岁期间寿命表受威胁的人年数（the life-table person-years of risk）。

（6）总存活时间（T_x）　在 x 岁时尚存活的所有个体，在 x 岁以后存活的总时间，$T_x = L_x + L_{x+1} + L_{x+2} + L_{x+3} \cdots \cdots T_x$ 在寿命表的构筑中只是一个中间计算步骤。

（7）期望寿命（e_x）　x 岁时存活的个体预期尚可存活的年数，$e_x = T_x/l_x$。

根据上述概念可直接得出如下的关系：

1）在 x 至 $x+1$ 岁期间的死亡数 $= d_x = q_x l_x = l_x - l_{x+1}$。

2）$x+1$ 岁时的生存数 $l_{x+1} = p_x l_x = l_x - d_x$。

3）x 至 $x+1$ 岁期间的死亡概率 $q_x = (l_x - l_{x+1})/l_x = d_x/l_x$。

4）x 至 $x+1$ 岁期间的生存概率 $p_x = 1 - q_x = (l_x - d_x)/l_x = l_{x+1}/l_x$。

这些关系适用于以每 1 岁作为年龄间隔的完全寿命表。

从 x 至 $x+1$ 岁期间，总受威胁人年数包括在该期间未死亡的每个个体存活了 1 年。在该期间死亡的个体，该年只存活了一部分，因此其对总存活年数只贡献了一部分。

在 x 至 $x+1$ 岁期间死亡者的平均生存时间用 a_x 表示。除去生命的头几年外，所有年龄的 a_x 均近似为 0.5。0～4 岁的 a_x 值分别为 $a_0 = 0.09$，$a_1 = 0.43$，$a_2 = 0.34$，$a_3 = 0.47$，以及 $a_4 = 0.49$（由 Chiang 按经验求得）。这些值是合理的——生命头一年的生存时间分布是偏态的——偏向年龄区间开始的一端，因为 0～1 岁间的大多数死亡发生在第 1 个月内。因此，0～1 岁组死去的人平均存活时间占总生存时间的比例小。2～4 岁时的 a_x 在其各自的区间内死亡时间略偏早，但 a_x 较接近 0.5。其他所有各年龄区间的平均值 a_x 实际上等于 0.5 年。

在计算寿命表的存活人年数时，a_x 有重要意义，因为

$$L_x = (l_x - d_x) + a_x d_x \qquad\qquad 式①$$

其表示在 x 至 $x+1$ 岁的年龄区间寿命表受威胁人年数。

如用 L_x 计算，寿命表的年龄别死亡专率 $= d_x/L_x$，与观察的年龄别死亡率有联系。这种寿命表人年数与一般人年数计算并无区别。

构筑寿命表起点的是一组年龄别死亡概率（q_x）。这些概率可根据寿命表的年龄别死亡率与所研究人群的年龄别死亡率相等的原理来求得，或

$$寿命表死亡率\ q_x = d_x/L_x = R_x = 观察死亡率 \qquad\qquad 式②$$

$R_x =$ 由观察死亡率资料计算得到的 x 岁时年龄别死亡率。由 R_x 可得到 q_x，因为

$$寿命表死亡率 = d_x/[(l_x - d_x) a_x d_x] = q_x/[1 - (1 - a_x) q_x] = R_x \qquad 式③$$

$$q_x = R_x/[1 + (1 - a_x) R_x] \qquad\qquad 式④$$

由一组观察死亡率（R_x）得到一组寿命表死亡概率（q_x）。由概率 q_x 可得到除一个要素以外寿命表中的所有其他函数（l_x、d_x、L_x、T_x 及 e_x）。

最后一个区间的生存人年数（L_x）无法直接计算，因为一般得不到 a_x 值。在最后一个区间中，开始生存的人最终都要死亡（$q_x' = 1.0$），即 $L_x' = d_x'$，其中 x' 表示最后的年龄区间（如最后年龄区间为 90+，则 $x' = 90$），因此该年龄区间的观察死亡率与寿命表死亡率又相等。

$$d_x'/L_x' = l_x'/L_x' = R_x' \qquad\qquad 式⑤$$

$$L_x' = l_x'/R_x' \qquad\qquad 式⑥$$

因此，计算完全寿命表只需一组实际观察的年龄别死亡率。

寿命表可以编制全国的、也可以编制局部地区的，可以编制城市的、也可以编制农村的，可以编制男性的、也可以编制女性的，因为不同性别人口的年龄别死亡率是不同的。

编制寿命表一般以日历年的资料为依据，因此统计数字是否准确关系到寿命表各指标的准确性及可靠性。其中最重要的是新生儿出生与死亡数字是否存在漏报，对计算婴儿死亡率影响较大，并影响到期望寿命的准确性。因此，在编制寿命表时，对人口、死亡的基本资料特别是婴儿死亡率资料，必须认真核查、校正漏报。

3. 不同年龄的期望寿命

期望寿命可按年龄划分，如初生儿（0～岁）期望寿命、1岁儿童期望寿命、65岁人口期望寿命等。表2-27反映的是1950—1996年间北京东城区0岁及65岁时的期望寿命变化，提示几十年来随着生活水平的提高期望寿命明显增加，但主要增加的是0岁时的期望寿命，65岁期望寿命变化不大。

表2-27　北京东城区1950—1996年间不同年龄期望寿命（岁）的变化

年份	男		女		合计	
	0～	65～	0～	65～	0～	65～
1950	53.90	－	50.20	－	－	－
1975	72.59	13.39	74.50	15.44	73.60	14.76
1985	73.29	14.13	76.25	15.81	74.81	15.03
1996	78.16	18.17	81.45	20.19	79.81	19.21

（二）寿命表方法在估计 n 年死亡（生存）率中的应用

1. 问题的提出

流行病学研究常涉及生存时间（或缓解时间）的评价。接受某种治疗后5年生存概率是一种常用的效果测量指标。生存资料可按时间区间连续收集或记录数据，构成一系列队列表（例如，每随访一年都有一张表）。

正是这种随访资料收集的形式，可有效地估计5年生存概率，或估计与抽样人口有联系的生存曲线。表2-28是某地1960—1969年间164例某种心脏病预后的随访资料，反映这些心脏病人的生存情况。164例病人有18例在随访过程中失访，实际观察到146例。这164例观察对象是在10年间不同时间进入观察的。下面说明用寿命表方法估计这组病例在不同随访时间的生存、死亡情况。

队列研究的随访是较困难的工作，常需等待很长时间，直至某种结局的发生，如发病、死亡、痊愈、复发、抗体阳转等。因此，随访过程中会有各种原因的失访（退出观察），结局发生与时间长短有关。队列中各研究对象进入观察的时间早晚不一。

表2-28　146例心脏病人随访10年结果

观察年份	存活年数	观察数	总人年数	存活数	存活者人年数	死亡数	死亡者人年数
1960—1969	<1	30	15	3	1.5	27	13.5
1960—1968	1～2	28	42	10	15.0	18	27
1960—1967	2～3	31	77.5	10	25.0	21	52.5
1960—1966	3～4	12	42	3	10.5	9	31.5
1960—1965	4～5	4	18	3	13.5	1	4.5
1960—1964	5～6	13	71.5	11	60.5	2	11.0
1960—1963	6～7	8	52	5	32.5	3	19.5
1960—1962	7～8	9	67.5	8	60.0	1	7.5
1960—1961	8～9	3	25.5	1	8.5	2	17.0
1960	9～10	8	76	6	57.0	2	19.0
合计		146	487	60	284.0	86	203.0

2. 评价死亡（生存）的指标

一般死亡的评价指标，包括平均生存（死亡）时间、一般死亡率（或存活率）、观察人年数死亡率、直接法计算 n 年死亡率或存活率、寿命表法计算 n 年死亡率或存活率。

据表2-28的数据，在调查结束时尚有60例存活，其平均生存时间=284/60=4.73年，86例死亡者的平均生存时间=203/86=2.36年，146例的平均生存时间=（284+203）/146=3.34年。平均生存时间只对调查过程中已死亡者有意义，平均生存时间受观察时间长短的影响，如延长观察10年，观察结束时仍活着的60例中还会有人死亡，那时的平均生存时间就会增加。上述结果与15年前的另一调查结果相比，平均生存时间反而减少几个月。一般医疗水平应逐年提高，病人平均生存时间延长。上述不合理结果的原因是由于观察年限（10年）较长，观察结果只反映10年前医疗水平。如观察例数较少，误差更大。用死亡率代替平均生存时间较有意义。死亡率是时间的函数，不一定非等到这146人全部死亡后才来判断该心脏病的预后。上述146例中10年期间死亡86例，死亡率为58.9%（86/146），相应的生存率为41.1%。死亡率取决于观察时间，如观察时间足够长，队列的死亡率为100%。死亡率计算只在一定时间条件下才有意义。不同时间病人死亡危险性不同，近期存活率较高的随访研究中，不可能等所有观察对象都死亡后再评价其预后。常计算死亡率代替平均生存时间。有一种将时间因素考虑在内的方法，即观察人年数方法。观察人年数死亡率的分子是观察期间死亡数，分母是所有观察对象被观察的人年数（观察人数×观察时间）。

如表2-28，用每个观察年限的组中值表示观察时间，第一行的30人，27人在第一年内死亡，3人仍活着，但在第一年中也观察不到一年，假设平均每人观察0.5年，30人共观察15人年。第二行的28人，在第1至第2年间死亡18人，10人仍活着，假设平均每人观察1.5年，共42人年。余可依此类推。146人共观察487人年〔（27+3）×0.5+（18+10）×1.5+……（2+6）×9.5〕。10年间死86例，人年数死亡率为17.7/100人年（86/487）

这只是该组病例10年间平均死亡水平，但不知前几年死亡率是否较后几年高。按人年数计算死亡率，每个时段都应有相当数量观察例数（不少于10），总观察例数不少于50才有代表性。观察例数较少时，可按随访时间长短顺序排列成表，用 Kaplan-Meier 方法计算死亡率。各时间段死亡率的比较可作 log-rank 或 Mantel-Haenszel χ^2 检验。

按人年数计算的死亡率有两个明显缺点：

（1）只代表整个观察期间死亡率的平均水平，但人们感兴趣的是观察开始时头几年与后几年死亡率的比较。上例，死亡率 17.7/100 人年说明在 10 年观察期间死亡率平均为 18% 左右，但不知道头几年死亡率是否更高、后几年死亡率是否下降。按人年数计算死亡率（平均水平）假设在观察期间率是恒定的。

（2）按人年数计算的死亡率难以作统计学推断，不能用一般方法作显著性检验。因为数据独立性是显著性检验的前提，人年数率中的人年数不是独立的，在统计学推断时的 n 值不明确。上例，如用 $n=487$（人年数）按二项分布作统计推断会得出错误结论。很显然，上例的 n（例数）也不可能是 146。用人年数计算的率作统计学推断时需用特殊方法。

3. 直接法计算 n 年死亡率或存活率

$$n\text{ 年存活率} = \frac{n \text{ 年末存活病例数}}{\text{随访满 } n \text{ 年的总病例数}}$$

$$n\text{ 年死亡率} = \frac{n \text{ 年内死亡病例数}}{\text{随访满 } n \text{ 年的总病例数}}$$

上式中 n 可为 3、5、10 等。

这种方法计算简便，意义明确。上例，5 年死亡率 $=76/105=72.38\%$。直接法计算的 5 年死亡率只能说明 5 年前的死亡水平，不能反映整个和目前的死亡水平。如观察对象数太少时，在计算较长年限存活率时能够利用的例数太少，误差较大。

表 2-28 的数据如以 5 年为一个区间划分，死亡的 86 例中有 76 例死于观察头 5 年，10 例死于头 5 年以后（第 6 年开始），存活的 60 人中有 29 人活过并被观察 5 年以上，仍存活的另外 31 人观察时间均不足 5 年。直接法计算 5 年死亡率虽然简便、易懂，但不能充分利用所有资料。上例，观察满 5 年共 105 人，其中死亡 76 例，5 年死亡率 $=76/105=72.38/100$ 人年，仍存活 29 人，5 年存活率 $=29/105=27.62\%=1-72.38\%$。

5 年死亡率（或存活率）只能说明 5 年前医疗水平，并不反映整个或目前医疗水平。如医疗水平随时间提高，观察年限越长这种影响越明显，死亡率估计越偏低。如样本较小，存活（死亡）率逐年变动很不规律，甚至出现前一年死亡（存活）率高（低）于后一年的不合理现象。这是因为计算不同年限的存活（死亡）率时所包括的人数不同所致。上例，如用 146 例作分母，算得 5 年死亡率 $=76/146=52.1\%$，结果估计偏低，因其中还有 31 例观察未满 5 年，如这 31 例观察满 5 年时都存活，则 52.1% 的估计就较可靠。如将观察未满 5 年的 31 例都从分母中除去，5 年死亡率 $=76/(146-31)=72.38\%$，估计结果又偏高。因除去的 31 例并非从未被观察过，这 31 例曾分别被观察长短不等的一段时间（但均未满 5 年），因此，如计算时分母中加上这 31 例曾被观察的一段时间才较合理。

4. 寿命表方法计算 n 年存活率

用寿命表方法可解决上述问题。

上例以观察数 146 例作分母直接计算 5 年死亡率 $=76/146=52.1\%$，这个结果显然偏低，因为 146 例中有 31 例观察未满 5 年。如将这 31 例都从分母中除去，5 年死亡率 $=76/(146-31)=72.38\%$，这个结果又偏高，因为这 31 例曾被观察过长短不等的一段时间。较合理的是用寿命表方法来估计死亡（存活）率。

将表 2-28 的数据重新排列后得到表 2-29。

表 2-29　将表 2-28 的数据重新排列后的结果

观察年限 $x \sim x+1$（1）	x 年初存活数 l_x（2）	在区间内死亡数 d_x（3）	在区间内退出数 w_x（4）
0~1	146	27	3
1~2	116	18	10
2~3	88	21	10
3~4	57	9	3
4~5	45	1	3
5~6	41	2	11
6~7	28	3	5
7~8	20	1	8
8~9	11	2	1
9~10	8	2	6

表 2-30　按表 2-29 的数据计算死亡概率和生存概率的过程

观察年限 $x \sim x+1$（5）	x 年初实际存活数 $l_x - w_x/2$（6）	区间内死亡概率 q_x^*（7）	生存概率 p_x（8）	累积生存 概率 P_x（9）	累积死亡 概率 Q_x
0~1	144.5	0.186 9	0.813 1	0.813 1	0.186 9
1~2	111	0.162 2	0.837 8	0.681 2	0.318 8
2~3	83	0.253 0	0.747 0	0.508 9	0.491 1
3~4	55.5	0.162 2	0.837 8	0.426 3	0.573 7
4~5	43.5	0.023 0	0.977 0	0.416 5	0.583 5
5~6	35.5	0.056 3	0.943 7	0.393 1	0.606 9
6~7	25.5	0.117 6	0.882 4	0.346 8	0.653 2
7~8	16	0.062 5	0.937 5	0.325 2	0.674 8
8~9	10.5	0.190 5	0.809 5	0.253 2	0.736 8
9~10	5	0.400 0	0.600 0	0.157 9	0.842 1

$*\ q_x = d_x/(l_x - w_x/2)$，$p_x = 1 - q_x$，$P_x = \prod p_x$，$Q_x = 1 - P_x$

表 2-31　按表 2-29 的数据计算累积生存概率标准误的过程

观察年限 $x \sim x+1$	$\dfrac{l_x - d_x - w_x/2}{p_x\,(l_x - w_x/2)}$ （10）	$\dfrac{q_x/(l_x - d_x - w_x/2)}{q_x/p_x\,(l_x - w_x/2)}$ （11）	$\sum$（11） （12）	$\sqrt{（12）}$ （13）	S. E.（P_x） （14）
0~1	117.5	0.001 591	0.001 591	0.039 9	0.032 4
1~2	93	0.001 744	0.003 335	0.057 8	0.039 3
2~3	62	0.004 081	0.007 461	0.086 1	0.043 8
3~4	46.5	0.003 488	0.010 904	0.104 4	0.044 5
4~5	42.5	0.000 541	0.011 445	0.107 0	0.044 6
5~6	33.5	0.001 681	0.013 126	0.114 6	0.045 0
6~7	22.5	0.005 227	0.018 352	0.135 5	0.047 0
7~8	15	0.004 167	0.022 519	0.150 1	0.048 8
8~9	8.5	0.022 412	0.044 931	0.212 0	0.058 8
9~10	3	0.133 333	0.178 264	0.422 2	0.066 7

根据表2-30、表2-31的数据，该心脏病5年死亡率＝58.35%（5年存活率＝41.65%），标准误＝4.46%，5年死亡率的95%可信区间＝49.60%～67.09%。

这种方法可用于各种二分类结局随访数据的分析中，如疫苗免疫持久性观察资料等。

5．两个大样本死亡（存活）率（寿命表法）的比较

可采用Z检验方法，Z值的计算如下。

$$Z = \frac{Px_1 - Px_2}{\sqrt{\left[S.\ E._{(P_{x_1})}\right]^2 + \left[S.\ E._{(P_{x_2})}\right]^2}}$$

Z值近似正态分布，查正态分布表，可得P值。

$S.E._{(P_x)}$为P_x的标准误，$S.E._{(P_x)}$可按 Major Greenwood（1926）公式计算：

当$dx \geqslant 5$时：

$$S.\ E._{(P_x)} = P_x \sqrt{\sum \frac{q_x}{p_x(l_x - w_x/2)}}$$

或

$$S.\ E._{(P_x)} = P_x \sqrt{\sum \frac{q_x}{l_x - d_x - w_x/2}}$$

当$d_x < 5$时、且$q_x \neq 1$或0时：

$$S.\ E._{(P_x)} = \sqrt{P_x \prod \frac{l_x - w_x/2 - d_x - 2}{L_x - w_x/2 + 3}}$$

6．应用寿命表法的要求

（1）有明确的起点，如第一次诊断日期、治疗开始时间、入院日期。

（2）有明确的终点，如死亡，且终点只有两种可能性（二分事件），但每个人都只有一种终点，一个人不能有一种以上终点，如疾病多次发作等，否则不适用于寿命表方法。

（3）观察对象允许在不同时间进入观察。

（4）观察结束时，有些观察对象的结局仍不知道（截缩），因还未到终点、或中途退出观察。

如无失访（截缩），问题较简单；如有失访，情况就较复杂。上例164例观察对象有18例失访，如将这18例完全除去，只考虑146例，会有一定偏倚，最好办法是将这18例已知尚存活的一段时间也算进去。寿命表方法恰可做到这点。

如失访较多，寿命表方法计算结果也会发生偏倚，故即使用寿命表方法，也要尽可能随访完全。

用寿命表方法计算率，是通过计算各个不同观察时间区间内的死亡率来实施的。观察时间区间可以是5年、3年、1年、月、周、日、小时等。同一表内观察期的各时间区间的间隔距离不要求相等，如<24小时、24～48小时、48小时～1周、1周～1月、1～3月等。间隔距离越小，计算结果越精确，但工作量也越大。

（三）去死因期望寿命

研究某种死因或某些死因对居民死亡的影响，可编制去除某死因的寿命表。假设某种死因消除了，原来死于该病（死因）的人不再死于该病，寿命就会延长。显然，去除了一种对生命威胁较大的死因，寿命就会延长很多。与全死因的寿命表相比，消除某种死因后期望寿命增加。例如，某地某年男性期望寿命为68.96岁，去除恶性肿瘤死因后的期望寿命为

71.33 岁, 说明因恶性肿瘤减寿 2.37 岁。

去死因寿命表的优点是: ①概念清楚, 以某种疾病引起的死亡对期望寿命减少的年数表示该病的危害; ②既能表示某种死因对整个人群的影响, 也可以表示其对某年龄组的影响; ③去死因寿命表不受人群年龄结构的影响, 便于相对比较。

去死因寿命表可较好地评价健康水平与不同疾病的相对危害程度。但计算较繁琐, 不具有可加性, 且应用不便。对不同年龄死亡给予同样的权重, 而实际上老年人死亡占大多数, 故不能反映整个人群的全貌, 且应用不便。

编制去死因寿命表各项指标的意义与全死因寿命表相同, 关键是求出去除某种或某些死因后各年龄组的死亡概率 q_{x-i}, 其余可仿照全死因寿命表的方法。

全死因寿命表的累计死亡概率与某种死因的终生死亡概率有关。利用全死因寿命表可直接估算某种死因的终生死亡概率, 这是一种估计危险性的有用的综合性指标。某种死因的死亡概率, 可用该种死因死亡人数被可能因该种死因死亡人数 (即处在危险的人数) 去除。达到某年龄后的预期死亡数, 包括在整个生命期中最终因各种死因死亡的人数。例如, 某地死于肺癌、缺血性心脏病、机动车事故、其他原因的死亡概率分别为: $P_{(死于肺癌)} = 70\ 313/100$ 万 $= 0.070$, $P_{(死于缺血性心脏病)} = 287\ 810/100$ 万 $= 0.288$, $P_{(死于机动车事故)} = 24\ 707/100$ 万 $= 0.025$, $P_{(死于其他死因)} = 617\ 170/100$ 万 $= 0.617$。这就是各种死因的终生死亡概率。

该地 60 岁男性肺癌终生死亡概率为 58 550/802 800 = 0.073, 其中 802 800 是 60 ~ 64 岁年龄区间内存活的人数, 58 550 是 60 岁后因肺癌死亡的人数。该地 1980 年男性死因别死亡的条件概率为: $P_{(60岁后, 死于肺癌)} = 58\ 550/802\ 800 = 0.073$, $P_{(60岁后, 死于缺血性心脏病)} = 258\ 865/802\ 800 = 0.288$, $P_{(60岁后, 死于机动车事故)} = 5\ 513/802\ 800 = 0.025$, $P_{(60岁后, 死于其他死因)} = 479\ 872/802\ 800 = 0.617$。

概率 $1 - F_{(i)x}$ 为在 x 岁后最终将死于死因 i 的条件死亡概率, 即 $P_{(x岁后死亡 | 死于死因i)}$。死因 i 的终生死亡概率是所有达到 x 岁者死于死因 i 的条件死亡概率, 即 $P_{(死于死因i | x岁后死亡)}$。例如, 死于肺癌的条件死亡概率 $1 - F_{(肺癌)60} = P_{(60岁后死亡 | 肺癌死亡)} = 58\ 550/70\ 313 = 0.833$, $P_{(肺癌死亡 | 60岁后死亡)} = 58\ 550/802\ 800 = 0.073$。

按竞争性危险估计的净概率, 没有理由相信近几十年间传染病死亡率下降在癌症死亡率增高中起作用。因为近几十年癌症死亡的粗概率与净概率几乎相同, 即按竞争性危险估算时除去 "传染病" 作为竞争性死因, 并没有改变当地癌症的死亡类型。

如知道某种死因的死亡数, 按寿命表中年龄 x 岁时某种疾病死亡数, 用指数方法表达死于死因 i 的净概率为 $Q_{x,i} = 1 - (1-q_x)\ d_{(i)x}/d_x$

上式中 $d_{(i)x}$ 表示生命表中在 $x \sim x+1$ 区间, 死于死因 i 的死亡数, $d_x = d_{(i)x} + d_{(j)x}$ 表示寿命表的总死亡数。

净概率 $Q_{x,i}$ 反映了除去 "死因 j" 后, x 岁时死于 "死因 i" 对死亡概率的影响。

例如, "除去" 所有心血管病死亡时 (心血管病死亡 = 死因 j), 按其他死因的寿命表 (所有非冠心病死亡 = 死因 i), 通过比较净概率期望寿命与全死因期望寿命, 可估计因心血管病损失的寿命岁数。寿命表函数是基于净概率 $Q_{x,i}$ 的, 而不是基于粗概率 q_x 的。表 2-32 列出的是 1980 年某地男性 5 个年龄组的期望寿命。

表 2-32　1980 年某地男性去除部分死因期望寿命

年龄组（岁）	全死因	去除（下述）死因后的期望寿命（岁）			
		心血管病	缺血性心脏病	肺癌	机动车事故
0	70.92	80.63	73.79	71.80	71.81
20	52.41	62.61	55.33	53.31	53.19
40	34.49	44.71	37.49	35.41	34.68
60	18.16	20.08	20.08	18.96	18.22
80	7.07	16.56	8.07	7.18	7.07

由上表可知，如除去"心血管病"的死因，期望寿命可增加 10 岁左右；如除去"缺血性心脏病"的死因，期望寿命可增加 1~4 岁。说明心血管病对期望寿命、总死亡率的影响十分明显。而除去"肺癌"或"机动车事故"死因，期望寿命几乎不受影响。

二、潜在寿命损失年

减寿年数是指某一人群在一定时间（通常为一年）内，在目标生存年龄内因早死造成的寿命减少的总人年数，也称潜在寿命损失年（years of potential life lost，YPLL），表示总损失人年数。减寿率则是减寿人年数与同期人口数之比，称潜在寿命损失年率，表示平均每人损失的寿命年。

（一）概念

潜在寿命损失年最早是在 20 世纪 40 年代提出来的，1982 年美国疾病预防控制中心首先应用。它表示某种死因所致一定年龄范围（如 1~65 岁）内或全人口中某人群的可能寿命损失。

假定一个已死亡的个体如果不死亡，其能够生存到预定期限的潜在生存年数。也即每个死亡个体死亡时的年龄与预期过早死亡年龄的上限之间相差的年数（死亡年龄-预期的"过早死亡"年龄的上限=减寿年数）。考虑到不同年龄的人群对寿命的影响不同，给不同年龄的死亡以不同的权重，突出"早死"比"晚死"对寿命的影响更大。计算简便，易理解，具有可加性，应用便利。

（二）应用

衡量健康水平，例如，我国 58 个疾病监测点 1986 年各种死因 YPLL 顺位：意外伤害、癌症、心脏病、传染病、脑卒中、消化系疾病。

<65 岁人群 YPLL 占小于期望寿命人群 YPLL 的比值可反映低年龄死亡所占的比例，此比值大说明低年龄死亡在总死亡中所占的比重大（表 2-20）。

（三）优点

1. 不仅考虑死亡人数，而且其死亡时的年龄，经标化后给不同年龄的死亡以不同的权重，死亡越早，YPLL 越大。

2. 年轻死亡的可预防性大，如戒烟、产前保健、驾车系安全带、安全性行为等。

3. 主要反映达到期望寿命前的死亡，故可评价劳动力人口的健康水平。

4. 可对不同性别、不同年龄、城乡的 YPLL 进行比较。

5. 计算简单，结果易于解释，应用方便。

（四）缺点

1. 不同人群的期望寿命各异，计算 YPLL 的早死年龄域不同，YPLL 的数值及对各死因的相对重要性各异，故不同地区、不同年代、不同人群之间很难相互比较。

2. 标化时采用的标准人口不同，可比性差。

3. 横断面的 YPLL 只反映一个时点的情况，如欲了解长期变动趋势，需连续观察分析。

4. YPLL 只反映在达到期望寿命前的死亡（早死）对减寿的影响，而人群死亡多发生在老年，因此，尚难反映全面的人群健康状况。

5. YPLL 只关心死亡，故不能反映非致死性疾病对健康的危害。

6. YPLL 的计算有赖于人口资料、死亡资料、死因分类的准确性，如有漏报或死因分类错误，即会发生偏倚。

7. YPLL 计算中未考虑老年死亡，因此，不能全面反映对整个人群的危害，尚不能完全替代死亡率等其他指标。

8. 不能反映不同年龄层死亡对寿命损失的影响。

（五）计算方法

首先确定早死年龄域。目前各国尚无统一标准。美国疾控中心采用 0 ~ 65 岁，或考虑该年龄段的早死 "可预防性"。有人认为应除外婴儿死亡，因为婴儿死因特殊，故建议早死年龄域的下限从 1 岁开始。我国现采用 1 ~ 65 岁为早死年龄域。高龄死亡的 "可预防性" 差。

举例：据 1986 年全国农村 35 个疾病监测点的资料，女性总人口数为 1 729 332 的恶性肿瘤 YPLL（年龄域 1 ~ 65 岁）计算（表 2-33）。

表 2-33 YPLL 的计算

年龄组（岁）	尚能生存年数 A_i	死亡数 D_i	$YPLL_i$（$A_i \times D_i$）	YPLL 率（‰）
1 ~	$62 = 65-3$	4	248	–
5 ~	$55 = 65-10$	15	825	–
15 ~	$45 = 65-20$	25	1 125	–
25 ~	$35 = 65-30$	58	2 030	–
35 ~	$25 = 65-40$	75	1 875	–
45 ~	$15 = 65-50$	147	2 205	–
55 ~ 65	$5 = 65-60$	299	1 495	–
合计	–	623	9 803	5. 6687

A_i = 早死年龄域的上限 - 该年龄组的组中值 = 尚能生存年数

D_i = 该年龄组的死亡数

$YPLL_i = A_i \times D_i$

YPLL 率 = $\Sigma YPLL_i \div N \times 1\,000 / 1\,000 = 9803 \div 1\,729\,332 \times 1\,000 / 1\,000 = 5.\,6687‰$

N = 总人口数 = 1 729 332

（六）潜在寿命损失年的标化

考虑到实际计算 YPLL 各监测点人口年龄构成的差异，在比较不同监测点的 YPLL 时，应先按标准人口的年龄构成计算校正因子，再计算标化 YPLL（表2-34）。

表2-34　标化 YPLL 的计算

年龄组（岁）	校正因子$_i$	标化 YPLL$_i$ = YPLL$_i$×校正因子$_i$	标准人口	监测点人口
1 ~	1.09	270.3	35 698 229	125 986
5 ~	1.11	915.8		
15 ~	0.97	1 091.3		
25 ~	0.93	1 887.9		
35 ~	0.93	1 743.8		
45 ~	1.00	2 205.0		
55 ~ 65	0.95	1 420.3		
合计	–	9 534.4	451 207 377	1 729 332

$$校正因子_i = \frac{P_{ir}}{N_{ir}} \div \frac{P_i}{N} = \frac{标准人口各年龄组人口数}{标准人口总数} \div \frac{监测点各年龄组人口数}{监测点人口总数}$$

P_{ir}=标准人口各年龄组人口数，P_i=监测点各年龄组人口数

N_r=标准人口总数，N=监测点总人口数

标化 YPLL$_i$ = YPLL$_i$×校正因子$_i$

标化 YPLL$_i$ 率 =Σ标化 YPLL$_i$÷N= 9534.4÷1 729 332 = 5.5133‰。

（七）反映潜在寿命损失年的其他指标

1．期间期望寿命损失年（period expected YPLL）

$$period\ expected\ YPLL = \sum_{x=0}^{x=1} d_x e_x$$

l=最后一个年龄组，e_x=每个年龄组的期望寿命，d_x=年龄 x 时的死亡数

2．队列期望寿命损失年（cohort expected YPLL）

$$cohort\ expected\ YPLL = \sum_{x=0}^{x=1} d_x e_x^c$$

e_x^c=各年龄的队列期望寿命

3．标准期望寿命损失年（standard expected YPLL）

$$standard\ expected\ YPLL = \sum_{x=0}^{x=1} d_x e_x^*$$

e_x^*=按某种理想标准各年龄的期望寿命

4．潜在工作损失年（work YPLL）

$$WYPLL = \sum w_i d_i$$

w_i = 工作损失年数, d_i = 死亡人数。

5. 潜在价值损失年 (valued YPLL)

$$VYPLL = \sum \{(p_0 - p_1) - [(I_0 - I_1) + (C_0 - C_1)] \times d_i\}$$

$$= \sum \{[(I_1 + C_1 - P_1)] + (p_0 - I_0 - C_0)\} \times d_i$$

p_0 = 未生产年数, p_1 = 已生产年数, (21~60 岁), I_0 = 未投资年数, I_1 = 已投资年数, (0~20 岁), C_0 = 未消费年数, C_1 = 已消费年数, (61~期望寿命), d_i = 死亡人数。

6. 潜在消费价值损失年 (CVYPLL)

$$CVYPLL = \sum \{(p_0 - p_1) - [(I_0 - I_1) + (C_0 - C_1) + E_x]\} \times d_i$$

$$= \sum \{[(I_1 + C_1 - P_1) + (p_0 - I_0 - C_0) + E_x]\} \times d_x$$

E_x = 工作经验年数。在 21~65 岁之间, 每人多工作一年, 经验价值增加一人年。

7. 健康寿命年 (healthy life years, HeaLy)

$$HeaLy = L_1 + L_2$$

$L_1 = P \times I \times CFR \times [E(A_o) - (A_f - A_o)]$, 为人群中因患某种疾病死亡而损失的健康寿命年; $L_2 = P \times I \times CDR \times D_e \times D_t$, 为人群中因患某种疾病失能而损失的健康寿命年。

式中 I 为人群中某种疾病每年每千人口的发病率, CFR 为该病的病死率, A_f 和 A_o 分别为因该病死亡和发病时平均年龄。$E(A_o)$ 为年龄 A_0 时的期望寿命, 用标准期望寿命表示。CDR 为患该病人群因该病失能的比例。D_e 为失能权重, 是 HeaLY 计算中唯一一主观指标, 一般由专家根据各种疾病的失能情况、并与死亡比较确定, 取值范围为 0~1, 0 代表完全健康, I 代表死亡。D_t 为该病平均病程。

8. 早死致健康寿命损失 (healthy life lost from premature death, HeaLy_f)

$$HeaLy_f = I \times \{CFR \times [E(A_0) - (A_f - A_0)]\}$$

其中 I = 伤害发生率 (1/1 000), CFR = 病死率, $E(A_f)$ = 死亡时预期寿命, $E(A_0)$ = 发病时预期寿命, A_f = 平均死亡年龄, A_0 = 平均发病年龄。

9. 失能致健康寿命损失 (healthy life lost from disability, HeaLy_d)

$$HeaLy_d = I \times (CDR \times D_e \times D_t)$$

其中 CDR = 疾病致残率 (疾病致残比), D_e = 失能程度 [从无任何失能致完全失能 (相当于死亡)], D_t = 失能者因病平均失能时间长短。

10. 因失能及早死致伤害总负担 (total injury burden from disability and premature death, HeaLy)

$$HeaLy = HeaLy_f + HeaLy_d = 健康寿命损失年 (YHLL)$$

$$= I \times \{CFR \times [E(A_0) - (A_0 - A_f)]\} + I \times [CDR \times D_e \times D_t]$$

三、失能调整生命年

(一) 概念

失能 (伤残) 调整生命年 (disability-adjusted life years, DALY) 包括由于失能相当于损失的健康寿命 (Equivalent years of healthy life lost due to disability, YLD) 和早死减寿年数 (years of life lost due to premature death, YLL)

DALY 是一种综合考虑了早死、非致死性疾病，以及年龄、时间、失能等多因素对疾病负担影响的指标。它可为评价某个地区、人群的疾病严重性提供信息，可以用于进行危险因素分析，可测量干预措施的成本效益，可比较不同地区的卫生状况、评价社区卫生的进展。

DALY＝早死所致寿命损失年数（years of life lost due to premature death，YLL）＋非致命性失能拆算的寿命损失年数（years of life lived with a disability，YLD）

早死损失的时间随各年龄组的死亡率及死亡时所损失的时间长短有关。有两种方法测量失能生存集聚时间：一是失能的时点患病率×失能生存时间（例如，年）；二是测量失能发病率×每种失能的平均持续时间。如果失能发生率恒定，人口年龄结构也恒定，用发病率或患病率计算得到的失能生存总时间是一样的。YLL 及 YLD 可按下式计算：

$$\int_{x=a}^{x=a+L} DCxe^{-\beta x} e^{-r(x-a)} dx \frac{DCe^{-\beta x}}{\beta + x}$$

上式经积分后得到：$-\{[e^{-(\beta+r)L}(1 + (\beta + r)(L + a) - (1 + (\beta + r)(a))]\}$

其中 D＝失能权重（早死为1），r＝贴现率（一般为0.03），β＝年龄权重因子，a＝失能（疾病）发生的年龄，L＝失能持续时间（早死损失时间），$a+L$＝早死年龄，x＝实际年龄，k＝年龄权重校正因子（一般为1）。C＝校正常数（为0.1658），适当选择 C 可使引入年龄权数不致对寿命年损失总量产生偏差，C 应根据人群的年龄及性别结构调整，若 β 调整，C 亦应同步调整。

Murray 和 Lopez 按美国兰德公司的修正 Delphi 法确定年龄权数，并构建了年龄权数的连续性数学函数。不同年龄存活时间可用指数函数表示如下：

按指数函数估计在不同年龄时活过的时间 $= Cxe^{-\beta x}$

按连续贴现函数估计在不同年龄时活过的时间 $= e^{-r(x-a)}$

β 为年龄权重因子，是上述函数中重要的参数，决定函数的图形性质，β 一般为 0.03 ~ 0.05 之间，在 DALY 计算中，设定 β 为 0.04。

$$早死所致寿命损失年 = \frac{1}{r} - \frac{e^{-rL}}{r}$$

1＝年龄为 a 时的标准期望寿命。

（二）失能调整生命年的计算

失能是指丧失某种器官或其功能而导致的不正常，包括解剖机构丧失正常活动功能的全部或部分能力，以及其心理、生理上的能力丧失。

对每种疾病，计算从发生至死亡或康复之间的健康寿命损失年数，加上平均失能年数×权重（与死亡相比，反映该种失能的严重程度），再加3%的贴现率。

在提出 DALY 指标时，考虑到：①在反映健康状况的指标中应尽可能包括能反映任何一种健康结局的指标，如社会幸福的损失。②受某种健康结局影响的个体特征应不只限于年龄和性别。也就是说，在计算与不同健康结局有关的疾病负担时应考虑多种因素的影响。例如，1 例45岁男性因冠心病早死，或 1 例19岁女性因车祸失明（失能），受到的影响因素众多，包括病因、失能严重性、持续时间、年龄、性别、经济收入、受教育程度、种族、职业等。③即对相似的健康结局予以同样对待（"treating like health outcome as like"）。例如，一例40岁女性早死，不论她住在何方，其对全球疾病负担的贡献是一样的。这样可以确保不同社区疾病负担的可比性、同一社区不同时间疾病负担的可比性。社区局部死亡率水平不应改变指标设计中的假设。每个人健康状况的价值是自己的事，与邻居的健康状况无关。④疾病负担测量指标中的时间只是一个测量单位。组合性指标要求较一般的测量单位，时间是最佳的单位，常用在分母中，以年、月为单位。用时间做测量单位，简单、直观，可以将早死的时间与失能损失的时间结合起来。

（三）应用失能调整生命年时的注意事项

比较不同疾病、年龄、性别、地区的失能调整生命年时，应注意如下几点：

1. 寿命损失时间长短不同、不同年龄时期的生存价值各异，比较失能生存时间与早死损失寿命时间，注意时间倾向（time preference），因为个体都喜好现在获益，而不是将来获益。货币价值和服务的价值总是今天的高于 1 年或 10 年后的。如果从一个完全可靠的来源，今天得到 100 元与 1 年后得到 100 元，大多数人都会选择要今天的 100 元。如果今天 100 元，1 年后是 110 元，一部分人可能会选择 1 年后的 110 元。银行的储蓄利率就是对个体没有在今天消费、而是等到将来消费的一种补偿。市场利率是作为对整体社会中个体将来消费的贴现。

2. DALY 与 YPLL 的主要差异是，前者含有失能生存寿命数，后者没有。全球疾病负担有 34% 由失能所致。有些疾病如精神疾病，失能是主要问题。

3. 用 DALY 作分母估计疾病负担的成本，可以用于文献中健康干预的成本效益分析。例如，每挽救一个 DALY 所花费的成本是多少，这有利于确定卫生资源的分配。

4. DALY 的原意不在于它的设计，而是它成功地应用这一指标来测量 100 多种疾病的负担（权衡 8 个地区、5 个年龄组，男、女的不同情况所得）。

（四）估计失能调整生命年所需的条件

采用 DALY 来估计疾病负担的关键是有关资料和信息的可获得性，包括疾病的发病、患病数据及其可利用性，发病年龄（a）、平均期望病程、失能持续时间（L）的估计，发病、患病记录数据与专家估计数据的一致性，人口资料，贴现率（r），失能权重（D）（表2-35）。

表2-35　6种等级失能的权重（世界卫生组织）

等 级	描　　　述	权重
1	娱乐、教育、生育或职业领域，至少有一种活动受限制	0.096
2	娱乐、教育、生育或职业领域，有一个领域的大多数活动均受限制	0.220
3	娱乐、教育、生育或职业领域，有两个或以上领域的活动受限制	0.400
4	娱乐、教育、生育或职业领域的所有活动均受限制	0.600
5	使用工具的日常生活活动，如备膳、购物、家务均需要帮助	0.810
6	日常生活活动，如进食、个人卫生、如厕均需要帮助	0.920

计算 DALY 所需的资料：年龄发病专率、性别发病专率、平均发生年龄、失能持续时间、失能权重、失能开始时的年龄、失能生存年龄、失能现患率等。

医学干预可能影响失能：改变发病率，改变失能发生率、改变失能持续时间、改变失能的严重性等。此时，可通过调整失能权重来反映治疗干预的效果。

检查内部一致性所需资料：持续时间、死亡率、患病率、缓解率、病死率等。

四、其他非致死性效用指标

（一）健康寿命年

$$健康寿命年 = \sum W_k \times Y_k = 期望寿命 \times 健康权重$$

W_k = 处于 k 状态的权重（效用）值，Y_k = 处于 k 状态的生存年数。

即：将每段生存时间的长度乘以该期间的生存质量。终点（死亡、疾病复发）发生在最后一个阶段（时间区间），记录终点发生的时间。在随访过程中可能发生失访，而不知道终点发生的具体时间，此时，可取该区间时间长度的一半近似代替。

W_k 的确定方法较常用的是 Bush 的 F 功能效用值法，将功能状态按行动能力、身体活动及社会活动能力的水平，组合成 31 种不同的状态，按一定的评分标准（0~1）得到各种功能状态的权重值，反映不同功能状态下的生存质量不同。

（二）质量调整寿命年

质量调整寿命年（quality adjusted life year，QALY）的基本思想是将生存时间按生活质量的高低分成不同的阶段，每个阶段给予不同的权重（取值 0~1），从而算得质量调整寿命年。计算 QALY 首先要解决生活质量效用值（utility）。效用值是指"某一健康水平的价值"。例如，按生活质量不同，给予不同的价值分，健康人为 1.0，死亡者为 0，长期住院者为 0.33。

不同功能状态下的生活质量当然不同。但有些疾病欲用标准方法来划分功能状态是困难的。分析生活质量时，最好能考虑生存时间。因此，在传统的患者随访中必须进行一系列的生活质量评价。一般从起点至终点可有 5~8 个测量点，测量次数越多越准确，但实际工作中，重复测量次数太多，失访也多。

将干预效果转化成生活质量指标（效用），计算为获得某种效果（例如，增加一个质量调整寿命年）需多少成本。例如，一例乳癌病人施行手术治疗花费 10 万元，术后预期寿命 10 年，但其生活质量评分只有正常人的一半，说明患者因病丧失了 50% 的生活质量，因此其健康寿命年应为 5 年，也就是说手术带来效用是 5 年健康寿命年，而非 10 年。

（三）健康相关生命质量

健康相关生命质量（health-related quality of life，HR-QL）将多种影响健康的变量，包括健康状况、生理功能、精神、心理和社会功能的变量的测量结果，转化为 HR-QL 单一指标，它只对多个变量的总集进行权重，但权重是主观确定的。

（四）特定生存需要的满意程度

这是一种多维的概念（Hornquist，1982），包括身体状态，心理、社会的良好状态，健康感觉，疾病/治疗的有关症状等。某特定时点个体期望与现时体验的差别，这种差别随时间而改变（Calman，1984），也反映个体对现时生活经历的良好状态的主观感觉。

（许　群　乌正赉）

参 考 文 献

1. Daniel WD. Biostatistics：A foundation for analysis in the health sciences. 3rd ed，New York：John Wiley & Sons，1983

2. Mausner JS，Lramer S. Mausner & bahn epidemiology—An introductory text. 2nd ed，Philadelphia：W B Saunders Company，1985

3. Lilienfeld AM，Lilienfeld DE. Foundations of epidemiology. 2nd ed，New York：Oxford University Press，1980

4. Bronson RC，Petitti DB. Applied epidemiology—Theory to practice. New York：Oxford University Press，1998

5. Colton T. Statistics in medicine. Philadelphia：Lippincott Williams & Wilkins，1974 Dawson-Saunders B. Basic and clinical biostatistics. London：Prentice-Hall International Inc，1990

6. Lilienfeld DE，Stolley PD. Foundations of epidemiology. 3rd ed，New York：Oxford University Press，1994

7. Kahn HA. An introduction to epidemiological methods. New York：Oxford University Press，1983

8. Kahn HA，Sempos CT. Statistical methods in epidemiology. New York：Oxford University Press，1989

9. US Centers for Disease Control and Prevention（CDC）. Principles of epidemiology—An introduction to applied epidemiology and biostatistics. 2nd ed，US CDC，Public Health Service，US Department of Health and Human Services，1992

10. Romeder JM，McWhinnie JR. Potential years of life lost between ages 1 and 70：An indicator of premature mortality for health planning. Int J Epidemiol，1977，6（2）：143-151

11. Murray CJL. Quantifying the burden of disease：Technical basis for disability-adjusted life years. Bulletin of the World Health Organization，1994，72（3）：429-446

12. Murray CJL，Lopez AD. Global and regional cause-of-death patterns in 1990. Bulletin of the World Health Organization，1994，72（3）：447-480

13. Murray CJL，Lopez AD. Quantifying disability：Data，methods and results. Bulletin of the World Health Organization，1994，72（3）：481-494

第三章 社会学研究方法在公共卫生中的应用

人类健康不仅受生物学因素、自然环境和生态因素的影响，而且和社会因素息息相关。健康社会决定因素（social determinants for health）是指直接导致疾病和健康的自然因素之外，由人们居住和工作环境中的社会基本结构和社会决定性条件产生的对健康的影响，包括贫困、社会排斥、居住条件、工作环境以及全球化等不同方面对健康的影响。公共卫生关注群体的疾病和健康问题，社会因素对公共卫生的决定性影响至关重要。近30余年来，我国公共卫生领域已经成功运用社会学的研究方法探讨医学的社会问题和社会的医学问题，积累了丰富的经验。同样，在公共卫生领域不仅研究社会因素对公共卫生的作用有着重要影响，采用社会学方法研究公共卫生问题，同样能够提供科学手段和扩展研究领域，对促进公共卫生事业可持续发展具有重要意义。

第一节 社会学研究方法概述

一、基本概念

（一）什么是社会学

"社会学"一词，其英语"sociology"由两部分组成，前半部源于拉丁语"societas"，意为"社会"，后半部源于希腊文"logos"，意为"学问"，合成起来是关于"研究社会的学说"。"社会学"这个词是法国实证主义哲学家奥古斯德·孔德（1798—1857）首先提出来的。他的意图是要建立一门研究社会的实证科学。"社会学"一词在我国首次出现是章太炎在1902年翻译日本学者岸本能武大的《社会学》一书开始的。

关于社会学的定义有很多学说。社会学是以实证主义方法研究人类社会基本法则的科学（《苏联大百科全书》）。我国学者费孝通认为，"社会学"是研究社会的结构、功能、发生、发展规律的一门综合性社会科学（1984年）。我国学者孙本文在《社会学原理》一书中写道："社会学是研究社会行为的科学"（1935年）。日本平凡社《世界大百科全书》撰写的词条中说："社会学是研究人类的共同社会生活的科学"。美国社会学家托马斯认为，社会学的研究对象是社会制度和社会组织的科学。综合各种学者的观点，比较一致的意见是："社会学是研究社会问题的科学"，而社会行为、社会生活、社会问题，或社会制度、社会关系和结构等作为社会学研究的对象。

（二）社会学方法论

方法论（methodology）与方法不同。方法是指收集资料的方式和技术；而方法论是指认识社会和改造社会的方法的理论，其中包括作为研究基础的各种假设和价值，以及研究者用以解释资料和得出结论的原则和标准。

社会学的方法论基本有3种，即实证主义方法论、非实证主义方法论和历史唯物主义方法论。

1. 实证主义方法论

实证主义方法论是在近代经验哲学、理性实验科学、社会思想成就的影响下提出，并引进生物进化论观点逐步趋于完善。基本观点概括为4点：①社会科学的研究对象和自然科学一样，都是纯客观的，社会现象同样存在因果规律；②经验是科学知识的唯一来源，只有经验证实了的知识才是科学；③科学的社会学的任务在于说明社会现象是什么，而不是应该或必须是什么；④自然科学的方法论适合于研究社会科学。

2. 非实证主义方法论

非实证主义方法论是在与实证主义方法论的挑战中形成的，主要有3点：①强调在自然现象和社会现象之间的区分，突出社会现象的特殊性，要求社会学使用与自己研究对象相适应的方法，反对把自然科学方法绝对化；②突出社会行动的主体性、意识性和创造性；③理解人的主观意识在社会认识中的重要作用。

3. 历史唯物主义方法论

历史唯物主义方法论是整个社会科学的方法论，也是社会学的方法论。马克思和恩格斯创立历史唯物主义，第一次将社会学提到科学水平。历史唯物主义方法论的基本点：①以历史条件和社会关系作为理解人及其活动的出发点；②站在现实历史基础上描绘出人类发展的真实过程；③肯定经济因素在社会发展中的决定作用；④社会历史发展是不以人的意志为转移的，受客观规律的支配；⑤社会是在其内在社会关系及其矛盾推动下不断发展变化，因此，矛盾分析法是研究社会的根本方法。

根据上述原理，在运用历史唯物主义原理时还应该做到：主观研究与客观研究结合；宏观研究与微观研究结合；结构分析与功能分析结合；历史研究与现实研究结合；定性研究与定量研究结合。

（三）社会学研究的基本方法

社会学研究的基本方法，是运用社会学的基本理论和方法，观察、描述、分析研究社会运动规律的科学程序，主要包括文献研究、社会调查方法、社会实验方法、评价研究和社会统计方法等。

二、社会学研究方法的类型

（一）文献研究

文献研究也称历史研究，它利用第二手资料，通过期刊、档案、统计报表、著作，以及其他历史资料等信息渠道收集研究必须的资料，然后对这些资料进行综合整理、分析、归纳和提出结论。文献研究法可以作为一种独立的研究方法，典型的文献研究法即可以提出研究的结论；更多的场合文献综述只是作为多种研究方法的"前奏曲"，在开展正式研究工作的前期，广泛收集国内外文献，了解所要研究问题的现状、进展和动态，以便更好地开展相应课题的研究。从这个角度理解，任何研究都离不开文献研究，区别仅在于利用文献的程度不同而已。但是传统的文献综述只是资料的堆积，信息利用率不高。目前有关文献的发展迅速，Meta 分析（Meta-analysis）是一种将同一问题的多种研究结果综合进行定量分析的一种方法，要求将相关文献进行鉴定，并制作出特定的标准予以选择，提供分析的资料，进行统计学分析，才能达到 Meta 分析的基本要求。这种方法能有效提高文献资料的利用率及研究价值。循证医学（evidence-based medicine）即"遵循证据的临床医学"，其核心是医务人员应该深思熟虑地运用临床研究中已经取得的最新、最有力的科学结论来诊治病人。循证医学的原理同样适用于公共卫生领域的科学研究，根据公共卫生领域实践中需要解决的问题进行循证研究。对前人的研究结论进行判断和评价，找出适宜、有力的证据，应用适宜途径推导出新的科学结论。公共卫生领域的任何科学决策都建立在客观、科学证据的基础之上，因此可以认为循证医学是在通过文献研究寻找科学证据的基础上进行实证研究和推导结论的一种研究方法，临床医学和预防医学的区别是具有各自适用不同的研究对象，研究方法具有相同之处。

（二）社会调查

社会调查是研究者有目的、有计划、有步骤地对社会现象和社会情况进行观察、收集、整理和分析、研究和作出解释的一系列手段和程序的总称，它是社会学研究的主要方法之一。

社会调查可以分成以下几种类型：

1. 依据调查内涵大小

可分为广义的社会调查和狭义的社会调查（仅指实地调查）。

2. 依据调查范围不同

可分为普通调查、抽样调查、典型调查和重点调查。

3. 从调查研究的目的不同

可分为探索性调查：是为正式调查而进行的预调查（pilot survey）；描述性调查（descriptive survey）：是描述变量频率和分布，回答"是什么"和"怎么样"的问题；分析性调查（analysis survey）：是说明"为什么"和"应该怎样"的问题；规范性调查（normative survey）：是将研究结果和标准相比较；因果调查（cause-effect survey）：是叙述影响因素可能产生的影响以及影响程度，常用于评价危险因素对暴露人群的影响程度，多用于病因研究、队列研究（cohort study）和病例对照研究（case-control study）。

4. 按研究量化程度以及观察标识

可分为定量调查研究（quantitative study）和定性研究（qualitative study）。

5. 依据调查对象的时间序列

可分为现况研究、回顾研究和前瞻研究三类。

（1）现况研究　指在特定时点或时期内，对人群健康状况、卫生服务现状和危险因素的现况进行询问调查。如果调查某一时点的疾病和健康状况称一次性横断面调查（cross-sectional survey），询问期限不宜过长，通常以 2 周或 1 个月为询问期。我国 5 年 1 次的全国卫生服务调查就是以现状分析为主要特征的调查研究。在同一地区对不同时期不同人群进行重复多次的抽样调查，称重复调查（repeated survey）。如对同一人群跟踪进行重复调查，称定群调查（panel survey）。这两种研究的性质已经从一次性横断面调查演变为纵向调查（longitudinal survey），后3类调查都已经从现况调查延伸，具有前瞻性研究的特征。

（2）回顾研究　回顾调查过去一定时期内人群的健康状况、危险因素、生活事件等发生的情况。比如常用的病例对照研究和某些疾病患者过去1年内经历的生活事件与疾病的关系研究即是一种回顾性的调查研究（retrospective study），是按照由结果到原因的顺序设计的。研究在不同回顾期限内事件发生的频率，例如：调查服药频率的回顾期为1天，调查急性病的发生频率采用2周为回顾期，根据事件发生的频率和注意力清晰程度设计不同的回顾期限，慢性病回顾期限为3个月或半年，住院发生频率较低，回顾期限习惯上定为1年。

（3）前瞻研究　研究设计的特点即前瞻性。研究开始时并无试验的资料，是按照由原因到结果的顺序设计的研究方法。如吸烟和酗酒等不良行为对健康影响程度的研究，多采用前瞻性调查研究（prospective study）。队列研究设计，设计干预试验对干预和非干预两组人群分别追踪各自的健康结局，属前瞻性研究的范畴。

此外，社会调查还可按研究目的划分为行政服务的统计调查，为社会事业发展为目的进行的社会调查，为营利目的开展的市场调查和舆论调查，以及为研究目的开展的研究性调查。前三种称应用性调查，也称实证性调查；后者称理论性调查，又称解释性调查。在公共卫生领域开展的调查主要属于研究性调查的范畴。

（三）现场试验

现场试验（field trial），即借鉴实验医学的基本原理，以现场为基础设计"实验研究"。基本方法是首先提出研究问题的假设，对研究对象采取一定的干预措施（intervention measures），观察、分析干预的影响。可采用标准实验、自然实验及模拟实验3类设计方法，观察干预试验的结果。

1．标准实验

标准实验（standard trial）是通过人为控制或改变某些条件，探索干预因素对疾病与健康的因果关系。例如，研究食盐中加碘与缺碘性甲状腺肿发生率的关系，可设计为加碘组（实验组）和不加碘组（对照组），比较两组缺碘性甲状腺肿的发生率。

2．自然实验

在日常生活中，常有人自行接受某种与健康有关的"方法"，为了研究这种"方法"对健康的影响，可将这些人群列为实验组，未接受该"方法"的人群为对照组，对两组人群进行对比研究，这种设计方式称为自然实验（natural trial）。自然实验的适应条件在日常生活中并不少见，可以避免医学伦理道德（ethics）问题的影响。例如，某些人群自行选择口服避孕药，观察该组人群发生乳腺癌的概率，与选择不服避孕药的组（对照组）比较，研究口服避孕药与乳腺癌的关系，该设计方法属自然实验的范畴。

3．模拟实验

模拟实验（simulative trial）在实验医学领域较为流行，通过建立动物实验模型，研究疾病的发生和发展，观察机体发生的生理病理变化以及药物的药理作用，最后发展到在志愿者身上进行人体试验。例如，SARS疫苗在经过无数次动物实验后进行人体试验就是一种模拟实验。在生物医学研究领域进行模拟实验的例子比比皆是，但是必须十分谨慎，警惕伦理道德问题的发生。在预防医学领域进行模拟实验的例子还处于探索阶段。

现场试验要求设计干预组和对照组比较是研究设计的关键，按照设计效果的顺序依次可以区分为：随机对照试验（randomized controlled trial）为首选高效的设计方法；队列研究和病例对照研究次之；设立对照组在时间、地点和对象特征方面要求干预组和对照组具有可比性者属第三类；研究方案不设立对照组者属第四类。

（四）评价研究

公共卫生领域除了对人群中存在的社会卫生问题及相同因素进行研究外，还对这些问题及相关因素的影响程度进行评价（evaluation）。评价是在预防医学领域中应用十分广泛的一种研究方法，在公共卫生领域应用相当广泛的主要有下列 3 种。

1. 健康危险因素评价

健康危险因素评价（health risk appraisal）是一种定量评价危险因素影响健康程度的方法。它通过研究危险因素与慢性疾病发病率及死亡率之间存在的数量依存关系及其规律性，估计由于危险因素的作用强度、可能导致疾病发生及预测可能死亡的概率，还可以进一步计算假如改变了不良行为、降低或消除危险因素后可能提高寿命的程度。

2. 生命质量评价

整体健康观认为，健康状况是一个多维的复杂现象。一个人是否属于健康状态，不单可以从生物学维度测量，而且包含了心理和社会功能的完好状态。为了综合评价健康状态，生命质量评价（quality of life evaluation）包含了生理功能、心理功能、社会适应能力以及个人健康感受四个方面的测量。

3. 卫生服务评价

卫生服务接受者（consumer）和提供者（provider）双方的联系构成了卫生服务研究的主体，对于前者，主要从疾病和健康状态以及医疗需要和需求角度进行评价；对后者，主要从卫生服务供给、服务利用，以及服务费用三个方面进行评价。卫生服务评价（health service evaluation）可以从供需上述两个方面的相互联系相互制约的关系进行研究，还可以从卫生服务供给对人群健康产生的作用以及社会影响开展综合评价。

（五）社会统计方法

社会统计方法可以是一种独立成立的研究方法，也是其他各种研究方法的一种应用工具，统计方法是对社会调查和社会实验获得的资料进行定量分析的方法和技术。"统计学之父"凯特勒将当时盛行于欧洲的政治算术、国势学和概率论融合在一起，把统计方法从自然科学推广到社会科学领域，为社会统计学方法奠定了基础。社会统计学的作用：一是简化资料，方便描述；二是检验样本调查的结论，目的是为社会研究和社会管理提供信息支持，为决策部门提供科学依据。

社会统计的研究过程，一般包括社会调查、资料统计整理和统计分析 3 个基本环节。这 3 个环节彼此相对独立，又相互关联，组成一个整体。

三、社会学研究的技术和工具

为了保证社会学研究达到预期的目的，收效显著，在社会学研究中需要掌握相应的技术和工具。

（一）具体技术

社会学研究的技术包括 5 个方面：①研究组织技术，如制定计划、培训队伍、组织协调和落实协作单位等；②社会测量技术，如指标设计、问卷设计等；③资料收集技术，如访谈技巧、摄片、录音等；④资料整理技术，如定量定性资料整理、分类、编码、录入等；⑤资料分析技术，如统计描述和统计分析等。

（二）研究工具

研究工具可分为文书性工具和器具性工具两类。前者，如问卷表、统计表、图示表等；后者，如照相机、录音机、计算机、摄像机、电视机等。

总之，社会学研究内容十分丰富，研究方法日益完善，社会学研究方法在公共卫生领域的应用前景广阔，已经日益显示出它的生命力。掌握社会学研究的方法和熟练掌握相应技术工具，互相联系构成一个整体，社会学研究才能顺利进行，已经并取得喜人的成绩。

第二节　社会调查研究的基本步骤

社会调查是社会学研究中应用最为广泛的一种方法。可以独立应用，也可以成为其他方法收集资料的基础。科学研究的形式多种多样，其一般过程和基本步骤大同小异（图 3-1）。该图列举的基本步骤适用于社会调查研究，其他研究方法如实验法、观察法等也可参照应用。

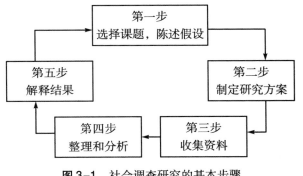

图 3-1　社会调查研究的基本步骤

一、选题

调查设计是调查研究的重要环节。"千里之行，始于足下"，一项良好的调查设计关键是选择合适的研究题目。选题具有导向作用，研究题目准确、合理和可行是设计的前提。提出的问题不妥，可能将研究设计引入歧途，可能仅仅是重复别人已经得出的结论，或者得不出有科学价值的结论。但是，要确定什么是具有创新意义、具有科学价值、对工作具有现实意义的题目，使调查研究结论对卫生政策具有一定的指导作用，并非轻而易举。

调查设计者应该充分认识研究课题的性质与要求。例如，基础研究与应用研究具有不同研究重点，前者选择理论研究与创新为主；后者强调实用，要求研究结果能够被卫生管理部门所采纳。设计者、项目申请人与投资人应该充分交流并取得共识。与学位培养相关的调查设计也有不同的要求，硕士学位侧重于基本能力训练，通过完成一项社会卫生问题的调查，学习设计与资料分析能力的全过程，掌握基本的统计分析方法；博士学位在经历了基本训练之后进一步培养，研究题目应具有创新意义，即该研究题目至少在国内学术领域中具有一定新意，要求在研究内容与研究方法上都有一定创造性，这一点是博士学位与硕士学位选题的不同之处。除了上述选题中强调重要性、科学性以外，还有一条重要的选题原则是可行性。

在现场调查中由于选择"大而无当"的题目，花费极大的人力、物力，难以得出有价值的结论，不如选择研究范围明确、有一定深度的题目更具有现实意义。因此，在选题过程中能够将研究设计的重要性、科学性和可行性三者完美结合是选题和调查设计中追求的理想境界。调查设计者要从四个方面思考选题的适宜程度：调查问题的内涵及性质是否已经解释清楚？所研究问题的逻辑关系是否已经明确？测量问题的变化与度量指标是否已经选择得当？应用什么手段分析因果联系和预期取得什么结果？清楚阐述这些问题可以有力支持并论证立题的必要性及可行性。

二、调查设计与研究目标匹配

选择了需要回答的问题还要进一步分析这些问题的特征，分析问题的深度和广度。回答问题的难易程度，有些问题易于回答，有些问题需要花费许多时间和精力才能回答，有些问题即使花费了许多时间和精力也不可能回答。调查设计者要从一系列问题的分析中接受放弃或修改若干研究设计，或是否定一些有待研究的问题。设计与目标（objective）匹配有助于设计者确定研究的重点。

确立研究的重点可以区分为两个阶段：

第一阶段，是论证研究的总目标、具体目标、程序、实施过程、预期结果等。总目标阐明研究的方向，是方向性的目标或定性目标；具体目标是总目标的延伸，是更具体、更具可操作或是定量的目标。在目标制订阶段，要仔细分析总目标与具体目标是否衔接，具体目标是否可以确切测量，预期目标能否实现，实现目标的策略与措施是否明确等。还要进一步探讨研究目标的特性，属于短期、中期或长期目标，连续性或间断性目标，属于服务投入，工作过程和产出及结果目标，还是行为、态度、健康及生活质量目标。可以在描述研究项目基础上通过实施可能发生什么结果和影响，这是在结果评价和影响评估阶段需要进一步明确的问题。研究目标与研究主题越匹配，科学分析能力越强，研究结果越有说服力。

第二阶段，是针对调查研究、需要回答问题的性质设计相应指标。

第一类是描述性问题，回答描述性问题可以提供信息，叙述事件、工作活动和特征，如医疗保健制度覆盖多少人口，多少乡村医生接受两年以上正规培训等。

第二类是规范性问题，回答规范性问题不能停留在描述阶段，而要与已有标准或规范相比较，如1名孕产妇应接受8次产前检查，婴儿4个月母乳喂养率为80%，实际情况与上述规范比较有什么差别。

第三类是影响（impact）问题，即因果关系（causality）。回答这一类问题就是要阐述发生的变化有多少成分是执行项目的影响，多少成分还应归功于其他因素的作用。例如，结核病控制项目导致结核病发病率下降和治愈率提高，是由于采取措施的作用，还是其他因素的作用，这类问题往往需要设立对照。回答上述3类不同性质的问题，不仅要选择不同的研究方案，而且要选择不同的观察指标。

三、选择变量

根据研究目标确定调查内容，按照调查内容选择适宜的观察变量，按照变量确定测量指标及预期结果，这是调查设计的逻辑程序。变量应根据研究问题的逻辑过程合理选择。例如，举办培训班推广使用含铁制剂预防贫血发生率，按照卫生服务系统原理，确定投入变量有办班的师资、教材和经费预算；工作过程变量为培训讲座及操作指标；产出变量有培训学员人数及通过考核人数；结果变量有学员通过培训后知识技能的提高、学员通过培训还需要回到本地区向当地乡村卫生人员推广使用含铁制剂预防贫血发生率的变量指标。除了投入-过程-产出指标外，还有衡量效果的变量指标如分发含铁制剂数量及家庭里使用铁剂的人数；直接结果变量有贫血发病率下降率及间接变量指标有儿童因贫血并发症下降和婴儿死亡率变化，间接结果变量还有满意度及社会经济改变指标等。

确定调查变量不仅要从研究问题的逻辑过程加以推理，还应该从满足信息需要的角度思考。一项全国性的项目不能依靠个别案例及有限地区的结果就取得令人信服的结论。简单描述人口特征只需要有限的信息支持，要研究问题的因果联系或是评价干预的效果，研究变量要复杂得多。例如，研究流动人口接受围生期服务的程度，调查流动人口的人口学特征及接受围产服务的覆盖程度，有关人口社会经济及文化变量等是不可缺少的。如果调查推行干预措施观察流动人口围生期保健的改变及取得的效果，研究和解释的变量要复杂得多。除上述变量外，还应该收集项目实施前后的变化资料，或选择不实施项目的人群为对照。

四、资料收集和分析计划

现场调查中常用的方法有直接询问、电话调查、通信调查、集体讨论及利用现成资料进行第二手分析。

资料分析计划是根据研究目的和内容形成的，是指导资料收集方法的依据。确定资料收集和分析计划后，实际上已经明确了课题的总体实施计划。例如，在医疗制度改革研究中，可以从供需双方，即公平性与效率两个角度展开研究。公平性从医保人群、无医保人群和脆弱人群（失业、贫困、老年、流动人口及病伤残人群）3类人群展开。3类人群都按工作雇佣性质和居住场所开展工作场所询问调查和家庭询问调查。医疗机构效率研究，按照不同机构层次（一、二、三级医院）及不同机构性质（通科医院和专科医院）的医疗机构开展抽样调查。

资料分析，一方面要依据研究问题的逻辑内涵设计分析计划，另一方面要看这些问题是否易于回答，是否能够用较少的人力、物力投入而取得相对满意的效果。如果在设计阶段只注意问题的重要性而忽视实施过程中的可行性，资料分析计划可能会落空。例如，设计者计划在今后若干年内收集大量信息，由于受到资源制约，只能降低信息收集的要求，比较复杂的综合性项目可能降为比较简单的项目。在设计过程中受资源或研究方法制约就需要降低设计标准。另一种方案是降低设计的质量标准，这是在资源制约条件下可供选择的让步方案，例如将连续性多阶段重复抽样降低为两时点询问抽样调查设计，改变抽样次数能否满足设计要求是在选择资料收集方法时要权衡的问题。

五、抽样方法

在公共卫生研究领域中比较实用的抽样方法主要有两类，即概率抽样（probability sampling）和非概率抽样（non-probability sampling）。

（一）概率抽样

在概率抽样中，每一个调查对象被选中的机会是相等的。常见的概率抽样方法有下列

5 种。

1. 单纯随机抽样（simple random sampling）

单纯随机抽样是将调查对象的每一个个体编号，用抽签法或随机数字表等方法随机抽取其中的部分个体组成样本。单纯随机抽样是最基本的抽样方法，也是其他抽样方法的基础。在调查对象较多时，对每一个体一一编号，工作量大，在实际工作中不易操作。

2. 系统抽样（systematic sampling）

系统抽样又称机械抽样，将调查对象按一定顺序，机械地每隔若干个体抽取其中的一个个体，再将抽取的个体组成样本。

3. 整群抽样（cluster sampling）

整群抽样是先将调查对象划分为若干个"群"，再随机抽取若干个"群"内全部或部分个体组成样本；或从抽取的"群"中再抽取若干个体组成样本，称为两阶段整群抽样。整群抽样的优点是便于组织，节省经费，"群"间差异越小，抽取的"群"越多、精度越高。

4. 分层抽样（stratified sampling）

分层抽样是先按调查对象的特征分层，划分为若干类型的层，再从每一个层内随机抽取一定数量的个体组成样本。分层抽样的优点是，通过分层增加了层内的同质性，减少各层间的抽样误差，也可对不同的层进行独立分析。

5. 多阶段抽样（multiple stage sampling）

前 4 种抽样方法都是通过一次抽样产生一个完整样本，称为单阶段抽样。在现场调查中有时不易通过一次抽样产生完整的样本，而要将抽样过程分为若干个阶段，称为多阶段抽样。例如全国城市卫生服务调查，第一阶段从 30 个省、自治区中随机抽取 10 个省、市、自治区；第二阶段从已抽出的 10 个省、市、自治区中随机抽取大、中、小城市各 1 个；第三阶段从被抽中的城市里各抽出 3 个区县；第四阶段再从抽中的区县里抽出若干个居民户，这就是四阶段随机抽样。

还有一种抽样方法是将上述几种抽样方法组合成一个综合使用的抽样方法，例如分层整群随机抽样。

（二）非概率抽样

社会学研究中比较适用非概率抽样方法。在非概率抽样中，每一个调查对象被选中的机会不是均等的，一般不能考虑样本对总体的代表性，也不能估计抽样误差的大小，常用的非概率抽样方法有以下几种。

1. 方便抽样

方便抽样（convenience sampling）常用于定性研究及不追求代表性的研究设计。抽中的对象一般都是偶然机会碰到或以某种方便方式抽取的，如在学校门口调查学生，在门诊室调查病人等。这种抽样方式简单易行，但不能说明对总体的代表性。

2. 意图抽样

意图抽样（purposive sampling）是鉴于抽样对象与研究目的有关，研究者有意选择某些对象进行调查研究，称为意图抽样。例如研究流动人口的卫生服务状况时，可选择流动人口居住比较集中的地点进行抽样。

3. 定额抽样

定额抽样（quota sampling）是分层抽样的延伸。先将研究对象按一定特征分成若干组，从每一组人群中任意选择研究对象。例如，已知某地有 60% 的居民参保，40% 未参保。为了解居民对参加医疗保险的意愿，若设计调查 200 人，可按上述比例定额分配人数，在两部分人群中任意挑选调查对象。

4. 雪球抽样

雪球抽样（snow ball sampling）方法要求分阶段进行。先调查几个具体特征的对象，再由这些对象提供情况，确定合格的对象继续调查，然后通过第二批调查对象推荐第三批对象。如此反复，样本如同"滚雪球"似的越来越大。

六、调查表设计

本章第三节专题介绍问卷调查表设计技巧。

七、调查实施与质量控制

在调查实施阶段应注意质量控制（quality control），质量控制的措施可从以下几方面考虑。

（一）调查员

在基层进行的调查，一般以当地医务人员经过培训后作为调查员（interviewer）为宜。在农村挑选乡镇卫生院医生及工作负责、有一定业务能力的乡村医生，城市挑选社区卫生服务中心的医生，他们熟悉当地的经济文化和风俗习惯，熟悉当地语言，能够取得群众配合，获得的资料更真实可信。选择非专业人员为调查员，在疾病诊断方面会有一定困难，一般不予以考虑。

（二）培训

大规模现场调查前，培训（training）调查员是不可缺少的。培训的目的是了解调查的目的和意义，了解调查设计的原则和方法，统一指标的含义及填写方式，明确调查工作进程及注意事项，确定调查质量考核的方法等。一项大规模调查要求统一计划、统一要求、统一行动和统一进度，不能政出多门，各行其是。

（三）预调查

在正式调查前组织预调查（pilot survey）是必要的。组织预调查的目的，是检验调查设计工作的合理性和可行性。通过预调查可以发现调查表需要补充完善之处，甚至修改调查计划。预调查可以与培训调查员相结合，使调查员熟悉调查内容，做到准确、完整地填写调查问卷。

八、质量控制

（一）本人回（应）答率及调查完成率

在现场调查中应尽可能要求回答者本人在场并要求由本人回答，本人不在场时应由熟悉情况的人员代替回答。儿童应由母亲代替回答，成人对象自己回答率不应低于 70%，可以作为考核调查工作质量的一项指标。

对于确定为调查对象的家庭，应通过组织和宣传发动说明调查工作的意义，取得群众的配合。如上门3次家中无人或拒绝回答，不宜任意在邻近选择一户代替询问，而应在制订计划时，按抽样户数增加3%～5%作为候补调查户，在出现3次无法调查时，可以从候补调查户按顺序补充调查。调查完成率应在90%以上为宜。

（二）质量考核

调查现场应设计质量考核制度。在正式调查的当晚检查白天完成的问卷填写质量，发现错漏项目应在第二天予以补充询问更正。如果缺乏当天检查的制度，待调查工作结束时再进行质量考核，这样错漏项目过于集中，再行纠正较为困难。

考核调查工作质量，可以在已经完成的调查户数中随机抽样2%～3%进行重复调查，观察两次调查结果的一致性。两次调查间隔时间应尽量接近，否则时间长可出现结果之间不一致性。除了调查询问的误差外，还可能由于间隔时间过长疾病和服务利用确实已经发生了变化所致。

第三节　定量研究

在社会学领域设计问卷表进行定量调查研究，是应用最为广泛的一种研究方法，在公共卫生领域同样得到广泛应用。在进行定量社会调查研究中，设计一份良好的问卷调查表是关键。

一、问卷设计

（一）问卷的类型

问卷（questionnaire）可分为自填式问卷和访谈式问卷。自填式问卷，直接面对被调查者，一般通过邮寄发送方式将问卷交到被调查者手中，让其自行填写。访谈式问卷，是一种面对面访谈（face to face survey），由调查者将问题念给被调查者听，再根据被调查者回答填写。由于两种问卷面向的对象不同，设计形式与要求亦有所区别。

（二）问卷设计的步骤

1. 明确研究目的

明确研究目的是设计问卷的关键。问卷必须紧扣调查研究的目的，研究目的可以用一系列测量指标来表示。例如调查患者生命质量，而生命质量可以从生理、心理和社会功能状态等一系列指标来测量。因此，问卷设计应全面涵盖生命质量的各个功能。

2. 建立问题库

问题来源主要有两种。

（1）头脑风暴法　可以由调查组相关人员组成设计组，展开自由讨论，提出与研究主题相关的测量指标，由设计人员将问题进行合并，选择与调查主题密切相关的问题构成问卷。

（2）参照其他课题设计的问卷　从已有问卷中选用适合于自身课题研究的内容。借鉴要经过一番消化吸收，不能照搬照抄。

3. 设计问卷初稿

将零散的问题组装成一份严密、科学、合乎思维逻辑的问卷，需要考虑到问题的顺序、逻辑结构、询问时是否流畅、对回答者的心理影响等多方面因素。

4. 试用与修改

试用的方法有两种：一种是主观评价法，将问卷分送到该领域专家，请他们评论、修改；另一种是客观检查法，即将设计的问卷初稿进行试调查，针对发现的问题进行修改。有条件时最好两种方法同时使用。

5. 效度和信度检验

通过效度和信度检验来评价问卷的质量。

（三）问卷的结构

一份完整的问卷包括封面信、指导语、问题和答案四个部分。

1. 封面信

即一封致被调查者的短信。由于它常置于问卷的封面和封二，故称"封面信"或"卷首语"。在封面信中一般要说明下列内容：

我是谁？介绍调查主办单位和调查者的个人身份。自我介绍时，要让调查对象明白，体现出调查的正规和有组织行为，给被调查者留下良好的印象，以利于得到他们的信任与配合。

要调查什么？用较概括的方式说明调查的内容。

为什么要调查？说明调查的目的。目的说明要恰当，使被调查者认识调查的意义，尤其应指出该项调查与调查对象的利益密切相关，指出被调查者的合作所具有的价值和意义，而且有必要说明"我们为什么找您调查"，"我们的调查只用于分析研究，对您提供的信息予以保密"，"不会损害您个人利益"等。

结尾要真诚感谢对方的合作。封面信语气要亲切，文字要简练，自填封面信要更加详细。

2. 指导语

指导语是告诉被调查者如何正确回答问卷，包括如何填写问卷及如何回答问题的说明，对问卷中某些问题的含义作进一步解释，对某些特殊或复杂的填写形式举例说明。指导语的形式及安排，随问卷本身的复杂程度、填写方式的难易程度，以及被调查对象的文化水平等情况而定。一种常见的形式是在封面信下方专门设计出"填表说明"，对填写要求、方法和注意事项作一总的说明。在一份规范的调查问卷中，除了设计调查内容，还要求单独设计一份填表说明，供调查员在现场调查时统一口径的参考，指导语也是培训调查员的主要依据。

3. 问题和答案

这一部分是问卷的主体。问卷中的问题可分为特征问题、行为问题、态度问题和疾病健康问题。特征问题，即被调查者的基本情况，如年龄、性别、职业、文化程度和婚姻状况等；行为问题，用以测量被调查者过去或现在的行为事件，如"您是否吸烟？"、"您是否参加了健康保险？"等；态度问题，用以测量被调查者对某些行为事件的看法、认识和意愿等主观因素，如"您认为吸烟是否有害？"、"您是否愿意参加健康保险？"等；疾病和健康问题往往是由调查对象自己对健康状况的判断。

特征问题是各种问卷不可缺少的，因为在分析时常常要用这些特征作为自变量来描述行为和态度与这些特征的联系，或解释出现这些现象的原因。行为问题是了解各种社会现象和社会事件的重要手段。通过分析行为特征，可以掌握某些行为的历史、现状、程度、特征等多方面信息。特征问题和行为问题可称为事实问题，是调查对象客观情况的反映。态度问题是问卷调查中极为重要的部分。了解社会现象不能满足于描述，而是需要解释出现这一社会现象的原因。了解人们的看法、认知和意愿等，既能说明现象的直接原因，又是深刻揭示其社会原因的重要手段。由于态度问题往往涉及人们内心的精神境界，任何人都有一种本能的自我防卫心理，真言难吐，甚至不愿发表意见。因此，在调查中了解态度比了解事实更为困难。

4. 核对项目

一份问卷除了问题与答案外，还应包含一些核对项目，如问卷名称、被调查者姓名和住址、调查日期、调查员姓名，以及检查人员签名、问题和答案的编号等。所谓编号，即给问题和答案分别编上号码，用这些数字代替问题和答案，以利于用计算机进行统计处理和分析。编码工作既可以在设计问卷时进行，称预编码，也可以在调查后收回问卷再进行，称后编码，规范的问卷调查应进行后编码。在有开放式问题的问卷中，由于不能准确预计会有多少种答案，只能采取后编码。

（四）问题设计

问卷设计，根据问题回答的方式，可将问卷设计区分为开放式和封闭式两种。

1. 开放式问题（un-structure questionnaire）

设计开放式问题时不为回答者提供答案，由回答者自由发挥。

优点：适用于不知道问题实际答案时，让回答者自由发挥，以便收集到生动的资料，甚至可得到意外的发现。另外，当一个问题可能会有多项答案时，若使用封闭式问题，回答者可能记不住那么多答案而难以做出选择，而且问题和答案太长容易使人厌倦。

缺点：开放式问题要求回答者有较高的知识水平和语言表达能力，能准确理解题意，思考答案，并能恰当表述出来。自填式问卷不提倡用开放式问题，否则回答者要花费时间独立思考，导致应答率降低。对开放式问题的答案，其统计处理较为困难，有时可能无法归类统计，有时可能出现一些与主题无关的信息。

2. 封闭式问题（structure questionnaire）

该类问卷向回答者提问后给出两个或两个以上的有限的固定答案，由回答者只能在其中作出选择。

优点：封闭式问题容易回答，节省时间，回收率较高，不强调回答者的文化和知识水平的高低，因此，文化程度较低的对象比较适宜用这种问卷方式。封闭式问卷在测量一些等级问题方面有独特优势。这类问题一般必须列出一系列不同等级的答案供回答者选择。例如："您对自己健康状况的自我评价如何？答案：①很好，②好，③一般，④差，⑤很差，"回答者可在5个等级中选择一个适合自己的等级。这样，调查员就可以得到被访者对于健康状况自我评价的明确答案。若采用开放式问卷，很难将五花八门的答案归纳为统一的等级。对于一些敏感问题，诸如经济收入之类，可采用分类方式让回答者选择，往往比采用开放式直接回答问题更能取得相对真实的回答。

缺点：某些问题的答案不易齐全，当答案超出设计的范围时，回答者往往无法填写或只能归于"其他"一类。假如回答者不同意列出的答案，也只能在已经列出的答案中任选一种，这样往往会掩盖回答者的原始想法。封闭式问卷还容易发生笔误，如答案圈错一个数字或符号，表达的意义就完全不同了。

（五）答案设计

1. 常用的答案设计

（1）填空式　常用于一些只需要填写数字的问题，如询问年龄等。

（2）二项选择式　问题后面给出"是"和"否"两个相互排斥的答案，这种答案格式称二项选择式。

（3）多项选择式　多项选择式的答案超过两个。具有连续性的变量，可设计成多项选择式。但是如果答案太少，信度会下降，问卷测量的平稳性不佳；答案数量太多，则造成被询问者无所适从。对于连续性测量变量的多项选择式，一般认为给出 5~7 个答案为宜，最多不超过 10 个答案。在排列答案时，对于没有顺序关系的答案，无需考虑顺序，但是对于具有顺序关系的答案，应按顺序排列，避免逻辑混乱。

（4）图表式　有的问题答案可用图表的方式表达出，回答者在图表上列出自己的意见，常用的有线性尺度、梯形等。其中线性尺度用得最多，通常给出一条 10cm 长的刻度，线的两个端点分别表示某项特征的两个极端，回答者根据自己的实际看法和意见，可在线的适当地方做标记作为回答。此种方式实际上将答案视为一个连续的频谱，研究者不必设计许多词汇描述答案，得出的答案即为定量资料。

（5）排序式　有的问题是想了解回答者对重要性的选择，答案是列出要考虑有关事情，让回答者排序。例如："您认为下列问题中哪些对社会影响最大？请按对社会影响的重要程度选择回答，从最重要①到最不重要⑤的顺序编号。如环境污染_____，交通秩序_____，人口问题_____，治安问题_____，物价问题_____。"

2. 问卷设计常见的错误

（1）双重装填　指一个问题中包含了两个或两个以上的含义，使回答者难以做出一种选择。

（2）含糊不清　使用了一个含糊不清的词义，或使用了一些专业术语或地方俗语，使人们不易准确理解问题。有时可能使用了过多的修辞语，反而使问题的准确意思表达不清。

（3）抽象提问　这类问题涉及幸福、爱、正义等一类抽象概念，往往难以回答。许多回答者一旦遇到这类问题时，可能发现自己从未思考过这类问题，问卷如果需要涉及这类问题时，每个问题最好给出一个具体的看法，让回答者表示赞成与否。

（4）诱导性提问　这类问题人为地增加了某些倾向性回答的机会，存在诱导作用。带有诱导性的提问，容易使无知者和无主见者顺着提问者的意思回答问题。因此，诱导性提问是应该避免的。

（5）敏感性问题　有些问题对于回答者而言属于敏感问题。如未婚先孕、同性恋、流产、吸毒等。设计这类问题宜十分慎重，否则将造成回答者拒答或说谎。有时可在肯定存在敏感性问题的人群中作些恰到好处的诱导，不给予肯定或否定的答案。

（六）问题的排列

将研究的问题组合成一张问卷时，必须考虑多个问题在问卷中的排列顺序。在排列问题的顺序时可遵循以下原则。

1. 先排列容易的问题，后排列敏感问题

年龄、性别、职业等事实问题应放在前面。一般而言，敏感性问题应放在问卷的后面，尽量避免因敏感问题而引起回答者的反感，影响对后面问题的询问。

2. 先排列封闭式问题，后排列开放式问题

开放式问题需要考虑的时间且不易回答，应放在后面。如将开放式问题放在前面，容易导致拒答，影响问卷的回收率。

3. 按一定逻辑顺序排列问题

应根据事物的发展规律及人们的思维方式，根据事情发生发展的前后顺序排列问题。相同性质的问题归于同一类集中询问，避免跳跃式提问。对有时间关系的问题，应按顺时间或逆时间的方向提问，不要随意更换问题的次序，避免扰乱回答者的思维。

4. 检验信度的问题需分隔开来

在问卷设计中，有意设计一些高度相关或内容相同但形式不同的问题，这些成对出现的问题，目的是检验问卷的信度，它们不能排列在一起，否则回答者很容易觉察，达不到检验信度的目的。

二、测量的信度和效度

测量是指对客观事物进行描述和分类的过程。测量结果的差别包括两种含义：一是测量存在真正的差别，它反映了事物的本质；二是测量本身对所测指标差别产生的影响。差别中所含的这种非真正的差别称测量误差，误差的存在会影响人们对事物本质的认识。因此需要对测量误差进行评价。由于社会现象变化的多样性，在社会科学研究领域对测量误差的判断尤为重要。误差测量评价主要涉及效度（validity）和信度（reliability）。

（一）效度测量

效度测量即测量的准确性（accuracy），效度评价即是否测量了想要测量的事物。效度虽然会受研究对象多样性的影响，主要涉及系统误差的问题，诸如抽样偏倚、资料收集过程缺陷、测量分析过程不够精确等。多数学者认为效度评价包括：内容效度（content validity）、准则效度（criterion validity）、结构效度（construct validity）、表面效度（face validity）、抽样效度（sampling validity）、一致效度（concurrent validity）和预测效度（predictive validity）等。

1. 表面效度

表面效度主要体现对某种特定的测量方法确实测量了它所要测量事物的认同程度。在问卷测量的方法中，表面效度可理解为问卷条目所表达的意思是否为真正所要测量的内容。

2. 抽样效度

抽样效度考虑的是所测量的范围是否为研究范畴或属性的合理样本。例如不同专家各自独立开展对糖尿病服务质量进行测量取得相同的结果，可以认为取得良好的抽样效度。

3. 一致效度

一致效度也称汇聚效度（convergent validity），是指在同一时点环境下，一种测量方法与另一种测量方法存在相关性，或存在一致性。例如，实验室培养和 X 线检查结果存在相关性，则疾病诊断的依据充分。

4. 预测效度

预测效度是指当前测量的结果对未来事件的预测性。例如，基于一个健康认知的预测去估计未来可能出现问题结果的反应，如预测准确可认为预测效果良好。

（二）信度测量

信度测量是指使用同样的测量方法在对同一测量对象进行重复测量时得出结论的相关性，主要用于评估随机误差。例如病人满意度测量，对同一批病人在早上和晚上分别重复询问，两次询问结果高度相关，可以认为该询问方法的信度高。按照测量方式和间隔时间的不同组合，有不同的信度评价方式（表3-1）。

表3-1　信度测量方式与时间间隔的比较

测量方式	时间间隔	
	同一时间	不同时间
观察者/评价者	不同观察者和评价者在同一时间对同一对象进行测量，考察被测对象的相关系数，称客观信度（objectivity reliability）	同一观察者在不同时间对同一对象进行不同测量，考察观察者自身在不同测量间的相关系数，称为精度信度（precision reliability）
测试/问卷	将量表测量项目随机分为两组，考察两组之间的相关系数，称折半信度（split-half reliability）、一致信度（congruence reliability）	用同一量表对同一对象在不同时间进行测量，考察其内部相关系数，称重测信度（test-re-test reliability）

资料来源：Stephen M Shortell，1978

（三）信度和效度的关系

信度是效度的必要条件，但非充分条件，即效度是信度的充分非必要条件。一个测量是有效的，它肯定是可靠的。信度和效度的关系可归纳于表3-2。

表3-2　信度和效度的关系

比较内容	信　度	效　度
定义	关注同样的测量方法在同一测量中是否呈现一致结果	关注测量方法是否反映了旨在测量的结果
测量误差类型	关注随机误差	关注系统误差
联系	信度对效度是必要的	效度对信度不一定是必要的
种类	测量者间、测量者内、复半间、折半、重测	表面、抽样、一致、预测和结构效度
误差来源	测量对象、观测者、状态、设备、过程	除信度误差来源外，还包括抽样和资料收集、管理和分析阶段
必要程度	取决于效度的要求，效度要求越高，可靠性的要求也越高	如评价结果仅用于内部改进，评价者可能对低效度也能接受，如评价结果需要推广扩大，则效度的要求就提高

资料来源：Stephen M Shortell，1978

三、资料收集的方式

设计问卷后，有下列 5 种可供选用的资料收集方法：受访者自填式问卷、访谈者和受访者面对面地进行调查、邮寄问卷、电话调查和计算机辅助技术应用等。

（一）自填式问卷

在自填式问卷中邮寄问卷是一种最常用的方式，可是仍有其他几种方法可以采用。例如，将一群受访者集合在一起，讲解调查目的和填写要求后，再由受访者填写问卷。对于正在上课的学生，最合适的方式是在课堂上在老师的指导下填写问卷。也可以由研究人员将问卷送至受访者家中，向其解释填写目的和要求，并将问卷留给受访对象自行填写，再邮寄返回；反过来先将问卷寄往被访者家中，然后再由研究人员派人上门收回问卷，以便核对填写问卷的完整程度。上述两种方法都是在自填问卷的基础上，结合上门解说和核对检查，填写的质量和回收率都要超过单纯的邮寄问卷调查。

（二）面对面调查

面对面调查（face to face survey）是一种应用十分广泛的资料收集方法，俗称上门调查。是派遣调查员登门拜访受访者，直接询问获取相关信息。这种方法的优点是可以向受试者解释问卷的确切含义，易于收集到较为真实的信息。这是自填式问卷和邮寄问卷所无法比拟的。其次，上门访问能取得较高的回收率，拒访率的比例比其他各种方法低。通常比较重要和正规的调查都是采用这一种资料收集方法。例如，我国家庭收支调查是固定调查对象后，定期派调查员上门询问并收集相关信息。国家卫生服务总调查也是采取选派调查员上门收集信息的。这种调查方法的缺点是花费的人力、物力资源要超过其他类似资料收集的方法。

（三）邮寄问卷

邮寄问卷是资料收集的基本方法，是自填式问卷的一种，除了邮寄问卷外，还得附上一份说明书和贴上回邮的信封和邮票，以便让受访者寄回。一般人未能将问卷寄回的最主要原因是怕麻烦，假如能同时附上信封，写上返回地址并贴上邮票，预期回收率要高得多。提高回收率的另一个措施是第二次再补寄问卷，对于寄出问卷未及时回答者，间隔一定时间后再发一封催问信件并重新附上一份问卷，这种提醒遗忘者的方式对提高回收率能起一定作用。

回收率究竟应该达到多少才是可接受的，所有问卷全部回收是不太可能实现的，回收率是反映受访样本代表性的一个指标。较高的回收率，偏误也较少，较低的回收率是偏差的一个信号，因为回函者与未回函者可能代表两种不同属性的人群，不仅仅是表达不愿参与的意愿。Delbert 和 Miller 报道，一般认为 50% 的回收率是足够的，60% 的回收率才算是良好的，70% 的回收率则是非常良好的标志。以上数据只是一个概略的指标，并没有统计的依据，对不同的资料收集方法应有不同回收率的要求。

（四）电话调查

电话调查是面对面询问调查的扩展。在居民电话普及率达到 90% 以上的城市，才有可能通过电话向居民收集有代表性的信息，但是 10% 未普及电话的居民仍然被剔除在调查对象之外。记得在 20 世纪 80 年代初，作者在美国疾控中心（CDC）学习行为危险因素电话调查与资料分析时，同行们曾用嘲讽的口气询问作者学成回国后要在国内发展电话调查技术。当时在家庭电话普及率只有 12% 的条件下，发展电话调查技术无疑是一句空话，而在 20 余年后的今天，在上海这样的城市发展电话调查，在商业和民意调查领域已经成为可能和现实了，但是电话调查在卫生系统仍然是有待发展的一项新技术。

电话调查方法有许多优点。随着城市现代化的进程，派调查员上门访谈显得越来越困难。许多访问者为了接触到受访者，常常需要晚间工作，在有些地区还可能存在不安全因素。出于安全原因，被访者很可能拒绝陌生的访问者入户访谈。因此，在面对面访谈难度上升的条件下，电话调查代替上门访问调查的优势会突显出来。电话调查的另一个优势是节省路途往返时间与费用，只要轻按键钮，接通线路，即可取得反馈信息。电话访问是在双方不见面的情形下进行的，优点是可能更加诚实地回答一些即使是社会所不认同的问题，例如可能探讨一些敏感性问题；当然也可能例外地由于见不到提问的人在场，认为调查结果是应用于商业推销目的而拒绝接受采访，这是推广电话调查遇到的障碍之一。

虽然电话调查的前提条件是需要具备相当程度的电话普及率，但是调查总体仍然不能涵盖一小部分未安装电话的群体，而且这是一小部分很具有特殊性的人群。尽管如此，电话调查的一个明显优点是可以采用先进的抽样技术，即随机拨号（random-digit dialing）技术，可以对拥有电话的人群具有良好的抽样代表性。

（五）计算机辅助技术

计算机技术的发展对社会调查资料处理分析产生的影响已众所周知。计算机技术往往是和其他调查手段结合，形成一种现代化信息技术收集和分析的工具，即使在社会调查的资料收集阶段，已经同样可以应用计算机技术，电话调查方法将电话和计算机连接，形成"计算机辅助访问"（computer-assistant telephone interview，CATI），不仅能使用于社会调查的资料收集，而且可以在计算机上连接收集的资料进行整理分析，形成一个互相连接的过程。这套技术的发展是柏克莱加州大学调查研究中心首创，以后在其他大学和政府机构陆续采用。20 世纪 90 年代中期作者访问美国 CDC 时，曾经参观过美国行为危险因素监测使用的 CATI 技术，调查员戴着耳机坐在计算机屏幕前，计算机主机的问卷程序已设置好，通过随机方式选择电话号码并自动拨号，屏幕上出现介绍语"您好，我是……，"开始询问第一个问题，受访者接起电话回答第一个问题，访问者将答案直接输入计算机，无论是逐字逐句的开放式问题答案，还是编码归类的封闭式问题答案，这些答案都会立即存入计算机主机。然后，第二个问题依次出现在屏幕上，继续询问，回答结果再次存入计算机主机，电话访问过程按设计顺序正常运转着。

除了资料收集具有明显的优势外，这套"计算机辅助电话访问"会自动准备分析所需的资料，研究者可以在访问还在进行时就开始资料分析，这样可以提前获知整个分析可能呈现的结果。计算机技术运用于资料收集，是调查研究中令人鼓舞的进展，虽然目前它主要的运用还只是电话访问方面，但是新技术访问研究已经被广泛应用在社会调查领域。

Nicbolls，Balaer，and Martin 1996 年报告，自我填答问卷技术引入计算机的有：

CAPI（computer-assistant personal interviewing，计算机辅助面对面访谈），与 CATI 相似，但不是用于电话访问。

CASI（computer-assistant self-interviewing，计算机辅助自我访谈），访问者将计算机带到

受访者家里，受访者直接在计算机上阅读问卷并输入答案。

CSAQ（computerized self-administered questionnaire，电子化自填问卷），受访者通过软盘或电子公告牌获得问卷，通过运行相关程序提问并接收受访者的答案，受访者返还数据文档即成。

TDE（touchtone data entry，按键钮输入资料），受访者主动打电话到研究机构，一系列电子化设计软件激活，受访者利用电话按键输入答案。

VR（voice recognition，声音辨认），与要求受访者利用按键输入答案的 TDE 不同，这个系统能够辨认声音。

Jeffrey Walker 还探讨过利用传真机进行调查的可行性。当然，这种调查方式只能在拥有传真机的对象中进行。Mick Couper 还尝试利用因特网和万维网（20 世纪末期影响最为深远的信息技术），认为网络技术发展将可能代替传统的收集资料的调查方法，这些在社会调查领域的新技术和新方法正在方兴未艾地发展着。

四、量表法

量表法是定量研究中应用广泛的一种方法，鉴于量表法在公共卫生领域应用的广泛性，单列一节予以介绍。

（一）量表法简介

量表是适用于较精确地调查人们对某一事物的态度和观念的测量工具。所谓态度，是指人们对事物具有倾向性、内在的主观评价。态度具有感情色彩，是人们复杂的心理感受。观念和信念是更持久和稳定的态度，意见则是不太持久、不太稳定的态度，是对一些具体事物的评价和反应。意见和态度是感性的主观评价，观念和信仰是深层的理性的价值倾向。因此，在研究社会现象时，如果能够了解人们的态度和价值取向，就能说明许多社会行为，并能对人们的行为作出判断。但是，直接询问人们的态度和观念并不是容易的事，直接询问法往往难于达到目的，需要采用间接的方法，如量表法或测验法。这是量表法与问卷设计的区别所在。

举例来说，设计这样的问卷："你是赞成还是反对一对夫妇只生一个子女的政策？"有些被调查者由于各种顾虑而不能说出自己真实的想法，因此难于得出真实的回答。例如，要调查家庭功能完善程度对自己的帮助和支持，如果仅仅询问"你在面临困难时是否获得家庭支持和帮助？"被调查者可以作出回答，但是调查结果不一定能够精确地反映被调查者接受支持和帮助的真实程度，而用量表测量则能得到更真实、更准确的信息。例如，用表 3-3 可以了解人们接受家庭支持和帮助的程度。

每个问题有 3 个答案可供选择，若"经常这样"得 2 分，"有时这样"得 1 分，"几乎很少"得 0 分，如总分 7~10 分表示家庭功能良好，4~6 分表示家庭功能存在中等障碍，0~3 分表示家庭功能严重障碍。

表3-3　家庭功能测评表

问　题	经常	有时	几乎很少
1. 遇到困难时，可以向家人得到满意的帮助			
2. 我很满意与家人讨论各种事情以及分担问题的方式			
3. 从事新的活动时都能得到家人的帮助			
4. 我很满意家人对我表达感情的方式			
5. 我很满意家人与我共度时光的方式			

从这个例子可以看出，量表是用多个问题组合来测量同一个变量。因此也可以把量表看作是衡量某一问题的综合指标。一个量表实际上是一把"尺子"，它的作用在于精确测量一个比较抽象的概念，特别是在测量态度和观念的不同程度时量表法尤为适用。量表比单一问卷或单个项目的测量能获得更多、更精确的信息，能够通过间接的方式衡量那些难以直接观察的、难以客观度量的社会现象。例如，在干部德才和能力考核时，采用表3-4进行测评。

表3-4　干部德才和能力考评表

干部德才能力	很强（5分）	较强（4分）	一般（3分）	较差（2分）	很差（1分）
事业心					
政治水平					
思想品德					
业务能力					
组织管理能力					
决策能力					
任贤能力					
创新能力					
表达能力					
交往能力					
知识水平					
综合评价					

对以上各项指标，可以用一组试题客观地测量（如用知识考试来衡量知识水平），也可由被考核对象的上级、同级和下级进行主观评定，将所有评定人的评分汇总，就能得出该测评人的总评分。

量表的优点是能比较精确地测量社会现象。自然科学的发展是从精确测量自然现象开始的，社会现象测量也需要逐步精确化。量表是适用于测量社会现象而发展起来的一种评价方法。在公共卫生领域量表法也普遍适用。例如对健康状况的测试，人们对疾病的知识行为和态度测试等都适用于应用量表法。

量表法特别适宜于衡量生命质量中个人感受到的躯体、心理、社会各方面适应状态的综合测量指标。浙江大学李鲁教授主编的《社会医学》（人民卫生出版社2003年8月出版）

中，对生命质量的满意度、心理状态、生理功能、精神状态和社会状态都有详细的量表可供参考。有关疾病影响量表、癌症病人生活功能指数、世界卫生组织生存质量测定表和欧洲生存质量测定量表等，都有详细介绍。为使读者了解量表设计的一般特征，现介绍健康调查问卷中的 11 个量表（表 3-5），其他内容请参考社会医学教材附录。

（二）SF-36 健康调查问卷（SF-36）

说明：本调查涉及你对自身健康的观点。这些信息有助于追踪你从事日常活动的能力及自身感觉。请回答所有问题，按指定方法做标记（直接在数字上画圈，如①、②、③）。如果你对答案易确定，请给出你认为最好的判断。

表 3-5　36 题健康调查问卷

1. 总的来说，你认为你的健康状况：

棒极了	很好	好	过得去	糟糕
1	2	3	4	5

2. 与一年前比，你如何评价现在的健康状况？

比一年前好多了	比一年前好一点	和一年前差不多	比一年前差一点	比一年前差多了
1	2	3	4	5

3. 下列项目是你平常在一天中可能做的事情。你现在的健康限制你从事这些活动吗？如果是的话，程度如何？

活　　动	是，很受限	是，稍受限	不，完全不受限
a. 高强度活动，如跑步、举重物、参与剧烈运动	1	2	3
b. 中等度活动，如移动桌子、推动真空吸尘器（或拖地板）、打保龄球、打高尔夫球（或打太极拳）	1	2	3
c. 举或搬运杂物	1	2	3
d. 爬数层楼梯	1	2	3
e. 爬一层楼梯	1	2	3
f. 弯腰、屈膝	1	2	3
g. 步行 1500 米以上	1	2	3
h. 步行几个路口	1	2	3
i. 步行一个路口	1	2	3
j. 自己洗澡和穿衣	1	2	3

4. 在过去 4 周，你是否因为生理健康原因，在工作或从事其他日常活动时有下列问题？

	是	否
a. 减少了工作或从事其他活动时间	1	2
b. 减少了工作量或活动量	1	2
c. 从事工作或其他活动的种类受限	1	2
d. 从事工作或其他活动有困难	1	2

5. 在过去 4 周，你是否因为任何情感问题（如感到抑郁或焦虑），在工作或从事其他日常活动时有下列问题？

	是	否
a. 减少了工作或从事其他活动的时间	1	2
b. 减少了工作量或活动量	1	2
c. 不能像平常那么专心地从事工作或其他活动	1	2

6. 在过去 4 周，你的生理健康或情感问题在何种程度上干扰了你与家人、朋友、邻居或团体的正常社会活动？

完全没有	轻度	中度	重度	极度
1	2	3	4	5

7. 在过去 4 周，你经受了多少躯体疼痛？

完全没有	很轻微	轻微	中等	严重	很严重
1	2	3	4	5	6

8. 在过去 4 周，疼痛在多大程度上干扰了你的正常工作（包括户外工作和家务劳动）？

完全没有	一点点	中度	重度	极度
1	2	3	4	5

9. 这些问题将问及你在过去 4 周的感觉和情感体验。对每一问题，请给出与你想法最接近的一个答案。在过去 4 周，有多少时间？

	所有时间	绝大多数时间	很多时间	一些时间	一点时间	没有时间
a. 你觉得干劲十足？	1	2	3	4	5	6
b. 你是一个非常紧张的人？	1	2	3	4	5	6
c. 你感到情绪低落、沮丧、怎么也快乐不起来？	1	2	3	4	5	6
d. 你觉得平静、安适？	1	2	3	4	5	6
e. 你觉得精力旺盛？	1	2	3	4	5	6
f. 你感到闷闷不乐、心情抑郁？	1	2	3	4	5	6
g. 你觉得累极了？	1	2	3	4	5	6
h. 你是一个快乐的人？	1	2	3	4	5	6
i. 你觉得疲劳？	1	2	3	4	5	6

10. 在过去 4 周，有多少时间你的社会活动（如访问朋友、亲戚等）受你的生理健康或情感问题的影响？

所有时间	绝大多数时间	一些时间	一点时间	没有时间
1	2	3	4	5

11. 下列每一种情形与你实际情况符合的程度如何？

	全部符合	大部分符合	不知道	大部分不符合	全部不符合
a. 和其他人相比，我似乎更容易生病	1	2	3	4	5
b. 我和我认识的人一样健康	1	2	3	4	5
c. 我预计我的健康状况将变得更差	1	2	3	4	5
d. 我的身体棒极了	1	2	3	4	5

五、德尔菲法

德尔菲（Delphi）法可应用于预测和评价两个方面的一种技术，在卫生计划和管理工作以及科学研究工作中，都有广泛的应用。德尔菲法是采用专家咨询，经过若干轮番反复咨询后形成比较一致的结果。Delphi 方法是在专家会议咨询基础上演化而成的，其核心要点是通过几轮函询征求专家意见，对每一轮意见都进行汇总整理，并将结果反馈给咨询专家，供下一轮判断参考，提出新一轮的判断，如此反复多次对咨询问题判断而逐渐形成比较一致的结论。以下简要介绍德尔菲法的基本步骤。

（一）设计专家咨询表

专家咨询表是应用德尔菲法对某一项目或研究主题进行评估或预测的依据，是收集信息的来源。设计咨询表时应注意以下几点：

1. 对方法做简要介绍

为使专家全面了解情况，咨询表应有前言，简要介绍咨询表的目的和方法，向专家提出应注意的事项。

2. 提出问题要注意逻辑

问题应集中并有针对性，使各个单独问题构成一个整体。问题要按照逻辑顺序排列，先简单，后复杂，由浅入深，尽量按问题分类归并。

3. 避免多重提问

避免在同一个提问中包含多重问题，使回答者无所适从。

4. 要简要确切

所列问题含意明确，避免使用模棱两可的词语。

5. 咨询表设计应简洁明了

咨询表应使专家将主要精力用于思考与评判问题，而不是用在理解复杂、混乱的咨询表。咨询表应答要求以"√"或打分方式给出判断。

6. 注意提问数量

咨询专家问题的数量，取决于问题的难易程度。如对问题只要求做出简单的回答，问题设计可多些；如果问题比较复杂，则问题数量少些。一般认为问题数量以不超过 25 个为宜。

（二）专家选择

德尔菲法是一种对未知事物进行判断的方法。如果选择的专家对研究的问题不具备广博的知识，很难提出有价值的判断意见。选择专家应注意下列几点：

1. 专家的条件

根据研究主题选择的专家不能局限于该领域的权威。德尔菲法选择的专家应是对该主题的"知情者"。此外，还应选择边缘学科的专家。

2. 怎样选择专家

要比较深入了解本部门历史、科技政策和科研发展方向，从内部选择专家是可取的。如果研究主题仅涉及具体专业技术，同时选择部门内外的专家是适宜的。

3. 专家人数

评估或预测的精度与专家人数有关，随着专家人数的增加，预测的精度也提高。一般认为，咨询专家以 15～50 人左右为宜。在确定专家人数时，应考虑可能在几轮咨询中有中途退出的，应当留有余地多选一些专家。

（三）重复咨询

德尔菲法一般分 4 轮咨询。

第一轮：寄发给专家的咨询表不带任何框框，只针对研究主题提出问题。参加咨询的专家可自由发表意见，不受任何干扰。研究者根据专家的反馈意见汇总归类，用准确术语设计一份专家咨询表，作为第二轮咨询表发给每位专家。

第二轮：要求专家对第二轮咨询表所列的各个问题做出判断或评分。研究者根据反馈的咨询表加以汇总，作出统计分析，并将第二轮咨询结果作为第三轮咨询表再一次寄还给各位专家。

第三轮：专家根据收到的第三轮咨询表，再次独立判断评分，进一步提出修改意见并继续反馈。有的研究者还要求具有不同意见的专家陈述自己的理由，供其他专家在判断决定时参考。

第四轮：专家们在第三轮咨询结果的基础上，做出重新判断或保留第三轮意见的决定。

通过 4 轮征询意见，一般情况下可以达到协调一致的程度。如果通过三轮咨询已经接近于取得一致的结论，那么三轮咨询后即可结束工作。

第四节　定性研究

社会学研究方法运用在公共卫生领域的目的，是要分析人群的疾病和健康水平，探讨多种因素对疾病和健康的数量依存关系。本章提到的问卷调查、量表法、电话调查等，都是通过获得数量指标来论述疾病与健康的依存关系，属定量研究的范围。另一些研究，重点不是获得事物的数量特征，而是阐述事物的过程特点以及发生发展的规律性，属定性研究。将定量研究与定性研究方法结合，才能比较完善地阐述疾病与健康的数量变化、特征及其规律。

一、定性研究的特点

（一）定性研究注重事物的过程，而不侧重于事物的结果

在定量研究中，人们按事先拟定好的调查问卷收集资料，通过对不同人群的比较，用统

计分析的手段探讨各种因素与事物的联系，研究的重点是了解事物的结果，什么因素导致什么结果。定性研究则不同，它注重原因导致结果的中间过程，了解事物发生过程中的细节。定量研究与定性研究的一个重要区别是探索问题的广度与深度的不同。

（二）定性研究是对少数特征人群的研究，研究结果不能外推

定量研究通常采用概率抽样的方法选择研究人群，用统计分析方法得出对总体的推论。定性研究通常在少数人群中进行，样本量一般不大，常用非概率抽样方法选择研究对象，其结果只适用于研究人群，不能外推。

（三）定性研究需要与研究对象保持较长时间的密切接触

定量研究按照固定程序，在较短时间内即可获得所需的资料，研究者与研究对象间只有短暂接触。大多数定性研究要求研究者与研究对象有较为深入的接触，建立相互信任的关系，强调在一种轻松自然的状态下收集信息。了解在普通状态下人们的态度、信念和行为，因而收集资料的手段往往比较灵活，无需固定的模式。这种调查方式对调查员提出了更高的要求。

（四）定性研究的结果很少用概率统计分析

一般是对某一事件进行具体描述，或用分类的方法对收集的资料进行总结，如将人们对某件事物的态度分成几类，将人们的行为方式分为几类等。也可用流程图来表示某件事物发生的过程，这类研究很少应用概率统计分析方法。

二、定性研究的方法

定性研究的方法很多，常用的有观察法、访问法和专题小组讨论等。

（一）观察法

观察是社会调查研究的最基本方法之一。观察法就是用眼看、用耳听，以及应用其他手段有目的地对研究对象进行考察，以取得研究所需要的资料。

观察是日常生活中普遍发生的行为，但是作为科学研究收集客观资料的一种手段，必须具有下列特点：科学的观察是在研究目的和假设指导下进行的观察，是为科学研究目的服务的；科学的观察必须对观察项目、观察方法制订详细计划，进行系统设计，有系统、有计划地进行观察；科学研究中的观察必须是客观、能被检验和可用于分析的。

作为资料收集的方法，观察方法可简分为以下 3 类：参与观察与非参与观察；结构性观察与非结构性观察；直接观察与间接观察。现将参与观察与参与式研究简要介绍如下。

1. 参与观察与非参与观察

参与观察是指研究者为了达到深入了解情况的目的，直接加入到某一社会群体之中，以内部人员的身份参与，在共同生活中进行观察，收集与分析有关资料。这种方法在社会学、人类学的研究中应用较多。

在卫生领域中应用较多的是非参与观察。非参与观察是以旁观者的身份，置身于调查对象群体之外进行的观察，不参与被观察者的任何活动。非参与观察应用在门诊跟踪观察上，一种方式是观察门诊流程，由观察员记录病人进入门诊从挂号、候诊、就诊、化验、取药和离院的全过程。通常说的看病"三长一短"，是指挂号排队时间长，候诊时间长，化验、取药时间长和看病诊疗时间短，是通过非参与观察得出的结论。运用这种观察法分析诊疗过程存在的缺陷对缓解看病难有一定用途。另外一种方式是观察诊疗医师的诊疗过程。医师在诊疗过程中有观察者坐在旁边以旁观者身份记录医师诊疗过程，不但可以了解门诊工作数量，而且可以了解医师诊疗规范化程度、处方用药的合理性、接待病人的态度以及被诊疗疾病的频度等信息。如有必要，还可以观察医患双方交流对诊疗过程的意见和建议等。

非参与观察的优点是获得的资料比较客观、真实、能增加感性认识，一般适用于探索性研究，即通过实地考察发现问题。它的缺点是观察时间短，观察范围局限，因而只能获得某些表面现象而无法获取内心行为方面的信息。

2. 参与式研究

参与式研究是研究者已经从观察者的身份转变为研究者的主体，与接受研究的对象（如管理人员、群众）共同探索研究，是参与观察的发展。一个成功的例子是昆明医学院健康研究所参加世界银行卫Ⅵ贷款项目"贫困农村妇幼卫生扶贫资金的参与式研究"。参与式研究的特点，是项目的研究人员与利益相关者共同讨论问题，寻找对策，建立目标，确立重点领域，决定采取的行动，以及参与制订资金分配计划等。

参与性研究不仅提供了现场收集信息的手段，尤为重要的是发展了一种对问题的分析和提出解决问题的方式。它强调吸收当地干部、群众的参与作用，通过研究者的共同努力，协助和促进当地人员转变行为和态度，参与调查分析，共同做出计划和提出实施的措施，共同分享项目研究的成果。归纳卫生扶贫资金项目中的参与性研究，主要程序包括优先问题确定、可行性论证和参与性规划3个程序，每个程序包含的内容见图3-2。

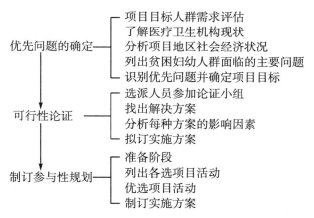

图3-2 妇幼人群医疗救助项目的参与性研究程序

（二）访问法

访问法是最普遍采用的一种科学研究方法，也是最重要的调查方法之一。"访"就是探望、寻求；"问"是指询问、追究；访问法，即访问者通过口头交谈的方式向被访者了解社会及卫生问题的方法。

访问因研究的性质、目的或对象的不同而有不同的形式。例如，根据访问者与被访者之间的交流方式可分为直接访问和间接访问。前者是访问者与被访问者之间面对面交流；后者是通过电话对被访问者进行访问。根据一次被访问的人数多少，访问可分为个别访问和集体座谈。按照访问过程的控制程度，访问法又可分为结构式访问和非结构式访问。结构式访问多适用于定量调查，非结构式访问以定性调查为主。

1. 结构式访问

结构式访问又称标准化访问，是一种高度控制的访问，即按照事先设计的，有一定标准结构的访问问卷进行询问，有一定标准答案予以回答。这种访问的特点是选择访问对象的标准和方法，访谈中提出的问题，提问的方式和程序，以及被访问者回答的记录方式都是统一的。在结构式访问中，问卷是访问者的重要工具，必须严格按照问卷列举的顺序提问，自己不能随意对问题作解释。当被问者表示不明白时，访问者只能按照访问指南的口径作出统一解释。不难看出结构式访问的优点是访问结果便于量化并可进行统一分析。在第三节定量调查中已经将问卷调查作了介绍，可以认为结构式访问属于定量调查的一种形式。

2．非结构式访问

非结构式访问又称非标准化访问，与结构式访问不同的是，它预先不制定统一的问卷、表格和访问程序，而只给访问者一个题目，由访问者与被访者自由交谈，被访者可以随意提出自己的意见，无需顾及访问者的需要，访问者的问题也可以在访问过程中边谈边形成中提出，在这种形式的交谈中，被访问者提供的许多事物与想法往往是访问者不曾预料的，常常能给访问者以新的启发，深化对问题的理解，找到问题的关键。非结构式访问多数可归属于定性研究的范畴。

非结构式访问可依据访问目的、内容和实施方法的不同，分为重点访问、深度访问和客观陈述3类。

（1）重点访问　重点访问又称集中访问，它是集中于某一经验及其影响的访问。这个方法是由美国社会学家默顿（Robert. K. Moton）创导的。他们在大众传播媒体如电视、广播、出版物等面，对社会心理效果的访问中多次使用这种方法。

重点访问的关键不是指推选重点访问的对象，而是选择重点访问的主题。重点访问的一个决定因素是需要提供某种特定情景，如一次特定事件、一场电影、一篇文章、一段音乐等。选择何种情景与研究目的密切有关，例如，要研究艾滋病患者对吸食毒品的行为心理问题，可以选择一部与吸毒有关的电影，研究人员事先要进行分析，找出它的主题，决定要调查哪些内容，找出需要探讨的程序。由于问题的内容是事先确定的，当调查者将调查对象投入相应的情景，并提出一些问题令其回答时，虽然被访问者可以自由地回答问题，由于问题的范围是由访问者控制的，所以严格来说这种访问是半结构式的，不是完全非结构式访问。

重点访问建立在通过某种情景的刺激，使调查对象在情景上产生特殊反应，研究者从这些反应中获取信息，再加以解释推理。因此，这种方法总是以一个预先设计的情景为基础，然后收集个人反应的经历或特殊情感资料。由于这种特点，重点访问常常用于检验在具体情景下人类行为的有关假设。

（2）深度访问　深度访问又称临床式访问，它是为收集特定经历及其行为动机的主观资料所作的询问（如病史采集，疾病在人群中流行散播的专题调查。John Snow 在伦敦霍乱暴发事件调查中，通过个案调查发现水源污染导致霍乱流行的个案调查成为流行病学调整中的经典案例）。

深度访问与重点访问相似，它也是有重点地询问问题，因而也可视为一种半结构式访问。深度访问一般选择个人生活历史的某些方面向调查对象提问题。访问的结构是松散的，但是紧密围绕着事件发生的原因和性质开展。例如，病史询问必须围绕不同疾病的病因、临床表现和流行特征，探索患者的现在史、过去史、遗传因素及行为生活方式与疾病的转归。在公共卫生领域，特别注意发展深度访问技术，对阐述公共卫生事件的发生和发展、疾病流行的特征和规律等都属深度访问，又称专题调查，应用范围十分广泛。流行病学调查是深度访问的应用实例，需要结合各个事件的性质和程度灵活应用。

（3）客观陈述法　客观陈述法又称非引导式访问。最大的特色是让被访人客观陈述自己的信仰、价值观念和行为特征。例如，根据您自己的观察，"我国存在看病难、看病贵的严重程度如何？为什么您这样认为？"或"您认为我国医疗卫生改革取得的成就和存在的问题是什么？"。这类访问意在了解被访问者深层次的思想感情，访问者从被访问者那里获得的不仅是资料，而且还有对资料的解释。当然，这些解释也许会受到被访问者观念的影响。为了避免这一点，访问者必须对被调查对象的背景、价值观念、态度等有较深入的了解，否则就无法判断资料的真伪程度。总之，客观陈述法是一种能让被访者发表意见的方法，一种能使研究者直接接触被访者获得观念和动机的方法。

（三）座谈会

座谈会是一种集体访问的方法，即邀请一组调查对象在一起进行集体访问，也就是通常说的"开调查会"。这种方法是毛泽东同志倡导、使用最为广泛的一种调查方法。座谈会的最大特点是访问者与被访问者之间的互动，而且也是被访问者之间的互动过程。要使座谈会成功，访问者要组织好两者之间的互动关系，这就要求访问者有熟练的访谈技巧及组织会议的能力。因此，座谈会是较个别访问层次更高、难度更大的调查方法。座谈会的上述特征使得这一方法常被用于验证调查行为及组织能力的一种衡量尺度。此外，典型调查也常采用这种方法，通过深入解剖一个典型，召集各种代表人物参加座谈，简便易行且收效明显。

座谈会的人数以 5~7 人为宜，最多不超过 10 人，参加的人员根据不同目的而有不同选择。人员选择的一般原则是：①参加人员要有代表性；②选择了解情况的人参加座谈；③勇于发言者；④相互之间应有共同语言。访问前应事先将参加座谈的人员名单、访问的具体内容、要求、座谈地点、时间等通知访问对象。正式开会前，调查者应做好充分准备，拟定好询问提纲。

座谈会可采取两种方式进行，一是"头脑风暴法"（brain storming），即会议主持者不说明会议的明确目的，而只就某一方面的总议题请到会者自由发表意见。会议主持者不发表意见，更不对别人的意见提出评论。另一种方法叫"反向头脑风暴法"（reverse brain storming），即会议首先列出某方面的问题，参加者不仅自己发表意见，而且必须针对别人的意见开展批评与评价，以寻求解决问题的途径。调查会上避免某些权威人士发表意见左右其他人员发表意见，或受会议主持人意见的影响，要使各种意见都能得到充分表达。调查会最好使用半结构式访问，这样才能把握重点，否则容易流于空泛，与会者一旦争论起来，访问者有可能无法控制局面。

由于座谈会是访问者与被访问者之间、被访问者之间多层次的互动，因此所获得的资料较其他访谈方式更为充分、广泛，而且由于互相启发、互相补充，使获得的资料更加完整、准确。此外，由于同时访问若干人，因而可以节省人力、时间，较快获取所需信息。座谈会常将调查研究集于一身，因而能取一举两得之功效。但是座谈会也容易产生一种"团体压力"，使个人顺从多数人的意见而不充分表达个人的看法，因此对于某些敏感问题，不适于采用这种方法。与个别访问相比较，座谈会较难进行深入细致的交流。

（四）SWOT 分析

SWOT 分析是定性研究方法的扩展，更深入地应用分析和推导的思考方式，比较全面地论述研究主题的特征。

"SWOT"是由"优势（strengthening）"、"劣势（weakness）"、"机遇（opportunity）"和"风险（threats）"4个英语单词的首字母组成，SWOT分析又称"优势、劣势、机遇、风险分析"。SWOT分析是矩阵分析方法的一种，主要应用在社会发展项目的动员阶段，即发展目标制定、发展途径选择和发展内容界定等。具体方法是以一个四列多行的矩阵表为框架，分析发展面临的内部外部条件，分析可控和不可控因素，为制定社区发展计划和行动方案提供分析依据。在公共卫生项目的立项阶段同样适用此种方法。SWOT分析是通过访问、思考后形成的一种研究方法，故归类于访问法之列。

1. SWOT分析的操作步骤

（1）确定分析问题的范畴　本方法可以广泛用于管理机构，社区资源利用现状、产业发展、疾病控制项目确定、人力资源发展现状以及动员社区群众参与卫生项目建设等领域。

（2）绘制包含优势、劣势、机遇和风险四列内容的矩阵表。

（3）向参会人员介绍讨论会的目的、背景、方法和步骤，解释矩阵表内容和含义。

优势：机构、团体和个人在发展过程中拥有的有利条件和资源。

劣势和缺陷：机构、团体和个人在发展过程中面临的不利因素和缺陷、有利因素对发展的制约作用。

机会：机构、团体和个人在发展过程中面临优势和劣势相互作用发生变革的可能性。

风险和制约：制约机会和潜力向现实转化存在的阻力，在发展过程中有些因素可以规避消除，有些则难以控制预测，如自然灾害等。风险分析对项目设计有重要作用。

（4）矩阵分析是采用集思广益方式分析对比主题的优势与劣势，从对比分析中确定项目发展的潜力和可能性，针对机会和潜力分析，使潜力转变成发展现实的可能性。

2. SWOT分析的优点与局限性

（1）SWOT分析为小组讨论提供一个框架，使分析具有较好的针对性和系统性，将有利、不利、可能潜力和风险制约的因素置于同一框架，克服了项目规划中项目目标与实施方案分离的缺陷。

（2）方法具有较强的直观表达效果，在同一平面内同时分析与一个领域有关的逻辑上互相关联的因素，利于权衡比较。

（3）SWOT是利于项目设计和运作现状分析的有效手段，有很强的针对性和灵活性，可作为项目决策和管理运作的工具。

（4）方法的不足之处是费时，对参与人员有较高的技术要求，用于项目规划时的发展目标分析，需要完善的管理知识支持。

三、定性研究方法的应用

（一）辅助问卷设计，估计问卷调查的非抽样误差

研究人员在设计问卷时，有些内容不一定适合研究对象，有些提法可能是回答者不感兴趣或反感的，用定性研究方法可以及时发现这些问题。一些概念也可以通过定性研究寻找适当通俗的语言描述。

问卷调查收集的多是"言语"资料，即回答者所说的情况。由于多方面的原因，诸如人群文化程度过低，不能正确理解问题；对较高层次的调查人员或权威过于拘谨；受文化习俗

和习惯的限制，不愿吐露真情；缺乏积极的动机等，都可能造成言语信息与事实的出入。对于一些敏感性问题，这一现象尤为突出。定性研究方法可以估计这些调查的非抽样误差。

（二）验证因果关系，探讨发生机制

定量研究确定的因果关系，有时可能掩盖真正的原因，通过定性研究可以揭露这种虚假联系。例如，许多定量研究均发现，"母乳不足"是导致母亲在婴儿 3 个月内停止哺乳的最主要原因。但定性研究却发现，母亲报告的所谓"母乳不足"，其实是由乳房正常生理变化或婴儿行为变化引发的一种误解，掩盖了因多种社会心理原因而找的借口。

（三）分析定量研究出现矛盾结果的原因

定量研究有时会发现人的知识和态度与其行为不一致，这到底是由于报告行为与实际不一致所致，还是人们未按照所具备的知识和态度发生行为，可以用定性研究的方法加以识别。

（四）了解危险因素的变化情况

一些危险因素可能随时间发生变化，这对于那些非纵向追踪性的定量研究有较大的影响。例如病例对照研究，当发现病例组和对照组间某行为有差异时，这种行为是否是疾病的危险因素，危险强度有多大，应对发病前后一段时间的行为进行动态的了解后才能下结论。因为很多人在发病前后的行为会发生一定的变化，这种变化可能夸大，也可能掩盖可疑危险因素的影响。所以，进行定性研究，了解危险因素的动态变化情况，对正确理解和解释定量研究的结果是有益的。

（五）作为快速评价技术，为其他研究提供信息

当时间和财力不足时，小范围内的定性研究可以在短期内为进一步的研究提供大量深入的信息，此时一般采用多种定性研究手段收集资料。例如，在秘鲁和尼日利亚进行的一项控制儿童腹泻的干预试验，分别在 6 周时间内仅由两名人员，用定性方法收集有关儿童喂养知识、行为、地区文化等大量的资料，为采取可行的干预措施提供依据，均取得了成功。

第五节　实　验　研　究

实验研究是一种能够探索事物因果关系的研究方法，是观察法的扩展。基础医学和临床医学特别适宜于在实验条件下进行观察研究，公共卫生领域的研究对象是人群和社会，要将社会比喻为一个实验室来进行研究，许多条件难以控制，但是将实验研究的原理移植到公共卫生领域是必要和可能的，而且已经越来越广泛普及了。许多社区人群的干预试验（intervention trail）都是实验研究原则的应用。

一、经典实验的三原则

在自然科学以及社会科学中，经典实验（classical experimental）涉及 3 个原则：即自变

量与因变量、前测与后测，以及实验组与对照组。这一节将分别讨论 3 个原则和这些原则在社会实验中的组合。

（一）自变量与因变量

基本上实验是考察自变量对因变量的影响。通常自变量是实验中的干预因素。在典型的实验模型中，实验者的目的就是要比较出现干预和不干预所导致结果的差异。

以儿童贫血发生率与营养状况的关系为例，营养状况是自变量，儿童贫血发生率是因变量。实施社区营养干预的目的是降低儿童贫血发生率，实验的目的是为了检验社区干预的效果。换言之，自变量是原因，因变量是结果，改变了儿童营养状况这个产生贫血的"原因"，是否能达到降低贫血发生率这个"结果"，这是公共卫生领域许多社区干预实验的一般原则。

适宜于实验的自变量和因变量不胜计数，某个变量在某项实验中可能是自变量，在另一项实验中可能是因变量。在上述社区干预实验的例子中，营养状况是自变量，但是，如果探讨儿童营养与社会经济、文化的关系，营养又可能成为因变量；儿童贫血发生率在上述例子中是一个因变量，但是如要探讨贫血发生率与儿童肺炎关系时，贫血又成为一个自变量。变量的性质是根据它在实验中的因果关系性质所决定的。

自变量和因变量都要根据实验目的，设计可操作的方案，具备操作方案才能界定相应的观察指标和观察方法。上述例子中，儿童贫血发生率这个结果指标是可以通过相应的测量方法测定的。营养干预需要明确采用什么干预手段？干预多长时间？选用何种测量指标等，特别需要明确的是改善营养状况的方式是什么？明确营养干预的定义后，和其他调查研究方法一样，收集资料时应多加观察，然后在分析时再确定最后采用的操作化定义，实验法需要用定量测定和观察方法来研究因果关系。

（二）前测与后测

前测（pre-testing）是对受试者首先作为因变量接受测量，然后再接受干预，之后作为因变量再接受测量称后测（post-testing）。因变量前后测量之间引起的差异，被视为是干预产生的效果。

以上述营养状况和儿童贫血发生率为例，我们首先对作为因变量的儿童营养状况进行询问和体格检查，以及对其他生化指标进行测定。例如，用一种问卷询问儿童的饮食习惯和状况，询问饮食的行为及态度；体格检查测定儿童的身高、体重、皮下脂肪、臂围和胸围等；用血液分析测定方法测量微量元素的含量，再用营养测量方式评定各种营养素的摄入量；上述测定结果作为实验前测定的基线水平（baseline），作为干预前的基础，也是干预实验以后比较之依据。假设受试者接受某种营养干预手段后再进行相似的询问及测量，如果第二次后测的结果明显优于前测的平均水平，可以认为干预手段取得了成效。在比较前后两次测定结果的变化差异时，是否存在混淆因素（confounding factors），如抽样误差、测定误差和其他原因可能造成前后两次测定之间的差异。其次，研究设计的目的是研究儿童营养状况接受干预后对降低儿童贫血发生率的作用，是一组因果联系的研究设计，还必须在前测和后测中包含有儿童贫血状况的测定内容，才能将营养与贫血发生率联系起来分析。第三个必须考虑的问题是营养干预的手段，究竟采用何种改善营养的方法，以及干预时间及强度等必须给予量化。

在一组人群间单纯进行前后测定比较差异时，难以避免有混淆因素影响研究的结果，必须考虑采用对照组，即在假设不进行干预的条件下，社会实验前后是否也发生类似的变化。

（三）实验组与对照组

消除干预实验本身影响的首要方法是设立对照组（control group）。实验室实验很少只观察接受干预的实验组（experimental group），研究者常常设立一组未接受实验干预的对象作为对照组，社区实验同样需要设立对照组。

以儿童营养与贫血发生率的社区干预实验为例，设计两组受试者都接受询问和测试，称前测，接着对实验组进行营养干预而对照组不进行干预，经过若干实验时期后，研究者对两组对象进行后测。图3-3说明这个实验的基本设计结构。

通过设计对照组，研究者可以发现实验本身的影响。如果后测显示对照组的营养状况和贫血发生率水平与实验组一样，显然是实验本身或外在因素对两组并无影响而干预未曾产生预期作用。相反，如果实验组的营养状况有所改进，儿童贫血发生率明显下降，而对照组则并未发生类似改变，说明营养干预手段取得了成效。

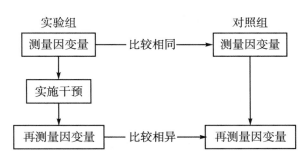

图3-3　实验组与对照组因变量比较

临床医学试验需要设计对照组研究治疗方法取得的疗效，在公共卫生领域同样广泛设立对照组研究预防策略取得的成效。例如，苏德隆教授在控制血吸虫病现场试验中，设计预防策略组包括灭螺、粪便管理和耕牛治疗三项综合措施，在安庆贵池进行现场试验，检验血吸虫病控制策略取得的效果。与美国血吸虫病专家 Warren 倡导的单纯治疗组方法相比较，经过一年的社区干预试验，结果显示了综合性预防对策的试验效果明显优于单纯治疗组。这是一个相当经典的在公共卫生领域推行现场干预试验的成功案例，类似这样的干预组和对照组以及几个干预组和不进行干预的对照组比较的研究设计，观察社区干预试验的效果，在公共卫生领域不胜枚举。

二、配对

实验组与对照组的可比性，可以通过配对（matching）来实现。如果12名30岁以下男性受试者都是低收入人群，就可以随机将其中6人分配到实验组，另6人分配到对照组。如果14名高收入中年妇女，就可以每组随机分配7名，其他各组受试群体都可以重复这个配对过程。

如果制作一个由所有相关特征组成的配额矩阵，全部配对过程可以高效地完成，图3-4提供了这一类矩阵的范例。理想而言，这样的配额矩阵中应该让每一个受试者都能随机化地分配入实验组和对照组。两组各拥有相等的观察对象数，每一对象拥有的年龄、性别和经济

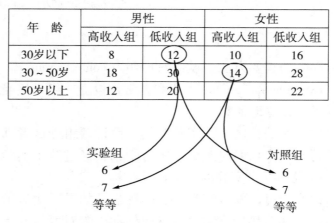

年　龄	男性		女性	
	高收入组	低收入组	高收入组	低收入组
30岁以下	8	12	10	16
30~50岁	18	30	14	28
50岁以上	12	20		22

实验组
6
7
等等

对照组
6
7
等等

图3-4　配对矩阵实例

状况等特征，在两组中尽可能相均衡。

第六节　评　　价

评价（evaluation）在社会医学领域的应用日益广泛，同济医科大学公共卫生学院统计该学院前5年研究生论文选题中，70%都与评价这一关键词有关。可见评价研究在公共卫生领域应用的广泛程度。在公共卫生领域中比较常用的有卫生服务评价（health services evaluation）、卫生项目评价（health program evaluation）、健康状况评价（health status evaluation）、生命质量评价（life quality evaluation）和危险因素评价（risk factors evaluation）。衡量卫生系统功能状况的还有病人满意度评估（patient satisfaction assessment）、病人反应性评估（patient responsiveness assessment）、绩效评估（performance assessment），以及卫生领域广泛应用的危险度评估（risk assessment）。

一、定义

评价的"评"是评论，"价"是价值，是评定价值高低的意思。美国公共卫生学会对卫生服务评价提出的定义是："卫生服务评价是判断预定卫生目标取得的数量、进展和价值的过程"。根据这个定义，卫生服务评价至少应该包含以下5个内容：制定卫生目标、测量目标的进展、判断目标取得的成效、衡量服务项目取得的社会效益和经济效益，以及通过评价对未来服务项目提出进一步完善的建议。Stephen进一步对项目下的定义是："项目就是有组织和有资源（人力、物力和财力）的投入，来解决一个或多个问题，或实现一个或多个目标所选择的方案、计划和程序等"。"有组织"，是指机构组织力量进行管理协调以及对资源重新进行配置。

二、评价分类

（一）按项目目标分类

1. 按达到目标所需时间的长短分类

可分为近期目标（immediate objective）、中期目标（intermediate objective）和远期目标（ultimate objective）。

2. 按实现目标的时间顺序分类

将目标分为不同水平或层次，这种分类是将实现目标的时间由近及远、由低向高演进的低标准（近期目标）、中标准（中期目标）、高标准（远期目标）排列。任何一个层次目标的进展都会影响到最终目标的实现。图3-5列举了医院医疗保证项目由近期目标向远期目标演变的实例。

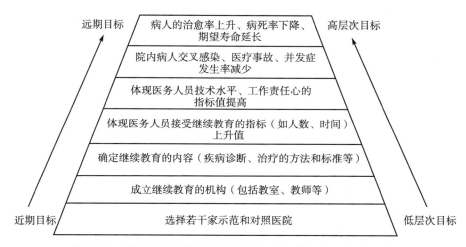

图3-5 医院内医疗保证项目的目标：从近期目标到远期目标

（二）按评价过程分类

在Donabedian分类框架基础上加以改良的结构-过程-结果-影响的模式，形成卫生服务经典的评价模式。

1. 结构评价（structure evaluation）

包括预评价、立项评价等，目的是了解项目的内涵、项目的目标，论证项目实施的可行性等。

2. 过程评价（process evaluation）

主要目的是对项目的实施过程进行监测，了解项目如何运作，阶段目标的实施进展，以便及时发现问题和解决问题，使项目得以顺利进行。

3. 结果评价（outcome evaluation）

主要目的是判断项目成功与否，评价的标准有效果和效率。

4. 影响评价（impact evaluation）

评价项目的间接、长期影响。社会学评价，如公平性评价与效率评价。经济学评价，主要包括成本-效果（cost-effectiveness）、成本-效益（cost-benefit evaluation）及成本-效用（cost-utility evaluation）评价等。

（三）健康分类的评价

以健康为主的评价主要有以下 4 种。

1. 危险因素评价

危险因素是指接受暴露后增加患病危险性的因素。Alan Dever 和 Laloode 在综合健康模式中提出的分类，通常分为环境危险因素、行为危险因素、生物遗传危险因素和医疗卫生服务中的危险因素 4 个方面开展评价。

2. 生命质量评价

生命质量是对个人或群体所感受的躯体、心理、社会各方面良好状态的一种综合测量，结果可用幸福感、满意度或满足感来表示。SF36 健康表是最为常用的测量工具。

3. 健康状况评价

健康状况评价是结果评价最为直接的指标。根据 WHO 提出的健康定义，可从身体、心理和社会三个领域设计一套系统评价指标。

4. 危险度评价

在生产和生活环境中评价生活环境因素和职业因素危害的严重程度。

（四）卫生系统绩效评价

卫生系统绩效评价越来越广泛地得到应用。主要有：

1. 绩效评价（performance evaluation）

应用社会学和经济学原理和方法对项目所产生的成绩和效果作出综合性评价。WHO 在 2000 年世界卫生报告中首次阐述了绩效评价的思想和评价方法。认为卫生系统绩效体现在 3 个目标完成的基础上，由此构建了绩效评价的指标，包括健康、反应性和筹资公平性三个领域，并开发了相应的指标体系。

2. 反应性评价

WHO 在世界卫生报告中将反应性评价作为卫生系统的目标之一，是考虑到卫生系统与人群的相互作用。反应性是指卫生系统在运行中能设法满足个人普遍合理的期望所获得的结果。反应性评价的内容，从尊严、自主性、保密、交流四个方面维护和尊重病人；从及时关注、社会支持、基本环境质量和提供者选择四个方面，体现以服务对象为中心的评价内容。

3. 病人满意度评价

病人满意度评价是一种将患者列入服务过程和效果反馈的良好形式。主要从服务质量、态度、环境和费用 4 个领域设计调查表，取得病人对服务过程的反馈评价，以期改进卫生服务质量。

三、评价的程序

卫生项目评价应该遵循的一般程序是：确定评价的问题、确定评价内容、收集基线资料、评价研究设计、资料分析和撰写报告。

（一）确定评价的问题

评价工作的前提是阐述评价的问题，阐述问题的途径首先是说明目标。两类目标应予区别：总目标，是从总体上阐明项目应该达到的目的，阐明项目的总要求；具体目标，是总目标的细化，从内容、时间、对象、工作方式方法等方面阐明总目标的详细特征，具体目标要求能够量化。总目标的一般特征包括：总目标的对象是谁（who）？在什么地方（where）？什么时间（when）？怎样的资源被利用（what cost）？怎样开展工作（how）？可能取得哪些成效（what extend）？这6个问题在目标管理中可以阐明总目标的特征。

（二）确定评价内容

根据不同目的要求确定相应的具体内容，可用指标体系来阐述各个项目预期实现的目标内容。

（三）收集基线资料

收集观察指标的基线值是评价的起步点。缺乏基线和指标不易量化是评价工作中最常见的两个缺陷。科学的评价必须建立在定量的和基线值的基础上。

（四）评价研究设计

常用的研究设计方法有实验研究和观察研究。这两种研究设计的区别在于前者采取干预（intervention）而后者则没有。例如，为研究麻疹疫苗的接种对学龄前儿童发病率的影响，比较接种组（实验组）和不接种组（对照组）的发病情况。这一类研究称实验研究。

（五）资料分析和提出报告

对收集到的资料进行分析，并撰写报告。

第七节　社会学研究方法比较

一、四种研究方法的比较

（一）定量调查研究

社会学研究方法中应用尤为广泛的是调查研究。无论是定量或定性调查，不管运用哪一种具体方法，调查研究往往和其他方法结合应用，它和其他各种方法相比较，各有其优缺点，重要的是要决定哪一种研究方法更适合于实现自己的研究目的。

在描述大样本的特征时，调查研究是相当有用的方法。审慎地采用概率抽样的方法，设计一份标准化问卷，采用规范的调查方法，能够很好地描述一个人群与地区、一个国家或其他任何大型群体的共同特征。调查研究能准确地得出人群的人口结构、失业率、结婚、疾病就诊、死亡的平均水平，能够反映群体公共卫生的特征，而其他的观察方法却没有提供这样答案的能力。

问卷调查研究使得大样本的调查具有可行性，特别是自填式问卷方法。调查 2000 个以至更多的受访者并不是一件困难的工作，大样本对于解释描述性和分析性研究尤为重要。当同时要分析几个变量时，尤其需要足够大的样本。从某种意义来说，调查研究也有弹性，人们可以就某个问题询问很多问题，由此使得分析具有相当的弹性空间。在实际研究设计中，需要事先对概念界定出可操作的变量，可见在调查研究方法中，允许研究者从实际观察中发展可操作的变量。

标准化问卷对于测量相当有帮助，在前面讨论中已述及，多数问卷可能呈现模棱两可的特征，并不一定具有严格区分意义的特征。例如，对于健康状况的自评以及对医疗卫生满意度的测定，是一个连续变动的状态，并不一定具有严格区分的界线，可用"二分位法"或"五等分位法"能予以准确测量，这是量表法的优势。研究设计者必须做到对所有受访者询问相同的题目，并对不同被询问者予以相同等级的判断标准。

调查研究也有一些缺点。首先，前述提到的标准化问卷调查难免导致削足适履的弊病。标准化问卷列出的选项，通常代表评估人们的态度、行为取向、环境和经验的基准，也许无法适用于某些采访对象。但是，调查研究却要求适用于所有采访对象，尽管它的适用程度并不高。调查研究在处理复杂问题时，只能采用简便统一的方式，难免使研究结论出现"肤浅"的现象，然而它是由调查研究的特性所决定的。

调查研究方法对某些方面是相当缺乏弹性的，当研究采用直接观察时，能够根据实际情况做出调整。可是调查研究中，事先已经保持了一个"不变"的设计框架，问卷法调查使研究者无法觉察新变化而及时调整调查设计的答案。但是，在观察研究中能够根据实际变化而加以调整。最后，调查研究和实际研究方法都会受到一些人为因素的影响。一个调查对象在问卷上给出了偏于保守的答案，并不能表示这个人就是保守的；发现一个人给了一份带有偏见的答案，并不一定代表这个人充满偏见。

（二）定性研究

定性研究有其突出的优点和明显的不足。定性研究对于研究行为和态度的细致差别和观察长时间的社会过程特别有效。这种方法的优势在于它能达到较高程度研究的深度。虽然其他方法可能被指控为具有肤浅性，但是这种指控很少能针对定性研究。

具备弹性是定性研究的另一项优势，研究者可以随时修正自己的研究设计，甚至可以在任何场合随时修改研究设计，这一点在问卷调查和实验观察中难以实施。

定性研究费用相对低廉，社会科学的其他研究方法可能要求昂贵的仪器和投入大量人力。但是定性研究只要求一支笔、一个笔记本以及一支录音笔即可完成。这不是说定性研究的条件要求不高，训练有素的访谈者是必不可少的前提条件之一。

定性研究的一个明显缺点是由于定性而不是定量研究，它不能针对大量群体作出精确的统计陈述。例如对结核病人的治疗进行随访，定性研究可以阐述受访案例的细致特征，但是不能得出当地结核病患者执行 DOTS 策略总体状况的全部过程的结论。正好相反，定量研究却具备了这种综合能力。总之，定性研究与调查问卷和实验研究相比，测量具有较好的效度和信度。

（三）实验法

实验法是研究因果关系的首选工具，与其他研究方法相比，实验法拥有很多优势之余，也有一些缺陷。

实验法的主要优点能把实验变量与它带来的干预影响分离开来。就基本实验设计的特征而言，这个优点是最为明显不过的而且是其他方法无法替代的。实验一开始就发现被试者具备的明显特征，经过实验干预，发现人们可能具有不同的特征变化，只要受试者未曾接受过其他干预，这种变化特征的改变可以认为是实验干预的作用。

另外一个优势是由于实验有一定范围的限制，省时、省钱，只需要很少的受试者。我们可以经常用几个不同组的受试者重复做同一实验，如果其他的实验结果不可重复取得，让人们对其研究效度更具可信性。

此外，由于公共卫生领域研究的特殊性，实验研究具有更加广阔的适用范围，值得进一步倡导推广。

将实验室严格控制条件的要求移植到社会学研究领域，难免出现社会学实际研究的不可控制性和干扰社会因素的不确定性。在实验室里模拟的相似条件，社会条件远不如在自然科学实验过程中易于模拟控制，这就是造成在社会实验过程中控制社会变量困难之所在。

（四）观察法

观察法是社会学研究中的一种重要方法。与其他研究方法比较，观察法的最大优点可以实地观察现象或行为的发生和发展过程。观察者可以到现场观察现象或事件的实际过程，不但可以了解事情的来龙去脉，而且关注到当时当地的大环境，这些宝贵的信息都不是用访问法能够得到的。观察法的另一个优点是能够取得观察对象不能直接报道的资料。例如，婴儿、聋哑人等不能直接报道他的感想和体会，自然不能采用问卷或访谈法，只能用观察法来弥补这一类研究的缺陷。另外，观察法简便易行，可随时随地进行，灵活性较大，收集的资料比较可靠。采用非参与观察法，观察者处于"局外旁观"的地位，不易被人注意，可以了解在自然状态下人们真实的行为特征。

观察法同样存在着不足之处。首先，观察者对于所要观察的事件有时是可遇不可求的。观察者只能被动、消极地等待，往往可能发生"乘兴而来，扫兴而归"的现象。公共卫生事件发生的偶然性的几率经常存在，要真正观察事件发生的全过程往往难于一遇，只能在事件发生后赶到现场实地观察或回顾询问。其次，并非全部社会现象都是可能观察的，人类社会的许多现象是不适宜被观察的，如吸毒行为以及其他隐私等，都不是外人能轻易观察到的。第三，虽然观察者本意不想干涉被观察者的活动，但是在观察者的参与下往往会影响被观察者的正常活动，观察的结果往往带有片面性，且不易量化，也不易重复验证。

二、结构式访问与非结构式访问的比较

作为统计调查的一种工具，结构式访问常被用于研究一个难以直接观察的总体，特别是关于调查对象的态度和倾向。它还常被用于验证一种假设或理论，特点是需要大规模的样本。为保证结果的可比性，结构式访问需要使用统一的问卷和表格，但是这种统一问卷和表格无法涵盖事件的全部。这样的特点使得结构式访问具有一定的局限性，首先它常常使复杂

的主题流于表面化，很难触及社会生活的详细背景，使得调查者难以综合地、多层面地把握问题，难以把握事件变化的过程，常常对统计结果的解释带来困难。其次，它不能像参与观察那样提供研究对象对生活环境的深切感受。由于访问程序的严格标准化，访问者与被访问者难于进行积极交流，访问者只能限于感性体验而难以深入观察。

与自填问卷相比，结构式访问的最大优点是能够对访问研究的过程加以控制，从而提高调查结果的可靠程度。例如，由于能使被访者听清楚所提的问题，并能当场核实答案，减少误答和因为问题不清楚而不回答的数量。又如，由于能控制提供资料的环境，从而可以防止在自填问卷时常常出现由他人代填或由几个人共同商议填写答案的弊端。在回收率方面，在邮寄问卷和分发问卷的调查中因怕麻烦而不予回答的人在当面访问时往往能接受访问。因此，回收率远较自填式问卷为高，特别是有些文化水平低或疾病等原因无法自填问卷而使调查对象的范围受到限制时，结构式访问由于能自由选择对象而扩大了调查范围。此外，由于在回答问题之外对被访问者态度和行为进行观察，分辨出回答的真伪，故而能对资料的效度与信度进行评估。与自填问卷相比，结构式访问时间长、费用高，往往使调查的规模受限制。对敏感性问题的调查，它的态度不及自填式问卷。由于结构式访问是由访问员直接进行的，因而它的效度与信度和访问员的质量密切相关。在调查需要大量调查员的情况下，调查员质量不易保证，这使结构式访问产生人为误差，从而影响到调查的效度和信度。

非结构式访问的优点是不受设计框架限制，允许受访者敞开叙述自己的意愿，能比较深入地探讨问题，是定性研究采用的主要方法。缺点是非结构式访问缺乏统一答案可循，给统计分析带来一定困难。

三、资料收集方法的利弊比较

5种资料收集方法的特征，包括内容变化、适用对象、花费经费、取得结果和质量的优缺点（表3-5）。读者可以根据不同研究目的扬长避短，选择合适的资料收集方法。

表3-5　资料收集方法的比较

特征与优越性	有利程度的等级				
	电话调查	直接询问	通信调查	集体讨论	利用现成资料
方法：					
允许进一步讨论	3	5	1	2	NA
控制调查员的偏性	3	2	5	4	5
能够控制调查过程中的意外情况	4	5	2	3	4
能够从收集过程中进行反馈	4	5	2	5	2
允许进行口头解释	1	5	2	5	2
能够对资料收集过程进行评价	3	5	1	4	5
促进交流	4	5	2	5	2
内容：					
内容复杂的变量	3	5	4	4	3
复杂主题	3	5	4	4	2
收集时间资料	3	5	3	4	4

续　表

特征与优越性	有利程度的等级				
	电话调查	直接询问	通信调查	集体讨论	利用现成资料
收集历史资料	5	5	4	5	3
能够从样本中反映总体	4	5	4	5	4
抽样方法	3	2	4	4	5
使用大样本	4	3	5	4	5
被调查者文化限制	4	5	1	3	NA
花费时间、经费：					
节省时间	2	3	1	1	5
节省成本	3	1	1	1	5
现场工作人员量	5	*	5	*	*
交通费用	5	*	5	*	*
人员培训	2	1	5	3	5
总成本	3	1	5	4	1
结果、质量：					
回收率高低	4	5	3	5	1
随访的可能性	5	5	3	4	5
增加准确性	4	4	4	4	3
可靠性、真实性	4	4	2	4	5

注：1. 很低程度；2. 低程度；3. 中等程度；4. 高程度；5. 很高程度；＊. 取决于研究阐明的具体问题而定；NA. 表示不明确

（龚幼龙　严　非）

参 考 文 献

1. 艾尔·巴比. 社会研究方法，邱泽奇，译. 北京：华夏出版社，2005

2. 龚幼龙，严非. 社会医学. 上海：复旦大学出版社，2005

3. 龚幼龙，冯学山. 卫生服务研究. 上海：复旦大学出版社，2002

4. 李鲁. 社会医学. 北京：人民卫生出版社，2003

5. 詹绍康. 现场调查技术. 上海：复旦大学出版社，2003

6. 黄敬亨. 健康教育学. 上海：复旦大学出版社，2006

7. 袁方. 社会调查原理与方法. 北京：高等教育出版社，2000

8. 刘豪兴. 社会学概论. 北京：高等教育出版社，1999

9. 戴维·波普诺. 社会学，李强，等译. 北京：中国人民大学出版社，2001

10. 上海医科大学流行病学教研室. 苏德隆教授论文选集. 天津：天津科学技术出版社，1995

第四章 公共卫生监测和国家卫生信息系统

第一节 公共卫生监测的起源和发展

一、公共卫生监测的起源

公共卫生监测的发展是伴随着公共卫生的发展而发展的。在人类与疾病作斗争的漫长历史中，在早期，传染病是影响人群健康的主要疾病。传染病流行，医生在为个例病人提供治疗，很容易发现有些传染病突然可影响很多人，或者在一定时间内、或在一个地区，这些疾病聚集发生。在希波克拉底（Hippocrates）时代已经提出，收集疾病的发生情况、观察和分析这些信息，可以预防很多人发生类似疾病。

最早的监测可以追溯到 1348 年鼠疫流行期间。这次鼠疫一直持续至 17 世纪，遍及欧洲、亚洲及北非洲，仅欧洲就死亡了 2500 万人，占当时人口的四分之一。

1532 年，伦敦议会提出了有关死亡登记的议案。英国学者 John Graunt 于 1662 年发表了著名文章"关于死亡资料的自然和政治观察"（Natural and Political Observations on the Bills of Mortality），提出了公共卫生监测的基本原则及基本统计分析指标：死亡数和死亡率，首次描述了出生性别比和男性和女性婴儿死亡率的差别，这是第一次用数学方法来描述公共卫生问题。1776 年 Johanna Peter Frank 建议德国开展更广泛的死因监测，以判断德国公共卫生中伤害预防、母婴保健、环境卫生、饮用水管理的效果。

1839—1879 年间，William Farr 作为大不列颠共和国生命登记部统计司的负责人，负责收集、分析死亡数据，并发布死亡情况周报。根据这些数据，他组织统计学家分析该国人群死亡的变化，促进了公共卫生行动。当时还有许多学者分析了贫困与死亡、环境与死亡的关系，以及婴儿死亡、特定传染病死亡情况，促使当局采取特定的公共卫生行动。更重要的是，Farr 提出监测工作的有效开展，需要建立卫生委员会来组织实施。这个提议充分体现了现代公共卫生工作的组织和管理观念，如何通过组织管理，把流行病学理论及数据统计分析工作结合起来，形成有价值的产出，为公共卫生行动提供证据。Farr 的工作体现了现代公共卫生监测的基本要素，被尊称为现代公共卫生监测的奠基人。但监测活动不仅局限在传染病暴发期间，更重要的时候平时的人口、出生、疾病、死亡及死因监测。

19 世纪形成的这些有关监测的观念和措施，在以后传染病预防控制中得到最广泛的应用。1899 年，英国开始将一些传染病列为法定报告传染病，要求强制性报告。1878 年，美国要求鼠疫、天花和黄热病必须报告。随着时间推移，越来越多的国家都把一些危害严重的传染病列为法定报告传染病，要求定期报告。

20世纪50年代，很多人相信接种疫苗后，反而会发生脊髓灰质炎。这种错误认识直接影响脊髓灰质炎疫苗的推广应用。因而在美国启动了针对脊髓灰质炎的监测项目，在美国全国范围内开展脊髓灰质炎发病的监测，包括自然发生的及疫苗接种后发生的脊髓灰质炎病例及接种后反应监测。监测结果显示，接种疫苗后的人群其脊髓灰质炎发病率明显下降，证明了疫苗的效果，问题是有些接种者在接种后会出现一些轻微的反应，但不影响脊髓灰质炎接种效果。

针对全球消除天花计划所设计的监测系统，包括收集多种来源的资料、快速数据分析及反馈，是全球成功消除天花的基础。

公共卫生监测是现代医学的重要组成部分，早期监测与传染病控制是紧密关联的，也是与从监测中分离出去的检验、检疫，特别是国境检疫等传染病控制策略措施紧密相联的。

二、公共卫生监测在中国

1910年10月至1911年4月中国东北发生的流行性鼠疫被称作是20世纪世界上最严重的一次鼠疫流行。1910年10月25日，满洲里首先发生鼠疫，11月8日传播至哈尔滨，之后疫情如江河决堤般蔓延开来，不仅横扫东北平原，而且波及河北、山东等地。1910年12月，当局指派天津北洋陆军医学院副监督伍连德为全权总医官赴哈尔滨，开展大规模的鼠疫防疫工作。虽然当时疫情严重，但由于各种防疫措施得当，不到4个月就成功扑灭了这场死亡人数达6万之多、震惊世界的烈性传染病疫情，指挥这次防疫工作的伍连德也因此名扬世界。

在这次疫情控制中，通过监测尽早发现病例、报告、实施隔离，是控制这次烈性传染病的最重要经验。当时的鼠疫疫情始于1910年10月下旬，一开始并没有引起注意，直到哈尔滨出现病例，才开始进行处理，但没有按照烈性传染病处理原则，未严格切断传播途径，患者仍可自由进出，死者也允许运往他地。流行曲线显示东北鼠疫流行一直呈上升趋势。但在伍连德负责预防控制工作后一个多月，即1911年1月下旬，鼠疫死亡和发病曲线开始下降（图4-1）。伍连德在东北的做法有哪些值得借鉴呢？

伍连德用现代公共卫生原理和法，寻找鼠疫流行的原因。他根据当地流行病学资料、病人临床症状，以及从病人身上分离出鼠疫杆菌的结果，资料完整、证据确凿、综合分析、推断哈尔滨的鼠疫先是从旱獭传给人的，然后再由人传给人，属于通过呼吸传播的肺鼠疫，传播中没有家鼠这个中间环节。因此，防疫重点应该是阻断鼠疫在人与人之间的传播，隔离病人及保护易感者是主要措施。早发现、早报告、早隔离、早治疗是预防控制肺鼠疫的有效措施。为了有效控制鼠疫流行，必须发现所有感染者和病人、实施隔离。他将鼠疫流行中心的傅家甸划分为若干隔离区，每个小区由一名高级医生主管，配备足够的助理员和警察，逐日挨户检查，一旦发现患者和可疑病人，立即转送防疫医院，有效地遏制了鼠疫的流行。在伍连德的指挥下，在东北三省实施严格的疫情报告和病人查验、隔离制度，并在政府倡导下普及现代防疫观念，形成了以流行病学调查和实验室检验结合的传染病监测雏形。

中国最早的现代人口普查是在1909年至1911年进行的，但这次普查仅有4个省完成，因1911年辛亥革命而终止。以后建立的民国政府，几次尝试进行人口普查，但都未完成，技术上也未有改进。

金陵大学1929—1931年组织的农业调查，收集了农村人口资料，涉及17个省、101个

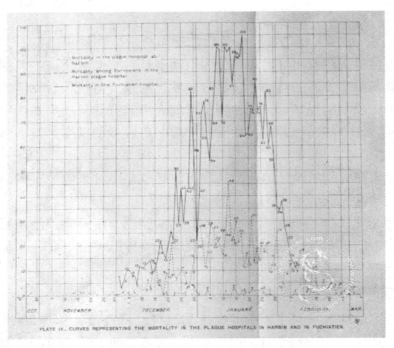

图4-1　鼠疫死亡时间分布（1911年，中国东北）

区域2817名死亡男性和2682名死亡女性。根据该调查结果，编制了中国农民寿命表。当时中国农民出生时的预期寿命男性为34.85岁、女性为40.08岁（Seifert1933）。清华大学国情普查研究所于抗日战争时期南迁至昆明，在云南省呈贡县开展人口研究工作，根据呈贡县1940—1944年6月人口的死亡登记资料编制了寿命表。若不计因霍乱而死亡的人口，呈贡人口出生时期望寿命为36.0岁，其中男性33.8岁、女性38.0岁；若将霍乱死亡数统计在内，出生时期望寿命为32.8岁，其中男性31.9岁、女性34.2岁。前15种死因中，有6种为传染病，即霍乱、天花、麻疹、斑疹伤寒、痢疾、肺结核。

1909—1934年我国有18个区域发表了关于婴儿死亡率的报告，1925年广州婴儿死亡率高达555.0‰，据陈达估计，1934年全国婴儿死亡率为275.0‰。1917—1933年全国各地区有31处发表死亡率报告，其中仅17处的报告较合理。综合上述资料，估计当时全国的总死亡率为33.0‰（陈达，1981）。

从1910年至1941年间，当时的政府至少曾7次草拟或颁布关于建立死因登记的法令。20世纪30年代，在部分城市，包括南京、北京（当时称北平）、上海、杭州、广州、汉口以及东北、台湾进行了死亡登记和有关资料的统计。

我国真正意义上的死因监测，是著名的公共卫生学家陈志潜在河北定县农村社区卫生实验示范区建设中开创的。陈志潜的农村卫生示范社区的定县模式，立足于建立一个系统的农村卫生保健组织，解决了如何把整个社会及现代医学成果提供给广大的农村社区，并与城市的重点医学中心相联系，得到他们的支持和指导。当然这与整个社区的教育、农业经济、交通以及其他社会问题是连接在一起的。定县农村社区卫生示范模式包括以下几个基本要点：① 收集社区基本信息，并建立定期采集制度。所采集的信息包括患病和死因、学生健康状况、村民经济状况（含能支付得起的医疗费用）；② 每村培养一名村卫生员，完成基本卫生工作，但不提供治疗服务，他（她）们的工作得到上级社区中心的支持和监督；③ 形成了一个以社区为基础的、农村经济水平能承受的保健体系。基线调查显示，40万人口的定县，年人均收入 30 元（15 美元），粗出生率和粗死亡率分别为 40.1/1000 和 32.1/1000，婴儿死亡率为 199/1000，腹泻与痢疾是 6 岁以下儿童的主要死因，新生儿破伤风是婴儿死亡的主要原因。其中 37% 的死因，是可以通过公共卫生措施预防的。必须指出，我国真正意义上的出生、疾病、死亡数据的收集、分析和利用，正是根据上述模式，是 1978 年由何广清倡导建立的综合疾病监测系统。

三、现代公共卫生监测概念的形成

公共卫生专家根据疾病控制，尤其是传染病控制中的各种监测活动，对疾病监测进行总结和程序化。1963 年，Alexander D. Langmuir 将与发现疾病流行的一组公共卫生活动概括为公共卫生监测。所谓监测是指"通过系统地收集、汇总、分析和评价发病与死亡报告及有关资料，持续地观察疾病、死亡的变化趋势，并且定期地将分析结果分发给需要知道这些资料的人。"

WHO 成立以来的头 20 年，占据中心工作的是疟疾和天花的消除，1968 年，第 21 届世界卫生大会就各国和全球的传染病监测问题进行技术讨论，流行病学监测被定义为：连续不断地关注传染病及其相关因素的流行和蔓延，以便准确和完整地控制（the exercise of continuous scrutiny of and watchfulness over the distribution and spread of infections and factors related thereto, of sufficient accuracy and completeness to be pertinent to effective control），并确定了监测的主要特征是：① 系统地收集、汇总和管理报告的有关资料；② 整理、分析、解释并评价这些资料；③ 迅速将这些资料的分析结果分发、反馈给应该知道这些信息的人，特别是决策制定者。

在第 28 届世界卫生大会上，流行病学监测替代了老的流行病学信息概念（epidemiological intelligence）正式引入到这个工作中。

大会进一步发展了监测的定义，指出监测活动不仅包括上述的资料报告、收集、管理、分析和解释，分发与反馈等环节，更重要的是应将监测活动中得到的信息用于制定公共卫生活动计划，执行和评价公共卫生活动。也就是说，监测不仅是一系列公共卫生活动的总称，更重要的是公共卫生实践中的重要组成部分，是与公共卫生干预活动，包括公共卫生政策制订及一系列预防控制活动密切相关的。

大会强调监测的原则不仅适用于传染病监测，同样适用于肿瘤、心血管疾病等慢性病的监测，也适用于其他卫生问题，包括药物成瘾、食品安全等问题的监测。

过去把监测仅视为流行病学的一个分支，但通过监测实践，已意识到监测不是单纯的一门学科，也不是一项孤立的公共卫生活动。自第 21 次世界卫生大会以后，人们更加明确地意识到，公共卫生监测是以流行病学为基础，监测与干预工作紧密结合、互相联系的公共卫生实践。图 4-2 形象地显示了监测与干预工作的关系。监测所获得的数据是制订干预计划的依据；通过干预策略、措施的实施，人群的健康状况是否得到改善，干预计划是否需要修订，都需要通过监测来验证。现代所有公共卫生问题控制，监测都是不可缺少的重要组成部分。今天的监测，已经融入了所有的疾病预防控制工作中。

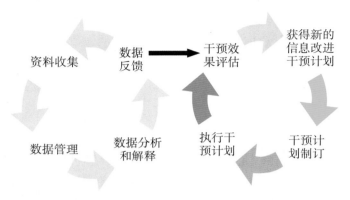

图 4-2　公共卫生监测与公共卫生干预的关系

第二节　公共卫生监测的基本环节

一、资料收集

资料收集需要制定明确的标准。采集哪些种类疾病的数据，首先需要制定疾病的监测定义。调查哪些人、用什么方法采集数据、询问哪些问题，这些都需要标准化，都应在资料收集前明确。

数据采集有多种、多样的形式，根据数据的来源、数据采集方式，可将监测分为被动监测和主动监测两大类。

（一）被动监测的数据采集

被动监测是指利用其他目建立的常规报告系统来收集数据，为特定监测目的服务。常规报告系统包括很多种，例如，医院的病案管理系统，在医院就诊的病人，特别是住院病人，其人口统计学特征、所患疾病、诊断、用药、结局（痊愈、缓解、遗留后遗症或死亡）等都有详细地记录。生命（出生/死亡）登记系统记录出生/死亡人群的人口统计学特征、出生情况、死因等。母婴保健系统记录妇女、儿童的正常体检及随访结果，特定的健康问题。医疗保险系统记载参保者理赔情况，可帮助了解职业危害信息、患某种疾病的分布。通过常规食品卫生监测数据，可发现食品卫生问题。新型农村合作医疗登记制度能帮助了解农村人群的患病情况。为了获得相关的疾病信息，掌握这些常规的登记、报告系统十分重要。

被动监测是一种成本最小的监测。利用常规数据进行监测，需要了解各种常规登记、报告系统的结构、运作程序等，才能很好收集、利用这些数据，达到特定的监测目的。首先，被动监测的成功实施取决于对这些常规系统的投入、管理、维护，以及数据的质量。数据质量不好，其所依托的监测系统质量也不可能好。第二，如何保证常规登记、报告系统的数据能够有效地转入监测系统，也是保证监测数据质量的重要问题。第三，为确保这些常规登记、报告数据能够被监测系统使用，需要法律、法规的保障。

被动监测并非完全被动地等待数据自动转入。例如。要求医生填写、寄送传染病报告卡，绝不是简单地等待医生的报告。事实上，如果不采取一系列主动措施，如组织医生学习有关传染病报告的相关法规，检查登记、报告制度的建立及实施，向他们通报传染病流行形势等，医生常会忽略传染病的登记、报告。随着医院信息化建设进展，传染病发病、死亡案例的登记、报告都实现了计算机自动化，这在一定程度上可减少传染病的漏报。但这对医院信息系统是一个很大的挑战。

（二）主动监测的数据采集

顾名思义，主动监测是指数据采集不是源于已有的常规监测系统的登记、报告，而是通过主动定期组织的专题调查、检测获得的。主动监测目标明确。

（三）数据采集的质量控制

无论是利用常规登记、报告数据，还是通过专门调查获得数据，都必须对采集数据的流程、数据的质量进行严格的控制，如果没有质量保证，这些数据很难直接使用。评价监测数据质量的指标包括登记、报告的准确性、完整性、敏感性、特异性、及时性等。可用漏报率评价监测数据的完整性。在数据采集中，需要根据各类疾病控制和健康保护的工作，规范数据采集模型、数据采集机制和形式，实施系统化采集。

二、数据管理

监测数据采集后，需对监测数据进行管理。数据管理包括数据录入、传输、清洗、存储、备份、确保安全等全过程。数据管理为进一步的数据分析、数据交换及数据利用奠定基础。

在卫生系统中，医院保存的病例记录、疾病预防控制机构收集的传染病发病报告、死亡医学证明书、预防接种登记卡是最常见的监测数据。在发展中国家多数地区，主要是通过疾病、死亡登记、（卡片）报告、汇总或其他报告形式，收集、记录、储存常规数据（文件），往往还未能做到数据备份。很多基层公共卫生工作人员，花费大量时间录入数据，并通过邮件传输，或者用磁盘存储的方式进行备份。但是多数地区的监测数据尚疏于管理，许多原始报表散乱堆放，未输入计算机进行管理，见图4-3和图4-4。

估计在未来相当长的时间，发展中国家监测数据的这种纸质管理方式仍将占主导地位。但是这种纸质的原始数据的保存依然十分重要。为方便查找，需要数据进行分类和编码，按照档案管理规定进行管理。

同时，应将这种纸质数据，尽快转化为电子文件。在很多地区，尽管信息通信技术基础设施还存在很大问题，但是这种变化非常迅速，因特网可用性也在不断加大，应鼓励工作人员尽可能、

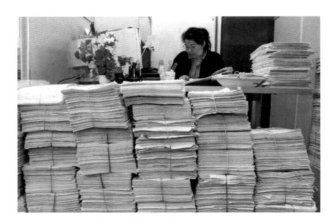

图4-3　智利圣地亚哥的工作人员在录入死亡医学证明书，每天可录入100份
（来源：WHO/Aliosha Marquez）

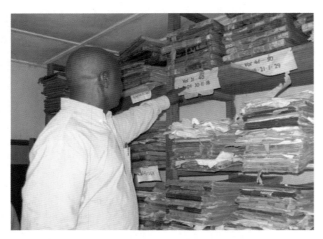

图4-4 塞拉里昂首都弗里敦未录入计算机的
死因登记资料

（来源：WHO/David Lubins）

尽快将书面的常规监测数据数字化，以利报告、汇总、传输、交换。中期甚至长期确保这些数据的适当存储及使用将有助于证实其有效性（包括准确性、可靠性、完整性、及时性），分析疾病趋势，评估干预措施效果及医疗护理服务性能及质量，最终实现资源的公平分配。

进一步讨论电子数据的管理。个案数据进入到计算机后，需要完成数据清洗，数据清洗的关键点是保留原始数据库和清洗过的数据库，并留下详细的清洗记录。

监测数据的分类、编码需要经过科学合理设计，采用国家、甚至国际公认的标准。例如，疾病、死因可按照国际疾病分类进行分类、编码。

数据存储是一个复杂的过程。数据清洗、核对、修改应与源数据同步，并标注存储数据的版本号，保持修改结果记录在案，使修改后的数据库与源数据库之间的差异清晰易查，以便于万一发生突发数据灾难后的恢复。

目前，监测数据多以各种形式分散存储，相同内容的数据在不同的部门中很容易形成不同版本，缺乏统一的数据归口管理。未来监测数据管理的发展方向应采取统一存储模式，并配备数专门的据管理人才，以利于提高数据的可靠性及可利用性以及发生数据灾难后的版本恢复。

同时，在监测数据资源管理中，数据安全是自始至终需要考虑的一个重要问题，包括数据传输安全、存储安全及访问权限安全等。但是由于经常存在的宽带连接不稳定、硬件及软件问题、电力故障及任何会破坏网络系统稳定性、安全性的问题，应采取多种方法将监测数据备份，以防发生灾难性结局。

三、数据分析及解释

在分析监测数据前，首先需了解采集监测数据的目的及数据采集过程的局限性，明确分析指标的定义、方法，确定如何对数据分析结果作出合理解释。简单说，数据分析就是要了解疾病流行趋势及其变化特点，评价干预的效果等。

关注是否出现急性传染病爆发、新发传染病的发生、食物中毒、职业中毒等突发公共卫生事件，以便迅速提出应对措施，是分析监测数据的一个重要目标。但在现阶段，这种目标尚未完全达到。对这些突发公共卫生事件基本上不是由监测系统首先发现的，往往是在偶然情况下、已经酿成重大事件后才被发现，使卫生部门非常被动。因此，WHO推荐建立新发传染病和突发公共卫生事件的追踪系统，通过综合分析各类信息来捕捉突发公共卫生事件。

传染病、慢性病、各类健康问题的流行特点，在不同人群、不同地区及不同时间的流行水平，是监测数据分析的基本要点。但如何从监测数据的变化中发现关键信息，并提出相应建议，这是公共卫生学家、流行病学家肩负的重任，如果没有专家们对这些信息的解释，使数据分析变为简单的统计报表制作，便丧失了数据分析及解释的功能。

现代信息分析中的最大进展是关注各不同领域数据之间的相互联系，因此，有人提出数据挖掘这样的概念。但要实现数据挖掘，需要按照各业务模型（规范化的业务活动）来组织收集信息，确立数据收集的标准，才能在不同核心业务系统之间建立有效的信息关联及映射，才能进行跨系统的深入分析。目前多数的数据统计学分析都只停留在简单的统计报表水平。造成这种局面的原因主要是两个：① 专业人员的专业水平有限，缺乏对目前行业内相关进展的了解，使数据分析停留在简单层面上；② 缺少数据仓库及商业智能系统，无法按主题对各类信息进行深入分析。

四、数据反馈

在讨论监测的工作环节时，信息反馈是监测工作中不可小视的一环。监测结果必须"推销"出去才能被利用、才能发挥效益。信息反馈是与资料利用相联系的关键环节。一方面要注意把监测结果向所有有关人员反馈，尽量使更多的人了解监测结果。另一方面也要避免简单地把所有的分析表格毫无选择地反馈过去。这种所谓的"大数据疲劳轰炸"是收不到效果的。因此，反馈应考虑几个关键点：①反馈给谁？即反馈的对象；② 不同的对象如何反馈？即说什么和如何说，反馈的内容和形式；③ 什么时候反馈？即反馈的时间和周期。这就是反馈的技术和艺术。

（一）反馈的对象

公共卫生监测反馈对象原则上包括政府及各级卫生行政官员、公共卫生专家、各级监测工作人员以及公众。

（二）反馈的内容和形式

不论对准反馈，反馈内容都应根据需要，重点突出。最好有一个突破口，称之为"single overriding communication object（SOCO）"技术。对不同对象，应有不同的反馈内容和形式。

反馈，按照一般人的理解，只是指将分析结果或统计报表等分发给公共卫生相关各单位、各部门。由于没有清晰地界定反馈的对象、内容和形式以及反馈流程，导致信息利用率不高。

（三）反馈的时间和方式

监测数据反馈最主要是反馈监测结果。定期发布的监测报告是最重要一种监测结果反馈。最主要的反馈方式是监测结果数据集的反馈。

如何理解监测数据反馈，最原始的是出版监测结果报告，在很多国家，这种方式仍是主要的反馈方式，但是随着信息技术（IT）的发展，这种反馈方式更加快速，使更多的人能够得到这些监测结果。世界卫生组织在网页上展示的各国监测统计数据，就是快速实现的这种反馈。

进入 WHO Statistical Information System（WHOSIS）网页，即可显示下面的页面，告诉你

这是一个覆盖193个会员国核心健康信息的交互数据库，包含100多个指标。通过快速搜索、选取主题、或者用户使用自定义表格，进入这个数据库（图4-5）。该数据库还可以进一步筛选，以图表方式获取、或直接下载数据。每年的这些数据将以《世界卫生统计报告》的方式在下年的5月发表，见图4-6。

WHOSIS, the WHO Statistical Information System, is an interactive database bringing together core health statistics for the 193 WHO Member States. It comprises more than 100 indicators, which can be accessed by way of a quick search, by major categories, or through user-defined tables. The data can be further filtered, tabulated, charted and downloaded. The data are also published annually in the World Health Statistics Report released in May.
Important note: the 2009 database will be uploaded soon.

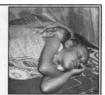

图4-5　世界卫生组织统计信息系统（WHOSIS）网站界面

《2009年世界卫生统计报告》含有世界卫生组织193个会员国的年度汇总统计数据，以及实现与卫生相关的千年发展目标和具体目标方面的进展情况概要，该版本还新增加了对部分传染病的报告病例章节。

图4-6　《2009年世界卫生统计》封面

打开WHOSIS网站首页后，可用下面的界面，搜索您所关心的信息，见图4-7。

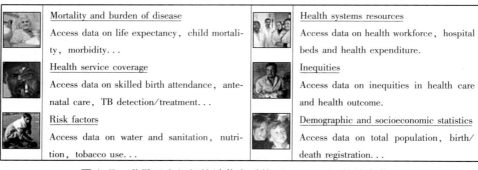

Mortality and burden of disease
Access data on life expectancy, child mortality, morbidity...

Health service coverage
Access data on skilled birth attendance, antenatal care, TB detection/treatment...

Risk factors
Access data on water and sanitation, nutrition, tobacco use...

Health systems resources
Access data on health workforce, hospital beds and health expenditure.

Inequities
Access data on inequities in health care and health outcome.

Demographic and socioeconomic statistics
Access data on total population, birth/death registration...

图4-7　世界卫生组织统计信息系统（WHOSIS）的搜索截面
（SEARCH BY MAJOR CATEGORIES）

《世界卫生统计报告》的内容主要来源于相关出版物以及世界卫生组织各技术部门、各区域办事处建立和维护的数据库。纳入的指标是根据其与全球卫生的相关性而定，各项指标均可有质量保证，利用这些指标进行评估具有可靠性和可比性。这组指标全面综述了会员国国家卫生现状和卫生体系，包括死亡率和疾病负担、死因、部分传染病报告、卫生服务覆盖情况、疾病的风险因素、卫生系统资源、卫生支出、不公平现象、人口及社会经济统计资料等。

与监测数据集反馈类似的是科学数据共享，这是指公开各种科学研究的数据（data），供共同使用。这是近年来一个备受关注的领域，已有很大进展。科学数据共享提升了数据资源的价值，极大地促进了科学的发展。这在后面的国家信息系统建设中再详述。

首先，必须提到的是针对各级监测工作人员的监测工作报告及监测结果反馈。监测系统的各级工作人员是数据采集者、监测组织、管理、监督者，除了向其反馈监测数据集外，还需反馈详细的数据质量评估报告，以供各地改进监测工作参考。

其次，需要对制定干预计划的人员反馈项目干预相关的信息。按照监测和干预的流程图，向干预人员反馈与干预项目相关联的监测报告，告诉负责干预的人员干预的重点、干预的进程，重要卫生问题是否有所好转、有哪些效果、哪些问题还需要加强关注。这也可以说是监测报告的最基本形式。

下面以美国加利福尼亚州卫生局给州政府的关于控烟效果监测报告的要点为例说明向行政部门的反馈。

美国加州成人吸烟率1985年为28%，1993年下降至19.1%，而全美国1993年平均吸烟率仍为25%。

1988—1993年加州烟草销售量下降了33.6%。1988～1990年加州16～18岁青少年吸烟率与全美国一样呈稳定上升，非西班牙白人青少年吸烟率最高（11.4%）、非洲裔美国人最低（4.9%）。

这份报告非常简明扼要地描述了加州控烟效果明显好于美国其他州。加州青少年的控烟效果与全美国其他州一样，效果不好，青少年是今后控烟活动的主要目标人群。

世界银行《中国卫生Ⅶ项目》的健康促进子项目行为危险因素监测组，在项目开始的第一年发布的《1996年行为危险因素监测报告》中，公布了对心脑血管疾病有关的行为危险因素的监测报告，以表格形式告诉各项目市各自的干预重点（表4-1）。

表4-1 各项目市心脑血管疾病危险因素监测结果（世界银行《中国卫生Ⅶ项目》）

地区	预防高血压、高血脂的意识	体力活动	饮食	体重控制
北京			摄入含油脂、高盐及熏制食品的比例最高	超重和肥胖的比例很高
上海		静坐生活方式比例很高		
天津	普通人群/病人的知识和行为均需改进		摄入高盐食品的比例较高	
威海	普通人群/病人的知识和行为均需改进	静坐生活方式比例很高	摄入高盐和熏制食品的比例高	超重和肥胖的比例很高
洛阳	普通人群/病人的知识和行为均需改进			
成都	普通人群的知识和行为均需改进			
柳州	普通人群的知识和行为均需改进		中老年人动物内脏摄入比例高	

第三，向专业人员的反馈。及时向专业人员反馈信息非常必要，特别是传染病监测信息，这能帮助医务卫生人员及时了解情况，也使他们在医疗实践中更加主动关注相关信息。

以美国为例，州卫生部门汇总各地方卫生部门的报告后，每周向CDC报告，CDC每周在《发病、死亡情况周报（MMWR）》上公布这些数据，每年年末在MMWR的《报告疾病监测总结》上发布年终报告，20世纪70年代以来，美国传染病的监测数据都是以表格形式在MMWR上发布的。

随着疾病监测范围从传染病扩大到慢性病、伤害、职业因素与职业病、行为危险因素、环境因素等方面，监测数据的反馈内容也增加了，包括各专项监测数据。公共卫生专业人员必须频繁地从多种通常不相容的系统及来源中，获得更广泛、准确的监测数据描述与分析信息。来自独立的公共卫生项目、州或地方卫生部门、临床实验室等的监测数据常有重复，这限制了这些信息在公共卫生上的可利用性及利用效率。

20 世纪 80 年代中晚期开始，随着个人计算机的普遍应用，监测数据的种类、时限、数量、准确性、信息的传递方式等发生了改变。为方便专业人员的沟通，美国 CDC 开发了两种沟通渠道，一是健康警示网络（Health Alert Network，HAN），另一是流行信息交换系统（The Epidemic Information Exchange，Epi-X）。

HAN 网络覆盖面非常广，用户达 200 万人，包括医护人员、卫生保健人员、政府人员、媒体等。各州均有由 CDC 出资建立的 HAN 网络，并聘用专门负责人员，将 CDC 从 HAN 网络发出的信息继续向下转发至终端用户。其他国家的人员也可以申请加入 HAN 网络。一旦发生突发事件，美国 CDC 会根据事件性质，用不同颜色向 HAN 用户发出警示。

Epi-X 系统是针对美国公共卫生官员的保密邮件系统，用户约 6500 人，对象为州和地方的流行病学家、政府部门的反恐专业人员、政府安全官员等。通过该系统，CDC 官员、州和地方卫生部门人员，以及其他公共卫生专业人员可以就突发事件的初步调查结果，迅速进行交流和探讨，但又避免普通公众知晓，以免引起不必要的误解或恐慌。

第四，以政策报告的方式向决策者反馈。对于决策者，需根据决策者所关心的问题，也就是说从解决这类问题的政策角度，以政策报告形式向他们进行反馈，宜简明、扼要。应告诉决策者应对哪些人群（按年龄、性别、职业等划分）、针对哪些主要危险因素进行防治，哪些疾病是主要的卫生问题，已实施的干预措施效果如何等。类似的政策报告很多，例如，世界卫生组织一年发表一次的《世界卫生报告（World Health Report）》，每年都有不同的主题，2002 年是关于疾病风险评估的《降低风险，促进健康生活》，2008 年是关于初级卫生保健的《过去重要、现在更重要》，都是非常精彩的政策报告，都是根据基本的监测数据进行再分析完成的。其他相关的政策报告还有很多，我国也有一些类似的政策报告（图 4-8），但还不普遍、也不定期，因此影响了数据的充分利用。

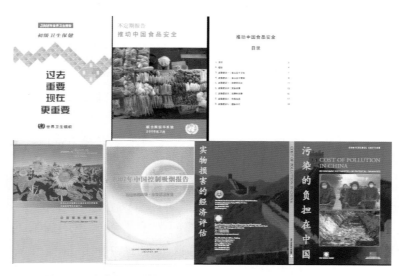

图 4-8　根据监测数据分析出版的我国一些政策报告的封面

第五，向公众提供普及版的信息反馈。这是由媒体及科普作者来完成的任务，将监测信息由科普作者、媒体改变为向公众提供的信息，没有太多的科学术语，是一种简单明了的读本，便于公众理解。

第三节 公共卫生监测的新进展

公共卫生监测的新进展表现在监测观念、监测内容及监测技术手段的改进。

一、监测内容的拓展

近年来，针对各种突发的流行病、传染病、新发传染病暴发、中毒（食品、职业、环境）、放射性污染、恐怖袭击等公共卫生事件，监测系统有了很大发展。特别是针对新发或重新出现的传染病病原学、流行水平、人群分布特点的监测，使监测内容有很大拓展。例如，禽流感、甲型（H1N1）流感、艾滋病病原体的监测，各类高危人群 HIV 抗体监测等。

随着疾病模式的变化、人们的生活方式和行为的改变，慢性非传染性疾病，意外伤害越来越成为影响人们健康的主要卫生问题。因此，对慢性病及其相关行为危险因素、环境因素的监测，近年也得到很大发展。例如，针对伤害的综合监测、针对慢性病危险因素的监测，已成为现阶段我国的主要监测系统。随着疾病控制及公共卫生干预活动的拓展，我国公共卫生监测也有很大发展，主要表现在监测内容增加、人群中疾病危险因素流行水平估计方法进展以及监测技术改进这三方面。

二、监测手段的改进

监测在公共卫生实践中发挥着越来越重要的作用。随着公共卫生事业的发展，其他学科的发展促进了监测方法学的发展，转过来又有影响了监测理论和实践的发展。

新技术对监测系统的影响是多方面的，包括生物学检测技术的发展，使病原学检测更加快速、提高了病原发现的特异性和敏感性；IT 技术的发展，能使许多需要繁琐的人力的工作自动化，信息采集的速度增加，支持快速发现；通讯技术的发展，使偏远地区的报告成为可能，可以系统中数据抓取、卫星、图像技术，使疾病控制的信息放到一个更广泛的环境背景下成为可能。对人群中数据报告、流行水平估计的方法学改进，分析模型的发展，以及数据共享技术、标准、平台建设等的快速发展，使数据得到更广泛的应用。数理统计的新方法、新技术流行病学中的应用，各种应用软件的开放推广，使监测结果的分析更加全面真实地反映人群健康的状况。并能够及时准确地预测预报健康危险因素的变化趋势，从而为制定有效的对策提供可靠的依据。

（一）生物学技术发展对监测的影响

近年发生一些新出现的传染病流行，针对这些新传染病的病原学、流行水平及人群分布的监测方法也有了很大发展。由于分子生物学技术的进步，病原学检测技术有了很大提高，对各类细菌、病毒等致病微生物的检测技术有很大改进，敏感性、特异性更高。例如，使用霍乱弧菌 O139 特异性抗血清，可对霍乱弧菌 O139 进行特异性免疫学诊断。特别是利用聚合酶链反应（PCR）技术、特异性抗体技术可对病原微生物进行快速诊断。以最近的甲型（H1NI）流感流行为例，中国疾病预防控制中心发布的《甲型（H1NI）流感监测方案》中明确提到的实验室检测方法包括：

1. 实时反转录聚合酶链反应（real-time RT-PCR）

现各网络实验室均已用 Real-time RT-PCR 检测甲型（H1N1）流感病毒的核酸，以排除季节性甲型流感 H1、H3 亚型病毒及禽流感 H5N1 亚型病毒，并检测甲型感病毒血凝素抗原及甲型流感 H1 亚型病毒的特异性核酸片段。目前，我国遍布全国各地的 556 个流感网络实验室成员都已掌握这一技术。

2. 病毒分离

按照相关生物安全规定，有条件的实验室可同时采用接种 MDCK 细胞及 SPF 鸡胚的方法，分离甲型（H1N1）流感病毒，测定其基因序列。

3. 微量化学物检测技术

随着社会发展、人民生活水平的提高，慢性病已成为影响人群健康的重要卫生问题。环境中微量化学物（如二噁英，藻毒素、卤化物等）检测技术、致癌物痕量检测技术、以及生物标记物检测技术的发展，使人们对导致疾病发生、发展的环境因素有了更清楚的认识，监测指标更加敏感和特异，加之实验室管理信息系统的进展，实验室检测指标更多、更方便地应用于监测系统。

（二）信息技术发展对监测的影响

数据传输、处理分析方法一些新技术的引进，信息技术产业介入公共卫生监测系统，极大改变了监测的传统模式，更要求各个监测系统能按照监测的标准定义进行建设、运转、维护，以形成统一的全国性疾病监测系统。

随着社会、经济及科学技术的进步，监测方法也不断更新，包括各种生物学检测技术、信息技术的运用。但由于在疾病预防控制中，很多时候特别强调监测的时效性。因此，随着信息技术的进展，对数据提供人员通过填报表格的采集数据的方式进行改进，例如，对原有数据的采集，可以通过不同数据库之间的数据交换来完成，而不是采用填报表格的方式。对现场调查中的数据采集，可以改进数据采集器，包括信息技术辅助的计算机、智能手机或 PDF 等设施直接录入数据，大大减少了数据采集过程中的误差，增加了对数据采集过程中的监督，对数据采集实现全过程监控，确保数据的准确性和完整性。

信息技术的发展给监测带来了变革性的影响，总结起来可概括为以下几点：① 促进监测资料的快速传递：现在采用的网络数据报告，可快速获得有关疾病流行的信息，为紧急疫情及重大突发事件得到更及时的控制提供保证；② 更有效的数据管理：个案数据库管理，用数据库技术清洗数据、数据备份、交换数据更有可能实现；③ 数据传输和数据处理分析技术的进展，计算机技术的发展使我国公共卫生监测进入了信息高速公路，计算机联网使监测数据、信息的传输及反馈更加快速和准确；④ 采用更广泛的数据分析手段，提高数据分析的速度；数据综合分析、查询、比对的能力增强，利用地理信息系统（GIS）进行事件的聚集性分析。例如，根据历史资料及聚集性分析，对数据系统进行过滤和检测，判定传染病发生是否属于常态、高发或暴发。按照设立的预警值，发现可疑事件，通知疾病控制部门进行验证；⑤ 数据传输技术的改进及数据处理分析技术的变化；⑥ 数据反馈更加广泛，促进有效、高效率的反馈：提供个性化查询的服务，创办电子版杂志，在网上传递数据分析结果。

（三）监测技术的发展

为准确估计疾病流行水平，根据经典概率理论，用捕捉－标记－再捕捉的方法准确估计总体。在生物界，该法用于估算各种野生动物、鱼类、飞鸟、昆虫等的数量。Sekar 和 Daming 提出用此方法来矫正人口数及出生、死亡、疾病发病及患病数。我国的疾病监测点（DSP）系统，已引进该法对数据质量进行评估。

广义增长平衡法和综合绝世后代法是人口统计中常用的两种方法，可判断人口出生、死亡的漏报情况，以获得更准确的估计。我国学者也使用该法对监测数据质量进行评估。

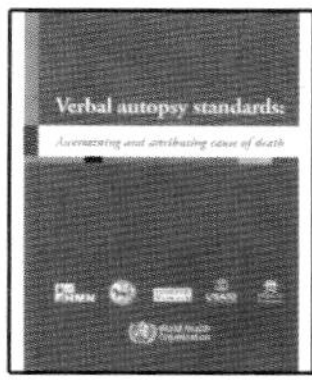

对多数发展中国家来说，许多人没有利用卫生服务的条件，得病后在家死亡的比例很高，难以获得准确的死因。在世界卫生组织卫生信息测量网络（Health Metrics Network）的支持下，经过专家组 3 年的联合研究，形成了死因推断（verbal autopsy）量表，对在家中死亡者的死因进行推断。

图 4-9 世界卫生组织出版的《死因推断标准》一书的封面

总之，随着促进健康的公共卫生活动的发展，公共卫生监测也在不断发展，使监测能更直接地为疾病控制、公共卫生干预服务，成为公共卫生活动的一个重要组成部分。我国的公共卫生监测也正是沿着这个方向不断地完善和发展，并为制定公共卫生政策、评价干预效果发挥越来越重要的作用。

三、综合监测的发展与实现

随着以证据为基础的疾病控制策略的需求增加，单项监测系统不能满足疾病预防控制的要求，综合监测得到了很大发展，并在很多疾病监测中成功实现。

为了描述我国不同地区人群的疾病模式及评价国家综合干预的效果，1978 年中国医学科学院何广清提出建立综合疾病监测系统的设想，卫生部正式发文要求各省开始设立监测点，至 1989 年全国已经形成由 71 个监测点组成的疾病监测系统。首先以北京市东城区和通县作为试点，建立包括出生、死亡、传染病发病、计划免疫以及实验室检测的综合监测系统。

近 30 年发展起来的行为危险因素监测被称为"二代监测"。由于许多与人的行为和生活方式有关的疾病，例如，慢性病，越来越成为主要的卫生问题，如何制定有效的慢性病控制计划、如何评价慢性病的干预效果成已为监测需要回答的问题。众多研究表明，慢性病的发生、发展是一个漫长的过程，与人们的行为和生活方式有着密切关系。通过一级预防，即改变不健康的行为和生活方式、提高生活质量、防止患慢性病的成本－效益比大大优于慢性病的治疗。慢性病的一级预防主要是在全人群或人群亚组内，采取针对慢性病危险因素的干预策略和措施，例如，控制吸烟、减少静止的生活方式、减少饮食中盐及脂肪的摄入等。1986 年在加拿大渥太华召开的第一届世界健康促进大会对此作了系统阐述。渥太华宪章明确提出，健康促进的五大行动领域：制定健康的公共政策、创造支持性环境、强化社区行动、发展个人技能及调整卫生服务方向。简略地说，在个体层次，通过对个人的健康教育，使人们改变相关的知识、态度、提高健康生活方式的技能；在群体和社区层次，通过传播正确的信息，改变社会风尚，使人们自觉改变自己的行为；通过立法、税收和政府提供津贴等手段，迫使、诱使人们改变不健康的行为；改善支持环境，在人们愿意改变自己行为时能方便地改变自己的行为。在确定干预策略后，与此相应的干预措施就确定了。因此，对慢性病、意外伤害以及与行为改变相关疾病的监测策略，就不仅监测其发病或死亡，而且还监测其与此相关知识、态度及行为，以及有关的社会环境。慢性病、意外伤害和性病、艾滋病的社会环境监测、行为危险因素监测及死因、发病监测就构成了综合监测系统。在世界银行贷款《中国卫生Ⅶ项目》健康促进子项目（项目号 P003589）中，为了对项目的近期效果及远期效果效果进行综合评估，监测子项目中包括：①建立针对慢性病、性病、艾滋病、伤害的行为危险因素监测系统；② 建立支持健康生活方式的社会环境因素变化监测系统；③ 改进死因监测系统；④ 及时利用监测资料，分析人群健康变化趋势，为制定干预计划及其效果评估提供证据（图 4-10）。

传染病监测开始最早，多数国家的传染病监测均为独立的监测系统，现在实际上已形成综合监测系统，这样更有利于提高监测效率。目前全球传染病爆发及应对网络就是按照综合监测思路在整合，这在下面的重要监测系统介绍中将会详细叙述。这里特别要提到的是非洲地区建立的综合疾病监测系统，如何改进其疾病控制的能力。1993 年 5 月，WHO 非洲地区会议通过了强化各种卫生系统流行病学监测的决议

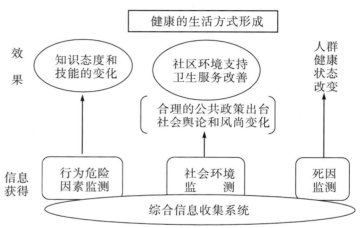

图 4-10　慢性病、意外伤害综合监测系统示意图

（AFR/RC43/R7），决定在以后 5 年中，通过改善非洲地区流行病学监测措施，预防和控制传染病的流行。虽然疾病监测对疾病预防控制的计划、资源配置、动员及效果评估十分重要，但当时在 WHO 非洲地区成员国中却得不到所需的监测数据和信息。在此前，非洲国家实际上从来没有像其他国家一样有自己的疾病监测或疾病报告系统，都是靠国际项目援助的支持才建立了一些项目的监测系统。因此，多数非洲国家无法尽早察觉传染病的发生、无法及时采取有效控制措施，导致传染病蔓延、健康遭受侵袭、早死。特别是在疾病监测数据的收集、分析和利用方面，还存在很多问题，这是导致疾病控制不力的一个重要原因。所以，WHO 非洲地区办事处通过国际援助项目，建立综合监测系统，实现以地区为基础的疾病监测数据的收集、分析、解释和分发，也包括围绕监测系统开展的培训、资源配置及监督、评估。通过几年的努力，非洲地区的疾病监测面貌有了根本性改观，说明通过综合疾病监测系统对非洲的传染病预防控制是一项非常有效的策略，它的成功取决于医务卫生人员报告病例及死亡的意愿，更重要的是取决于决策者及流行病学工作者的勤勉和责任心。毫无疑问，决策者的资源配置、国际组织及其他协作者在技术和经费的支持，也为该策略的成功实施做出了卓越贡献。

四、相关法规的制定

公共卫生和疾病监测不是单纯的技术问题，涉及许多管理问题。为了确保监测成功，需

要制度保障。国际卫生条例的制定就是一个能很好体现政策的发展过程。

传染病监测是国境卫生检疫的工作内容之一，为最大限度减少由于全球人员、货物等流动引起的传染病流行、蔓延，确保世界广大群众的健康和生命安全提供了法规保障。国际卫生条例最早可追溯到 19 世纪中叶的 1830—1847 年间，正是当时欧洲霍乱流行促进了欧洲各国在公共卫生方面的协作。1851 年在巴黎召开了第一次国际卫生大会，形成相关的国际卫生条例。1851—1900 年间先后召开 8 次国际卫生大会，讨论如何控制国家间传染病的流行。1948 年世界卫生组织成立，在 1951 年世界卫生大会上，各成员国接受了该条例。1969 年正式更名为国际卫生条例。该条例在 1973 年和 1981 年进行过两次修订。该条例最初只是监测 6 种当时严重的传染病，即霍乱、鼠疫、黄热病、天花、回归热和伤寒。

2003 年传染性非典型肺炎（SARS）的全球暴发流行后，人们对传染病流行形势有了新的认识，世界卫生组织意识到有必要对国际卫生条例再次进行修订。2005 年经过广泛讨论，第 3 次修订后的国际卫生条例诞生了，包括 67 条及 9 个附件。新修订后的国际卫生条例对一些概念作了更新、制定了统一的定义。新修订的条例特别关注国际性公共卫生应急问题，要求每一成员国都应对条例规定管理的传染病及一些新发传染病进行监测，如发生对国际卫生有威胁的传染病应在 24 小时内向世界卫生组织报告，并接受世界卫生组织的协助，迅速应对。

第四节　几种重要的监测系统

一、基本卫生信息监测之一：生命登记系统

死因登记和报告是生命统计工作的一项重要内容。建立一个能有效收集本国人口死亡信息、能准确反映死亡率变化的死因登记报告系统，对世界上任何一个国家来说都是非常必要的。过去 50 年来，有越来越多的成员国向世界卫生组织报告本国的死亡数据及死因分析结果，1970 年只有 65 个国家，至 1999 年达 90 个国家，2003 年增加至 115 个国家，覆盖全世界人口的 60%。2005 年，WHO 根据 115 个国家提供的死因登记资料，从数据的完整性、覆盖率、死因填写的正确性，对死因数据质量进行了评价。工业化国家由于多数人都在医院出生、死亡，他们的生命登记系统主要依靠医院医生填写的出生证明和死亡医学证明书。发展中国家由于医疗卫生服务尚不完善及其他许多原因，许多人都在家庭中出生、死亡，其生命登记系统质量较差。根据 Mathers 等人报告，2003 年，有 115 个国家向世界卫生组织提交了生命登记资料，虽然有 115 个国家报告死亡率，但是死因报告系统覆盖人群的比例有很大差别，从 10% 到 100% 不等，覆盖率接近 100% 的有 64 个国家，主要集中在欧、美和太平洋。覆盖率低于 10% 的国家，主要在非洲。死亡病例报告的完整性也是一个非常重要的指标，儿童死亡，尤其是婴儿、老年人死亡，流动人口死亡，都是容易漏登的。关于人群死亡漏报估计的一系列文献指出，死亡漏报可高达 20%~30%，特别在婴儿死亡中。

对多数居民死在家中的国家，如果仅依靠医院死因登记报告，必然不能反映其人群死亡状况。人群死因，特别是贫困地区人群死因报告的准确性仍然是一个大问题。这种情况下采用死因推断量表，对死因进行推断，显然不失为人群死因回顾性调查或监测的一个重要补充

措施，可在一定程度上弥补当地死因诊断的不足。

全球只有 39 个国家的人口死亡资料适合进行分析。按死因登记系统覆盖地区及人口数占本国地区及人口的比例、死亡病例报告的完整性、死因诊断的质量等指标，评价各国死因报告质量，全球只有 23 个国家的死因资料质量较高，西太区只有 4 个国家的死因资料可供分析。虽然我国并未被包括在这 4 个国家内，但我国生命登记系统的覆盖面仍较低，只是在 1990 年建立的有代表性样本的死因登记系统，通过建立有效的组织体系及工作程序，收集、提供了质量较好的、能代表全国的死因报告数据。可见，目前大多数国家的死因登记资料的综合质量不高，难以反映整个国家、尤其是贫困地区人群的卫生需求。

为提高发展中国家死因诊断的质量，应鼓励其在国家卫生信息系统中建立一体化的死因报告系统，加强死因监测、提高覆盖面，目前可推广使用死因推断量表，提高死因诊断的准确性。对于许多发展中国家来说，如其死因登记系统能覆盖 70% 以上人口，建议建立像中国、印度那样的随机抽样样本人群的监测，以估计全人群的死因。

中国的全国疾病监测点（DSP）系统，作为一个能代表全国的死因监测系统，是通过分层、多阶段、整群抽样建立的，是以乡为单位构筑一个运转良好的流程，完成死因数据采集。中国农村有相当大比例的一部分人群在家中死亡，致使死因不清或错报、或死亡后不注销户口致死亡漏报。全国疾病监测系统的死因数据收集程序强调应由乡、镇医院医生访问死者家属，获得准确的死因信息，其工作程序概括在下面的图 4-11 中，使用的死亡医学证明书见附录1。据图 4-11 可知，农村有 80% 的人死在家里，他们死后由村医向乡、镇医院防保科负责死因登记的医生报告，再由乡医到死者家中访问死者的亲属，如果死者生前未到过县及以上的医院就诊，则使用死因推断量表进行讯问，完成死亡医学证明书的填写。大约有 15% 的人在乡、镇医院死亡，则直接由乡、镇医院医生填写死亡医学证明书，并交乡医院预防保健科保存。还有 5% 的人在其他医院死亡，包括县医院、省医院或更高级别医院，其亲属应携带医院医生出具的死亡医学证明书，到户口所在地的乡、镇（街道）医院报告，并注销死者的户口，死亡医学证明书由当乡医院预防保健科收集归档，并适时汇总。在不同地区，上述比例略有差异。

非洲的坦桑尼亚也按照上述模式建立了以人群为基础的出生、死亡（含死因）监测系统，称为生命登记样本（Sample Vital Registration，SVR），使用死因推断量表推断死因、估

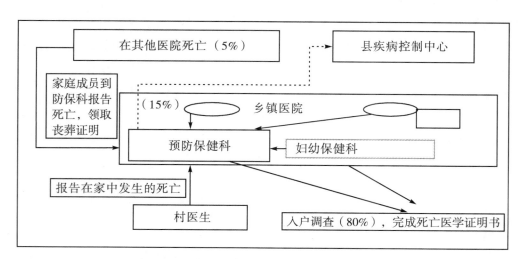

图 4-11   全国疾病监测系统死因收集程序示意

算疾病负担，由于样本的代表性，并使用死因推断量表，故死因估计较准确，也符合成本-效益。

二、法定传染病报告系统

很多国家都有法定传染病报告系统。各国根据本国传染病的发生情况，确定哪些是必须报告的传染病，即法定报告传染病。一旦发生法定传染病，病人一般会到医院就诊，根据法规，医生必须报告。因此，依靠医生的传染病病例报告，就构成一个良好的被动监测系统。美国的电子报告系统（NEDSS）、中国的传染病疫情报告系统，都是由医生报告的被动监测系统。但近年来，随着全球化进程、气候变化、移民及国际旅行大幅度增加，新发传染病流行可能性增加。2003 年 SARS 暴发流行，致 8000 多人发病、近 800 人死亡。SARS 只是近年来流行的新发传染病的一种，艾滋病（AIDS）、西尼罗河病毒性脑炎、圣路易斯脑炎、埃博拉病毒感染引起的出血热、疯牛病等多种新发传染病，给人民的健康和生命安全带来巨大威胁。目前全球 HIV 感染者已达 3780 万，仅 2003 年就有 500 万人新感染 HIV、300 万人死于艾滋病。埃博拉病毒是一种致死率的病毒，自 1976 年发现这一病毒以来，全世界感染者已达 1500 多例，其中已死亡 1000 多人。

国际社会已经明确意识到传染病的流行不仅危及民众的健康、而且通过其对全球贸易和旅行的影响，危及国家和全世界的经济及社会的稳定和发展，对国家和世界的安全带来严重威胁。传染病流行、恐怖主义、金融危机、跨国犯罪、环境污染被并称为危及国家和世界安全的"非传统威胁"。世界卫生组织总干事明确指出：对传染病发生和暴发的有效监测及快速应对是拯救人民生命、保护经济发展、国家和国际安全的基本支柱。应对新发及重新出现的传染病不仅仅是卫生问题，也是经济问题，更是国家和世界的安全问题。应更多关注传染病，尤其是新发传染病的监测。

根据传染病的特点，如果未能及时发现首例传染病病例、未能及时认识传染病的传播特性，就可能导致传染病的迅速蔓延，累及大量人群。因此，对传染病需要通过法规进行强制性监测，强调传染病监测的时效性、实验室监测网络的健全，以便及时识别病原体及其型别。

为了在全球范围内对传染病进行强制性监测、预警及控制，制定对大多数国家具有法律约束力的国际卫生条例是控制传染病从一个国家向另一个国家传播的必不可少的保证。经过修订的《国际卫生条例（2005）》，在疾病监测方面有以下几点重要改变：① 扩大了监测及报告疾病和公共卫生事件的范围，国境检疫的病种由鼠疫、黄热病及霍乱三种传染病扩大为需全球协调应对、构成国际关注的一切突发公共卫生事件（各种起源、来源的突发公共卫生事件，包括生物、化学及核辐射等各种因素所致突发公共卫生事件）；② 对 WHO 各成员国的疾病监测能力及应对能力提出明确要求，包括国家级、地方各级、基层的突发公共卫生事件监测能力及应对能力，机场、港口及陆路口岸的相关能力建设，以确保《国际卫生条例（2005）》的实施；③ 规范了可能构成国际关注的突发公共卫生事件的评估及通报程序，要求 WHO 各成员国及时评估突发公共卫生事件，并按规定向 WGO 通报，及时核实信息，确保WHO 有权利认定是否发生可能构成国际关注的突发公共卫生事件，各成员国有权根据本国立法及应对突发公共卫生事件的需要，采取《国际卫生条例（2005）》规定之外的其他各项卫生措施，但应根据 WHO 的要求向其提供相关信息，并根据 WHO 要求考虑终止执行这些措施。

根据《国际卫生条例（2005）》，WHO 及其各成员国的传染病监测系统都有很大的变化。下面框图 1 中详细介绍了全球疾病爆发预警及应对网络的发展。

框图 1　全球疾病暴发预警及应对网络的发展

目前，全球新发传染病流行形势十分严峻。在世界许多国家和地区暴发的、有重大公共卫生意义的新发传染病包括禽流感、人类克-雅病、肾综合征出血热、肠出血性大肠杆菌 O157∶H7 感染、O139 霍乱、军团病、空肠弯曲菌腹泻、莱姆病、小肠结肠炎耶尔森菌感染、肺炎衣原体感染、隐孢子虫腹泻等。应对新发及重新出现的传染病不仅是卫生问题，也是经济问题，更是国家和世界的安全问题。对传染病发生及爆发的有效监测和快速应对是拯救人民生命、保障经济发展、确保国家及国际安全的基本支柱。

传染病监测的最大特点是实效性，如何在第一时间发现传染病暴发的迹象十分重要。监视传染病暴发，特别是可能导致世界性流行传染病暴发，体现了现代传染病监测的特点。例如，2003 年的 SARS 全球暴发、流行，就是由 WHO 领导、组织的监测网络向全球发出警示及应对措施。

1. 快速捕捉传染病发生及暴发、流行的苗头　《全球暴发警示及应对网络（Global Outbreak Alert and Response Network，GOARN）》根据传染病控制的需求，体现了如何从多渠道采集信息，如何快速认证、反馈信息，以确保对可能致成国际大流行的传染病实现控制。这是在现有机构与网络之间形成的一种技术协作网络，包括 110 家技术机构、非政府组织（NGO）及工作网络。该网络的目标是与 WHO 联合起来，有效连接各方面的专家，提供技术咨询及技术援助，使国际社会能有效使用各方面的资源，在应对传染病的威胁中做出有效反应，减少对国家、国家间及全球健康、安全的威胁。GOARN 成员的调查队随时准备在 24 小时内到达暴发地点，参与疫点调查、病例的诊断、验证、病原处理、流行的判断，病人管理、人员和设备援助等。

WHO 的传染病综合监测，不仅接受各成员国的常规报告，还采用多种途径组成全球暴发警示及应对网络，以确保全球健康、安全。借助快速扩大的电子传媒、人们广泛利用的互联网，使人们比以前更容易了解信息。但同时，信息的质量也就难以得到控制。虚假信息可能导致人们不必要的焦虑和混乱，并引起不必要的过度反应，致使影响国家的交通、经济、贸易，造成不必要的损失。

WHO 从各种途径接到传染病暴发、流行的报告，包括成员国政府途径、各种非官方途径，有些报告是全球流行的真正征兆，有些只是地方性苗头，并不会构成对国际卫生的威胁，有些仅是传言，应注意鉴别。

2. 传染病流行及暴发信息的验证　为了调查、追踪传染病暴发，WHO 建立了传染病暴发验证系统，这是 1997 年开始建立的全球传染病监测的一种新机制，其目的在于通过向公共卫生职能部门提供证实或未经证实的国际公共卫生信息，改进对传染病的控制。

为了有效捕捉到世界各地传染病发生的苗头，《健康加拿大行动》制定的《全球公共卫生情报网络（Global Public Health Intelligence Network，GPHIN）》，在捕捉传染病流行信息方面发挥了很重要作用。各国政府、公共卫生机构、WHO 地区及其驻各成员国办事处都是该网络的成员。GPHIN 通过搜索各主要媒体、生物医学杂志、电子网络、电子邮件等信息来源，从中发现各种可能影响健康的信息，包括传染病、食品和饮水安全、环境卫生风险、自然疫源性疾病发生的苗头，然后将这些信息交由该网络成员，由他们对这些信息的真实性、公共卫生危险、是否发生传染病暴发等进行验证。需要验证的事件包括：不明原因的传染病，具有超越国界蔓延的潜在危险、死亡率高、有严重健康风险的疾病，对国际交通及贸易有严重损害的疾病，国家对这类疾病的控制能力有限，怀疑是人为的生物恐怖活动等。如该网络成员根据苗头，认为这些信息是准确的，应立即反馈、通知 WHO 在世界各地的工作人员，其他国际组织、国家卫生部门、现场流行病学项目人员及非政府组织。及时反馈信息是非常关键的步骤。但该网络信息并非 WHO 的官方信息，其信息提供途径有限，目前约有 800 个用户。

已经证实的疾病暴发、流行信息会在 WHO 网页的疾病暴发新闻栏目（www. who. int/emc/outbreak_ news/index. html）中张贴，也会在 WHO 的《每周流行病学报告（Weekly Epidemiological Record，WER)》（网址：www. who. int. wer/index. html）刊登。

例如，近年有关禽流感暴发、流行的信息，在 WER 及 WHO 网页都会得到反馈，并与及时协调、有效的流行病学应对信息联系在一起。

1997 年 7 月 1 日至 1999 年 7 月 1 日，暴发验证组共确认了 246 起疾病暴发，其中非洲区占 43%、西太区占 9%。有 69 起疾病暴发、流行的信息未列在经验证的疾病暴发、流行名单中，其理由是其中 58 起不会构成对国际卫生的威胁、11 起仅是传言。暴发验证是全球疾病监测的一种新机制，可为判断疾病暴发、流行提供准确、及时的信息。

3. 传染病监测的信息反馈 反馈是传染病监测活动的一个重要环节。WHO 将传染病监测信息反馈分为三个等级，每个等级按不同目的反馈不同的信息。

（1）Outbreak Verification List（OVL)：汇集各类来源的疾病暴发调查信息，经过验证确定的疾病暴发，只向各国卫生当局、国际组织等提供。但这不是 WHO 的官方文件，也不向公众公布。

（2）疾病暴发新闻（Disease Outbreak News)：在 WHO 网页上公布，这是经官方证实的、向公众提供的疾病信息，在 WHO 网页的首页上就可见到。WHO 有关旅行建议的信息发布在其网页上。例如，2004 年 10 月 29 日对亚洲禽流感的报告及建议："H5N1 流感暴发可能，家鸭携带高致病性 H5N1 流感病毒，虽不显示症状，但可传播给鸡致其死亡"。

（3）在 WHO 的《每周流行病学报告》（Weekly Epidemiological Record，WER）上公布。该刊每周五用英语及法语出版，有电子版及印刷版，电子版免费。该刊内容包括国际卫生条例覆盖的传染病、其他有公共卫生意义的传染病暴发及病例报告，疾病暴发新闻等。现以非洲塞内加尔霍乱暴发、流行为例予以说明。2004 年 10 月 5 日，WHO 接到塞内加尔卫生部报告，该国发生 128 例霍乱病例，其中 2 例死亡，病死率 1.6%。10 月 28 日经塞内加尔国家参考实验室证实为 *Vibrio cholerae*01 El Tor 型/Dakar 所致。10 月 22 日后，病例数迅速上升。图 4-12 显示的是刊登有塞内加尔霍乱暴发信息的 WER（2004 年 11 月 5 日）的封面。

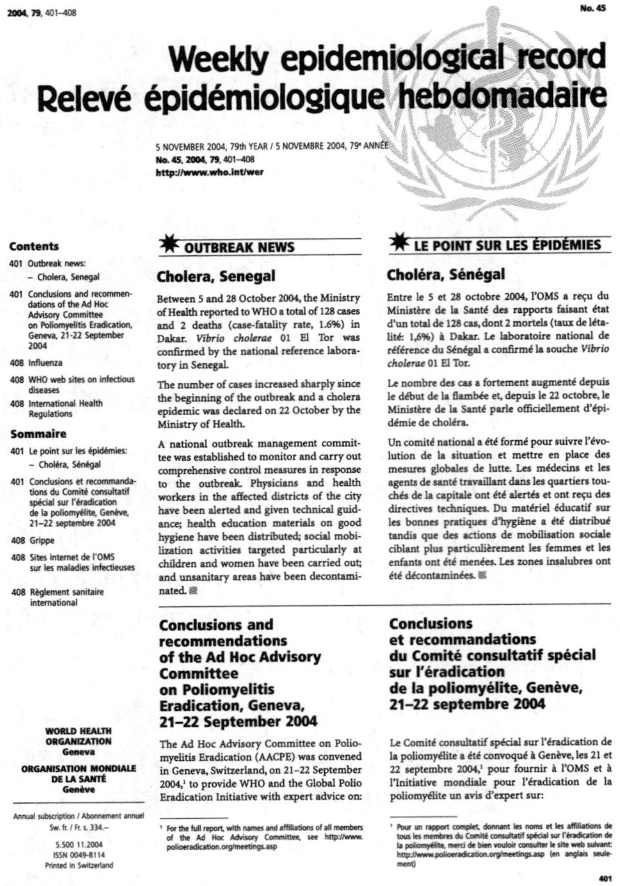

2004, 79, 401-408
No. 45

Weekly epidemiological record
Relevé épidémiologique hebdomadaire

5 NOVEMBER 2004, 79th YEAR / 5 NOVEMBRE 2004, 79ᵉ ANNÉE
No. 45, 2004, 79, 401-408
http://www.who.int/wer

Contents

Sommaire

WORLD HEALTH
ORGANIZATION
Geneva

ORGANISATION MONDIALE
DE LA SANTÉ
Genève

Annual subscription / Abonnement annuel
Sw. fr. / Fr. s. 334.–

5.500 11.2004
ISSN 0049-8114
Printed in Switzerland

✵ OUTBREAK NEWS

Cholera, Senegal

Between 5 and 28 October 2004, the Ministry of Health reported to WHO a total of 128 cases and 2 deaths (case-fatality rate, 1.6%) in Dakar. *Vibrio cholerae* 01 El Tor was confirmed by the national reference laboratory in Senegal.

The number of cases increased sharply since the beginning of the outbreak and a cholera epidemic was declared on 22 October by the Ministry of Health.

A national outbreak management committee was established to monitor and carry out comprehensive control measures in response to the outbreak. Physicians and health workers in the affected districts of the city have been alerted and given technical guidance; health education materials on good hygiene have been distributed; social mobilization activities targeted particularly at children and women have been carried out; and unsanitary areas have been decontaminated. ✉

Conclusions and recommendations of the Ad Hoc Advisory Committee on Poliomyelitis Eradication, Geneva, 21–22 September 2004

The Ad Hoc Advisory Committee on Poliomyelitis Eradication (AACPE) was convened in Geneva, Switzerland, on 21–22 September 2004,[1] to provide WHO and the Global Polio Eradication Initiative with expert advice on:

[1] For the full report, with names and affiliations of all members of the Ad Hoc Advisory Committee, see http://www.polioeradication.org/meetings.asp

✵ LE POINT SUR LES ÉPIDÉMIES

Choléra, Sénégal

Entre le 5 et 28 octobre 2004, l'OMS a reçu du Ministère de la Santé des rapports faisant état d'un total de 128 cas, dont 2 mortels (taux de létalité: 1,6%) à Dakar. Le laboratoire national de référence du Sénégal a confirmé la souche *Vibrio cholerae* 01 El Tor.

Le nombre des cas a fortement augmenté depuis le début de la flambée et, depuis le 22 octobre, le Ministère de la Santé parle officiellement d'épidémie de choléra.

Un comité national a été formé pour suivre l'évolution de la situation et mettre en place des mesures globales de lutte. Les médecins et les agents de santé travaillant dans les quartiers touchés de la capitale ont été alertés et ont reçu des directives techniques. Du matériel éducatif sur les bonnes pratiques d'hygiène a été distribué tandis que des actions de mobilisation sociale ciblant plus particulièrement les femmes et les enfants ont été menées. Les zones insalubres ont été décontaminées. ✉

Conclusions et recommandations du Comité consultatif spécial sur l'éradication de la poliomyélite, Genève, 21–22 septembre 2004

Le Comité consultatif spécial sur l'éradication de la poliomyélite a été convoqué à Genève, les 21 et 22 septembre 2004,[1] pour fournir à l'OMS et à l'Initiative mondiale pour l'éradication de la poliomyélite un avis d'expert sur:

[1] Pour un rapport complet, donnant les noms et les affiliations de tous les membres du Comité consultatif spécial sur l'éradication de la poliomyélite, merci de bien vouloir consulter le site web suivant: http://www.polioeradication.org/meetings.asp (en anglais seulement)

401

图 4-12　2004 年 11 月 5 日出版的 WER 首页

三、肿瘤登记系统

肿瘤登记系统的数据来源于医院肿瘤病人的诊断（包括病理学诊断结果）、治疗以及转归记录（包括医院临床、实验室、病理学、放射学、化疗记录），以及病人的死亡医学证明书。肿瘤登记系统最早始于 1936 年的美国康涅狄格州（Conneticut），后来遍及美国大多数州及城市，是以医院为中心收集的数据。通过肿瘤发病登记可了解肿瘤的发生率和患病率及其变化趋势。并可据此进行肿瘤流行病学研究，尤其是肿瘤病人的追踪研究。

开展肿瘤登记的关键是要确保肿瘤登记信息的完整、准确，要做到这点必须是登记系统能覆盖当地全部医疗机构。但各国所采取的具体方法依各国医疗体系不同，略有差异。采取多来源收集肿瘤病例资料，需要登记地区内具有肿瘤诊断能力的所有医疗机构、医院及诊所、独立的病理学实验室、放射治疗中心等。在资料整理时，注意剔除非恶性肿瘤、非本地居民病例、重复登记；检查登记报告卡的填写情况，发现缺漏填、填写不完整或填写内容可疑的情况，应退回原报告单位重新填写。有条件的肿瘤登记系统，应定期（如每季度）对所收集的肿瘤病例信息与当地死因数据库的信息进行联动比对，核实、补充遗漏的信息。但实际操作中，特别是发展中国家，由于缺乏法规及资源保障，难以使肿瘤登记做到全面覆盖，数据质量也较难保证。

国际肿瘤登记协会是面向全世界肿瘤登记专业人员的、非政府组织的学术团体，成立于

1966 年。1979 年 1 月，国际肿瘤登记协会与 WHO 建立正式联系，其秘书处设在位于法国里昂的国际癌症研究机构（IARC）。目前，该协会的会员遍布全球 110 个国家，总数约 680 名。全球肿瘤登记的权威数据由该协会发布。

《五大洲癌症发病率》是记录目前国际肿瘤研究领域广泛使用的人群肿瘤发病数据的专集。自 1966 年以来，已出版 9 卷。国际抗癌联盟（UICC）1966 年在日本东京召开的第九届国际肿瘤大会，会上成立了国际肿瘤登记协会，决定由 UICC 出版《五大洲癌症发病率》，请 Doll、Payne 和 Waterhouse 担任编辑。《五大洲癌症发病率》第一卷刊载了 1956—1963 年间包括非洲莫桑比克、尼日利亚、南非和乌干达，北美的加拿大和美国，南美的智利、哥伦比亚、牙买加和波多黎各，亚洲的以色列、新加坡和日本，大洋洲的新西兰，欧洲的丹麦、德国、英国、芬兰、冰岛、荷兰、挪威和瑞典等 38 个国家、地区/人群的肿瘤发病数据。1970 年，《五大洲癌症发病率》第二卷发表了 1963—1966 年间肿瘤发病统计数据。1976 年，《五大洲癌症发病率》移交国际癌症研究中心（IARC）出版，每 5 年出版一卷，至今已出版 9 卷。2007 年出版的第 9 卷发表了 1998—2002 年间全球 60 个国家、300 个地区/人群的肿瘤发病数据。

（一）肿瘤登记的历史

20 世纪上半叶，一些发达国家的恶性肿瘤发病呈现上升趋势，多数病例的治疗效果欠佳，危害严重，这很快受到医学专家关注。一些医生自发地从医院病历中查找肿瘤病例相关信息，系统收集、整理、分析、研究、比较这些信息。早期是收集、分析一家或数家医院肿瘤病例的信息，后逐渐扩大到收集、分析整个区域的肿瘤病例及不同人群肿瘤发病登记资料。1955 年起，欧、美及大洋洲已有一些局部区域先后采用自愿或强制方法在本地区乃至全国范围开展肿瘤登记、报告，为揭示各地人群肿瘤流行特征提供基础，见表 4-2。

表 4-2　较早开展人群肿瘤登记的国家及地区

国家/地区	建立时间	报告方法
前联邦德国（汉堡）	1929	自愿
美国（纽约州）	1940	强制
美国（康涅狄格州）	1941	强制（1971～）
丹麦	1942	强制（1978～）
加拿大（萨斯喀彻温）	1944	强制
英格兰和威尔士（西南部）	1945	自愿
英格兰和威尔士（利物浦）	1948	自愿
新西兰	1948	强制
加拿大（马尼托巴）	1950	强制
捷克斯洛伐克（斯洛文尼亚）	1950	强制
加拿大（阿尔伯特）	1951	自愿
美国（埃尔·帕索）	1951	自愿
匈牙利（索博尔奇、米什科兹、沃什）	1952	强制
挪威	1952	强制
前苏联	1953	强制
前民主德国	1953	强制
芬兰	1953	强制（1961～）
冰岛	1954	自愿

20 世纪 90 年代前，依靠立法或行政命令，不少国家就已建立肿瘤登记制度，在全国范围开展肿瘤登记、报告工作。有的国家的肿瘤登记，在初创期就覆盖全国人口，如欧洲的丹麦、芬兰、冰岛、瑞典、挪威，大洋洲的新西兰。有的国家先从医院或地区人群肿瘤登记工作开始，逐渐扩大到全国范围，见表 4-3。

表 4-3　在全国范围开展肿瘤登记报告的部分国家

地理位置	国家	开展登记的年份		报告方法	1993—1997 年人口（万）
		建立	全国		
中南美洲	哥斯达黎加	1977	1980	立法、义务报告	352
北美洲	加拿大	1969	1969	多种方式	2935
亚洲	以色列	1960	1982	立法	604
	科威特	1971	1985	立法	195
	阿曼	1985	1996	被动登记	155
	新加坡	1968	1968	自愿报告	291
欧洲	白俄罗斯	1953	1992	行政命令	1027
	克罗地亚	1962	1962	立法	462
	捷克	1956	1976	义务报告	1032
	丹麦	1942	1942	立法、义务报告	524
	爱沙尼亚	1953	1991	行政命令	149
	芬兰	1952	1952	立法、义务报告	511
	冰岛	1954	1954	立法	27
	爱尔兰	1975	1994	主动	362
	拉脱维亚	1979	1991	立法	251
	立陶宛	1957	1990	行政命令、义务报告	372
	马耳他	1984	1991	立法	37
	荷兰	1989	1989	协议允诺	1545
	挪威	1951	1953	立法、义务报告	437
	斯洛伐克	1952	1976	立法	536
	斯洛文尼亚	1950	1980	立法、义务报告	198
	瑞典	1958	1958	立法、义务报告	880
大洋洲	新西兰	1948	1972	立法、义务报告	366

在这些国家中，实现全国人口肿瘤登记最早的是丹麦（1942 年），覆盖人口数最多的是加拿大（2 935 万）。北欧的冰岛人口数只有 27 万，但肿瘤危害严重，1993—1997 年新发癌症数为 5 300 多例；男性癌发病率为 307.8/10 万、女性为 294.4/10 万，均居世界较高水平。冰岛在 1954 年就实现了全国人口的肿瘤登记。其他 15 个欧洲国家及北美洲的加拿大、大洋洲的新西兰的癌发病率也处于较高水平，危害严重。这可能是促使肿瘤登记在这些国家较早受到重视的一个重要原因。

（二）美国的肿瘤登记

美国新泽西州的登记处（中心）是由州政府和联邦政府资助的，并有立法保障。登记处共有 45 名员工。病例资料由登记员前往该州所有医院的各种病历记录资料中主动、直接摘录，再以电子形式发送到登记中心办公室。该州法律规定，所有医疗机构必须在肿瘤病例出院 3 个月内、或非住院病例自诊断日起 6 个月内，向登记处报告，否则将予处罚。此外，非医院的医疗机构如独立的病理学实验室、外科中心、放射治疗中心遇到肿瘤病例都应向登记处报告，家庭护理、精神科、康复中心以及物理治疗师、牙医也要报告肿瘤病例。美国康涅狄格州的肿瘤登记主要依靠医院为基础的报告系统，该系统由政府资助并有公共卫生法规保障。登记处有 20 名员工，通过纸质或电子形式传送数据。目前，登记范围已扩展到私营医疗机构及实验室。为使登记资料更为完整、准确，该州每年还从邻近州及其他州的登记报告中获取本州的肿瘤病例资料。英国南泰晤士河区肿瘤登记处设在伦敦剑桥的 Guys 医院，原始数据由登记员从医院的信息系统、住院部、病理科、放射科等的记录及病历中摘录，新的肿瘤病例信息由各医院以电子形式直接传送到登记处。非洲冈比亚的肿瘤登记覆盖全国人口，资料收集采取自愿报告方式，公立及私营医生根据意愿向登记处报告肿瘤病例资料，包括实验室（多为组织病理学、血液学、生化）检查单、病历记录、入院通知单、出院单、护理记录、用药登记等。同时还采用个人询问方式了解病例的年龄、民族、常住地区等信息。冈比亚人多不知道自己确切的出生日期，他们常为得到更好的卫生保健服务而迁移居住地。冈比亚的死亡登记系统尚不完整，只有获准在首都下葬者（约占人口 6%）或为了法律目的，才需进行死亡登记，死亡登记副本被送至肿瘤登记处。

（三）发展中国家的肿瘤登记

发展中国家的人口占全世界总人口的 75%，观察发现，现阶段发展中国家肿瘤发病率低于工业化国家人群的肿瘤发病率，但是随着社会经济发展，传染病发病率下降，人群总体健康状况改善，寿命延长，同时烟草使用的比例上升，慢性病，包括肿瘤的发病和死亡都呈快速上升的趋势。肿瘤防治是公共卫生中的重点。但是在发展中国家，由于缺乏以人群为基础的肿瘤发病登记、信息传播和交换系统，缺乏肿瘤登记的基础设施建设和经费支持，使掌握肿瘤的发病状况非常困难。

发展中国家的肿瘤登记的困难，不仅是肿瘤登记的困难，与生命登记系统、卫生服务系统的人员的水平，尤其是基层卫生服务人员具备识别肿瘤早期症状、诊断和治疗的知识和技能，以及经费支持都有很大的关系。需要在国家层面建立以人群为基础的肿瘤监测项目，是肿瘤预防控制策略中的基本组成部分。人群为基础的综合肿瘤监测是非常重要的措施，要求监测定期提供肿瘤的发生、死亡，以及导致肿瘤发生的危险因素的监测情况，评价肿瘤的流行状况和疾病负担，为设置肿瘤控制重点提供依据，还要为各类干预措施的控制效果提供评价。

改革开放以来，在与国际肿瘤登记协会的交流及帮助下，我国的肿瘤登记工作大步前进。20 世纪 80 年代初出版的《五大洲癌症发病率（Cancer Incidence in Five Continents，CIFC）》仅记载我国上海、香港两地的数据，至 90 年代又增加了天津、启东的数据。进入 21 世纪以来，又先后增加北京、武汉、长乐、嘉善、磁县、台湾、哈尔滨、广州、中山的数据。在卫生部的领导和支持下，经过多年努力，2008 年中国肿瘤登记年报公布了全国 7000

万人口地区的肿瘤发病与死亡情况的统计数据。

四、行为危险因素监测及世界卫生组织的阶梯式监测法（WHO STEPWISE）

随着经济发展，社会、教育、医疗卫生组织的完善，人群出生率、生育率的下降，传染病发生率和死亡率的下降，慢性病、性传播疾病，意外伤害逐渐成为危害人类健康的主要卫生问题。疾病监测活动也由对传染病监测扩展到对慢性疾病的监测。由于慢性病的发生、发展到死亡是一漫长过程，往往与人们自身的行为有相当密切的关系。制定公共卫生活动、评价干预活动的效果，仅有发病和死亡监测数据尚无法满足公共卫生实践的需要，于是开始了以电话询问为基础的行为危险因素监测。

美国是最早开始建立行为危险因素监测的国家。1957 年以来，美国采用自我报告方式，每年进行一次全国性慢性病发生、健康行为及卫生服务利用调查，即全国健康回顾调查（NHIS）。传统上，美国主要的疾病防治工作是在州一级水平上进行的，各州卫生部门开始进行健康促进活动，改变人们不健康的危险行为，但制订计划需要以州为单位的有关人们行为的资料，以指导减少不健康行为的干预活动。美国从 1976 年开始建立通过电话调查自我报告的行为危险因素监测，内容包括吸烟、酗酒、高血压、高血脂的防治知识、体力活动、饮食、乳腺癌筛查，性病、艾滋病的预防（如避孕套的使用）等，目前已覆盖全国所有的州。为了获得各州可比较的资料，自 1982 年开始，美国疾病控制中心（CDC）设计了一套连续进行电话调查的系统，称为行为危险因素监测系统（BRFSS）。早期，美国 CDC 和各州卫生署共同设计一套快速、低成本、随机抽取电话号码进行调查的电话监测系统，目标是收集、分析及解释各州有关危险行为及预防活动的有关信息，用于制定、执行及评价降低这些危险行为的项目，并制定适当的法律、政策及策略。

在该系统运行过程中，美国 CDC 制定了标准抽样方法、核心调查表、数据管理软件及分析方法，培训各州的负责人、系统管理人员、数据分析人员及调查员，使系统按照统一、标准的方法进行运转。在此基础上，1981—1993 年间在 29 个州及哥伦比亚特区进行一次性的电话调查。随着这些调查的成功，美国 CDC 在 1984 年建立了行为危险因素监测系统（BRFSS），有 15 个州按月通过电话调查，收集有关不健康行为的信息。至 1990 年，全美国 50 个州及哥伦比亚特区等 3 个地区均加入到行为危险因素监测系统中。美国的行为危险因素监测见证了美国人超重及肥胖呈上升、吸烟率呈下降等一系列危险因素的变化。这是一个典型的通过定期调查进行的主动监测。后来，英国、加拿大、德国、意大利等国也都建立各自国家的行为危险因素监测系统。

1996 年，我国也在世界银行贷款支持的《卫生Ⅶ项目》健康促进子项目覆盖的城市北京、天津、上海、成都、洛阳、威海、柳州和昆明建立了行为危险因素监测系统，开始行为危险因素监测的尝试，采用以项目城市为抽样框的三阶段抽样（第一阶段每季度在城市中抽取 60 个居委会，第二阶段在每个居委会抽取 10 户家庭，第三阶段在每户抽取一名 15 岁以上居民），通过入户询问，使用中国预防医学科学院行为危险因素监测中心统一设计的调查表作为核心调查表，各地可根据各自实际情况增加一些问题作为附加调查表，由被调查者自我报告。调查内容包括人口统计学资料、健康问题、卫生保健、吸烟、饮酒、高血压意识、高血脂意识、体力活动、健康膳食、女性肿瘤筛查、意外伤害，以及对性病、艾滋病的认识及有关行为，共 12 个部分。然后将调查表中的这些信息转化为 200 个指标，全面监测不同人群的知识、态度及行为的变化，为制定干预计划及其效果的评价服务。详细内容可参见《行为危险因素监测—方法与应用》一书（北京医科大学与中国协和医科大学联合出版社）。1996年及 1997 年的行为危险因素监测结果显示了项目市人群中与慢性病有关的主要危险因素流行程度，例如，男性吸烟率 62.32%、女性吸烟率 5.05%、男性吸烟者中有 9.13% 戒烟、女性吸烟者中有 15.46% 戒烟等。城市人群有约 20% 的人保持静止生活方式，有些城市 35 岁以上人群只一半左右在两年内测量过自己的血压，50 岁以上妇女只有 20% 进行过乳腺检查及宫颈涂片细胞学检查（详见 1996、1997 年行为危险因素监测报告）。这些信息对于确定慢性病行为干预目标人群、制定干预策略及评价干预效果十分有用。在 2002 年又进行了 3 年 1 次的行为危险因素监测。目前慢性病行为危险因素监测已修改为每 3 个月进行一次。

WHO 设计了一种简单、标准的行为危险因素数据的采集、分析及分发方法，以便在 WHO 各成员国间进行比较。WHO 制定关于行为危险因素监测的一套标准调查方案，包括询问、测量及实验室检查三个步骤，称为阶梯式监测法（STEPWISE）。该方案针对主要的危险因素，设计了标准问题及核心问题的调查问卷及调查指导手册，作为行为危险因素监测的框架，见图 4-13 及图 4-14。现共有非洲（13 个国家）、南亚（8 个国家）、东地中海（9 个国家）、美洲（1 个国家）及西太区（8 个国家）39 个国家参加了 WHO 的 STEPWISE 监测系统，并发表了国家报告及学术文章。美国、欧洲国家都有自己的行为危险因素监测系统，未包括在 WHO 的 STEPWISE 监测系统中。

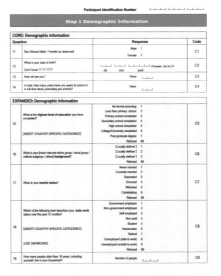

图 4-13　WHO 的 STEPWISE 监测系统的问卷及调查指导手册封面

2005 年开放的 WHO 全球数据库（WHO Global InfoBase）是为 WHO 成员国提供服务的有关慢性病及其危险因素的采集、管理及展现的数据库，包括 7 项危险因素（酗酒、血压、血脂、饮食、超重、体力活动及烟草使用）以及三种健康状况（糖尿病、口腔健康及失明）。例如，在 WHO Global InfoBase 中，可发现如图 4-15 及图 4-16 中关于饮酒调查的信息。

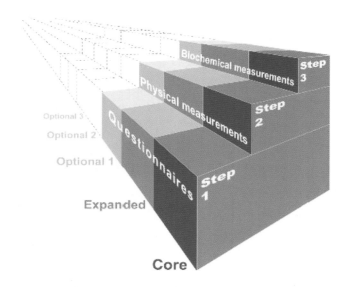

图4-14　WHO 行为危险因素监测的三步法（STEPWISE）示意

Indicator	Year（s）Available	# OF Countries with SURVEYS AVAILABLE
Alcohol，Abstainer	1980—2007	94
Alcohol，Abuser/Dependant	1983—2004	20
Alcohol，Consumer	1976—2008	133
Alcohol，Mean/Median/Percentile	1982—2005	65

图4-15　WHO 全球信息库（WHO Global InfoBase）饮酒调查的网页界面

WHO Survey Name	Indicator
GSHS	Alcohol，Consumer
STEPS	Alcohol，Abstainer
STEPS	Alcohol，Consumer
STEPS	Alcohol，Mean/Median/Percentile
World Health Survey	Alcohol，Abstainer
World Health Survey	Alcohol，Consumer
World Health Survey	Alcohol，Mean/Median/Percentile

图4-16　WHO 全球健康调查的网页界面：各国收集的关于饮酒调查的数据

但是行为危险调查包括很多内容，难以在一项行为危险因素调查中都包括进去。过去几十年间，针对不同危险因素，已深入开展许多单项研究，因此需与不同调查之间建立联系，以便更好利用已有的各类数据。但是不同研究涉及的指标各不相同，为了更好地利用不同来源的数据，需对这些数据进行管理。例如，体重指数（BMI）这种指标作为营养转换的交互监测指标，在全球数据库均有描述。全球肥胖率上升是世界上许多国家面临的公共卫生问题，其与发展中国家的营养不良并存。超重及肥胖与心脏病、脑卒中、高血压及某些肿瘤相关。该数据提供了不同年代、不同国家、地区中男、女成人的低体重、超重及肥胖的流行率。读者可以根据需要自行选择不同国家、不同指标、不同方式展现的数据，以及相关的背景资料。BMI 数据库还与其目标、数据采集方法、分类（低体重、超重和肥胖）及其流行水平以及相关的出版物之间都建立了连接，也与其他危险因素，如血压、血脂、烟草数据库建立了连接。

第五节　建立、运行和评价监测系统

建立、运行和评价监测系统是一个事件的三个阶段，监测系统的建立，是基于疾病预防控制的背景来综合考虑的。因此，在建立之初，要进行适宜性评价，也就是说，认真考虑是否需要建立，如果建立，要建立一个什么样的监测系统，用什么方式采集数据，数据如何保管和传输，如何分析，为疾病预防控制起什么作用。需要多少人力和经费来维持这个系统，等等。如何确保有效运作，也需要定期评价，以保证监测系统不断调整和改进，为疾病预防控制服务。对监测系统的评价，考虑监测事件的公共卫生重要性、拟建或已经建立的监测系统的运作情况、资源，以及该监测系统的属性。因此，在讨论本章主体之前，我们首先回顾监测系统所具备的属性。

一、监测系统的属（特）性

监测系统的属性包括简单性、可接受性、灵活性、代表性、系统敏感性、特异性、阳性和阴性预测值、稳定性、完整性和及时性。这些属性是互相关联的。例如，简单性和可接受性相互影响。资料质量和系统敏感性、阳性和阴性预测值密不可分。同时这些描述监测系统的属性标也不是在一个层次上的，简单性、可接受性和灵活性主要从监测系统的管理和运作的角度来描述的，而代表性、系统敏感性、特异性、阳性和阴性预测值是从监测数据的质量角度来考虑的。系统敏感性、特异性、阳性和阴性预测值结合考虑，构成了测量指标的效度（validity）。稳定性、完整性和及时性是从监测数据报告的质量来考虑的，以下对 10 个属性指标分三个层次进行描述。

（一）代表性、系统敏感性、特异性、阳性和阴性预测值

1. 代表性（representative）

代表性是指监测人群的一段时间内发生的事件是否能够代表该总体人群在这段时间内发生的事件及其在不同时间、地区及人群中的分布。

对监测系统代表性的测量是通过监测系统描述的某类事件的特征和总体中表现的某类事

件的特征相比较，如果没有统计学差异，则认为监测系统是有代表性的，它描述的事件是有代表性的。虽然总体中某类事件的特征往往是不知道的，但是通过以下的信息，可判断监测系统的代表性。

对监测系统代表性评价，通过比较监测系统和总体的人口学特征、卫生服务特点，对不同亚组的分析，根据总体中不同亚组比例，进行适当调整，完成对总体的推论。还可根据不同的监测事件的特性，选择不同指标来判断监测人群对总体的代表性。如果监测事件为死亡、出生，可按其人口统计学特点，例如，受教育水平、社会经济地位、居住地区等，来判断监测系统覆盖人群对总体人群的代表性。如果监测事件为传染病的发生，如疟疾发病，就需要考虑疟疾在不同地区的分布，监测地区是否覆盖了高发区和低发区。如果监测事件为病原生物的特点及变异情况，就需要考虑选定的流行区是否覆盖不同来源的人群、是否能够发现不同的病原体。由于监测资料用于确定高危人群组、确定目标人群和评价干预措施，必须要意识到资料的局限性，误差和偏性在监测的任何阶段都可能出现。例如，选择偏性在不同时间、不同地区、不同医院的差异，最终会影响监测系统的代表性；在不同亚组人群，如职业人群、不同教育水平的人群的就诊的差异，都存在得出错误结论的可能。概括起来，评价监测系统的代表性时，可从以下方面进行考虑：①总体和监测样本的人口学特征，包括年龄、社会经济地位、对卫生服务部门的接近比例和地理分布特点；②疾病和其他与健康有关事件的疾病过程特点（潜伏期、传播方式、转归，即死亡、住院和残疾）；③卫生服务和医学诊断模式的差异（通过实验和医生根据经验诊断的比例）；④多种来源资料的相互验证，如死亡资料和发病资料的比较，实验室资料和医生经验诊断数据等。

总之，在监测系统组建过程中考虑代表性问题十分重要，应结合监测目的来考虑监测系统的代表性，在以建立的监测系统，也需要定期评价其系统的代表性。

2. 敏感性、特异性、阳性和阴性预测值

（1）敏感性（sensitivity）和特异性（specificity）　流行病学中对这些指标有明确的定义，用于测量监测系统的敏感性和特异性包括两层含义。第一，病例报告的敏感性，指根据监测的操作定义报告的病例占应该报告的比例，表4-4中的A/（A+C）；特异性指已经报告的病例中，不是病例的比例，表4-4中的D/B+D。第二，从系统的角度，是否察觉已经出现的变化，例如肿瘤死亡模式的变化，这一点在传染病监测中最为重要，是否能够尽早察觉传染病暴发和没有误报变化。

（2）阳性预测值（predictive value positive，PVP）和阴性预测值（predictive value negative，PVN）　阳性预测值指监测系统报告的卫生事件中，真正属于这类事件的比例。按照表4-4，PVP＝A/（A+B）。即使监测系统的敏感性很高，但是事件的流行率低，报告或监测到的阳性率也会低，所以PVP是必须测量的指标。PVP既反映了病例定义的敏感性和特异性（即筛查实验和诊断实验的敏感性和特异性），也受人群中该类事件的流行率的影响。

监测系统的PVP和PVN是非常重要的，在病例报告层次，如果监测系统报告的某类疾病的PVP非常低，也就是说假阳性非常高，往往会导致对疾病流行形势的错误估计。病例报告层次中的PVP受诊断实验或操作定义，的敏感性以及事件的流行水平的影响。同样，PVN受诊断试验或操作定义的特异性，及事件和流行水平的影响。

在检测传染病暴发这个层面，如果PVP过低，错误报告的病例过多，被系统确认的暴发也会增多。对错误报告的传染病暴发起数占总报告的传染病暴发起数也会增多。

根据流行病学的基本定义，阳性预测值和阴性预测值也就很容易计算了。

阳性预测值（PVP）= A／（A+B）；阴性预测值（PVN）= D／（C+D）

测量监测系统的这组指标受以下因素的影响：①监测人群中某类监测事件的发生概率；②某类监测事件得到临床诊断、实验室检查、或其他引起医学关注的概率；③某类监测事件得到诊断和确认，这些诊断实验的敏感性，以及对某类监测事件的操作定义的敏感性也会影响监测系统的敏感性；④某类监测事件被报告的概率，也就是说报告率。

有些不是监测健康事件的监测系统，其系统的敏感性的影响因素和估计传统的监测系统的敏感性有所不同。例如，计算机辅助的通过电话调查的行为危险因素监测系统的敏感性受监测地区有电话的比例、调查时人们在家的比例、愿意接受电话调查的比例、能够正确理解问题的人的比例，以及愿意回答问题的比例的影响。

对检查暴发的能力是传染病监测中最重要的能力，对传染病监测系统这方面的敏感性必须大大增强。

由于监测不是研究，在大人群中的长期动态观察，监测系统的敏感性一般不会非常高。但是只要监测系统敏感性是恒定的，即使敏感性不够高，但仍然是有用的。有些情况，包括新的诊断技术的引入、报告方式的变化、人们增加了对某类事件的重视程度、法规的建立和执行，都会改变监测系统的敏感性。使用历史资料时特别要注意。

但是在有些情况下，对监测系统的敏感性的要求会增高，例如某些卫生事件被高度重视，又如近年来对 HIV 感染的重视，针对 HIV／AIDS 的监测的敏感性大大提高了。但是这组指标需要进行平衡，过度考虑敏感性，会导致特异度降低，假阳性增高，耗费大量的人力去调查验证，导致资源浪费，使预警系统疲软。

表4-4 监测系统敏感性和特异性

监测系统的检测情况	真实存在的情况		
	是	否	
是	真阳性 A	假阳性 B	A+B
否	假阴性 C	真阴性 D	C+D
	A+C	B+D	总计

（二）系统报告的及时性、完整性和稳定性

1. 系统报告的及时性（timeliness）

及时性是指从监测事件发生至数据采集、分析、获得结果之间间隔的时间，是一个反应监测的各个环节之间的运转速度的指标。它从监测系统运作角度，反映监测的各个环节的运转速度，包括资料收集、数据清洗、数据分析及结果反馈的及时性，最终体现在采取行动的及时性。不同监测对象及事件的及时性含义是不同的。肿瘤等慢性病的监测，及时性含义与传染病监测中的及时性显然不在一个级别上。传染病监测，尤其是传染病暴发监测，及时性是一个十分重要的指标，疫情报告越及时、越为传染病控制赢得时间（图4-17）。数据采集的及时性是改善监测系统及时性的最重要环节，通过采用新技术很容易予以改进，尤其是 IT技术。

检查监测系统的及时性，重点检查事件发生到报告时间和接受到报告的时间到采取行动

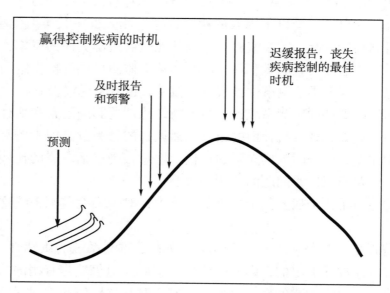

图 4-17   报告及时性对传染病暴发控制的影响

的时间。实际上按照监测系统的工作环节，一步一步检查，可以清晰分清在哪个环节需要改进。有些客观因素会影响监测系统的及时性，如病人就诊的时间、医务人员识别这类疾病的能力，以及诊断能力和实验室检查的能力。

网络报告无疑对报告的及时性有很大的影响，中国在 SARS 暴发后建立的传染病网络直报系统在数据报告、分析和反馈的及时性方面有很大改进，但是监测病例定义、医生的诊断、政策因素依然影响传染病报告的及时性。

2．系统报告的完整性（completeness）

主要是指报告案例占应报告案例的比例，可通过漏报调查或两次独立监测或调查结果的比较完成。估计漏报常采用"捕捉－标记－再捕捉"方法。设塘中共有 N 条鱼，第一次捕得 n_1 条，经标记后放回池中；第二次捕得 n_2 条，其中有上次标记的鱼为 k 条。按古典概率中的事件独立性理论：两独立事件发生的可能性是相等的。按照放回抽样的概率计算公式：

$$有 k 条鱼的概率 = [k/n_1 \times (n_2-k)/(n-n_1)]/(n_2/n)$$

$$N = (n_1 \times n_2)/k$$

完整性的第二层含义是指报告的事件中，应该收集的项目中，是否报告完整，通过填写项占应填写的比例来测量。

3．系统报告的稳定性（stability）

稳定性是指在不同时间，监测系统有效收集、管理、分析、提供报告的能力是否维持在相同水平，没有大的波动。此属性对判断监测数据变化的原因十分重要，如果监测系统不稳定，很难判断监测数据的变化是由于系统不稳定造成的、还是监测对象的流行水平真正发生了变化所致。稳定性是判断监测系统运作的指标。监测系统运行最忌讳的是"领导一重视，监测数据的质量就好；领导一松懈，监测数据质量就下降"。这样的数据很难透视出真正的问题。一个良好的监测系统应是能保持稳定的运作机制。

（三）系统的简洁性、灵活性和可接受性

1. 简洁性（simplicity）

为达到监测目的和节省成本，监测系统越简洁越好。监测系统的简洁性是指为了达到监测目的的最简单的操作方式。监测系统的结构是否简捷，操作程序是否简单，会直接影响数据报告的及时性和人们对监测系统的可接受性。

从设计的角度考虑监测系统的简单性是非常有用的。在实现监测目标的基础上，监测系统的组织结构层级尽可能少，运行程序简便、有效。监测系统运行时，运作机制越简单、中间环节越少，其工作效率越高、运作成本越低。设计一个监测系统时，应避免、减少一些不必要的无效环节，使系统达到最大效能，注意监测系统运作组织的优化。换句话说，这个监测系统是否存在一些不必要的操作，如收集了无用的数据，或过度频繁的报告等。越简单越容易操作。

对简单性的判断通过对描述资料的运转过程来判定。判定系统是否简单，从以下几个角度来判定：①必须收集的监测事件的量和类别、其他资料（人口学、行为、实验室等）量和类别、报告单位的数量和其他系统整合的级别、收集资料的方法，报告数据的量和类别、收集资料的时间，必须追踪的量；②资料管理的方法，包括数据报告、清洗、编辑、保管和反馈的时间；③需要掌握的技能和需要多长时间培训能掌握这些技能；④维持系统所需要的人力和时间；⑤特定的或追踪实验证实病例；⑥病例调查，包括电话调查和家访收集详细信息；⑦多水平的报告。

2. 灵活性（flexibility）

灵活性是指在不需要增加更多人力、资金的情况下，很容易扩大监测系统的数据收集类别，使其运作速度提高。容易和其他系统进行整合等方面的内容。

对监测系统灵活性评价通过回顾监测系统的发展过程，该系统如何适应新的需求，而调整工作内容、工作程序；也可以假设增加近似的监测内容，估算监测系统需要增加的工作、预算，以及需要多长时间来完成进行评定。

3. 可接受性（acceptability）

可接受性指参加监测系统的组织、机构及人员对该系统的认可及意愿，以及外界对该系统的认可程度。参加这个监测系统的组织、机构和人员对这个系统的认可和意愿及外界对该系统的认可程度，即该指标一方面测量系统内部的人和机构是否认可这个系统，愿意加入这个系统；在系统外部的人和机构是否认可这个系统，使用这个系统的资料。尤其是对系统内的工作人员，与该系统有关的基层领导，以及工作对象对该监测系统的态度十分重要，对可接受性的测量，主要通过访谈来判定。

二、监测系统的建立及运行管理

（一）建立监测系统

建立一个新的监测系统，需要根据建立监测系统的目的、监测对象的特点和具备的技术手段来设计，同时也需要把数据采集、数据管理、数据分析和数据反馈活动如何定位在一个工作机构，并把职责明确定位到该工作机构，确定各类工作人员来保证监测活动的顺利完成，对于工作人员的职责、技能。

前面已经明确阐明，监测是公共卫生中的一个重要的组成部分，在保护人群健康、预防控制疾病中，建立监测系统就是一项必不可少的工作。

因此，要建立和运行一个监测系统，首先要考虑监测的公共卫生事件的重要性。如何来确定监测事件的重要性？根据事件范围、紧迫性、事件的严重性、经济损失，预防效果和效率、解决问题的策略存在、资源的可得性排列监测的优先重点。

一般来说，基本的监测系统，出生、死亡，传染病发病，慢性病，例如肿瘤的发生等都是必须建立的监测系统。为了判断监测事件的重要性，采取以下的测量指标来确定：①监测事件对人群健康的危害程度（发病、死亡、存在暴发的危险）；②社会关注程度：有暴发危险的传染病、对社会安定性的影响；③导致的经济损失。

建立一个新的监测系统，投资是必需的。在有限的资源中，如何使这些经费发挥最大的效力，就需要考虑哪些监测系统需要建立。原则上说，在确立为优先控制重点的疾病和健康问题，是需要建立监测系统。而且需要系统地设计监测系统，以保证最大系统地监测重要的公共卫生问题，了解这些问题的流行水平、在不同地区、不同人群中的分布情况，了解这些健康问题的自然变动趋势，判断干预的效果，为新的干预计划的制订提供参考。监测是使发展以证据为基础的公共卫生干预的基本保证。

建立监测系统包括以下几个步骤：

（1）列出收集该信息的法律依据和批准的机构。

（2）描述该系统的操作程序，画出操作图。

（3）描述监测系统的工作环节和程序。工作环节包括资料收集、管理、分析解释和反馈。特别是资料收集阶段，需要明确资料收集的期限、方式和资料收集的程序，以及资料收集的相关工具，如调查表、报告卡、或实验室采样工具和方法；资料收集程序一定需要和地方工作人员进行讨论，保证设计的工作程序能够行得通。

（4）列出执行监测工作的单位，以死因数据采集为例，死因数据采集是由两部分人组成，在医院死亡的，由医院的医生、病案科人员报告；在家里死亡的，由乡村医生、乡医院的死因统计人员报告。数据管理，由县疾病预防控制中心的死因科承担，当形成一个多级系统时，数据管理由县、市、省和国家一级均对数据管理和储存承担责任；同样对数据分析和解释以及数据反馈，各级疾病预防控制中心均附有责任。因此监测系统的人员就包括各级疾病预防系统负责死因工作的人员，医院的医生和病案科人员、乡村医生和乡卫生院负责死因登记的人员。

（5）确立工作需要的知识和技能并形成工作指南。重点针对基层工作人员，包括数据采集、管理分析、反馈各阶段所需要掌握的知识和技能。

（6）确立工作量和工作人员；了解这些工作人员的背景，根据应该掌握的技能，进行培训。

（7）对于负责人，在建立一个新的监测系统时，还需要考虑该监测系统和其他监测系统的关系，以及如何和其他系统整合数据及数据共享。

（8）根据这样一个系统设计，计算建设期间和常规运行期间的经费支持，并确保经费到位。

按照上述的设计原则，完成所有的材料准备及人员的培训，确定正式收集数据的日期，该监测系统就建立起来了。

（二）运行监测系统

前面已经讲过，监测是需要长期持续地收集数据、整理和储存数据、分析和解释数据，对所监测的事件的流行水平、分布，以及相关影响因素的变化，提出解释，反馈给决策者和需要了解数据的人，因此一个监测系统必须长久持续地运转，这和管理一个机构是一样的，需要在每一个环节进行管理。

监测系统的运行，考虑监测数据是否定期高质量的收集，报告、数据得到很好的管理，数据分析和报告高质量的按时形成，并反馈给所有应该反馈的对象，为疾病的预防和控制提供有价值的信息。

监测工作是常规工作，如何在日复一日、年复一年的过程中，保证监测系统的活力和敏感性，主要与以下几点有关：

（1）监测经费地保证，在建设阶段对经费估计需要科学合理，不要给工作人员无谓地许愿，但是一旦明确的经费，必须到位，否则系统很难运行。

（2）通过培训，使监测工作人员掌握工作程序和工作技能，保证运行顺利。

（3）监测系统的评价和表彰。为了保持监测系统工作人员对这项工作有兴趣，每年需要设计包括培训、考察、评比等各项活动，使系统所有工作人员感到这项工作的重要性和兴趣，包括设计简单、有奖问答等。

（4）最重要的是系统负责人如何利用这些数据，解释疾病预防控制中的事件，包括对监测事件的解释，例如，WHO 使用各类监测资料，对各国的健康状况和卫生公平性进行评价，引发所有领导人的关注。这样，在这个系统的工作人员，必然激发很大的热情来关注该工作，甚至为此项工作而自豪。例如在环境与健康监测中，公布环境状况指标，包括饮用水合格率，这些都会促进监测系统的良性运作。

三、监测系统的评价

对监测系统的评价既包括对新建监测系统适宜性评价，更重要的是对已经建立的监测系统运行评价，协助改进工作，同时定期对监测系统进行评价也是促进监测系统良性运转的重要策略。

（一）评价内容

监测系统评估分为两个层次，第一层次对目前正在运转的监测系统进行评估，该部分包括：①该监测系统的目标、明确该系统监测的事件在公共卫生的重要性；②监测系统的构成，包括该系统的操作程序、机构、人力和经费；③描述该监测系统基本属性：简单性、灵活性、资料质量、可接受性、敏感性（能检测出不寻常的公共卫生事件的能力）、阳性预测值、及时性和稳定性；④对监测系统改进提出建议。

监测系统评估的第二个层次是在第一层次基础上，根据目前疾病预防控制重点，和新发生的卫生问题，对监测系统的合并、新建或取消给出意见，供决策部门参考。

以下对评估内容进行解释。

1. 监测事件的公共卫生重要性

确定监测事件重要性，依赖于对人群卫生需求的比较、评估。根据监测事件的范围、紧迫性、严重性、可能导致的经济损失、预防效果及效率、是否有解决问题的策略、资源的可获得性等的顺序排列，确定优先及重点监测的事件。

在传染病监测中是否有暴发的可能来确定检测事件的公共卫生重要性。监测事件对人群健康的危害程度（发病、死亡、存在暴发的危险）、社会的关注程度、对社会安定性的影响、导致的经济损失都是需要考虑的因素。目前各国都将新发传染病、食品安全等列入监测范围。

根据监测事件对人群健康的危害程度（发病和死亡），以及导致的经济损失，在传染病监测中是否有暴发的可能来确定检测事件的公共卫生重要性；疾病潜在危害性，以及是否存在可预防性措施也是确定监测事件、判定监测事件是否是重要公共卫生的参考指标。监测的事件具备公共卫生的重要性，监测该事件的系统自然也是重要的。

使用的指标包括：①频率指标（发病数、死亡数、发病率、流行率、死亡率）—人群卫生状态的综合指标，例如质量调整生命年（QALUS）；②严重性指标（卧床日、病死率，住院率和失能率）；③同健康有关事件的不公平性的指标。

确定监测事件重要性，依赖对人群卫生需求的比较评估基础上完成。对监测事件重要性的评估有两种方式，一种采取综合记分的方式，另一种采用模型方式，根据事件范围、紧迫性、事件的严重性、经济损失，预防效果和效率、解决问题的合法性、资源的可得性排列优先重点。

2. 运作监测系统的资源

指直接用于运作监测系统的资源，也称为直接成本，包括人力资源和操作该系统的经费。了解经费的投入情况，并测算需要的经费，即所需成本，并检查该系统的经费使用情况，发现在哪些地方没有投入，或投入不足或过量。

经费的投入，包括各个来源，地方政府、中央政府的经费投入，以及其他一次性的建设经费等。

估计经费的支出，包括资料收集、管理、分析和反馈所花的费用，只需要人工的地方，有工资，就不能再计算人力成本。其他成本包括差旅费、电费、计算机支持、网络、实验费、硬件和软件费用等。

3. 监测系统的运作情况

了解监测系统的运作，是对监测系统评价的基本缓解，需要对监测系统是如何运行的，有一个基本的了解，包括了解：①描述该系统需要监测的事件，以及对所有需要监测的病例或事件的定义；②列出收集该信息的法律依据和批准的机构；③执行监测的单位，包括背景、机构性质和人员构成；④描述该系统的目标和操作程序，画出操作图；⑤描述该监测系统的重要元素：包括该系统覆盖的目标人群，目标人群确定的方法和标准，资料收集的期限、方式，以及资料收集的相关工具（调查表、卡、实验室采样）；⑥数据传输的方式和数据管理（包括资料录入、传输、清洗、保管、备份），变量定义、标准、形式，以及由谁管理；⑦数据如何分析，由谁分析，分析人员的资历；⑧数据如何反馈，反馈的内容和方式是什么？这样反馈的依据（法规、协议书，等等）；⑨资料收集中，有关隐私保护的政策；⑩描述该监测系统和其他监测系统的关系，如何和其他系统整合数据及数据共享；⑪描述计划如何使用这些数据。

4. 对监测系统属性的评价说明

在了解监测系统的运行情况后，需要对该系统的特性进行评价。有关监测系统特性的估计，在前面介绍系统的属性时已经介绍了，此处略。

（二）评估策略和步骤

1．向决策者和投资者讨论有关监测系统的评价

为了保证评价结果对决策者有用，需要在评估方案形成前，向决策者和投资者讨论系统评价的问题，关注他们希望了解的问题，确定评价的特定目标及评价方向。决策者和投资者是指使用资料，用于促进健康、预防和控制疾病、伤害和某种危险因素的个人和组织，包括卫生部门领导、卫生服务部门、社区代表、各级政府、专业人员和非政府组织等。征求资料使用者和投资者（出资者）对监测系统的意见十分重要，特别是他们最关注的问题是评价中的重点。

2．完成评价设计

在针对一个监测系统进行评价设计时，根据关注的问题确定评价的方向和过程，确保在规定时间内和限定的经费内，回答数据使用者最关心的问题，而不必面面俱到。

根据不同的评价目的，一个评价设计可以是简单而直接的，也可以是复杂的。可以是定期内部评价，也可以为特殊目的，委托外部专家进行评估。委托外部专家进行评估需要有明确的协议。有效的评价设计取决于清晰的评价目的。

确定判定的标准，明确监测系统必须完成哪些任务就可以认为是成功的。评价标准必须具体、简明扼要。最关键的评估指标是监测系统获得的数据以及由这些数据集产出的报告、文章及政策建议。

选定评价的内容、指标，确定评价工作方式及需要收集的数据。预计从评价中可获得哪些信息。

确定评价工作方式，包括列出需回顾的文件、访谈对象、访谈提纲，需观察的地区及机构，制定观察提纲。

评价设计包括以下几个步骤：①与数据使用者和系统负责人讨论，再次确定该次评价的特定目标和评价方向；②决定对系统执行的判定标准；明确系统必须完成哪些任务就认为成功了；③选定评价的内容、指标、确定工作方式和需要收集的指标。这些标准必须具体指明，简明扼要，预计哪些信息可以从评价中得出；④确定工作方式：包括回顾文件列表、访谈对象列表和访谈提纲、观察地区及机构列表，确定观察提纲。

3．根据设计方案进行实地评估

根据设计方案，完成现场工作评价，包括实际观察工作的运作，查阅监测报告、估计数据质量，并进行深入访谈。表4-5列出了需要评价的内容，以免在评价中挂一漏万。

4．分析报告

（1）对要评价的监测系统进行描述 对监测系统的描述包括以下三方面的内容，每一方面的内容在前一部分已经给予详细解释。①描述该监测系统监测事件在公共卫生的重要性；②描述该系统的目标和操作程序；③描述该监测系统的运作经费。

特别要注意的是，对系统的描述，需要收集多方来源的信息，包括对系统设计者、在各层操作人员的描述以及自己的观察来核实信息。

在经费测算中应考虑不同级别的花费和间接成本，如其他监测系统的数据。

（2）对监测系统的属性进行系统描述 简单性、灵活性、可接受性和稳定性作为一组属性，进行描述。其中可接受性通过和监测系统内的机构和人员访谈，了解他们对系统的认同程度，尤其是报告医院和医生的认同程度。

　　资料质量：多数监测系统除了收集要监测事件外，还包括危险因素和人口学特点的数据，这些数据同样要评估其完整性和效度。

　　根据公式计算系统的敏感性、阳性和阴性预测值。

　　代表性要专门叙述，根据监测目的，分别讨论其代表性。

　　及时性侧重报告资料收集和反馈的及时性，尤其针对传染病暴发的情况。

　　（3）结论和建议的形成　通过适当的分析、综合、解释、对各方面的信息的综合判定，评价组形成对监测系统的评价结论；

　　和出资者讨论结论意见，听取他们的意见，是否该意见与他们的看法有无冲突和重大差异，讨论引起差异的原因。如果差异很大，需要进一步收集信息，分析他们的判断标准，取得一致意见。

　　正式形成意见前，需要听取监测系统的负责人和主要工作人员的意见，与讨论结论是否正确。

　　评价该系统如何和其他监测系统进行整合、资料交换、多种形式共享、资料传输；如何把信息整合到综合公共卫生信息网络，使每一特定监测系统既收集特定的资料，又避免和其他系统重复，变量定义统一。一个综合系统能够发现患多个疾病的人，例如 HIV 感染者患结核。基础疫情信息连接几种类型的监测系统，使之疫情的发现更及时，更准确。特别重要的是，对系统监测的事件是否有公共卫生意义，系统的监测内容和目标是否温和给出明确判定，以及成本效益如何，结论是是否需要维持该系统，还是需要改进功能，或者并入其他系统。

　　必须提到的是对撤销或合并监测系统的结论需要十分慎重。

　　（4）确保大家都了解评估的结论和分享经验和教训　对监测系统的评价结论，必须保证在一定范围内传播，让监测系统的领导、监测系统的负责人和主要工作人员都了解，并听取他们的反馈意见。同时也要把意见反馈给提供信息的人和机构。传播的形式是多样的。评价报告格式见框图2。

框图2　评估报告格式

　　对要评价的监测系统进行描述

　　描述该监测系统监测事件在公共卫生的重要性

　　描述该监测系统的目标

　　该监测系统的工作流程和人员职能

　　对监测系统的属性进行评价

　　代表性、准确性、敏感性（阳性预测值）、特异性、稳定性、及时性、简洁性、可接受性、灵活性及运作的成本-效益的描述

　　及时性侧重报告资料收集和反馈的及时性，尤其针对传染病暴发的情况

　　监测数据质量，包括现场采集数据的质量、分析报告中的统计分析结果、报告的撰写

资料反馈：方式、周期、反馈对象

资料利用，特别对政策的影响，以及各利益相关方是否能满足需求

对系统和工作队伍能力进行评价

基本技能（流行病、统计、信息和计算机技术）

现场组织能力

数据管理能力

资料分析和解释能力

反馈能力

特别对监测工作指南的评述

监测系统的资源：机构、人员和经费、设备更新，是否与监测内容和目标匹配

形成评价结论

改进工作的建议

（三）案例介绍：对全球死因报告系统的评估

对监测系统工作和数据质量的评价是一项常规工作，很多国家都在不断地进行这种评估，以期改进工作。WHO 非洲区对非洲的各项监测工作和监测系统进行评价后，决定打破所有的监测系统，建立综合的疾病监测系统。多数的常规评价集中在数据的质量，以死因监测为例，讨论数据的敏感性、特异性、完整性的评价，每年有几十篇文献报道。这里介绍 WHO 的专家对 2003 年全球 115 个向 WHO 报告的死因资料报告进行了现状评估。对全球死因报告现状的评估，重点关注了死因报告的及时性、完整性，已经覆盖的人群范围。死因报告质量，特别是未明原因死亡占总死亡案例的比例。

1. 评估目标

通过对死因报告资料的完整性和报告质量，评估全球死因报告的现状。

2. 评估方法

回顾每年每个国家向世界卫生组织提供的死因报告，选取主要指标，包括时效性、完整性、死亡登记的覆盖范围以及疾病致死的比例。按照评价标准，评价各国死因报告质量。

（1）评价指标

1）死因报告的完整性　分别针对不同性别的成人，按照标准人口学方法，对各国死亡报告的完整性进行估计。对婴儿和儿童死亡报告的完整性，与人口普查估计的婴儿和儿童死亡率进行定量评估。

2）死因登记的覆盖率　开展死因登记地区人群占全体人群的比例。

3）死因报告质量　根据国际疾病和相关卫生问题的统计分类手册第十版（The 10th revision of the International statistical classification of disease and related health problems，ICD-10）判断根本死因和死因编码是否正确。使用不明原因疾病所占比例，判断死因报告的质量指标。

（2）评价标准

1）高质量死因报告　覆盖率大于 90%，完整性大于 90%，不明原因死因小于报告病例的 10%。

2）死因报告质量中等　人群覆盖率介于 70%～90%，完整性介于 70%～90%，不明原

因死因占总死亡病例比例介于10%～20%。

　　3）死因报告质量差　人群覆盖率低于70%，完整性报告低于70%，不明原因死因占总死亡病例比例大于20%。

　　3. 评价结果

　　（1）死因登记系统的覆盖率　到2003年末共从115个国家获得了死亡登记的数据，死亡登记的覆盖范围差别较大，欧洲地区的覆盖范围接近100%，非洲地区的覆盖范围少于10%，而数据完整度超过90%的只有23个国家，详见表4-5。

表4-5　基于人口动态登记系统上报WHO死因数据的国家和缺少近期数据的国家（2003年12月）

WHO地区	国家数量					无近期数据的成员国
	总数	可获得完整数据的国家数量	可获得有用数据的国家数量	无近期数据的国家数量	不能获得数据的国家数量	
非洲	46	1	4	42	25	阿尔及利亚[b]，安哥拉，贝宁，博茨瓦纳，布基纳法索，布隆迪，喀麦隆，佛得角[c]，中非共和国，乍得，科摩罗，刚果，科特迪瓦，刚果民主共和国，赤道几内亚，厄立特里亚，埃塞俄比亚，加蓬，冈比亚，加纳，几内亚，几内亚比绍共和国，肯尼亚，莱索托，利比里亚，马达加斯加，马拉维，马里，毛里塔尼亚，莫桑比克，纳米比亚，尼日尔，尼日利亚，卢旺达，塞内加尔，塞拉利昂，斯威士兰，多哥，乌干达，坦桑尼亚，圣多美和普林西比[c]，赞比亚
美洲	35	14	33	2	0	玻利维亚，洪都拉斯[c]
东地中海	21	3	7	12	6	阿富汗，吉布提，约旦[bc]，伊拉克，阿拉伯利比亚民众国，巴基斯坦[b]，索马里，苏丹，沙特阿拉伯，突尼斯[b]，阿联酋[b]，也门
欧洲	52	39	50	2	0	安道尔共和国[b]，摩纳哥[c]
东南亚	11	0	4	7	4	孟加拉国[b]，不丹，印度尼西亚，朝鲜民主共和国，帝汶岛，马尔代夫[b]，尼泊尔[b]
西太平洋	27	7	17	10	4	柬埔寨，老挝，马绍尔群岛[b]，密克罗尼西亚[b]，巴布亚新几内亚[c]，帕劳群岛[b]，萨摩尔群岛[b]，所罗门群岛[b]，瓦努阿图，越南
世界	192	64	115	75	39	

　　a. 可获得1990年或以后数据；b. 死亡数据可得但不包括死因；c. 最新可得到的死因数据早于1990年

中国和印度两个人口最多的国家，采用抽样方法来完成死因登记或监测。

（2）死亡报告的完整性 通过不同性别和年龄段人群的死亡报告，判断死亡报告的完整性。各国数据可以从 WHO 数据库得到。64 个国家的死亡报告达到 100%，被认为是完整的。有 35 个国家的死亡报告水平低于 85%，也就是说 15% 及以上的死亡漏报。还有一些国家低于 50% 的报告率。

（3）死亡报告的及时性 及时性也不令人乐观，多数国家都很难按时提交。

（4）死因编码 使用 ICD-10 进行死因编码的国家有明显增加，1975 年时，只有 4 个国家使用，到 2003 年时，已经增加到 75 个国家。还有很多国家使用 ICD-9，甚至使用 ICD-8。不明原因死亡占总死亡的比例，反映了死因编码的质量。从表 4-6 可见，还是有 25% 的国家，不明原因死亡占到 8.7% 以上，甚至占到 44%。

表 4-6 105 个 WHO 成员国死因分布情况[a]

疾病编码组别	疾病致死百分比			
	中位数	第 25 百分位数	第 75 百分位数	最大值
不明原因死亡	4.0	2.1	8.7	44.0
伤害	0.5	0.2	1.3	5.1[b]
癌症	1.0	0.5	1.5	2.7
心血管疾病	5.3	2.7	7.7	23.4
合计	12.0	7.0	17.2	48.8

a. 包括提供 1990 年以来死亡登记数据和覆盖率或完整度不少于 50% 的国家；b. 不包括 93% 死亡属于编码伤害的外因的南非国家

（5）死因数据质量 对 1990 年以来死亡登记数据和覆盖率或完整度大于 50% 的 WHO 成员国死因数据的质量综合评价表明，高质量的数据只占 21.7%，如果考虑用于评论的国家数只占全部成员国的 55%，实际上，只有 11% 的国家的死因数据属于高质量（表 4-7）。

（四）结论

对全球各国死因报告数据的质量评价表明，只有少数国家拥有高质量的死亡数据，可用于支持政策的开发和执行。哪些人死于哪种死因，是了解人群健康问题的最基本的信息。在一个国家能够解决很多健康问题的时候，但是这些最基本的问题却没有解决。解决这些问题，不是一个简单的技术问题，也不是简单地通过加强死因登记制度就能解决的。死因登记系统反映出来的问题，是国家卫生信息系统的根本问题。要解决这些问题，需要在更高层面，更综合地考虑问题，才能一举解决。在下一节，在系统讨论国家卫生信息系统的问题中还会涉及这个现象的深层次原因和解决策略。

表4-7　1990 年以来死亡登记数据和覆盖率或完整度大于50%的 WHO 成员国死因数据的质量评价

（不包括中国和印度，尽管他们提供了具有人口代表性的抽样登记数据）

判定标准	数据质量 （国家数量）	国　　家
使用 ICD-9 或 ICD-10，数据完整度>90%，不明原因死亡比例<10%	高（23）	澳大利亚，巴哈马群岛，加拿大，古巴，爱沙尼亚，芬兰，匈牙利，冰岛ᵃ，爱尔兰，日本，拉脱维亚，立陶宛，马耳他，墨西哥，新西兰，摩尔多瓦，罗马尼亚，新加坡，斯洛伐克，斯洛文尼亚，大不列颠联合王国，美利坚合众国，委内瑞拉
数据完整度 70%~90%；不明原因死亡比例介于10%~20%之间；或者数据完整度>90%，但未使用 ICD 疾病编码及不明原因死亡比例<10%	中（55）	安提瓜岛和巴布达岛ᵃ，奥地利，阿塞拜疆，巴巴多斯岛，白俄罗斯，比利时ᵃ，伯利兹，巴西，文莱，保加利亚，智利，哥伦比亚ᵃ，库克群岛，哥斯达黎加，克罗地亚，捷克，丹麦ᵃ，多米尼加，沙尔瓦多ᵃ，法国ᵃ，格鲁吉亚，德国，格林纳达ᵃ，危地马拉，圭亚那ᵃ，以色列ᵃ，意大利，哈萨克斯坦，科威特，吉尔吉斯斯坦，卢森堡，马来群岛ᵃ，毛里求斯，蒙古，荷兰，纽埃，挪威，巴拿马，菲律宾，朝鲜，俄罗斯，圣克里斯多福与尼维斯ᵃ，圣卢西亚岛，圣文森特和格林纳丁斯，塞尔维亚和黑山，塞舌尔，西班牙，瑞典，瑞士ᵃ，前南斯拉夫马其顿共和国，特立尼达和多巴哥ᵃ，土库曼斯坦ᵃ，乌克兰，乌拉圭，乌兹别克斯坦
数据完整度<70%；疾病致死比例>20%	低（28）	阿尔巴尼亚，阿根廷，亚美尼亚，巴林，波斯尼亚和黑塞哥维那ᵃ，塞浦路斯ᵃ，厄瓜多尔，埃及，斐济，希腊ᵃ，牙买加ᵃ，基里巴斯，尼加拉瓜，阿曼，巴拉圭，秘鲁，波兰，葡萄牙，卡塔尔，圣马力诺，南非ᵃ，斯里兰卡ᵃ，苏里南ᵃ，阿拉伯叙利亚共和国，塔吉克斯坦ᵃ，泰国，汤加ᵃ，图瓦卢

a. 最新可得数据为 1999 年或之前

第六节　强化国家卫生信息系统的建设

本章的最后一部分介绍如何强化国家卫生信息系统建设。所有的监测系统都必须依托国家卫生信息系统的基本构架。不同监测系统的投入、管理，都不能脱离整个卫生信息系统的环境及政策。需要强调的是，只有全面加强国家卫生信息系统，而不仅是单独针对疾病监测系统，才有可能为实现改善全国人民的健康状况提供有力支持。因此，加强国家卫生信息系统是国家卫生发展战略必不可少的关键举措。

一、加强国家卫生信息系统的重要性

及时、可靠的卫生信息对加强公共卫生以及改善整个卫生系统来说都是非常重要的，在资源有限情况下尤为如此，资金配置决策的正确与否很可能关系到人的生死。当出现新的疾病及其他急需解决的卫生问题时，正确的信息可以帮助人们快速了解情况并做出回应，以拯救生命、防止发生全国乃至全世界范围内的疫病流行。

2005 年修订的《国际卫生条例》（IHR-2005）要求成员国及时、准确通报任何"引起国际关注的突发公共卫生事件"（PHEIC），这不仅是要求成员国加强传染病监测系统，实际上也是对各成员国的整个国家卫生信息系统的准确判断、快速反应方面提出了更高的要求。因为，及时、准确的通报需要整个医疗卫生服务体系的配合，甚至医疗卫生体系外的配合。

卫生信息系统可以监控国家在实现联合国《千年发展目标（MDG）》中的进展情况，并为决策者提供所需信息、发现存在的健康问题及其需要，使他们根据实证做出正确决策，实现稀缺资源的最佳配置。联合国的《千年发展目标》包括的范围很广，需要相关的监测系统及常规统计系统提供准确的信息，这不是一个监测系统能够解决的。

随着卫生领域改革深化，卫生系统的管理越来越以提高卫生服务为导向。这种职能转变产生了新的信息需求，要求对信息系统结构进行改变，使数据采集及利用能够在当地、地区、省及国家等不同级别支持相应的决策过程。因此，对国家卫生信息系统提出了更高要求。

卫生服务的组织形式及管理方式的改变也让人们更加意识到国家卫生信息的重要性。许多国家的私人卫生机构呈现快速发展趋势，如何保证这些非国有性质的卫生服务资源涵盖在国家卫生信息系统中，以便监控、评估卫生系统的服务效能，并实施有力的监管，都要求国家卫生信息系统提供有力的信息保障及相应的统计数据。

同时，在卫生领域以外也有这种需求的改变。政府及开发机构为实现联合国《千年发展目标（MDG）》及其他国家发展目标，正越来越多地采取以实际效果为中心的方法（例如，在国家贫困监测制度的制定和实施过程中）。这种方法得到了《经济合作与发展组织（OECD）》及2005年3月2日由100个国家的卫生部长等高级官员签署的《巴黎宣言》的支持，大幅度提高了人们对统计数据质量、完整性及适用范围的要求。集中体现了各国政府加强国家卫生信息系统的决心。

上述种种需求都表明一个合格的国家卫生信息系统在促进卫生系统改革、控制疾病、促进健康、提供公平的卫生服务方面，是不可缺少的组成部分。

二、国家卫生信息系统中存在的问题

很多国家的卫生信息系统存在相当大的问题，不能满足卫生系统以及卫生系统外的各种需求，以至不能有效地发现食品安全、职业卫生、环境卫生中存在的诸多健康问题，不能按联合国《千年发展目标（MDG）》给以有效监控，致使许多健康问题、卫生服务问题、相关卫生政策执行问题的信息，都不能快速反馈到决策层，达到快速调整决策、并实现稀缺资源的最佳配置。信息系统中存在的问题更严重影响了国家的正确卫生决策及资源配置。国家卫生信息系统存在的问题主要有三方面：一是缺乏顶层设计，以至于各子系统之间缺乏协调，重复收集信息，导致数据可信度降低；二是在数据采集、管理、分析、共享等方面都存在许多不足；三是缺乏相应的政策及资源保障。

（一）国家卫生信息系统各子系统之间缺乏协调、重复收集信息，导致数据的可信度降低

一般国家卫生信息系统的发展是根据不同的指令性任务建立起来的，各子系统都是独立的，以无序、分散方式运行的。不同的数据采集系统是由不同部门及机构负责的，由于财政及行政方面的制约因素，很难实现这些部门之间的协调。举例来说，出生和死亡统计是卫生信息系统的一项基本职能，但通常是由规划部门或民政部门执行。在中国，虽然出生登记是

由卫生部的妇幼卫生部门负责、死亡数据分别由卫生部统计信息中心及国家疾病预防控制中心负责，他们时间的协调也同样十分困难。

出于对不同种类疾病的重视，或只追求数据时效性，催生了多个针对不同疾病的信息系统。此外，不同的资助方及不同的国际援助项目都是针对不同疾病的，甚至针对同一种疾病的不同资助方，也要求建立不同的数据采集系统，结果导致基层卫生人员重复采集数据、或者一份数据按不同的方式报告多次，不仅带来极大的资源浪费，也使数据的可靠性成问题。例如，HIV/AIDS、结核病、疟疾、一些新发传染病都是如此。这些不同类别的系统，是在不同历史情况下，在不同的资助来源下产生的，也形成了不同的利益格局，因此在他们之间进行协调往往非常困难。不同的资助方及国际援助项目可能会针对不同的疾病，如 HIV/AIDS、结核病、疟疾，因追求数据的时效性催生了多个针对不同疾病的信息系统，而卫生信息资源却因这种需求的不一致而被分散，一个国家的卫生信息系统很难处理这种多个需求并存的情况。结果，一个国家的卫生信息系统就形成了一种支离破碎的局面，不同的子系统提供的数据符合时效性的要求，但准确性、完整性都有所不足，特别是数据采集、汇总的标准不同。使得在卫生领域内，卫生工作者忙于应付多个缺乏协调的子系统的大量数据采集、报告的需求，只能停留在简单的数据汇总上。所以，尽管采集了大量数据，只有很少一部分经过综合、分析及利用。在世界范围情况也是一样，多数国家依然没有合格的疾病、死亡数据可以利用，甚至回应联合国《千年发展目标》的数据都是过时很久的，更不用说用这些数据进行疾病、死亡的趋势分析。更重要的是，这些数据分散在不同的部门、甚至不同的个人手中，任何一个部门都很难得完整的数据。

20 世纪 80 年代末及 90 年代初，美国 CDC 的 NETSS 首先试图整合各种监测系统的数据，要求国内报告疾病的监测系统采用标准的统一格式，并规定单种疾病病例报告变量的格式，但未要求应用专门的软件，当时 NETSS 使的是 dBase、FoxPro 或其他应用软件，主要是美国 CDC 编制的 Epi Info 软件。前面已提到，WHO 非洲区办事处对非洲国家传染病监测系统的整合是较成功的。

我国疾病预防控制中心利用项目支持资源，独立研制了一些疾病的计算机报告系统，在国内相应疾病的统一、标准报告中发挥了重要作用。但是，该系统的一个关键问题是未在基线上整合，使这些信息在公共卫生监测系统中的应用受到限制。因此，公共卫生监测系统内部及其与其他信息系统的整合已成为亟待解决的问题。

（二）缺乏数据采集、管理以及相应的标准

可靠的卫生信息系统离不开有组织的卫生数据采集及数据管理。关于数据采集中的问题已在监测数据采集中较为详细描述，此处从略。这里重点讨论国家卫生信息系统中基本数据采集、管理及数据库的标准存在的问题。概括起来有两个问题，一是国家监测系统中的同类数据，由于采集方式、定义不同，数据结果可不同，这种现象在很多地方屡见不鲜。二是数据管理措施较落后，很多数据没有按照要求进行管理。

要实现数据采集、管理的标准化，政府的各机构及监管部门必须适应并采用全球性卫生信息标准，并通过它们来改进统计数据的质量及可用性。各研制机构必须统一工作方向，为建立一个可靠的国家卫生信息系统共同努力。HMN 框架列出了有关卫生统计方面的各项全球性标准，并指出如何将这些标准融入国家卫生信息系统的方法。

（三）数据的共享、分析和利用还需要很大的改进

多数国家的监测数据分析，仍基本停留在以简单的比例或粗率的方式展现，缺乏对数据进行深入的分析。花费大量人力、财力资源得来的数据，常常只是在一次性分析、撰写一篇报告后就束之高阁。在管理层面，也缺乏如何组织队伍、定期对与决策相关问题进行深入分析的意识。加之缺乏数据共享的机制，其他人、工作之外的人往往很难得到数据，即使得到数据，也缺乏对数据采集背景的理解，很难使用。这样监测数据就无法有效用于日常管理或长期规划中。

如果无专门力量用于数据分析、信息公布以及利用这些信息来改进卫生系统的职能、教育公众，那么，耗时、耗力、耗钱的数据采集将变得毫无意义。

卫生系统各层面的决策者都需要相关、可靠、及时的信息。但即使有了高质量信息，也无法保证其在决策过程中能得到适当利用。以往文献中不乏这种信息无法被有效利用的描述，有人甚至得出如下结论："大多数的材料都未经处理，经过处理的也未经分析，经过分析的无人阅读，即使有人阅读，也无人加以利用或采取必要相应措施"。

此外，还缺乏数据反馈，缺乏把科学数据解读成公众能理解的信息，以教育公众。流行病学数据一般是供专业人员及其他领域专家阅读的，很多情况下，决策者、一线卫生工作者、非卫生领域的专业人员以及广大群众并不能理解这些信息，人们普遍认为卫生信息非常晦涩、难懂，有时内容甚至会自相矛盾。多数地方并未为公众解读这些科学分析报告，健康教育仍使用一些陈旧，甚至错误的信息。

人们对数据的需求日益增加使得卫生信息系统变得更加脆弱，而行政部门要求降低成本、提升效率的压力更使这种情况恶化。如用户无法获取所需数据，信息系统的可信程度就会降低。使公众对卫生信息系统所提供数据的可靠性及准确性失去信心，导致投入减少、信息系统退化的恶性循环。

（四）卫生信息系统的组织行为、环境对信息系统的影响

数据采集中存在的问题很多，其中缺乏政策及资源的保证是数据采集、管理方式落后、数据质量低下的重要影响因素。

数据采集人员的积极性对数据采集的质量至关重要。临床医生、卫生工作者的负面态度，如"数据采集没有任何价值"或者"数据采集是浪费时间"等，都会影响到数据的质量。

数据处理、分析人员能力低下，包括数据处理、分析、解读、问题解决等方面的知识及技巧缺乏，常影响信息的利用。

上级管理人员对卫生信息系统的设计及实施态度，对整个信息系统的运作会起到决定性作用。例如，如上级卫生管理人员不根据实证及监测所提供的信息配置卫生资源，人们就会怀疑收集这些信息的价值。如上级管理人员未能循证决策，或未能为提高决策透明度、完善责任制利用信息，就很可能无法形成重视信息的氛围。因此，检查上级管理机构及其人员对信息所发挥作用的看法、态度及认识是非常必要的。

在提供数据的机构之间搞好协调、实现数据共享、公布等都有赖于法律及规章、制度的支持。信息系统的效率同样也离不开卫生体制、卫生部门的结构、职能、工作流程及正确决策。

三、加强国家卫生信息系统的目标和愿景

为了帮助卫生部门、出资方和合作伙伴，改善卫生信息的可得性和利用，以促进以证据为基础的决策，2005 年成立了全球卫生信息网络（Health Metrics Network，简称 HMN）。HMN 是第一个帮助中低收入国家的信息系统建设的国际协作机构，重点关注以下目标，第一，把各种以特殊疾病为目标的监测系统，集合成一个国家卫生信息系统；第二，投资国家信息系统，促进汇总信息和信息利用。目前最急迫的目标是达成共识，所有的合作伙伴联合投资，形成建设国家卫生信息系统的计划。HMN 期望为各合作方提供一个共同的系统建设框架，藉此来实现国家卫生信息系统的发展和强化。

由于制度和历史上的原因，现有的卫生信息系统一般都比较复杂，数据的产生、分析、共享和使用等各个层面需要牵涉到多个部门。实践经验证明，在投入方和本地相关方之间实现协作非常困难，并且要耗费大量时间。同时所出现的很多问题都是各国和各地区所共有的。各方已经普遍接受了有必要进行改进的事实，并且都意识到协作式的卫生信息系统投入和单独的推进项目相比，效率和效用都要更高。

HMN 通过各合作方之间形成的协同效果，共同完成任何单独一方都无法完成的任务。各合作方可以在全球、全国以及国内的不同层面上针对卫生信息系统的不同方面进行工作，拓宽工作内容的延伸范围。在 HMN 下合作的各方包括卫生领域、统计领域以及研究领域的卫生信息提供者，以及包括媒体、资助方、开发机构、基金会等在内的信息使用者。在提高统计能力和改进卫生信息系统方面还存在着其他的网络，包括旨在改进发展中国家统计能力的 PARIS21，以及注重源自服务体系的卫生信息的常规卫生信息网络（RHINO）。此外还有改善资源匮乏的情况下针对重大事件监督机制的 INDEPTH 网络。

四、国家卫生信息系统的框架

强化国家卫生信息系统首先需要系统的设计。卫生部和出资方首先需要对外公布国家卫生信息系统的设计和愿景，动员更多的资金注入，使更多的领导对信息系统的关注和寄予希望。

国家卫生信息系统的框架设计，采取了一种全新的设计方式进行，即应用专业架构（enterprise architecture，简称 EA），来描述国家卫生信息系统的建设框架和特点。这种方式有助于大家理解建设国家卫生信息系统，对各方都能获得的效益，使关注各类公共卫生问题和疾病的专家及领导能够接受这个决策。这有助于建立一个各方投资的卫生信息平台，改进卫生措施的执行，促进卫生信息系统的效能和效率。

（一）强化卫生信息系统的架构理论

EA 包括对信息系统的各个关键组成部分的描述，以及各个部分的关系。EA 对信息系统机构的使命给出明确的定义，强化国家信息系统的总目标和策略目标。EA 作为建设国家信息系统的设计指南，包括了每个部分如何设计和建设，以及如何整合在一起。从 1984 年以来，世界上很多公司、政府和其他机构，已经运用 EA 途径改善他们的工作，提高绩效。例如，美国国防部、麻省理工大学、一些商业公司，英孚石油公司、美国英特尔公司和大众汽车、世界银行，都使用 EA 进行规划和革新。

使用 EA 途径指导信息系统的建设，需要把各部门的关系清晰定义，包括哪些部门应该建立联盟，便于降低风险、建立激励机制，改善复制和互操作性的机制。而且，从政府和商业企业的角度，按照 EA 途径的建设，利用不同途径的信息的比对分析，可以降低错误投资的风险。这些都超越了公共卫生部门的职责，需要更高层次的政府全面考虑这些问题。

HMN 框架提供了进行 EA 设计的坚实基础，为国家卫生信息系统建设的 EA，能指导国家很快发展一个满足国家卫生系统需求，并支持持续不断改善的设计方案。EA 也包括一个知识库、成功经验和教训、标准和工具，任何国家政府、捐赠者、协和伙伴等，都能从这个知识库里受益，指导国家卫生信息系统的建设。

另外，EA 途径还能帮助大家对国家信息系统的现状进行描述，提供如何改善信息系统的路线图，以及如何制定信息系统建设的投资计划。EA 途径还能有效地帮助国家卫生信息系统，在专家和实践者的联合工作，如何把信息作为公共产品传播开。当然，EA 途径也能作为国家产生自己的 EA 的参考文献，作为强化国家卫生信息系统和发展多国共用信息的基础。EA 不是一个一成不变的文件，它会随着实践而不断发展和优化。

（二）国家卫生信息系统组织架构维度

有各种各样的方法发展 EA，每一种方法都有其优点和不足。这里显示综合各种方法而提出的框架，作为国家卫生信息的 EA 的参考。企业架构的一般模型中，子集一般包括四层：①组织架构（organizational architecture）；②数据架构（data architecture）；③应用架构（applications architecture）；④技术架构（technical architecture）。对于每种架构的表象（deliverables），以及需要强调和关注的问题在下面分别描述。

1. 组织架构（organizational architecture）

作为组织架构的表象，包括事业维度（business domains）、事业功能（business functions）、事业的过程（business processes）及相应的管理、政策和资源（governance，policy，resources）。

强调的代表性问题包括：①谁是关键的决策者？他们的作用是什么？在决策范围内，他们的行为是什么？②作为决策者用户，在战略决策和日常决策时，必须要回答的根本问题是什么？③哪些核心过程，例如卫生服务提供、实验室工作和药房提供政策支持？④对于国家卫生信息系统的初期发展和执行，哪些政策和法律是必需的？⑤建立一个可支持的、具备最起码功能的信息系统，哪些资源是必需的？⑥谁能负责维护国家卫生信息系统？

2. 数据架构（data architecture）

作为数据架构的表象，包括数据模型、元数据字典、分类标准和系统。

强调的代表性问题包括：①支持信息和证据为基础的决策，哪些数据是基本的和必需的？②哪些数据来源含有这些基本数据？哪些可以从现有的操作系统中关联过来？例如，国家人口普查、生命登记系统或监测系统之间存在哪些关联关系？③这些基本和必需的数据和全球监测与评价项目之间有什么关联？

3. 应用架构（applications architecture）

作为应用架构的表象，包括软件应用，应用软件的界面和用户界面。

强调的代表性问题包括：①一个满足最低要求的国家卫生信息系统，必须产出哪些基本的服务？例如，包括标准的数据采集工具，数据传播服务，资料分析模型，报告模板，地理信息系统（GIS）；②哪些应用最好包括在一个简单的平台设计中，哪些作为分开的操作系统来维护？③需要连接的需求如何能够实现？④用户界面如何操作？

4．技术架构（technical architecture）

作为技术架构的表象，包括硬件平台、局域网和广域网、操作系统和互操作性。

强调的代表性问题包括：①对于信息收集，资料录入、传输、管理、分析和解释，以及散发有哪些需求？②哪些是最必需的信息？对于支持接近和散发信息，需要那些传播技术？③新的电子设备、通讯网络和相关的通讯协议，在未来的5~7年将起到哪些支持作用？

（三）架构设计的工作范围

进行架构设计，首先需要明确工作的范围。范围的确定需要根据信息需求的优先重点来确定。一般来说，国家卫生信息系统应包括医疗卫生服务、公共卫生、卫生执法、卫生政策、卫生资源等方面的信息。按照IT设计分类，国家卫生信息系统包括卫生服务、实验室、药物、卫生人力资源、环境监测和决策支持系统。以下按这个分类进行描述。

1．卫生服务（health service）

卫生服务的工作模块包括病人登记系统、个人卫生记录、死亡登记、出生登记、疾病原因分类、症状分类、程序分类、必须报告的疾病；主要的用户包括病人及其监护人和家长，卫生官员、医生、社区卫生服务中心的医生、助产士、儿科和妇科保健人员，健康保险人员等。

2．实验室系统（laboratory）

实验室系统的工作模块包括标本采集和登记系统、结果报告、对病人的辅助检查结果、法定报告的疾病、疾病分类系统；主要的用户包括：卫生官员和负责人，医生、监测专家和实验室技术人员。

3．药物管理（pharmacy）

药物管理系统包括中央库存登记系统、设备储存系统、药物供应链和发行链、病人登记系统、疾病分类、治疗计划和处方。主要的用户包括：地方和上级卫生官员和负责人，医生、药剂师、中央库存登记系统负责人。

4．卫生人力资源（human resources in health）

卫生人力资源模块包括：卫生工作人员的分类系统，人员工作情况（包括新进入、职称、雇用情况等）。卫生人力配置的监督系统，对于招募新人员和培训的重点的优先重点报告系统

5．环境监测（environmental monitoring）

环境监测模块包括对水的质量和处置、卫生设施资源和利用情况、环境情况和历史上的自然疫源性疾病、监测程序分类和常规环境监督。职业卫生、营养卫生、食品安全、放射卫生等此处略。用户包括地区和上级的卫生官员、国家监测官员和专家。

6．决策系统（decision suport）

决策系统包括国际疾病分类系列，卫生相关文件和研究报告的权限分配系统，对常规报告和人群资料的关联，预算和费用报告系统，对资料的跨库综合分析和报告系统，千年发展目标和货币经济报告系统。用户主要是处在决策位置的官员，包括货币、国际货币、经济官员等。

7．财务（finance）

财务模块包括：对病人提供服务的收费系统，健康保险的登记系统，健康保险服务的结

算系统，国家和省的预算系统，国家和省的费用追踪系统，国家和省的税收追踪系统，包括国家和省的高级卫生官员、财务官员以及国库管理负责人。

这些描述看似简单，但是如果对照实际情况，会意识到这个要求和设计是何等重要。现实中往往是卫生厅局自己建设指挥决策系统，医院、社区卫生服务、公共卫生专业系统都各自建设，形成大量的信息孤岛，浪费资源，而信息技术并没有节省劳动力，反而带来更大的负担。

特别是医院的费用、保险费用和国家投入，在卫生部一级，几乎不掌握，他们的决策很难做到以证据为基础。

（四）卫生信息系统六个组成要素及其关系

从系统建设角度，一个卫生信息系统建设包括六个要素，这些要素必须达到相关的标准。

采用输入、处理和输出三个步骤，就把各个要素之间的关系阐述清楚了。输入指的是信息资源；处理主要涉及如何选择指标和数据来源以及如何收集管理数据；输出则主要是指信息的产出、传播和使用。因此，组成信息系统所需的六个要素分别是：

步骤一：输入

（1）卫生信息系统资源——包括所需的立法、管理和规划框架以确保系统充分运作发挥功能，以及构成上述功能性系统的首要必备资源。这些资源通常涉及人事、财务、后勤支援、信息和通信技术（ICT），以及六要素内部及相互之间的协调机制。

步骤二：处理

（2）指标——针对卫生信息的三个领域所提出的一套核心指标和相关目标是卫生信息系统规划和战略决策的基础。此类指标需要涵盖确定健康程度的决定性因素；卫生系统输入、输出和结果；以及健康状况。

（3）数据源——可被划分为两大类：①以人口为基础的方法（人口普查、民事登记和人口调查）以及②以机构为基础的数据（个人记录、服务记录和资源记录）。应当注意的是，其他许多数据收集方法和数据来源并不完全属于上述的任一大类范围内，但同样可以提供十分重要的信息，而这些信息可能在别的地方无法获取。这些数据收集方法和数据来源包括偶然卫生调查、研究以及由各种社区性组织（CBO）生成的信息。每一个数据源和战略要素的基本标准参见 Framework and Standards for Country Health Information Systems。

（4）数据管理——涵盖了数据处理的各个方面，从数据的收集、储存、质量保证和处理流程，到数据的加工、汇编和分析。在较为关键的情况下则对数据的周期性和及时性有具体的要求，例如疾病监测。

步骤三：输出

（5）信息产品——数据必须转化为信息，而信息将成为采取卫生措施的凭证和知识基础。

（6）传播和使用——提高信息对于决策者的易获取性（适当注意行为性和组织性的约束条件）以及提供信息使用的激励措施，能够提升卫生信息的价值。

上述关系，可以从图 4-18 的示意图解释。

要使卫生信息系统充分发挥其功能，必须切实落实各项相关政策、管理、组织和财政先决条件。同时还需要立法和监管环境来支持和保护数据的机密性、安全、所有权、共享、保存和销毁。另外需要引进来自国内外的投资，为系统的良好运作提供强化的信息和通信技术及人力资源。必须提供国家和地方各级的专家和领导以保证对数据质量和使用的有效监控。同时还必须有各类基础设施和政策，从而在卫生系统的内部和外部进行信息生产者和使用者之间的信息传递。

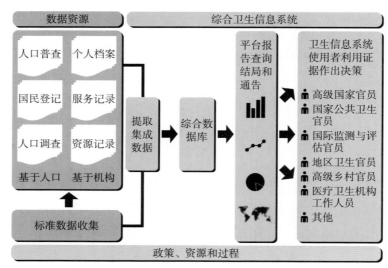

图 4-18　卫生信息系统示意图

五、加强国家卫生信息系统的关键策略

目前从技术上已经解决建立综合的国家信息系统的策略和框架，也能解决目前在很多国家，包括在中国的基层卫生信息系统的十分尴尬的境地。这个框架设计已经提出 10 多年了，但是在多数国家几乎还没有考虑这样做。结果是一方面信息系统的过量建设，耗费大量的资金，另一方面，并没有达到快速、准确提供信息，支持决策的目标。越来越多的人意识到，不仅仅是不能提供高质量的数据，事实上，决策部门对卫生资源的使用，几乎没有发言权，更不能有效控制。必须改善这种情况，并已提到议事日程上。但是要实现这样一个国家卫生信息系统，关键的策略还在于领导的协调和政策支持。

2005 年 3 月 2 日，100 多个国家的卫生部长、机构领导和高级官员签署了《巴黎宣言》，获得一种共识，必须在国家层面，组织、协调和管理，才能改变目前大多数国家的卫生信息系统，按照 HMN 推荐框架，建立一体化的国家卫生信息系统。

（一）加强国家卫生信息系统的指导原则

加强国家卫生信息系统必须遵循以下原则：

1. 国家领导权及所有权原则

国家领导人亲自参与、掌控、实施过程，有利于协调信息系统建设。其他的合作伙伴提供灵活的支持、信息和指导，以及活跃地参与 HMN 协调进程，全球许多国家为该进程提供了经验。

2. 国家需求优先原则

国家卫生信息系统首先是根据国家决策的需要，其次关注不同用户的需求，第三兼顾资源及现有能力。关键是发展健康信息的综合观念，解决制度上和组织上的限制（包括人力资源和经济资源）；关键是先建立国家卫生信息系统的框架，然后逐步完善；并足够灵活，随着需要的改变进行改变。

3. 在现有信息系统的基础上进行优化建设的原则

卫生信息系统的优化应尽可能利用现有系统的基础。加强国家卫生信息系统应在深刻了解现有系统的基础，在现有基础上再增加投入、完善建设。加强国家健康信息系统不应建立在空中楼阁上，而应联系（并基于）类似的措施，尤其国内外发展统计的策略。

4. 广泛共识及利益相关者共同参与的原则

卫生信息系统所需的资源一般均来自有限的国家预算，但是强化卫生信息系统的建设需要较多经费。因此，获得其他合作伙伴的支持也很关键。虽然开始时的外部合作者及捐赠者的资助可起到催化作用，但是国家必须保证长期、稳定的投入。

5. 远景规划的渐进原则

加加强国家卫生信息系统建设是一个渐进的过程，不必对现有系统进行大的、结构性改变，或全盘推翻。但如系统已完全不能发挥作用时，可以这样做。通常，每次处理系统的一个方面（例如，疾病监测子系统、或家庭调查子系统），或解决某项特别需要（例如，引进一项 HIV/AIDS 治疗干预的新指标）可能更为有效。再获得一定成效后，接着再处理其他需要处理的事项。我国的传染病疫情直报系统建设就是这样一个过程，使国家卫生信息系统有了很大改观。

无论卫生信息系统的范畴大或小，长期目标（至 2015 年止）应是平衡、连贯、综合发展的，实现这一目标同样需要长期、稳定的投入。

（二）加强国家卫生信息系统的实施步骤

如何在一个国家推动一体化的国家卫生信息系统，不同的国家，由于政府结构、发展水平、制度能力和经济实力不同而不同，但是在国家层面上，建立最高长官负责、由各方利益相关者参与的协调机制，确立筹划委员会，建立国家行动小组是必须的行动步骤。

对目前的国家卫生信息系统进行评价，在评价基础上，各参与方对未来的愿景和目标达成共识，包括首先支持哪些系统，及时性和质量的最低标准，以及实现这些系统的优先顺序。这个过程不是一轮，而是多轮。

在共识的基础上，为预期成果做出详细且带有成本信息的行动计划（包括时间表和清晰的责任分配）。

对这样一个宏观的计划，需要向各个部门领导和公众传播和交流，使所有利益相关者（包括民间团体）参与整个加强过程，并尤其在评估和重新计划阶段对所获得的结果进行报告。

把以上过程，可以概括为三步实施法。

第 1 步：领导、协调和评价是通过获得关键国家利益相关者的参与和支持启动加强健康信息系统过程的最初步骤。评价使利益相关者通过纪律进行合作，并对国家健康信息系统的概念、益处和目前的能力达成共识。

第 2 步：基于第 1 步的优先顺序的确定和计划，使利益相关者以证据为依据进行决策和计划。如此可做出策略性计划，以具体且可测量的步骤实现愿景。计划将考虑实施加强所需的国内外资源以及获得这些资源的方法。

第3步：加强健康信息系统活动的实施，包括解决获得可运作国家健康信息的ICT能力、政策、人力资源和方法。各国有不同的能力，且包含第3步的HMN框架必须足够灵活，能根据现有条件进行调整。国家健康信息系统会发生演变，但总体应包括基本数据来源、获得基本数据的方法和整合工具以及使信息形象化的工具，以便基于证据进行决策。第3步的关键方面是捐赠者和全球合作人积极参与校正和调和数据收集，并以最少的重复进行报告。

整个加强过程将成为连续的循环，其中实施之后进行评估和重新计划，HMN框架在国家的应用的监控和评估，将使利益相关者能够测量进程、记录经验教训、为未来健康信息系统进行重新计划。

加强过程的最终预期结果是改善国家卫生信息的可用性，提高数据质量，促进数据利用。

（三）对国家卫生信息系统评价的要点

1. 国家卫生信息系统机构分析

国家卫生信息系统涉及的机构包括数据采集单位、质量控制部门及数据管理、分析、报告撰写单位等。建立、完善、强化卫生信息系统取决于重点单位及机构职能的履行及相互作用。包括卫生部所属的国家卫生信息中心、疾病监测、疾病预防控制机构、国家统计办公室等。上述单位及机构主要负责信息系统的设计、加强，对数据采集、传输、分析、报告及其他数据传播的支持。在不同国家是不一样的，需要仔细罗列，这样才不会遗漏利益相关者。

卫生信息系统的开发及维护需要由一个有代表性、且从事卫生及卫生统计事业的关键利益相关者组成的国家委员会进行指导和管理，以确保各个项目及机构之间的信息共享。该委员会应包括卫生、统计部门、学术界、非政府组织、国际多边及双边组织关键项目的高级代表人等。委员会主席可以在卫生、统计部门中遴选。委员会应尽可能建立在现有协调机制基础上，以适应更为广泛的卫生、统计策略，并与国家统计学战略计划的发展相结合，其中卫生领域是十分重要的一部分。在实施扶贫策略的国家，必须将该委员会建立在现有结构基础上，作为国家贫困监测总体规划的一部分。委员会应根据国家卫生需求，确定并支持各项卫生项目及其赞助者、其他利益相关者对数据报告的需求，包括国内及国际的需求。整个信息系统及其各子系统应尽可能在标准框架内，满足他们对各种数据集及数据系统的扩展及延伸。

国家卫生信息系统的策略规划是信息系统协调中必不可少的，应能显示短期（1~2年）、中期（3~9年）及长期（10年以上）的行动计划，以指导制定卫生信息系统的投资预算。系统战略规划应为卫生信息系统关键要素的维护、强化及协调提供帮助。包括出生、死亡统计、户口调查、人口普查、医疗卫生、公共卫生服务记录、公共卫生风险、公共卫生事件的报告及响应、资源跟踪、与主要健康问题相关的各种卫生信息。在信息系统中着重强化国家及地方各级不同来源数据的整合也十分重要。

2. 国家卫生信息系统的政策和制度分析

法律及监管法规对卫生信息的生成及使用十分重要，因为，法规能够建立起相关的机制，以确保数据的质量、交流、共享、可利用性及安全。法规对于确保卫生信息系统从私人机构、公共卫生服务机构及非卫生部门获取利用数据尤为重要，使非国家卫生保健提供者也成为卫生信息系统的一部分，以提高统计数据的完整性、可信性，应予以特别关注。法规应包括数据认证机制、符合国际标准的法规及政策框架结构、官方认定的统计基本规则等，以及对数据采集、传播、使用的道德伦理规范。

制度分析在确定可能破坏或妨碍用于信息系统开发的政策及关键战略的制约因素时能够起到很有效的作用。制约因素包括那些与报告层级机构相关的因素或者负责监测和评估工作的不同单位之间的关系。

应当确定卫生信息政策框架的主要行为者及协调机制，制定一项以界定卫生及统计机构各自职责、任务及其作用的政策、制度，确保数据免受外部因素影响，并促进问责制的实施。经修订的《国际卫生条例（2005）》为此提供了一个统一的框架，对于因新出现或重新出现的、有潜在危险的传染病、或急性化学性、核放射突发事件等易引起国际关注的公共卫生突发事件，规定了具有法律约束力的报告要求。《国际卫生条例》规定了向WHO及时报告全球性健康风险的操作程序，各国必须建立一个国家联络中心，以与WHO沟通、交流公共卫生信息，包括病例定义、实验室检测结果、发病、死亡数，以及影响疾病蔓延的因素。

3. 卫生信息系统的财力及人力资源

通过调查、研究可以帮助确定信息系统所需的投入，使信息系统的投入能够根据国家的整体发展水平而变化，以确保卫生信息系统的良性运转。据估计，运作一个综合的卫生信息系统每年约需人均 0.53 美元至 2.99 美元。

改善卫生信息系统还需要考虑到各个层次的人力资源培训、部署、薪酬及职业发展。由国家级的经验丰富的流行病学家、统计学家和人口统计学家来监督数据采集的质量及标准，确保信息的正确分析和使用。地方各级的卫生信息工作人员应负责数据的采集、报告及分析。很多时候，这些任务总是落在那些不堪重负的基层医疗卫生服务者身上，包括社区卫生工作者、村医，他们往往将这看成是一项麻烦的额外任务。在大型医疗机构（医疗保健系统的高层）及大的区域内配置适当数量的卫生信息人员，能够显著改善报告数据的质量，并提升医疗保健人员对数据报告重要性的认识。

为确保高素质的信息工作人员、减少人员的流失，为他们提供适当的薪酬回报是必不可少的。这就要求卫生部门的各个卫生信息职位应当按照其承担的疾病项目的级别进行分级。统计机构应当采取适当措施留住那些训练有素的人员，建立独立的或半独立的统计办公室，提高他们薪酬水平。

需关注卫生信息人员的能力开发，制定各项人力培训及教育计划，以满足卫生信息设计、收集、报告、分析、应用及管理人员的需求。在卫生信息领域内也应注意流行病学等专业人力资源的开发，包括对不同类型、不同能力人员的培训，包括医疗保健服务人员的职前培训、继续教育，公共卫生专业硕士、博士研究生教育等。

4. 国家卫生信息系统基础设施评价

卫生信息系统所需要的基础设施包括从简单的办公设备、笔墨纸砚，到复杂的与网络整合连接的信息通信技术条件。就最基本的信息记录而言，卫生信息系统需要具备储存、存档、摘录、检索记录的能力。许多国家的档案储藏室至今仍堆满了陈旧的患者记录、设施运行日志、未整理或分析的各种数据，而未充分利用。新兴技术可以处理、储存大量数据、加快处理速度。通过信息及通信技术能从根本上改善卫生相关数据采集的数量、质量、传播及其可用性，提高信息的时效性、分析及使用水平。因此，应通过建设及完善通信基础设施，充分认识已获得信息的潜在价值十分重要。

国家及地方各级卫生管理人员应当充分利用各类信息基础设施，包括电脑、电子邮件信箱及互联网、电话（固定或移动的）等设施，并确保其连通性。国家及地方统计办公室应配备各类交通工具和通信设备，以利数据的采集、汇编。但对大多数发展中国家来说，这还是一个长远目标，需要随着经济发展逐步完善，并需仔细规划及培训。

目前，电脑已经被广泛用于分立、垂直的卫生信息项目及建立电子病历系统，许多国家存在着同时使用多种不兼容系统的现象，多种不同来源的系统使这种不兼容现象更加严重，这往往加剧了工作重叠和冗余。整个卫生系统的电子信息系统及相应人力资源的连贯能力建设是一个更有效、更具成本-效益的方法，但必须有明确的数据管理政策的支持，以保护数据的隐私性及机密性。

总之，建设一个运转良好的国家卫生信息系统、充分发挥其功能，必须有权威的高层机构进行协调，切实落实各项相关政策、管理、人员及经费保障，还必须有各类基础设施，以保证数据系统的正常运行。还需要立法及监管环境来支持和保护数据的安全、监控、所有权、机密性、共享、储存及销毁等，保证国家及地方各级专家和领导对数据的有效使用。

（杨功焕　邹小农）

附录1　医学死亡证明书
居民死亡医学证明书

省　　　市　　　区（县）　　　街道（乡）　　　编号：

死者姓名	性别 1. 男 2. 女	民族	主要职业及工种	身份证编号		常住户口住址	
婚姻状况	1. 未婚 2. 已婚 3. 丧偶 4. 离婚 9. 不详		文化程度 1. 文盲或半文盲 2. 小学 3. 中学 4. 大学 9. 不详			生前工作单位	
出生日期 年 月 日		死亡日期 年 月 日		实足年龄	死亡地点 1. 医院 2. 急诊室 3. 家中途中 4. 外地及其他 9. 不详		
可以联系的家属姓名			住址或工作单位				

致死的主要疾病诊断（请填写具体的病名，勿填症状体征）	发病到死亡的大概时间间隔
Ⅰ. （a）直接导致死亡的疾病或情况：_____ _____ （b）引起（a）的疾病或情况：_____ _____ （c）引起（b）的疾病或情况：_____ _____ Ⅱ. 其他疾病诊断（促进死亡，但与导致死亡无关的其他重要情况）	

死者生前上述疾病的最高诊断单位：	1. 省级（市）医院 2. 地区级（市）医院 3. 县级（区）医院 4. 乡级卫生院 5. 乡村医生 6. 未就诊 9. 其他及不详
死者生前上述疾病的最高诊断依据：	1. 尸检 2. 病理 3. 手术 4. 临床+理化 5. 临床 6. 死后推断 9. 不详

住院号：　　　医师签名：　　　单位盖章：　　　填报日期：　　年　月　日

（以下由统计人员填写）

根本死亡原因：　　　　　　ICD 编码：　　　　　统计分类号：

损伤中毒的外部原由：　　　E 编码：　　　　　　统计分类号：

附录2 联合国《千年发展目标指标》一览表

（所有指标应尽可能按性别以及城市和农村分列）

2008 年 1 月 15 日起执行

千 年 发 展 目 标 （MDGs）	
目标和具体目标（来自《千年宣言》）	**进展监测指标**
目标1：消除极端贫穷与饥饿	
具体目标1.A：1990 年至 2015 年间，将每日收入低于 1 美元的人口比例减半	1.1 每日收入低于 1 美元（购买力平价）的人口比例 1.2 贫困差距率 1.3 最贫困的 1/5 人口的消费占国民总消费的份额
具体目标1.B：使包括妇女和青年人在内的所有人都享有充分的生产性就业和适合的工作	1.4 就业人口人均 GDP 增长率 1.5 人口就业率 1.6 每日收入低于 1 美元（购买力平价）的就业人口比例 1.7 全部就业人口中自营就业和家庭雇员所占比例
具体目标1.C：1990 年至 2015 年间，将挨饿人口的比例减半	1.8 5 岁以下儿童中体重不达标的比例 1.9 低于最低食物能量摄取标准的人口比例
目标2：普及小学教育	
具体目标2.A：确保到 2015 年，世界各地的儿童不论男女，都能完成小学全部课程	2.1 小学净入学率 2.2 从一年级读到小学最高年级的学生比例 2.3 15～24 岁男女人口识字率
目标3：促进男女平等并赋予妇女权力	
具体目标3.A：争取到 2005 年消除小学教育和中学教育中的两性差距，最迟于 2015 年在各级教育中消除此种差距	3.1 小学、中学、高等教育中男女学生性别比 3.2 非农业部门有酬就业者中妇女比例 3.3 国民议会中妇女所占席位比例
目标4：降低儿童死亡率	
具体目标4.A：1990 年至 2015 年间，将 5 岁以下儿童的死亡率降低 2/3	4.1 5 岁以下儿童死亡率 4.2 婴儿死亡率 4.3 接种麻疹疫苗的 1 岁儿童的比例
目标5：改善产妇保健	
具体目标5.A：1990 年至 2015 年间，将产妇死亡率降低 3/4	5.1 产妇死亡率 5.2 由卫生技术人员接生的新生儿比例
具体目标5.B：到 2015 年普遍享有生殖保健	5.3 避孕普及率 5.4 青少年生育率 5.5 产前护理覆盖率（至少接受过 1 次及至少接受过 4 次产前护理） 5.6 未满足的计划生育需要
目标6：与艾滋病病毒/艾滋病、疟疾和其他疾病做斗争	
具体目标6.A：到 2015 年遏制并开始扭转艾滋病病毒/艾滋病的蔓延	6.1 15～24 岁人口艾滋病病毒感染率 6.2 最近一次高风险性行为中使用避孕套的比例 6.3 15～24 岁人群中全面正确了解艾滋病病毒/艾滋病的人口比例 6.4 10～14 岁孤儿与非孤儿入学人数比
具体目标6.B：到 2010 年向所有需要者普遍提供艾滋病病毒/艾滋病治疗	6.5 艾滋病病毒感染者中可获得抗反转录病毒药物的重度感染者的比例

续 表

具体目标 6.C：到 2015 年遏制并开始扭转疟疾和其他主要疾病的发病率增长	6.6 疟疾发病率和死亡率 6.7 5 岁以下儿童中在经杀虫剂处理的蚊帐中睡觉的人口比例 6.8 5 岁以下发热儿童中得到适当疟疾药物治疗的人口比例 6.9 肺结核发病率、流行率和死亡率 6.10 采用短期直接观察处置疗法发现并治愈的肺结核患者比例
目标 7：确保环境的可持续性	
具体目标 7.A：将可持续发展原则纳入国家政策和方案；扭转环境资源的流失	7.1 森林覆盖率 7.2 二氧化碳排放总量、人均排放量和 1 美元国内生产总值（购买力平价）排放量 7.3 臭氧消耗物质的消费量 7.4 在安全生态环境范围内的鱼类资源比例 7.5 水资源总量使用率
具体目标 7.B：减少物种多样性的丧失，到 2010 年将物种多样性丧失率显著降低	7.6 受保护的陆地和海洋面积比例 7.7 濒临灭绝物种的比例
具体目标 7.C：到 2015 年将无法持续获得安全饮用水和基本卫生设施的人口比例减半	7.8 使用改善饮用水源的人口比例 7.9 使用改善的公共卫生设施的人口比例
具体目标 7.D：到 2020 年使至少 1 亿贫民窟居民的生活有明显改善	7.10 生活在贫民窟中的城市人口比例
目标 8：全球合作促进发展	
具体目标 8.A：进一步发展开放的、有章可循的、可预测的、非歧视性的贸易和金融体制 包括在国家和国际两级致力于善政、发展和减贫 具体目标 8.B：满足最不发达国家的特殊需要 包括：对其出口免征关税、不实行配额；加强重债穷国的减债方案，注销官方双边债务；向致力于减贫的国家提供更为慷慨的官方发展援助 具体目标 8.C：满足内陆发展中国家和小岛屿发展中国家的特殊需要（通过《小岛屿发展中国家可持续发展行动纲领》以及联合国大会第二十二次特别会议结果） 具体目标 8.D：通过国家和国际措施全面处理发展中国家的债务问题，使债务可以长期持续承受	*下列指标中，有一些对最不发达国家、非洲、内陆发展中国家和小岛屿发展中国家分别监测* **官方发展援助** 8.1 对全体援助对象和对最不发达国家的官方发展援助净额，占经济合作与发展组织（OECD）/发展援助委员会捐助国国民总收入的比例 8.2 OECD/发展援助委员会捐助国提供的可在部门间分配的双边官方发展援助中，用于基础社会服务（基础教育、初级卫生医疗、营养、安全水源和公共卫生设施）的比例 8.3 OECD/发展援助委员会捐助国不附加条件的双边官方发展援助比例 8.4 内陆发展中国家接收的官方发展援助占其国民总收入的比例 8.5 小岛屿发展中国家接收的官方发展援助占其国民总收入的比例 **市场准入** 8.6 发达国家从发展中国家和最不发达国家免税进口的产品占其进口总额的比例（按价值计算，不包括军火） 8.7 发达国家对从发展中国家进口的农产品、纺织品和服装类产品征收的平均关税 8.8 OECD 国家农业补贴估计值占其国内生产总值的比例 8.9 官方发展援助中用于帮助建设贸易能力的比例 **债务可持续承受能力** 8.10 达到重度欠债穷国倡议决定点和完成点（累计）的国家数量 8.11 根据重度欠债穷国倡议和多边债务减免倡议承诺减免的债务 8.12 还本付息占货物与服务出口的比例

续　表

具体目标 8.E：与制药公司合作，在发展中国家提供负担得起的基本药品	8.13 可持续获得负担得起的基本药品的人口比例
具体目标 8.F：与私营部门合作，普及新技术、特别是信息和通信技术的好处	8.14 每百人拥有电话线路数
	8.15 每百人移动电话用户数
	8.16 每百人互联网用户数

注：1. 千年发展目标和具体目标来自 2000 年 9 月包括 147 个国家首脑在内的 189 个国家签署的《千年宣言》（http://www.un.org/chinese/ga/55/res/a55r2.htm），以及 2005 年世界首脑会议上成员国进一步达成的协议（联合国大会决议–A/RES/60/1，http://www.un.org/Docs/journal/asp/ws.asp?m=A/RES/60/1）。千年发展目标和具体目标是相互关联的，应被视为一个整体。它们代表发达国家和发展中国家"为在国家和全球两级创造有利于发展与脱贫的环境"而建立的合作伙伴关系

2. 在数据可得的情况下，应该使用以国家贫困线为基础的指标进行国家贫困趋势监测

3. 实际的生活在贫民窟中的城市人口比例是由居住在至少具有下列 4 种情况之一的家庭中的城市人口比例替代计算的：（a）缺乏改善的水源供应；（b）缺乏改善的公共卫生设施的使用；（c）过度拥挤（3 人以上居住一个房间）；（d）住所由非耐久材料建造

附录 3　WHO 推荐的慢性病控制的指标

在卫生部或同等国家卫生当局内建立非传染病预防和控制机构（有专门工作人员和预算）的国家数
遵照非传染病预防和控制全球战略采纳非传染病多部门国家政策的国家数
有可靠、按死因分类、具有国家代表性的死亡率统计数据国家数
有主要非传染病危险因素的可靠的标准化数据的国家数（基于世界卫生组织工具）
有可靠的基于人口的癌症登记的国家数
对最普遍使用的卷烟，每包零售价格有至少 50% 消费税率的国家数
覆盖所有种类公共场所和机构并且具有室内公共场所和工作场所禁止吸烟立法的国家数，如《2008 年世界卫生组织全球烟草流行报告》定义的场所和机构
如《世界卫生组织全球烟草流行报告》所述，有禁止烟草广告、促销和赞助的国家数
如《2008 年世界卫生组织全球烟草流行报告》所述，把戒烟支持（包括咨询和/或行为治疗）纳入初级卫生保健的国家数
以世卫组织《饮食、体力活动与健康全球战略》为基础，采纳关于健康饮食的多部门战略和计划的国家数
以世卫组织《饮食、体力活动与健康全球战略》为基础，采纳有关体力活动的多部门战略和计划的国家数
制定以食品为基础的国家饮食准则的国家数
制定国家健康体力活动建议的国家数
制定因有害使用酒精引起的公共卫生问题的预防政策、计划和规划的国家数
拥有符合世卫组织全球研究战略的非传染病及其危险因素国家研究议程和重点研究计划的国家数
提供心血管病危险早期发现和筛查计划的国家数
拥有包含癌症的预防、早期发现、治疗和姑息治疗方面的综合国家癌症控制规划的国家数
提供宫颈癌和/或乳腺癌早期发现和筛查规划的国家数
病人可获得能够负担得起的用于减轻疼痛和姑息治疗，包括口服吗啡在内的基本药物的国家数
平均每 10 万人口拥有的放射治疗设备数
针对治疗慢性呼吸道疾病、高血压和糖尿病的基本药物，在初级卫生保健中负担得起且可获得的国家数
25~64 岁成年人中烟草使用的流行率
25~64 岁成年人中水果和蔬菜低摄入的流行率

| 25~64 岁成年人中体力活动处于低水平的流行率 |
| 25~64 岁成年人中超重/肥胖的流行率 |
| 25~64 岁成年人中血压升高的流行率 |
| 25~64 岁成年人中空腹血糖增高的流行率 |

参 考 文 献

1. ［意］卡斯蒂廖尼. 医学史. 程之范，译. 南宁：广西师范大学出版社，2003

2. Campbell RB，John Graunt，John Arbuthnott，and the human sex ratio. Hum Biol，2001，73（4）：605－610

3. Ewert G，Historical overview of the development of health statistics until the first half of the 20th century—3，Z Arztl Fort-bild（Jena），1992，25；86（10）：523－527

4. Bingham P，Verlander NQ，Cheal MJ，John Snow，William Farr and the 1849 outbreak of cholera that affected London：a reworking of the data highlights the importance of the water supply. Public Health，2004，118（6）：387－394

5. McCloskey BP，The relation of prophylactic inoculations to the onset of poliomyelitis. 1950. Rev Med Virol，1999，9（4）：219－226

6. 王哲. 国士无双伍连德. 福州：福建教育出版社，2007

7. H. E. Seifert. Life Tables for Chinese Farmars. Milank Memorial Fund Quarterly，1993

8. 陈志潜. 中国农村的医学——我的回忆. 成都：四川人民出版社，1998

9. Langmuir，AD. The Surveillance of communicable diseases of national importance. N Engl J Med，1963，268：182－192

10. WHO（world Health Organization），Report of the technical discussion of the 21st World Health assembly on "National and global surveillance of communicable desease". WHO，Geneva

11. Official records of the World Health Organization，No. 241（WHA27/SR/A/7）. Geneva，World Health Organization，1977

12. http：//www. who. int/whosis/en/index. html

13. http：//www. who. int/whosis/en/index. html

14. http：//www. cdc. gov/epo/dphsi/nndsshis. htm

15. 高守一. 霍乱弧菌 O139 某些生物学特性及毒力基因检测. 中华微生物免疫学杂志，1994，14：365－368

16. http：//www. chinacdc. cn/n272442/n272530/n273736/n273781/n4624704/n4661330/appendix/sysmd. pdf

17. 卫生部疾病控制局，中国预防医学科学院. 1995 年中国疾病监测年报. 北京：人民卫生出版社，1996

18. Population Division，Department of Economic and Social Affairs，United Nations Secretariat. Methods for estimating adult mortality. July 2002（ESA/P/WP. 175）http：//www. un. org/esa/population/publications/adultmort/Complete. pdf（accepted 2009－3－15）

19. 万霞，周脉耕，王黎君，等. 运用广义增长平衡法和综合绝世后代法估计 1991—1998 年全国疾病监测系统的居民漏报水平. 中华流行病学杂志，2009，30（9）：927－932

20. http：//apps. who. int/bookorders/anglais/detart1. jsp?sesslan＝1&codlan＝1&codcol＝15&codcch＝702#

21. 戴志澄，齐小秋，郑锡文，杨功焕. 疾病监测：方法与应用. 北京：华夏出版社，1991

22. Ottawa Charter for Health Promotion. Health Promotion，1986

23. 杨功焕. 行为危险因素监测方法与应用. 北京：北京医科大学中国协和医科大学联合出版社，1998

24. ocument of The World Bank（Report No：30613）：IMPLEMENTATION COMPLETION REPORT（TF－25197 IDA－27940 TF－52892）ON A CREDIT IN THE AMOUNT OF US＄100 MILLION TO THE PEOPLE'S REPUBLIC OF CHINA FOR A DISEASE PREVENTION PROJECT，January 24，2005

25. WHO Reginal Office for Africa Integrated Disease Surveillance in the Africam Region：A Reginal Strategy for Communicable Diseases，1999－2003，Printed in the Republic of Zimbabwe，2001

26. Colin D Mathers，Doris Ma Fat，Mie Inoue，et al. Counting the dead and what they died from：an assessment of the global status of cause of death data. Bull World Health Organ，2005，83（3）：171-176

27. 达德利，鲍思顿. 中国婴儿死亡率模式. 人口数据分析方法及其应用，北京：外文出版社，1992

28. World Health Organization. Verbal Autopsy Standards：Ascertaining and Attributing Cause of Death，2007

29. WHO. Verbal Autopsy Standards：Ascertaining and Attributing Causes of Death，English，2007

30. Lopez A. Counting the dead in China，measuring tobacco impact in the developing world，BMJ，1998，317（21）：1399

31. Mathers CD，Lopez A，et al. Counting the dead and what they died from：an assessment of the global status of cause of death data. Bull World Health Organ，2005，83（3）：171-175

32. Setel PW，Lopez AD，et al. Sample registration of vital events with verbal autopsy：A renewed commitment to measuring and monitoring vital statistics，Bull World Health Organ，2005，83（8）：611-617

33. 联合国艾滋病规划署. 2004 年全球艾滋病报告

34. Thomas W. Grein，Kande-Bure O. Kamara，et al. Rumors of Disease in the Global Village：Outbreak Vertification

35. Miladinov-Mikov M. What are cancer registries? Med Pregl，2004，57（1-2）：27-29

36. Cancer Incidence in Five Continents Vol. IX，IARC Scientific Publication No. 160，Edited by M. P. Curado，B. Edwards，H. R. Shin，H. Storm，J. Ferlay，M. Heanue and P. Boyle，http：//www. iarc. fr/en/publications/pdfs-online/epi/sp160/index. php

37. Zhang M，Higashi T. Time trends of liver cancer incidence（1973-2002）in Asia，from cancer incidence in five continents，Vols IV-IX. Jpn J Clin Oncol，2009，39（4）：275-276

38. O'Sullivan EM. International variation in the incidence of oral and pharyngeal cancer，Community Dent Health，2008，25（3）：148-153

39. Ronco G，van Ballegooijen M，et al Process performance of cervical screening programmes in Europe；Eur J Cancer，2009，45（15）：2659-2670

40. Anttila A，von Karsa L，et al. Cervical cancer screening policies and coverage in Europe. Eur J Cancer，2009，45（15）：2649-2658

41. Bosetti C，Levi F，Ferlay J，et al. Trends in oesophageal cancer incidence and mortality in Europe. Int J Cancer，2008，122（5）：1118-1129

42. Tulinius H. Current status of cancer registration in Europe，Recent Results Cancer Res，1989，114：70-74

43. Magrath I，Litvak J. Cancer registration in developing countries：opportunity and challenge. JNCI，1993，85（11）：862-874

44. Parkin DM，Sanghi LD. Cancer registration in developing countries. In：Jensen OM，Parkin DM，Maclennan R，et al. Cancer registration：Principles and methods. IARC Scientific Publications，1991，95：185-198

45. Yang L，Parkin DM，Whelan S，et al. Statistics on cancer in China：Cancer registration in 2002. Eur J Cancer Prev，2005，14（4）：329-335

46. http：//www. who. int/chp/steps/stroke/en/index. html

47. http：//apps. who. int/infobase/report. aspx

48. http：//apps. who. int/infobase/report. aspx?rid=112&ind=ALC

49. http：//apps. who. int/bmi/index. jsp?introPage=intro_2. html

50. Alter MJ，Mares A，Hadler SC，et al. The effect of underreporting on the apparent incidence and epidemiology of acute viral hepatitis. Am J Epidemiol，1987，125：133-139

51. Romaguera RA，German RR，Klaucke DN. Evaluating public health surveillance. In：Teutsch SM，Churchill RE，eds. Principles and practice of public health surveillance，2nd ed. New York：Oxford University Press，2000

52. Kimball AM，Thacker SB，Levy ME. Shigella surveillance in a large metropolitan area：assessment of a passive reporting system. Am J Public Health，1980，70：164-166

53. Vogt RL，LaRue D，Klaucke DN，et al. Comparison of an active and passive surveillance system of primary care providers for hepatitis，measles，rubella，and salmonellosis in Vermont. Am J Public Health，1983，73：795-797

54. Thacker SB，Redmond S，Rothenberg RB，et al. A controlled trial of disease surveillance strategies. Am J Prev Med，

1986，2：345-350

55. Weinstein MC, Fineberg HV. Clinical decision analysis. Philadelphia, PA：W. B. Saunders, 1980，84-94

56. German RR. Sensitivity and predictive value positive measurements for public health surveillance systems. Epidemiology, 2000，11：720-727

57. Effler P, Ching-Lee M, Bogard A, et al. Statewide system of electronic notifiable disease reporting from clinical laboratories：comparing automated reporting with conventional methods. JAMA, 1999，282：1845-1850

58. Teutsch SM, Thacker SB. Planning a public health surveillance system. Epidemiological Bulletin：Pan American Health Organization, 1995，16：1-6

59. Stansfield SK, et al. Information to improve decision-making for health. In：Jameson, et al. Disease control priorities for the developing world. 2006，April，chapter 54

60. Institute of Medicine. Committee on Summary Measures of Population Health. In：Field MJ, Gold MR, eds. Summarizing population health：directions for the development and application of population metrics. Washington, DC：National Academy Press, 1998. Available at<http://books. nap. edu/index. html. Accessed February 2001

61. Dean AG, West DJ, Weir WM. Measuring loss of life, health, and income due to disease and injury. Public Health Rep, 1982，97：38-47

62. Vilnius D, Dandoy S. A priority rating system for public health programs. Public Health Rep, 1990，105：463-470

63. Morris G, Snider D, Katz M. Integrating public health information and surveillance systems. J Public Health Management Practice, 1996，2：24-27

64. Health Information and Surveillance System Board. Integration Project：National Electronic Disease Surveillance System. Available at <http://www. cdc. gov/od/hissb/act_ int. htm>. Accessed May 7, 2001

65. WHO Reginal Office for Africa Integrated Disease Surveillance in the Africam Region：A Reginal Strategy for Communicable Diseases, 1999-2003, Printed in the Republic of Zimbabwe, 2001

66. Colin D Mathers, Doris Ma Fat, and Alan D Lopez, et al, Counting the dead and what they died from：an assessment of the global status of cause of death data, Bulletin of World Health Organization, 2005，83：171-177

67. Lopez AD, Ahmad O, et al. World Mortality in 2000：Life Tables for 191 countries Geneva：World Health Organization, 2002

68. WHO The World Health Report-2004：Changing History, Geneva, WHO, 2004

69. http://www. who. int/bulletin

70. 世界卫生组织. 国际卫生条例（2005）：实施方面的各项工作. 瑞士日内瓦：（WHO/CDS/EPR/IHR/2007. 1）http://www. who. int/csr/ihr/IHR_ Areas_ of_ work. pdf

71. OECD 发展援助委员会（DAC）. 指导方案与参考文献：贫困与卫生领域. 2003，http://www. oecd. org/dataoecd/16/36/33965811. pdf 以及 OECD《巴黎有效援助宣言》，2007，http://www. oecd. org/dataoecd/11/41/34428351. pdf

72. 巴黎宣言. http://www. oecd. org/document/18/0,2340,en_ 2649_ 3236398_ 35401554_ 1_ 1_ 1_ 1,00. html

73. Chambers R 著. 农村发展：改变当前的优先顺序. 纽约：Longman 出版社，1994

74. The Health Metrics Network Framework 2nd Edition, January 2008. http://www. who. int/healthmetrics/en/

75. 有关 HMN 委员会成员、合作伙伴、参与国家和秘书处的信息，请访问 HMN 网站，地址为：http://www. who. int/healthmetrics/partners/en

76. 面向 21 世纪发展的统计伙伴关系. http://www. paris21. org/

77. 常规卫生信息网络. http://www. rhinonet. org

78. 发展中国家进行持续性人口统计评估和健康评估的监测站点的国际网络. http://www. indepth-network. org/

79. Spewak SH, Enterprise Architecture Planning：Developing a Blueprint for Data, Applications, and Technology, John Wiley and Sons, September 1993

80. Harmon P. Developing an Enterprise Architecture Whitepaper. 2003. Business Process Trends.

81. The World Bank Webcast on Enterprise Architecture as an Enabler of Public Sector Reform April 17, 2008, viewed on 31 May 2008, http://web. worldbank. org/WBSITE/EXTERNAL/TOPICS/EXTINFORMATIONANDCOMMUNICATIONANDTECHNOLOGIES/EXTEDEVELOPMENT/0, contentMDK：21708035 ～ pagePK：210058 ～ piPK：210062 ～

theSitePK：559460，00. html

82. Saha P. Advances in Government Enterprise Architecture，edited，IGI Global，2008，in presshttp：//www. igi-pub. com/reference/details. asp?id＝7977

83. Sessions R，"A Comparison of the Top Four Enterprise-Architecture Methodologies"，ObjectWatch Inc，2007 msdn2. microsoft. com/en-us/library/bb466232. aspx#，www. objectwatch. com.

84. HMN Health Matrick Network，Framework and Standards for Country Health Information Systems（second edition），WHO，2008

85. 巴黎宣言 http：//www. oecd. org/document/18/0,2340,en_ 2649_ 3236398_ 35401554_ 1_ 1_ 1_ 1,00. html

86. PARIS21 秘书处-2004 年对制定发展统计的国家策略的指导

87. 联合国统计司. 官方统计基本原则. 纽约，1994

88. 世界卫生组织. 国际卫生条例（2005），日内瓦（WHO/CDS/EPR/IHR/2007. 1）. http：//www. who. int/csr/ihr/IHR_ Areas_ of_ work. pdf

89. 詹姆森. 发展中世界疾病控制优先项目. 2006，（4）：54

第五章 死因推断

一、死因诊断的概念及意义

死因数据是公共卫生信息的最重要和最基本的信息之一。人群中死亡水平、死亡原因和死亡模式是估计人群卫生需求，评估人群健康状况的变化的基础。从公共卫生和临床角度，死亡水平都是一个说明卫生问题严重性的指标。不同原因的死亡率能够展示与疾病的危险因素。有助于发展以证据为基础的卫生政策。

死亡是界限十分清楚的概念。它有公认的标准，如意识丧失、心跳和呼吸停止、反射消失，随后很快出现体温降低、尸僵和尸斑，一般较容易确认。但是，无论因疾病自然死亡或因暴力、中毒或外部损伤导致的非自然死亡，都是有原因的。如果只知道死亡数，不知道死亡原因，无法分析致死原因及其变动特征，难以有的放矢地采取防制措施。死因的确定是和疾病命名、疾病分类相对应的，只有科学的疾病命名和分类，才能得到统一的、科学的死亡原因。

疾病命名是对每一种观察到的疾病对应的独立的标题名称，使之与其他任何不同的疾病均具有不可混淆的、明确的区别。疾病命名本身就是一种分类，是最细的疾病分类。

但是面对如此多的疾病，如何进行科学的分类，需要了解国际上对疾病和健康状况分类的发展史。国际疾病分类是世界卫生组织要求各成员国在卫生统计中共同采用的对疾病、损伤和中毒以及死亡原因进行统计编码的标准分类方法。

疾病分类的类别不能过多，必须是在有限数量但又能够包含病态情况全部范围而且相互排斥的类目内。为了保证这种分类能促进对疾病现象的统计研究，特别是具有公共卫生重要性或者频繁发生的某一特定疾病，需要设置特定的类目，以突出其重要性。这样既可保证疾病分类的科学性，也能促进疾病命名的准确性。

目前，全世界的疾病命名和分类都按照国际疾病分类（international classification of diseases，ICD）进行。ICD 自产生到现在已有 100 多年的历史（1893—），已成为国际公认的卫生信息标准分类。

1900 年由 Jacques Bertilon 主持，在巴黎召开了第一次国际死因分类修订会议。经 26 个国家的代表共同修订，通过了一个包含 179 组死因的详细分类和一个包含 35 组死因的简略分类，这是国际疾病分类（ICD）的第一版。此后每隔 10 年左右，由法国政府和世界卫生组织先后主持了 10 次对 ICD 的国家修订会议，以补充和完善 ICD 的内容。

1948 年举行的第六次 ICD 国际修订会议，标志着国际生命统计和卫生统计的一个新纪元的开端。会议批准并通过了可同时用于死因分类和临床医疗、科研、教学中疾病分类的综合性类目表，明确提出使用"根本死亡原因"的概念、"国际死亡医学证明书"的基本格式和确定死因规则及解释的要求，使 ICD 成为对疾病或死因进行分类的国际标准。

1975 年举行的第九次 ICD 国际修订会议对 ICD 进行了更加深入细致的补充和修改，使其具有更大的灵活性和实用性。1989 年国际疾病分类第十次修订版获得通过，自 1993 年 1 月 1 日起生效。

目前，国际疾病分类已经发展成为一个由参考分类（核心成员）、相关分类（与核心相关）和衍生分类（专科适用）组成的分类家族，其中以往的国际疾病分类（ICD）是其中的一个参考分类。该家族名为国际健康分类家族（family of international classifications，FIC）。

我国自 1981 年成立世界卫生组织疾病分类合作中心以来，开始推广国际疾病分类第九次修订本（ICD-9），于 1987 年正式使用 ICD-9 进行疾病和死亡原因的统计分类。2002 年我国正式应用 ICD-10 开展死因统计和疾病统计。

对一个人死亡原因的描述，无论对临床医学，还是公共卫生，都是最重要的问题。

1948 年 ICD 第六次国际修订会议，决定将主要用于统计列表的死亡原因指定为"根本死亡原因"。根本死亡原因的定义为：①直接导致死亡的一系列病态事件中最早的那个疾病或损伤，或者②造成致命损伤的那个事故或暴力的情况。与"死亡原因"概念相比，可以看出，"根本死因"在"死亡原因"基础上，更侧重于寻找死亡原因源头，用它作为统计制表，更有利于预防和控制死亡的发生。

1967 年 WHO 将记入死亡医学证明书中的死亡原因做了如下定义："所有导致或促进死亡的疾病、病态情况或损伤以及造成任何这类损伤的事故或暴力的情况"。这个定义不包括症状、体征和临床死亡方式，如心力衰竭或呼吸衰竭等。

为了统计，如制报表，当只有一个死亡原因被记录时，则选择该原因进行统计制表；当不止一个死亡原因被记录时，需要按根本死因确定的规则及注释进行综合选择，进行统计制表（即选择根本死亡原因进行统计制表）。

寻找根本死因的目的和意义是尽可能从根本（源头）上找出引起死亡的原因，或尽量突出严重危害健康的疾病，采取相应措施中断死亡或疾病发生的链条，以预防死亡和疾病的发生或在某个环节治愈病人。这是体现公共卫生以预防为主的方针最有效的方式。

为了判断死亡医学证明书的死因填写是否正确，1967 年，世界卫生组织首次在欧洲六国（捷克斯洛伐克、丹麦、英国、芬兰、荷兰和瑞典）抽取了 1 000 例填写的死亡医学证明书，对诊断的准确性进行了研究。研究发现捷克斯洛伐克的诊断准确性最低，芬兰最高。这表明不同国家运用死因诊断规则选择根本死因的差异很大。通过对其中 218 例死因诊断证明书进行进一步回顾，编码规则更加清晰、明确。

要填写好根本死亡原因，对死因链的正确理解十分重要。死因链可以认为就是导致死亡发生的一系列疾病或损伤的发生链条，并按先后顺序排列，并可以合理解释。"顺序"一词是指分别记入死亡医学证明书第 I 部分逐行上的两个或多个情况，每个情况都是记在其上一行的另一情况可接受的原因。可以认为两者同等意义。如：慢支（c）→肺气肿（b）→肺心病（a）→死亡；意外被撞（c）→颅骨骨折（b）→颅内损伤（a）→死亡，等等。注意：①只有一个死亡原因被记录时，就用这个原因作为根本死亡原因制表；②当不止一个死亡原因被记录时，就采用各种规则去寻找根本死亡死因。

根本死亡原因的选择和为死亡统计制表选择根本死亡原因的步骤是非常复杂的，包括如何选择根本死因的基本规则、选择规则和修饰规则，在 ICD-10 的相关材料中有详细论述，本章从略。由于本章重点是介绍死因推断工具的发展，不对死亡医学证明书中填写的死亡原因的准确性进行评价，只强调以下几个关键点：

第一，为了规范的采集这些信息，制定了死亡医学证明书，图 5-1 是国际死亡原因医学证明书中关于死亡原因统计的范式。

	死亡原因	发病至死亡之间大概的时间间隔
I		
直接导致死亡	（a）_____	_____
的疾病或情况	由于（或作为___的后果）所引起	
前因	（b）_____	_____
任何引起上述	由于（或作为___的后果）所引起	
原因的疾病情	（c）_____	_____
况，把根本情	由于（或作为___的后果）所引起	
况陈述在最后	（d）_____	_____
II		
促进死亡，但与导致死亡的疾病	_____	_____
或情况无关的其他有意义的情况	_____	

图 5-1　国际死亡原因医学证明书关于死亡原因统计的范式

中华人民共和国卫生部、公安部和民政部联合发文，制定了中国的死亡原因医学证明书，这个证明书和国际死亡医学证明书的范式是一致的。要求对所有的死亡事件发生都要填写该证明书（表 5-1）。

1981 年，北京协和医院成立了我国"WHO 疾病分类合作中心"，负责汉语区的 ICD 的推广使用。1986 年由卫生部颁布，1987 年开始推广实施的"居民病伤死亡原因分类表"，包括 101 项死因类目表和 183 项疾病类目表，称为 CCD-87。要注意的是，这个分类和国际疾病分类编码是有差异的，表现在将 COPD 导致的肺源性心脏病放入心血管疾病类，而不是放入呼吸系统类，这导致了疾病顺位上的不同看法。另外，伤害原因分类，对外部原因分类和国际疾病分类差异也比较大。尽管现在大家都普遍使用 ICD 分类，但实际上，有些地区依然使用的是中国卫生部的分类。

根本死亡原因统计和医院病案统计是不同的。因此，在死亡统计工作中，要时常强调医生正确填写死亡医学证明书，以利于寻找并确定造成死亡的根本原因。

表 5-1　居民死亡医学证明书

编号　NO054101

以下内容必须用正楷字体填写、字迹清楚、项目填写齐全、不得涂改。卫生局、公安局、民政局印发

死者姓名			性别		民族		主要职业及工种				
常住户籍地址			省　　市　　区（县）　　行政街（镇）　　路　　街巷里　　号								
身份证号码											
婚姻状况	1.未婚 2.已婚 3.丧偶 4.离婚 9.不详		文化程度	1.文盲或半文盲 2.小学 3.中学 4.大学及以上 9.不详							
生前工作单位或住址											

出生日期 年　月　日	实足 年龄	死亡 地点	1. 医院		2. 家中 或赴医 院途中	3. 外地 及其他	4. 家庭 病房	5. 敬老 院、护 老院	9. 不详
死亡日期 年　月　日			病房	急诊室					

可以联系的 家属姓名		详细地址或工作单位：
		联系电话：

致死的主要疾病诊断（请填具体病名，勿填症状体征）　　　　　　发病到死亡的大概时间间隔：

Ⅰ．（a）直接导致死亡的疾病或情况：＿＿＿＿＿＿＿＿　　　＿＿＿＿＿＿＿＿

　　（b）引起（a）的疾病或情况：＿＿＿＿＿＿＿＿　　　　　＿＿＿＿＿＿＿＿

　　（c）引起（b）的疾病或情况：＿＿＿＿＿＿＿＿　　　　　＿＿＿＿＿＿＿＿

Ⅱ．其他疾病诊断（促进死亡，但与导致死亡无关的其他重要情况）：＿＿＿＿＿＿＿＿

＿＿＿＿＿＿＿＿＿＿＿＿＿＿＿＿＿＿＿＿＿＿＿＿＿＿＿＿＿＿＿＿

死者生前上述疾病 的最高诊断单位	1. 省　级 （市）医院	2. 地区级 （市）医院	3. 县　级 （区）医院	4. 乡级 卫生院	5. 乡村 医生	6. 未就 诊	7. 法医	9. 其他 及不详
死者生前上述疾病 的最高诊断依据：	1. 尸检	2. 病理	3. 手术	4. 临床+ 理化	5. 临床	6. 死后推断	9. 不详	

住院号：　　　　　　　　填报单位电话：

医师签名：　　　　　　　填报日期：　　年　　月　　日　　　单位盖章：

（以下由统计人员填写）

根本死亡原因：　　　　　ICD 编码：　　　　　统计分类号：

损伤中毒的外部原由：　　B 编码：　　　　　　统计分类号：

　　一般来说，死亡事件发生在医院，由临床医生根据死者生前的疾病，按照死因诊断的规范程序，填写医院死亡医学证明书，确定死亡的根本原因，经医院直接报告。但是即使发生在医院，不同的死亡事件以及在不同级别的医院，采集到的信息也是不同的。死因诊断所依据的信息不同，其诊断可靠性不同，据此可将死因诊断分为 4 级：第一级即依据尸检、病理报告确定的诊断；第二级为有理化实验检查作为诊断依据；第三级是医院医生根据临床症状确定诊断；第四级为死后推断。

　　另一类死亡事件未发生在医院，在发展中国家，不发生在医院的死亡比例还很高，信息只能从社区和家庭成员内收集。规范的做法是，医院外因病死亡者，通过标准调查问卷和计算规则推断死因，获取死亡医学推断书；医院外因各类伤害死亡，经公安局确认后，通过标准调查问卷和计算规则推断死因，获取死亡医学推断书。这一类死亡属于第四级，即死后推

断。如果是经法医确证的，不属于死后推断，视信息的类别确定诊断级别。

在一个地区综合医院和家里发生的死亡，一般来说，肿瘤的诊断依据多为第一级和第二级诊断，占75%；心血管疾病、呼吸系统疾病的诊断属于第一级和第二级诊断的，只占30%～40%；有第一和第二级诊断依据的感染性疾病，围生期疾病死亡为20%～30%。除肿瘤外，其他疾病根据临床症状进行诊断的占50%以上。不同地区的死因诊断的分级也有差别。1999年中国疾病监测系统人群不同疾病的死因诊断依据分级情况见表5-2。

表5-2　1999年中国疾病监测系统不同类别疾病死亡的诊断依据分级（%）

级　别	感染性疾病	肿瘤	心血管疾病	呼吸系统疾病	消化系统疾病	泌尿生殖系统疾病	围生期疾病	合　计
Ⅰ级	2.02	35.79	1.41	0.93	3.83	3.64	3.00	24.98
Ⅱ级	20.69	38.84	27.13	21.58	34.59	38.41	13.05	6.87
Ⅲ级	55.64	17.21	52.98	59.47	40.46	41.64	58.73	33.53
Ⅳ级	15.47	4.57	12.42	10.51	14.42	10.24	17.81	24.05
不详	6.18	3.60	6.07	7.51	6.70	6.06	7.41	10.57
总计	100.00	100.00	100.00	100.00	100.00	100.00	100.00	100.00

二、死因推断方法的发展

由于很多国家大多数地区的医疗卫生服务还未完全覆盖所有的人，加上文化风俗等多种因素，相当多的人的死亡不发生在医院而是在家里，如在中国的农村，80%的死亡发生在家里，由医生完成死因诊断就不可行。

在这种情况下，由当地的卫生人员完成死因的确定，这种确定和由医生完成的死因诊断在质量上是有区别的。前面已经提到，把这种死因确定过程称为死因推断，属于死因诊断较低的级别。

准确地说，对那些未能获得有效卫生服务、甚至从未就医的死者来说，通过与死者家属或其他知情人的访谈，获得死者生前疾病相关症状及体征以及其他相关的医学记录，然后根据这些信息推断死者生前所患疾病，并确定其根本死因，这样一个过程称为死因推断（verbal autopsy，简称VA），其使用的量表称为死因推断量表。Verbal autopsy按英文直译意为用话语（说话）的方式进行尸体解剖，意译即为死因推断。

死因推断是以病史为依据，完整收集死者生前的主要症状、体征、实验室检查结果、特殊检查结果、治疗情况、治疗效应，以及病人随访、进一步检查医嘱内容等，将这些资料贯穿在一起分析、鉴别，按根本死因的选择规则及修饰规则，分清主次、先后及因果关系，作出可靠的死因判断。死因推断时应根据疾病临床特点，如起病急缓、病程长短、症状、体征、有无后遗症、对治疗的反应等做出判断。先考虑常见病、多发病。判断时应有流行病学观点，考虑死者年龄、性别、职业，发病季节、地区，以及其他多种可疑的危险因素。

VA最早出现于20世纪50年代，不依靠临床或实验室检测结果，单纯通过询问死者家属或知情人获得死者的死因诊断，这特别适合于医疗服务受限的发展中国家以及缺乏常规死因登记的地区进行死因推断。近20年来，VA已被许多国家用于死因推断，并应用于居民死因监测及死因登记。

使用死因推断量表诊断死因，也就是说，仅使用一组症状和病史组成的量表，询问死者家属或知情人，最后估计死者的死因。在医疗服务受限、缺乏常规死因登记地区，使用这种做法当然是不得已而为之，但强于由家属或其他人任意推断的死因。该法对死因诊断不依靠临床或实验室检测结果，而单纯依靠询问死者家属，其可靠性受到质疑，所以对调查量表效度的研究是关注的热点。因此，必须证明用这种方法推断的死因诊断有多大的可靠性，且不会和其他类似症状的病因混淆。

研究中发现，各国在制定 VA 量表、利用 VA 信息确定死因、死因编码等方面均缺少统一的、标准化方法及规则，致使不同年代、不同国家用 VA 获得的死因数据与常规死因登记数据缺乏可比性，严重影响了这些数据的深入分析及利用。

早期使用的开放性调查表不容易锁定特定性的症状，而封闭性的调查问卷可以明确一些特定的症状，不同的症状和病史的组合可以确定一些明确的疾病，当然，使用者可能感觉这样灵活性差一些，但是，这样的调查表对应了事前设定的确定疾病/死亡原因的规则，因此，推荐使用的是封闭性的调查表。对婴儿、儿童和成人适用的 VA 量表的效度研究证明，在公共卫生意义上确定的死因还是基本准确的，可以为健康制订者和决策者们以及流行病学家们更好地理解死因和健康的模式提供较为可靠的证据。

当然 VA 量表及其算法规则也有一些不足，首先对多个病因的确定困难，另外，其准确性也取决于调查对象对死者情况的了解，这对现场工作的要求很高。

死因推断存在很多困难，因而导致了死因诊断的不准确。为了尽可能保证死因推断的正确，20 世纪 90 年代以来，对死因推断量表的结构、估计死因推断量表的效度开始进行了较为深入的研究。WHO 专家委员会强调需要有标准化的推断量表。但是事实上，很多国家，特别是非洲、亚洲、中美洲等地区，依然使用不同的死因推断量表进行死亡原因调查。2004年 11 月，WHO 组织了对 VA 进行研究的专家以及一些国家负责生命登记工作的代表的会议，他们达成一致，认为标准化的 VA 量表的是非常必要的。

世界卫生组织在各国专家历时 3 年的研究基础上，制定了关于 VA 方法标准化的指导手册，以指导、推广 VA 的应用。该手册主要包括 3 部分内容：① 适用于 3 个不同年龄段死者的标准 VA 量表；② 国际标准死亡医学证明书及 ICD-10 编码的基本规则；③ 如何使用 VA 提供的信息推断根本死因及其与 ICD-10 编码的对应关系。

下面将系统介绍有关死因推断的方法，以及围绕死因推断的相关研究和实践。

第二节　死因推断量表

本节回顾世界上主要国家和地区目前使用的 18 份死因推断量表，比较量表所包含内容的异同。其中有 14 份主要是针对成人，4 份是仅针对儿童和婴幼儿。其中 2/3 的量表都包括相同的症状和体征的问题，少数一些量表包含了颈部疼痛、僵硬以及有关手术的问题（表5-3）

VA 量表总的来说，不仅有关症状的问题比较类似，在询问的顺序上也比较一致。

表 5-3 　VA 量表有关症状的调查问题

症　　状	问及以下问题的 VA 量表的比例（%）
发　热	94
红　疹	78
消　瘦	94
面色苍白/发黄	78
腮腺肿大	94
咳　嗽	94
胸　痛	89
腹　泻	94
呕　吐	94
腹　痛	83
腹部肿胀	78
吞咽困难	67
肿　块	61
昏　迷	83
昏厥、痉挛	89
瘫　痪	89
头　痛	83
脖颈痛	28
脖颈僵硬	61
尿的颜色	67
尿　量	83
意外事故	67
手　术	44

一、问卷表的结构

问卷表的结构分为开放型和封闭型。开放型的问卷表可以使应答者回想起一些他可能会忘记的事情，但可能不准确；而封闭型的量表不容易有启发作用，但是容易得到准确的回答。很多心理学家认为，准确地回答比启发更重要，启发实际上会使家属产生一些不准确的回答。而且，经过简单培训后的卫生工作者就可以使用封闭型调查表进行调查，使用开放型问卷，则需要经过专业训练的医务人员才能胜任该项工作。使用封闭性调查表，可以降低调查中的偏性。

在问卷的最后，还倾向于问及死者生前是否看过病，在哪一级医院看过病，是否曾作出过诊断并请被调查者出示相应的诊断文件。

二、问卷表的顺序

除了量表中的问题外，整份问卷表的问题的顺序对量表的效度影响也很大。最佳的顺序是符合谈话人的逻辑顺序，即抓住最后的事件，追叙与此相关的症状。如果是这样，封闭性调查表就会有不足。如果能设计根据死者最后的事件选择顺序的调查表可能更好，但目前还没有这方面的研究报道。

三、量表的标准化

量表标准化是非常重要的，但是也要考虑到某个地方的语言、疾病谱、风俗习惯等，以及当地卫生人员已经习惯进行死因回顾调查的方式。所以量表中包含的问题的标准化是非常重要的，也就是说，包括与当地最主要疾病的典型症状和体征相关的问题是十分必要的。

根据对量表的研究结果，世界卫生组织发展了针对不同年龄段人群的 VA 量表，即适合 5 岁及以上成年人（包括适合成年女性的补充内容）、28 天至 1 岁、1~5 岁儿童及出生不足 28 天新生儿用的 VA 量表。这些量表包括的信息相对较全，可以满足不同的研究目的，包括为研究者、政策制定者提供信息及为监测和评估服务。可从世界卫生组织推荐的指导手册中获得这些量表。

对于以上 3 类问卷，WHO 推荐这些问卷应包括以下共性问题：①调查者的 ID 号；②调查的基本信息（访问的日期、地点、时间、调查员的身份等）；③被调查者的关键信息（姓名、地址、电话等）；④死者的基本情况（姓名、性别、出生日期，死亡时间、地点和日期等）；⑤被调查者对导致死亡的事件或疾病的叙述。

以下问题也基本包括在 3 类标准问卷中，但是不同的问卷略有细微差别：①死者或母亲的既往疾病史；②伤害或事故的既往史；③死亡前患病期间所接受的治疗和卫生服务情况；④所能提供的死亡医学证明书、母亲怀孕或儿童出生的相关临床资料，以及其他医学资料或文件等。

针对不同年龄段和不同性别的量表还包括了各自特有的问题。例如，针对 1~28 天的新生儿及 28 天~15 岁以内的儿童的量表，特性问题包括母亲怀孕、生产的情况，新生儿出生后的情况，以及母亲的健康等问题；针对 15 岁及以上的青少年和成人的量表，特性问题包括成年人相关危险因素（吸烟、饮酒等），其中针对女性还包括女性妊娠期疾病死亡问题。

在使用 VA 调查表时，WHO 建议一般情况下不要对国际标准调查表进行任意的修改，以免影响调查表的可比性。但是，需要说明的是，VA 量表不可能包括所有死因，而且很多 VA 效力研究结果显示，VA 对不同死因推断的效力也不同。因此，不同国家使用 VA 时，有时需要发展各国自己的 VA 量表。

在发展各国自己的 VA 量表时，修改"末次疾病时所体现的症状或特征"这部分内容时尤其需要注意。因为如果在进行死因推断过程中，仅有一种症状或者特征的信息不准确，就会产生偏倚。因此，只有在非常必要的情况下，才对这部分内容进行修改，即只有在有某种死因对当地来说很重要但是这种死因在标准问卷中不包括的情况下才进行修改。修改时，应寻求 WHO 的建议和帮助。当然，为了使被调查者更好地理解问题或受当地文化风俗的影响，对某些问题字面上的修改是容许的。

下面是一些修改不会影响调查结果的可比性的例子：①增加关于对调查家庭特征、环境和行为危险因素的问题或模块；②增加或修改接受某些特定卫生服务和卫生干预的问题。

下面是一些修改可能会影响调查结果可比性的例子：①修改或增加"末次疾病时所体现的症状或特征"清单；②增加某些特别关注的疾病，例如：疟疾、HIV/AIDS、腹泻等。

第三节　根据死因推断量表推断死因

一、死因推断并确定死因

根据死因推断量表获得的信息来确定死因，也有不同的方式。分为医生诊断、预设算法和根据资料结果选择算法3类（图5-2）。

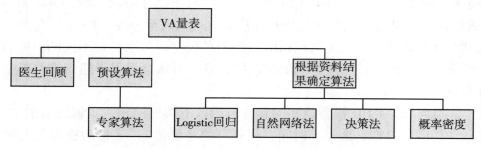

图5-2　使用VA量表评估死亡原因的方法

研究表明，对医生根据他们的临床经验，对推断量表提供的信息进行的诊断，有些研究表明可靠性不理想。但是中国的研究表明医生回顾是很好的方法，计算kappa系数表明，一致性较好，但是费用较高，很难作为常规方法使用。

在资料量很大的情况下，采用计算机辅助的分析策略比较合理。确定死亡原因的策略，给予线性或Logistic回归、概率密度估计以及决策树等方法进行估计。

在选择模型或者方法时，有4种因素是需要考虑的：关注的死亡原因是否是单一的，死因类别是有限数量还是全死因，VA数据库的特点以及死因分类规则会影响分析技术的选择。

一般来说，进行死因分析的目的是比较不同地区的死因模式，确定决策，或判断干预效果，往往只对有限的一些死因感兴趣。假如只对单一的死因感兴趣，采用Logistic回归模型最适合。

依据VA调查表信息做出死因推断后，需要按照国际死亡医学证明书的格式填写死因链，这样可以确保通过VA调查表推断的死因和常规死因监测收集到的死因信息在死因填写和编码方面遵循统一的标准。

二、编码

根据填写完整的死亡医学证明书，专业的死因编码人员按照ICD-10的编码规则和要求，确定根本死因并编码，这就完成了整个死因推断的过程。

在世界卫生组织推荐的指导手册中列出了低收入及中等收入国家的最常见死因及相对应的症状。有些情况下，有些症状不明显或者有些疾病存在相类似的症状时，难以将每个死因病例用 ICD-10 三位或者四位进行编码，该手册发展了一套 VA 编码，并建立了与 ICD-10 死因编码的对应关系表，从而为各国进行死因编码时提供了统一的原则。

第四节　死因推断量表的效度研究

效度表示一项研究的真实性和准确性程度。它与研究的目标密切相关，一项研究所得结果必须符合其目标才是有效的，效度也就是达到目标的程度。效度是相对的，仅针对特定目标而言，因此只有程度上的差别。在测量方面，效度指一种测量手段能够测得预期结果的程度。效度与信度的关系为：信度是效度的必要条件，但不是充分条件。一个测量的效度要高，其信度必须高，而一个测量的信度高时，效度并不一定高。

对于死因推断量表而言，其效度是指用这项工具测量人群中某种死因距离真实死因的准确度。对 8 个有关成人死因推断量表效度的研究和 13 个针对儿童死因推断量表效度的研究，发现有些症状或疾病的特异性和敏感性都比较高。

有关死因推断量表研究，特别是成人的死因推断量表的发展还面临很多挑战。究其原因，成人从发病到死亡，持续的时间相当长，由家属或照料的人回忆死者的疾病和症状带来了很大的困难，同时很多死者患有多个疾病，多死因问题也给验证 VA 的效力带来了更多的困难。虽然对 VA 量表的诊断效力研究还不够多，但是也有一些有代表性的研究。

一、死因推断量表的效度

婴儿和儿童死因推断量表：有关儿童和妇科疾病死亡原因的 VA 研究已经取得了很大的进展。目前研究结果显示，对于儿童和妇科疾病的 VA 的诊断与医院诊断的符合性高，很多国家已将 VA 量表用于儿童和妇科死亡原因的诊断（ Daniel，等. Tropical Medicine and International Health，1998，3：436-446）。1999 年 WHO、约翰·霍布金斯大学与伦敦公共卫生和热带病研究院联合发布了用于调查婴儿和儿童死亡原因的死因推断的标准方法。例如，麻疹和新生儿破伤风、疟疾，其症状和病史的差别很大，不容易混淆。但是有些疾病就容易混淆，如儿童下呼吸道感染。研究的任务是需要对量表的敏感性和特异性进行测量。

表 5-4 列出过去不同国家使用 VA 量表对儿童主要死因进行测量的敏感性和特异性研究。研究发现，由于算法规则的变化以及病因的不同，其敏感性和特异性也是不同的。但是对麻疹、新生儿破伤风、儿童营养不良、伤害的诊断，其敏感性和特异性水平都是可以接受的。而对腹泻、急性下呼吸道感染（ALRI）就要差一些，而对疟疾诊断的敏感性和特异性，除纳米比亚外，其他国家的结果都不令人满意。可能的原因是，该病在人群中的流行水平以及现场工作质量、文化的差异导致对有些问题的理解不同。

表5-4　不同研究显示 VA 量表对儿童主要死因诊断的敏感性和特异性

死因	国家	研究来源	敏感性（%）	特异性（%）	算法规则
ARI	菲律宾	1	66	60	咳嗽和呼吸困难1天
	菲律宾	1	59	77	咳嗽4天，呼吸困难1天
	肯尼亚	2	28	91	
	纳米比亚	3	72	64	咳嗽伴呼吸困难或气促
	孟加拉	4	58	82	咳嗽或呼吸困难，或呼吸急促
疟 疾	肯尼亚	2	46	89	根据过去病史，包括血涂片阳性
	纳米比亚	3	45	87	发热、抽搐或昏迷（血涂片阳性）
	纳米比亚	3	72	85	发热、抽搐或昏迷（血涂片阳性）
营养不良	肯尼亚	2	89	96	
	纳米比亚	3	73	76	
伤 害	肯尼亚	2	78	100	伤害史
新生儿破伤风	菲律宾	1	94-100	–	
	肯尼亚	2	90	90	
	孟加拉	4	97	97	
麻 疹	菲律宾	1	98	90	4个月以上，红疹，发热3天
	菲律宾	1	98	93	4个月以上，发热3天，手足之外的全身红疹
	菲律宾	1	83	99	4个月以上，发热3天，手足之外的全身进行性红疹
	肯尼亚	2	90	96	4个月以上，红疹
	纳米比亚	3	71	85	4个月以上，红疹，发热3天
	纳米比亚	3	67	90	
腹 泻	肯尼亚	2	36	96	每天6次以上的水样便
	菲律宾	1	60	85	多次稀便或水样便
	菲律宾	1	78	79	每天6次以上的水样便
	纳米比亚	3	56	90	稀便或水样便
	纳米比亚	3	89	61	6次以上的水样便
	孟加拉	4	77	97	

研究来源：1. Kalter HD, Gray RH, Black R. et al. Validation of post-mortem interviews to ascertain selected causes of death in children. International Journal of Epidemiology, 1990, 19：380-386；2. Snow R, Armstrong JRM, Forster D, et al. Childhood deaths in Africa: Uses and limitations of verbal autopsies. Lancet, 1992, 340：351-355；3. Mobley CC, Boerma JT, Tituss S, et al. Validation study of verbal autopsy method for causes of childhood mortality in Namibia. Journal of Tropical Pediatrics, 1996, 42：365-369；4. Osinski P. Personal Communication, 1992.

二、影响死因推断量表效度的因素

为了保证效度较好的死因推断量表，需要：①发展标准量表；②设立金标准；③客观验证量表诊断结果的敏感性和特异性；④合理地确定敏感性和特异性的范围，以从各方面提高死因推断量表的效度。

（一）影响死因推断量表效度的因素

1. 被调查者

一般来说，使用死因推断量表最大的困难是对信息获得的偏性，因为所有的症状描述都不是来自于患者本人，而是他的亲人或照顾他的人。研究结果显示，这些人的年龄、性别、与死者的亲属关系及回答的语言对获取信息的影响不大，但是他们对死者情况的了解差异很大，就很多会导致信息不准确。特别是有些疾病，如 AIDS、女性流产、自杀或暴力，由于亲人羞于说出某些情况，常常导致低估。因此，调查婴儿（儿童）死因时，被调查者最好是死者的母亲；调查女性死因时，最好是死者的姐妹；调查成人死因，最好是死者的配偶。为了使收集到的信息更为全面，有时还需要从其他家庭成员那里补充信息。

2. 调查时点

VA 调查中，主要是靠死者家属来回忆死者生前疾病的相关症状和体征，因此，调查时点的选择就显得尤为重要。因为如果调查时间为死者刚去世，死者家属可能还未脱离悲痛，导致被调查者的不配合；如果调查时间与死者死亡时间间隔太久，可能导致回忆偏倚。因此，有研究建议理想的调查时点为死者死后 3 个月至 2 年。

3. 调查者

大部分的调查都需要有专业知识背景的调查者，但是，在 VA 调查中，调查者可以是受受过医疗培训的专业人员，也可以是一些非医学专业人员，只要所有的调查者在数据收集之前经过严格的培训，培训合格后即可参加调查。调查者的教育背景、性别都有可能影响 VA 的研究结果，有学者认为非医学专业人员没有对疾病先入为主的偏性，在调查中往往能够获得较准确的信息。

4. 验证死因推断量表效力标准诊断的质量

在现有开展验证死因推断量表效力的研究中，大多数研究者均提到了验证死因推断量表效力的"金标准"诊断的不可靠性是研究的主要局限性。目前，利用"金标准"的死因诊断主要来源于临床病例资料的根本死因或主要死因的诊断、研究者对病史资料的回顾、或者实验室的病理结果。但是，这些诊断通常也存在诊断不明的病例，而且在医院的正式文档记录中，通常会用一些别的病名来代替那些使人名誉受损的疾病（例如，采用隐球菌性脑膜炎或反转录酶病毒等名称来代替 AIDS）。因此，在讨论验证 VA 效力研究的"金标准"时，许多研究者建议将"金标准"改为"参考标准"。

在"参考标准"中，诊断级别最高的为尸检结果，但是，该法在大多数发展中国家很难被应用。在现有的研究中，仅有一项研究采用了尸检的诊断结果作为参考标准。因此，"参考标准"的诊断结果还主要是来源于临床诊断结果、主要的实验室检查结果或者是事先预设的临床诊断算法。

（二）判断死因推断量表效度的标准

量表的敏感性和特异性应该达到什么水平才是可以接受的？不同地区由于疾病谱不同，针对不同疾病，其敏感度和特异度都是不同的，有文献认为对于群体的诊断，如果灵敏度不低于 50%，特异度不低于 90%，并且估计的某种疾病死亡构成在真实值 ±20% 以内，则认为诊断的准确度比较高。而在 Maria 等进行 VA 研究中，认为可以采用阳性预测值（positive perdictive value，PPV）作为诊断准确性的标准，即 PPV 大于 75% 就认为是可以接受的。

该研究对坦桑尼亚、埃塞俄比亚、加纳的 796 名病人进行死因调查，由医院的诊断和死亡医学证明书的死因作为金标准，由经过训练的现场工作人员对死者的家属进行询问，由专家回顾调查结果给出诊断，由于这些地方人群的疾病谱依然以传染病为主，主要死因是结核和艾滋病，因此对成人死因推断量表的研究主要还是针对传染病。研究结果表明，该调查对急性发热、TB/AIDS 的 VA 量表的特异性在 95% 左右，这两个疾病的敏感性和 PPV 的变化很大；对破伤风、狂犬病、直接产科疾病、伤害和 TB/AIDS 的敏感性高于 75%；对腹泻、急性腹痛和急性发热的敏感性在 60%～74% 之间。研究结果显示，破伤风、狂犬病、肝炎、伤害的 PPV 大于 75%；脑膜炎、急性发热、TB/AIDS 和直接产科原因的 PPV 在 60%～74% 之间；对于感染性疾病作为一个单一死因，其敏感度和特异度分别为 82% 和 78%，PPV 达到 85%；对于慢性非传染性疾病，其敏感度和特异度分别为 71% 和 87%，PPV 为 67%。使用算法规则，计算得到的死因，其敏感度、特异度和 PPV 的值均低于医生回顾的结果。

三、中国的相关研究

由于中国人群现阶段死因构成中，慢性病占了 80% 以上。中国在 2002—2005 年期间，对成人死因推断量表的效度进行了大规模的研究，主要是针对死因推断量表对肿瘤、脑卒中和冠心病等慢性病的测量效度进行研究。

对死因推断量表效度研究，需要确立"金标准"，一般来说，尤其是慢性病的诊断，尸体解剖是最佳的"金标准"，但是中国的尸体解剖的比例非常低，一般只在意外伤害时才进行，所以只能选择有详细的病史和医学诊断结果明确的医院病历，以这个诊断结论作为"金标准"，评估死因登记证明书的诊断正确性。该研究也选择了这个标准作为"金标准"进行效度研究。

中国 2000 年人群死因构成见图 5-3，不同类别地区人群的死因构成见表 5-5。从图和表可见，不论在城市还是农村，即使是在贫困农村，现阶段肿瘤、心脑血管疾病、呼吸系统疾病死亡者也占了全部死亡者的 80% 以上。不同死因的病例的选择，参照了这个死因构成的分布。

该研究在 6 个大城市，北京、上海、哈尔滨、武汉、成都和广州近 100 家大医院收集了有明确诊断的死亡案例 3 300 例，根据中国成人的死亡谱，选择了前 20 位死因，即交通伤害、食管癌、胃癌、肺癌、肝癌、脑血管意外、结肠直肠癌、肺炎、肝脏病、缺血性心脏病、肺结核、其他恶性肿瘤、COPD、糖尿病、肾脏病、其他消化系统疾病、高血压、病毒

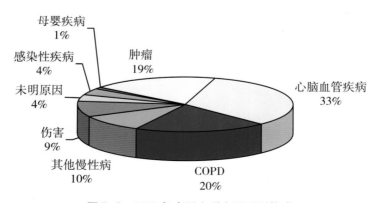

图 5-3　2000 年中国人群主要死因构成

性肝炎、其他呼吸系统疾病、其他意外伤害，死于这些原因的死亡病例占全部死亡的96%。

表5-5 2000年城市和不同类别农村地区主要死因构成

疾 病	城 市		农 村		富裕农村		贫困农村	
	死亡率 （/10万）	构成比 （%）	死亡率 （/10万）	构成比 （%）	死亡率 （/10万）	构成比 （%）	死亡率 （/10万）	构成比 （%）
母婴疾病	2.46	0.40	9.01	1.48	7.13	1.11	12.59	2.20
感染性疾病	16.03	2.63	32.97	5.41	21.27	3.30	55.31	9.67
肿 瘤	145.56	23.90	110.62	18.14	127.14	19.91	79.10	13.83
心血管疾病	230.17	37.79	203.51	33.37	220.18	34.14	171.71	30.01
COPD	68.23	11.20	121.75	19.96	128.42	19.91	109.00	19.05
其他慢性病	75.57	12.40	56.87	9.32	55.35	8.58	59.77	10.45
伤 害	36.63	6.01	64.59	10.59	63.32	9.82	67.03	11.72
未明原因疾病	20.47	5.66	20.57	3.37	22.13	3.43	17.60	3.08
合计	609.12	100.00	609.90	100.00	644.94	100.00	572.11	100.00

对病例的选择必须满足以下条件：这些病例的死因符合前面提到的疾病，且是确诊的，并有客观诊断依据，包括尸检、病理、手术和理化检验等客观数据，死亡时间在2002年6月1日至11月30日之间；而且要求死者是本市的居民，这样方便调查。

对这些病人家属采用VA量表进行调查，由专家根据VA诊断。诊断结果和"金标准"进行比较，计算量表的敏感度、特异度，以及对不同疾病的错估水平。从医院获得3 290例死亡案例，专家诊断满足条件的病例为2 927例，完成VA调查的病例共2 012例。研究样本的病例死亡原因分布见表5-6。

表5-6 研究样本的死因构成

病种	ICD	城 市						合计	登记资料（%）	研究样本（%）
		北京	成都	广州	哈尔滨	上海	武汉			
心血管病	IX	111	107	147	166	140	144	809	40.7	27.4
肿瘤	C00-D48	107	163	138	112	171	127	838	24.4	29.2
呼吸系统	IX	83	82	78	35	41	40	359	13.3	12.0
外伤	XX	13	13	25	10	28	29	118	5.9	6.1
消化系统	XI	32	23	40	20	17	42	174	3.1	6.1
糖尿病	E10-E14	29	15	17	15	30	15	121	2.8	4.1
神经系统	VI	3	3	0	4	20	22	52	2.0	1.8
肾脏疾病	XIV	7	28	20	15	30	22	122	1.5	4.2
传染病	I	2	6	37	3	56	67	171	1.3	5.7
围生期	XVI	2	22	6	7	10	22	69	0.5	2.4
其他	其他疾病	19	13	6	15	20	24	97	4.5	3.1
合计		408	489	514	402	563	554	2 930	100.0	100.0

诊断每一类死因，通过流行病学分析，以医院诊断结果为"金标准"，计算了死因推断量表的敏感度和特异度（表5-7、表5-8）。

表5-7　使用 VA 对大类疾病诊断的效度验证

疾病	ICD-10 编码	医院诊断	VA 诊断	敏感度 (95% CI)	LCI	HCI	特异度 (95% CI)	LCI	HCI	人群中疾病构成
感染性疾病	A00-B99	131	83	49.62	41.06	58.18	99.09	98.67	99.51	2.21
肿瘤	C00-D48	600	609	93.17	91.15	95.19	96.67	95.76	97.58	22.60
血液及造血器官疾病和某些涉及免疫机制的疾患	D50-D89	19	13	57.89	35.69	80.10	99.90	99.77	100.04	0.16
内分泌疾病	E00-E89	86	88	53.49	42.95	64.03	97.92	97.29	98.54	1.77
神经精神系统疾病	(F01-F99)+ (G00-G99)	26	28	57.69	38.70	76.68	99.37	99.03	99.71	1.26
循环系统疾病	(I00-I99)- I27.9	658	643	82.67	79.78	85.57	93.14	91.84	94.45	38.19
呼吸系统疾病	(J00-J99)+ I27.9	242	215	66.12	60.15	72.08	97.04	96.27	97.81	15.81
消化系统疾病	K00-k93	129	144	65.89	57.71	74.07	97.01	96.26	97.76	2.76
泌尿生殖系统疾病	N00-N99	43	65	72.09	58.69	85.50	98.35	97.80	98.90	1.44
产科疾病	O00-O99	5	5	100.00	100.00	100.00	100.00	100.00	100.00	0.08
意外伤害	V01-Y89	85	68	78.82	70.14	87.51	99.95	99.85	100.05	10.10
先天性畸形、变形和染色体异常	Q00-Q99	21	14	57.14	35.98	78.31	99.90	99.77	100.04	0.54
其他		57	127	73.68	73.57	73.80	33.07	32.99	33.15	3.05

表5-8　使用 VA 对选择的部分疾病诊断的效度验证

疾病	ICD-10 编码	医院诊断	VA 诊断	敏感度 (95% CI)	LCI	HCI	特异度 (95% CI)	LCI	HCI	人群中疾病构成
结核	A15-A19	48	41	60.42	46.58	74.25	99.42	99.09	99.75	0.98
病毒性肝炎	B15-B19	73	31	35.62	24.63	46.60	99.75	99.54	99.97	0.66
食管癌	C15	26	32	96.15	88.76	103.55	99.66	99.41	99.91	2.50
胃癌	C16	68	71	89.71	82.48	96.93	99.51	99.20	99.81	4.06
直肠结肠癌肛门癌	C18-C21	68	56	75.00	64.71	85.29	99.75	99.54	99.97	1.22
肝癌	C22	102	105	85.29	78.42	92.17	99.10	98.69	99.51	4.31
肺癌	C33-C34	212	214	89.15	84.96	93.34	98.68	98.16	99.19	5.07
乳腺癌	C50	18	18	88.89	74.37	103.41	99.90	99.77	100.04	0.48
白血病	C81-C96	9	12	100.00	100.00	100.00	99.86	99.69	100.02	0.91

续　表

疾病	ICD-10 编码	医院诊断	VA诊断	敏感度 (95% CI)	LCI	HCI	特异度 (95% CI)	LCI	HCI	人群中疾病构成
贫血	D50-D64	17	13	64.71	41.99	87.42	99.90	99.77	100.04	0.13
糖尿病	E10-E14	81	86	56.79	46.00	67.58	98.02	97.41	98.63	1.61
缺血性心脏病	I20-I25	206	167	62.14	55.51	68.76	97.94	97.30	98.58	11.09
脑中风	I60-I69	378	398	81.48	77.57	85.40	94.78	93.73	95.83	22.45
肺炎	J12-J18	16	33	75.00	53.78	96.22	98.99	98.56	99.42	1.64
COPD	(J40-J47)+ I27.9	191	148	61.78	54.89	68.67	98.43	97.87	98.99	13.34
肝脏病	K70-K76	56	83	71.43	59.60	83.26	97.90	97.28	98.52	1.13
肾脏疾病	N00-N19	33	53	60.61	43.93	77.28	98.41	97.87	98.94	1.26
产科疾病	O00-O99	5	5	100.00	100.00	100.00	100.00	100.00	100.00	0.08
交通事故	V01-V99	30	29	96.67	90.24	103.09	100.00	100.00	100.00	3.41
意外坠落	W00-W19	28	24	78.57	63.37	93.77	99.90	99.77	100.04	1.26
先天性畸形、变形和染色体异常	Q00-Q99	21	14	57.14	35.98	78.31	99.90	99.77	100.04	0.54

中国的研究是一个侧重在慢性病为主的人群中进行的死因推断量表的研究。从研究结果看出，中国的成人死因推断量表中大多数死因的敏感度和特异度都达到较高好的水平。对于大多数疾病的 PPV 均达到 80% 以上。

第五节　死因推断量表效度与死因构成

使用死因推断量表询问家属或熟悉死者情况的人，通过算法规则或专家评议，对未就诊的死亡案例进行诊断。这个工具，尤其是针对成人慢性病（包括肿瘤、脑卒中、心脑血管疾病、糖尿病等）的敏感度和特异度在前一部分已经描述了，但是它对一个人群的真实死因构成比的影响有多大？会误导我们对疾病流行形势的估计吗？

表 5-9 列出了在不同的敏感度和特异度下的 VA，对特定的死亡原因的诊断比例。例如，使用敏感度和特异度均为 70% 的 VA 对一个常见疾病（该死因占总死亡的 30%）进行诊断，VA 对该疾病可能高估 12%（即 VA 可能把 42% 的死亡归结为该疾病，而事实上，该疾病真正只占总死因的 30%）。假如特异性是 80%，敏感性依然是 70%，VA 诊断可能高估 5%。因此，表 5-9 的研究结果帮助使用 VA 进行诊断的人了解使用不同敏感度和特异度的 VA 对占总死亡不同比例的疾病诊断，可能高估或低估的比例。敏感度和特异度处于中等水平的 VA 量表不适宜诊断在总死亡中所占比例较低的疾病，而对相对常见的疾病进行诊断其影响比例不大。少见疾病的诊断，需要 VA 的特异度非常高，而敏感性稍低一点还可以接受。例如，某类疾病只占总死亡的 5%，其 VA 的特异度为 95%，如果敏感度从 60% 到 90% 变动，其高估的比例界于 3%~5% 之间。假若 VA 算法的都知道的，这种错分就可能调整。VA 项

因推断培训后，开始对每份 VA 调查表进行死因推断。最后，由我国"WHO 疾病分类合作中心"的专业编码员采用 ICD-10 对每份 VA 调查表进行编码。

结果显示，按照 Kappa 值高于 0.4 为两者诊断一致性高的标准来判断，死因登记系统中登记的大多数死因与 VA 推断的死因一致性较高，但是慢性阻塞性肺气肿（chronic obstructive pulmonary disease，COPD）和缺血性心脏病（ischaemic heart disease，IHD）的诊断一致性不高（Kappa 值分别为 0.41 和 0.42），而且在常规的死因登记中，COPD 存在漏报现象；而结核、高血压、中毒等诊断一致性较低（表 5-10）；未明原因的比例<10%。因此，总的说来，VA 能够成功进行死因推断。

表 5-10　死因登记数据和 VA 诊断一致性的测量结果

分类	死因登记死亡数	VA 死亡数	Kappa 值	敏感度	PPV	死因构成变化（%）*
溺水	48	44	0.91	95.5	87.5	8.3
道路交通事故	81	85	0.86	84.7	88.9	-4.9
肝癌	92	86	0.79	82.6	77.2	6.5
糖尿病	27	29	0.78	75.9	81.5	-7.4
食管癌	45	52	0.76	71.2	82.2	-15.6
胃癌	91	89	0.73	75.3	73.6	2.2
自杀	64	63	0.73	74.6	73.4	1.6
产科疾病	36	36	0.72	72.2	72.2	0.0
直结肠癌	29	24	0.71	79.2	65.5	17.2
脑血管疾病	482	497	0.69	73.6	75.9	-3.1
肺癌	88	79	0.68	73.4	65.9	10.2
肝脏疾病	43	54	0.57	51.9	65.1	-25.6
坠落	28	44	0.52	43.2	67.9	-57.1
其他外部原因	55	51	0.46	49.0	45.5	7.3
肺炎	32	40	0.44	40.0	50.0	-25.0
缺血性心脏病	169	128	0.42	53.1	40.2	24.3
慢性阻塞性肺部疾病	252	297	0.41	44.1	52.0	-17.9
结核	34	50	0.35	30.0	44.1	-47.1
高血压类疾病	59	50	0.33	38.0	32.2	15.3
中毒	14	25	0.30	24.0	42.9	-78.6
其他疾病	352	357				-1.4
合计	2 482	2 482				

*死因构成比例的变化：正值表示使用常规死因登记系统会导致过高估计死因构成，负值表示低估死因构成比例。为了测量效度，VA 的诊断被视为"参考标准"

因此，通过与常规死因登记系统上报的死因相比，基于结构化症状为基础的 VA 量表的死因诊断似乎是合理和可靠的；在未来的研究和公共卫生项目中，使用我国农村地区死因登记系统上报的 COPD、IHD 和结核病时，需要更加的关注。该研究为在农村地区使用 VA 量表进行死因推断提供了借鉴。

二、淮河河流域研究

我国淮河河流域当地人口、死亡等基础资料不完整，缺乏死因登记、环境健康监测数据，为了确定该河流域重点地区近年来是否存在恶性肿瘤高发，本研究采用生态学对比研究的方法，使用 VA 量表对该研究地区人群采用 3 年死因回顾调查。

首先，根据水系分布，分别确定该河流域（包括支流）沿岸、主要饮用该河流域地表水或沿岸地下水的村庄为研究区，而位置及饮用水源均距流域较远的村庄为对照区。通过收集和分析由户口管理部门和乡卫生部门两种不同来源的研究区和对照区的死亡报告数据，确保死亡案例收集无遗漏；使用死因推断工具对死者家属进行调查，调查中了解死者生前就医医院诊断的证据可靠，以保证死因推断的准确性。

其次，高年资临床专家根据调查表提供的信息，参考指导手册提供的诊断依据进行诊断。对死因不明者由北京专家组重新进行诊断，并抽查 5% 有明确诊断的病例进行验证，计算 Kappa 系数，验证两次诊断的一致性。

结果共有 5050 例个案进入分析。总体来看，死因推断量表的填写质量很高，主要变量缺失比例低于 5/1000；经过两次诊断，死因不明的比例从 11.37% 降至 6.63%；抽查 5% 个案，Kappa 系数为 0.91，研究区和对照区分别为 0.93 和 0.89；6.48% 的死亡病例对疾病描述正确但根本死因选择错误，导致编码错误。

该研究结果显示，部分研究区恶性肿瘤死亡明显高于对照区、且高于全国农村，与历史资料相比也有明显上升趋势，同时，调查还发现这些研究区的恶性肿瘤死亡存在村落聚集现象。

三、其他国家利用 VA 确定死因的案例

许多缺乏死因登记系统的发展中国家也在使用 VA 来确定死因，为了更好地理解 VA 的运用，本文列举了在印度的加尔各答（Kolkata）城市贫民区和越南农村使用 VA 的情况。

例 1：在印度的加尔各答（Kolkata）城市贫民区使用 VA 量表来推断死亡趋势

加尔各答拥有 400 万居民，是世界上最大的城市之一。为了了解印度的加尔各答城市贫民区的死亡趋势，研究者将整个城市划分成 141 个行政区，对其中 2 个人口密度最大的行政区进行了为期 18 个月的监测（2003 年 5 月 1 日至 2004 年 10 月 31 日），共追踪随访了一个包括 63 788 个居民的动态队列。在监测期间，社区卫生工作者每月一次入户登记死者的姓名、年龄及住址。每两个月，经过培训的临床大夫采用 VA 对这些死者的死因进行回顾调查。然后，请两名有经验的高年资的临床大夫（未参与该项目研究的）独立地对每份 VA 量表进行死因推断，如果两人推断不一致则请第三名临床大夫进行推断。如果三人推断不一致，则该死因被记录为未明原因，最后采用 ICD-10 及《2000 年全球疾病负担》的死因类别进行编码和分类。

研究结果显示，追踪随访的 87 921 人年的队列中，共有 544 例死亡。总死亡率为 6.2/1000 人年，采用 VA 量表，89%（482/544）能推断死因。在这些死因中，主要死因按降序排列依次是心脑血管疾病（尤其在 40 岁以上的成年人）、癌症、呼吸疾病和消化系统紊乱。5 岁以下儿童的死因主要是结核、呼吸系统感染和腹泻病。

例2：越南农村采用 VA 量表进行死因推断

越南农村的巴维区（Bavi district）是一个以农业为主的地区，文盲率比较高，其卫生服务主要由社区卫生服务中心提供，辅以卫生服务站及小部分私人诊所。该区同时也是国家人口学监测点（demographic surveillance site，DSS）之一。

研究者欲采用 VA 量表在该地区进行全人群全死因的推断。研究者将该数据收集工作纳入该区的监测工作之一，因此，调查员及督导员来自于监测点的工作人员，他们均接受了 VA 的相关培训。数据收集从 1991 年 1 月开始，至 2000 年 3 月结束，每季度工作人员入户收集相关的生命登记数据（例如：死亡、出生、婚姻、怀孕、人口流动等情况）。若发现某户有死亡病例，则由调查员二次入户，采用 VA 量表（根据 WHO 的 VA 问卷发展出来的包括封闭和开放问题相结合的问卷）对知情者进行深入调查。调查结束后，则由两名临床大夫独立对 VA 量表进行死因推断，如果两人推断不一致，则两人进行讨论。最后采用 ICD-10 对死因进行编码。

研究结果显示，调查期间共有 189 例死亡病例，两名临床医生诊断一致率较高（k = 0.84）。心脑血管疾病和感染性疾病分别占 20.6% 和 17.9%，因此是主要的死因。溺死是 15 岁以下儿童的主要死亡原因（7/9）。

研究发现，从死亡到调查间隔 1 个月，似乎是最短的被调查者可接受调查的日期；封闭和开放问题相结合的问卷对于接受过培训的调查员来说，是比较合适的推断工具；专家诊断法可重复性及可比性相对较弱，应发展一套算法对常见疾病事先定义好诊断规则；该地区的死因模式完全符合发展中国家死亡模式的流行转变的趋势；该地区的低婴儿死亡率及零妇女死亡率，可能源于儿童和妇女的卫生服务得到了改善；使用 VA 可以获得比常规生命登记更准确的死因；尽管 VA 方法的效力还未得到充分的验证，但是在该地区使用 VA 方法进行死因推断是一种合适的方法。

在一个缺乏医疗卫生服务的地区，人们的死亡原因往往难以得到准确的诊断，但是确定该地区人群的主要健康问题，制定干预计划必须了解一个地区人群的死因模式。使用 VA 量表确定一个地区人群的死亡原因不失为一个可选择的策略。通过上面的分析，发现：

VA 量表的效度不仅受敏感性和特异性的影响，也受疾病占总死因的构成，或者受疾病的流行水平的影响。对于常见病，即流行水平高的疾病，其真阳性值就高，效度就会高。

其二，使用 VA 进行死因诊断，个体而言，可能不容易得到准确的诊断，但是对于群体而言，确定不同疾病占总死亡的比例，从而确定哪些死因占优势，VA 确定的死因构成的误差都在可接受的范围内。

因此 VA 量表和死因推断用于确定一个地区的死因模式，是一个十分有效的工具。

（杨功焕　万　霞）

参 考 文 献

1. 董景五. 国际疾病分类第十次修订本（ICD-10）. 北京协和医院国际疾病分类中心，2009
2. WHO. The Accuracy and Comparability of Death Statistics. Chronicle，1967，21（1）：11-17
3. 卫生部疾病控制司. 中国疾病监测系列报告（1）～（10），中国预防医学科学院
4. World Health Organization. International Statistical Classification of Diseases and Related Health Problems. 10th rev，2nd ed. Geneva，2004
5. Daniel C，Gillian H M，Laura C R，et al. Verbal autopsies for adult deaths：Issues in their development and validation.

Int J Epidemiol, 1994, 23（2）：213-222

6. Kathleen K, Stephen MT, Michel G, et al. Who dies from what? Determining cause of death in South Africa's rural northeast. Trop Med Int Health, 1999, 4：433-441

7. Rao C , Alan DL, Yang GH, et al. Evaluating national cause-of-death statistics：principles and application to the cause of China. Bull World Health Organ, 2005, 83（8）：618-625

8. Peter B, Dao LH, Hoang VM. A probabilistic approach to interpreting verbal autopsies：Methodology and preliminary validation in Vietnam. Scand J Public Health , 31（Suppl 62）：32-37

9. Daniel C, Philip S & Maria Q. Effect of misclassification of causes of death in verbal autopsy：Can it be adjusted? Int J Epidemiol, 2001, 30：509-514

10. WHO. Verbal Autopsy Meeting 2-3, November 2004, Talloires, France, November 2004, Attached V, List of Participants.

11. WHO, Verbal Autopsy Standards：Ascertaining and attributing cause of death ［EB/OL］. http://www. who. int/whosis/mort/verbalautopsystandards/en/index. html（accessed Dec1,2009）

12. Bennet AE, Ritchie K. Questionnaires in medicine：A guide to their design and use. Oxford University Press, 1975

13. Bennet AE, Ritchie K. Questionnaires in medicine：A guide to their design and use. Oxford University Press, 1975

14. World Health Organization. Verbal autopsy standards：Ascertaining and attributing cause of death ［EB/OL］. http://www. who. int/whosis/mort/verbalautopsystandards/en/index. html（accessed Dec1,2009）

15. Quigley MA, Chandramohan D, Setel P, et al. Validity of data-derived algorithms for ascertaining causes of adult death in two African sites using verbal autopsy. Trop Med Int Health , 2000, 5（1）：33-39

16. Todd J, Balira R, Grosskurth H, et al. HIV-associated adult mortality in a rural, Tanzanian population. AIDS , 1997, 11（6）：801-807

17. Wang L, Yang G, Ma J, et al. Evaluation of the quality of cause of death statistics in rural China using verbal autopsies. J Epidemiol Community Health, 2007, 61（6）：519-526

18. World Health Organization. Verbal autopsy standards：Ascertaining and attributing cause of death ［EB/OL］. http://www. who. int/whosis/mort/verbalautopsystandards/en/index. html（accessed Dec1,2009）

19. Anker M, Black RE, Coldham C, et al. A standard verbal autopsy method for investigating causes of death in infants and children. World Health Organization, 1996

20. WHO. A Standard Verbal Autopsy Method for Investigating Causes of Death in Infants and Children, WHO/CDS/CSR/ISR/99. 4

21. Measurement of overall and cause-specific mortality in infants and children：memorandum from a WHO/UNICEF meeting. Bull World Health Organ, 1994, 72（5）：797-713

22. Soleman N, Chandramohan D, Shibuya K. Verbal autopsy：Current practices and challenges. Bull World Health Organ, 2006, 84：239-245

23. Snow B, Marsh K. How useful are verbal autopsies to estimate childhood causes of death ［EB/OL］. 2009 Dec. http://heapol. oxfordjournals. org/cgi/content/abstract/7/1/22

24. Marsh DR, Sadruddin S, Fikree FF, et al. Validation of verbal autopsy to determine the cause of 137 neonatal deaths in Karachi, Pakistan. Paediatr Perinat Epidemiol, 2003, 17：132-142

25. Lulu K, Berhane Y. The use of simplified verbal autopsy in identifying causes of adult death in a predominatly rural population in Ethiopia. BMC Public Health, 2005, 5：58

26. Byass P, D'Ambruoso L, Ouédraogo M, et al. Assessing the repeatability of verbal autopsy for determining cause of death：two case studies among women of reproductive age in Burkina Faso and Indonesia. Popul Health Metr, 2009, 7：6

27. Quigley MA, Chandramohan D, Rodrigues LC. Diagnostic accuracy of physician review, expert algorithms and data-derived algorithms in adult verbal autopsies. Int J Epidemiol , 1999, 28：1081-1087

28. Yang GH, et al. Validation of verbal autopsy procedures for adult deaths in China. Int J Epidemiol, 2006, 35：741-748

29. Shojania KG, Burton EC, McDonald KM, et al. Changes in rates of autopsy-detected diagnostic errors over time：A sys-

tematic review. JAMA, 2003, 289 (21)：2849-2856

30. Haheim LL. Validation of causes of death by age. Tidsskr Nor Laegeforen , 1999, 119 (6)：826-830

31. Saito I. Review of death certificate diagnosis of coronary heart disease and heart failure in Japan. Nippon Koshu Eisei Zasshi, 2004, 51 (11)：909-916

32. Cao L. Autopsy practised in modern China. 中华医学杂志, 1994, 24 (3)：154-157

33. Johansson LA, Westerling R. Comparing hospital discharge records with death certificates：Can the differences be explained. J Epidemiol Community Health, 2002, 56 (4)：301-308

34. 杨功焕. 中国人群死因及其危险因素研究. 北京：中国协和医科大学出版社，2004

35. Murray CJL, Lopez AD. The global burden of disease：A comprehensive assessment of mortality and disability from diseases, injuries, and risk factors in 1990 and projected to 2020. Cambridge, MA：Published by the Harvard School of Public Health on behalf of the World Health Organization and the World Bank；Distributed by HarvardUniversity Press, 1996

36. Kalter H. The validation of interviews for estimating morbidity. Health Policy and Planning, 1992, 7 (1)：30-39

37. Maude GH & Ross DA. The effect of different sensitivity, specificity and cause-specific mortality fractions on the estimation of difference in cause-specific mortality tates in children from studies using verbal autopsies. Int J Epibemiol, 1997, 26 (5)：1097-1106

38. Mather A. The effect of misclassification error on reported cause-specific mortality fractions from verbal autopsy. Int J Epidemiol, 1997, 26 (5)：1090-1096

39. Wang LJ, Yang GH, Ma JM, et al. Evaluation of the quality of cause of death statistics in rural China using verbal autopsies. J Epidemiol Community Health , 2007, 61：519-526

40. Rao C, Yang G, Hu J, et al. Validation of cause-of-death statistics in urban China. Int J Epidemiol, 2007, 36：642-651

41. Yang G, Rao C, Ma J, et al. Validation of verbal autopsy procedures for adult deaths in China. Int J Epidemiol, 2006, 35：741-748

42. Kanungo S, Tsuzuki A, Deen JL, et al. Use of verbal autopsy to determine mortality patterns in an urban slum in Kolkata, India. Bull World Health Organ, 2010, 88：667-674

43. Huong DL, Minh HV & Byass P. Applying verbal autopsy to determine cause of death in rural Vietnam. Scand J Public Health, 31 (Suppl 62)：19-25

第六章 风 险 评 估

公共卫生的基本任务，是与人们生活和工作环境中的各种化学性、物理性和生物性危害作斗争。只有认识和了解风险的人（们）才能生存和繁衍，而不认识和不了解风险的人（们）则更可能受到环境中各种危害的摧残。这里所说的危害（hazard），是指环境中存在的对健康有不良作用的生物性、化学性或物理性因素，包括有意加入或无意污染的，或者在自然界中天然存在的。因此，危害是无所不在、此起彼伏、不可能被消灭的。公共卫生要做的则是控制这些危害对人体健康发生负面作用的风险（risk），即控制由危害产生对健康不良作用的可能性及其强度。只要能把风险控制在"可接受的"（acceptable）水平就是完成了保护健康的任务。这个概念无论是在公共卫生实践中还是理论中，都具有重要意义。反之，缺乏对风险的客观认识，轻则造成政府无从制定恰当的管理措施，重则造成消费者恐慌、社会不安定，乃至高官下台，如2005和2007年中国的苏丹红事件（人心惶惶）和1999年比利时的二噁英事件（全体内阁倒台）。以化学性危害为例，由于实验室检测技术不断进步，目前已有能力检出食品、水或大气中存在的含量为10^{-15}级的有毒有害物质。如果不根据其风险大小一视同仁，即便有丰富的资源，也不可能消除所有这些危害。风险评估就是在这样的背景下形成和发展的，其任务是以科学的手段评估环境（包括食品、化妆品、水、空气）中各种化学性、物理性和生物性危害对人体健康产生已知的或潜在的不良作用的可能性。

近十几年来，风险评估作为公共卫生领域中的一个手段和技术有了长足的进步。更重要的是风险评估进一步发展成为与风险管理和风险信息交流共同构成风险分析这一国际上公认的解决和处理公共卫生问题的原则框架。因此，进一步提高风险评估的技术水平，并应用于公共卫生实践，对于提升公共卫生工作的整体水平具有十分重要的意义。我国在风险评估方面起步较晚，实际应用有限，迫切需要学习国际先进经验，迎头赶上。

风险评估在公共卫生中的应用涉及食品安全、环境卫生、职业卫生等领域。有鉴于在国际上和我国风险评估的应用以食品安全领域为多，本章的内容也以食品安全为主，但将尽量包括环境卫生和职业卫生方面。其实，风险评估作为一项共性技术，适用于公共卫生的任何领域，完全可以举一反三。在评估对象的"风险的类别"中，物理性危害主要是各种射线的辐射伤害，本章由于篇幅有限，不拟阐述。生物性危害主要包括在食品安全领域，但起步较晚，本章只作简要叙述；而传染病领域的疾病预测，这部分不包括在本章中。因此，本章将以化学性危害的风险评估为主要内容。

第一节　风险评估在风险分析框架中的地位

一、风险分析

风险分析（risk analysis）由风险评估（risk assessment）、风险管理（risk management）和风险信息交流（risk communication）3 个相互关联的部分所组成。风险分析是目前国际上公认的控制各种化学、物理和生物性危害应该遵循的框架原则（图6-1）。

风险分析应用领域包括食品安全、环境卫生、职业卫生，乃至对突发公共卫生事件的处理。在风险分析框架中，风险评估是最基本的，是风险管理和风险信息交流的基础。虽然三者在开展工作时是相互独立的，但是应该指出：在一项公共卫生任务中，只有 3 个部分的工作都得到开展，才能称之为运用了风险分析。在食品安全领域，联合国粮农组织（FAO）、WHO 于 1995—1999 年分别召开了 3 次有关风险分析的国际专家咨询会，即"危险性分析在食品标准中的应用"、"危险性管理与食品安全"，以及"危险性信息交流在食品标准和安全问题上的作用"，旨在鼓励各成员国在制定本国的卫生和植物卫生措施（SPS）以及参与制定国际食品法典标准中应用这些原则，从而达到协调一致和减少贸易争端的目的。鉴于世界贸易组织（WTO）的 SPS 协定规定在"确定各国适当的卫生和植物卫生措施的保护水平"时，应以危险性评估的结果为主要依据（SPS 协定第 5 条），其重要性日益突出。有鉴于此，在公共卫生领域中，无论是科学研究、管理决策，还是信息传播和宣传教育，都应遵循风险分析这个重要的框架原则。

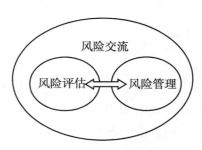

图6-1　风险分析框架图
（引自文献11）

二、风险评估、风险管理和风险信息交流的关系

（一）风险评估

风险评估，是指各种危害（化学的、生物的、物理的）对人体产生的已知或潜在的对健康不良作用可能性的科学评估，是一个由科学家独立完成的纯科学技术过程，不受其他因素的影响。风险评估的任务，是得出各种危害对健康不良作用的性质以及最大安全暴露量；评估结果适用于全世界各种人群。如：FAO/WHO 联合食品添加剂专家委员会（JECFA）提出的食品添加剂每人每天每公斤体重允许的摄入量，适用于世界不同地区、种族、性别、年龄的个体；因为在科学评估过程中已考虑到了这些差别。

（二）风险管理

风险管理，是根据专家的风险评估结果权衡可接受的、减少的或降低的风险，并选择和实施适当措施的管理过程，包括制定和实施国家法律、法规、标准以及相关监管措施。显然，这是政府立法或监督部门的工作，因此必然受各国政治、文化、经济发展水平、生活习惯、贸易中地位（进口或出口）的影响。以食品安全标准为例，尽管各国在制定食品安全标准时所依据的风险评估结果（安全摄入量）是一致的，但标准的内容则往往不同。例如，食品出口国出自于保护本国的经济利益，往往要把食品中农药残留限量定得高一些，而进口国则往往强调食品中农药残留限量应定得低一些。当然，根据 WTO 的规定是不允许设置这样的技术贸易壁垒的，但现实和规定往往有一定差距。再如，汽车尾气的排放标准，尽管尾气中有害物质对各国人民健康的影响是一致的，但由于各国经济发展程度的差异，欧洲等发达国家的标准往往严于多数发展中国家的标准；因为，做不到的标准是无用的。简而言之，风险评估是一个由科学家进行的科学技术过程，而风险管理则是由政府部门管理者进行的决策过程，两者的性质不同，但关系密切。当前的共识是，任何风险管理决策都应该以风险评估的结果为依据。

（三）风险信息交流

无论专家的风险评估结果，还是政府的风险管理决策，都应该通过媒体或政府渠道原原本本地向所有与风险相关的集团和个人（stakeholder）进行通报，而与风险相关的集团和个人也可以并应该向专家或政府部门提出他们所关心的问题和反馈意见，这个过程就是风险信息交流。交流的信息应该是科学的，而交流的方式应该是公开和透明的。透明度是 WTO 的一条重要原则。原则上，在风险评估和风险管理（决策）的前后都需要进行信息交流。交流的主要内容是危害的性质、风险的大小、风险的可接受性，以及应对措施，要使所有相关单位和个人都能明白并有正确的看法。

对风险一般有 3 种认识，即真正的（actual）、估计的（estimated）和认为的（perceived）。估计的风险是科学评估所得到的结果，包括不确定因素；真正的风险可能是从来不知道的，由于无法测量或风险在变化；与风险相关的单位或个体（如消费者）往往有他们各自对风险的看法。优秀的风险评估可以缩小这 3 种认识之间的差距，并有助于做出有效的管理决策，以至消除一些不必要的担心和做出必要的提醒（包括预警）。

另一种对风险的分类是从不同层面看待风险，即技术层面、心理学层面和社会学层面。技术层面主要是科学评估可能的危害及其严重性，也可包括经济方面的健康指标心理，如失能调整的寿命年（DALY）或造成的经济损失（以货币或占 GDP 的百分数表示）。心理学层面是从个人的角度来看待风险，如关注暴露的自愿性、风险的可控性、风险的灾难性等，这样看待的风险度往往与科学评估的结果大不相同。社会学层面主要从社会和文化结构来看待风险，其目标是以社会可接受的和平等的方法来分配成本（费用）和效益。显然，从 3 个不同层面对同一个风险会有很不相同的看法，而有效的风险信息交流则是缩小差别的惟一手段。

风险信息交流是在公共卫生工作中容易被忽视的一个环节。评估专家与政府部门之间的交流一般并不困难，比较困难的是评估专家或政府部门向与风险相关的集团和个人及时、透明地进行通报。如果能够做到这一点，则对于引导与风险相关的集团和个人正确认识风险，以及与政府部门共同应对风险，将起到重要作用。反之，则可能造成媒体炒作、认识混乱，甚至恐慌。我国食品安全领域中不乏这方面的教训。2005 年食品安全领域的辣椒酱中发现苏丹红事件是一个典型例子。苏丹红作为一种动物致癌物是不允许在食品中使用的。根据我国卫生部专家的评估，辣椒酱中非法添加的苏丹红在 10mg/kg 以下，人体通过辣椒酱可能摄入的苏丹红最大量仅相当于动物致癌剂量的 1/10 万 ~ 1/100 万因此，含有苏丹红辣椒酱不至于对消费者健康产生有害作用。根据这个风险评估结论，政府的决策应该是：由有关责任部门按正常监督程序禁止使用和销售非法加入了苏丹红的辣椒酱，并查处非法加工含苏丹红辣椒酱的源头；同时将问题的背景、风险的大小和政府的措施原原本本告知媒体、消费者和其他相关单位和个人。这就是一个应用风险分析原则应对食品安全突发事件的正确全过程。可是，由于当时科学家和政府部门都没有及时进行透明的风险信息交流，媒体的大肆炒作造成了全国上下一片恐慌，长达数周，甚至"谈红色变"；管理者也十分被动，投入了大量不必要的精力和资源。这个负面例子充分说明了风险评估、管理、信息交流三者的关系，以及其中信息交流的重要作用。

第二节 风险评估的基本内容

一、风险管理者在风险评估中的作用

简单地说，在风险评估任务中，风险管理者（政府官员）既是任务的启动者，又是评估结果的使用者，并在整个过程中与风险评估者（科学家）密切合作。

根据 FAO/WHO 食品安全风险分析指导中的风险管理一般框架（RMF），初步风险管理工作包括建立风险轮廓（risk profile）、决定是否需要风险评估、制定风险评估政策、委任风险评估任务，以及考虑风险评估的结果，必要时管理者还可以对风险进行分级（ranking）。鉴于篇幅限制，这里只对建立风险轮廓、制定风险评估政策和风险分级加以简述。

（一）风险轮廓

在应对一个（种）公共卫生危害时，建立风险轮廓是风险管理者需要做的第一项工作，其内容是收集有关此危害的现有信息，以便做出下一步行动的决策。通常管理者只建立简单的风险轮廓，如果要收集更详尽的信息，则会要求风险评估者来做。以食源性危害为例，风险轮廓中需要包括的信息有：现状、涉及的产（商）品、消费者暴露于此危害的途径、暴露带来的可能风险、消费者对风险的看法、不同人群中的风险分布。对于某些问题，建立风险轮廓相当于一个初步的风险评估，即对风险的现有信息进行收集和综合。政府部门可以将所建立的各种风险轮廓在网站上公布，作为信息交流的一部分。如，新西兰食品安全局（NZF-SA）网站上就有不少食源性危害的风险轮廓，主要是食品的致病性微生物污染，如禽类中沙门菌和空肠弯曲杆菌、冰淇淋和熟肉中单核细胞增多性李斯德菌；化学污染方面，如玉米中黄曲霉毒素、大豆或大豆制品中除草剂（glyphosate）。

现以鱼中甲基汞为例进一步说明风险轮廓。鱼中甲基汞污染是一种公认的值得关注的食源性危害。风险轮廓需要包括以下信息：危害的主要目标人群是育龄期妇女；主要关注的健康危害是胎儿脑发育障碍，但对一般成年人也会损伤神经系统；关键是要知道哪些种鱼含甲基汞最多和这些鱼的消费量的分布，因为这些信息决定了暴露水平。各国的污染和消费水平不尽相同，需要建立以国家为单位的暴露信息库。鉴于这一问题的复杂性和涉及面广泛，在国际层面上由 FAO/WHO 联合食品添加剂专家委员会（JECFA）（风险评估者）在初步的风险轮廓基础上开展了全面和深入的甲基汞风险评估，包括世界各区人群的暴露评估。

在没有条件或没有必要开展风险评估的情况下，风险轮廓可以作为管理决策的依据。

例1：20世纪90年代，发现广泛存在对动物和人用抗生素的微生物耐药性。风险轮廓显示了通过对食用动物和人调查得到耐药致病菌的比例，并确定了某些抗生素在治疗人体感染性疾病中的重要价值，以及现有的替代抗生素。根据这些信息，有些国家作出禁止在动物中使用某些抗生素的决定，尽管还没有证据表明人类疾病的发病率有与此相关的变化。

例2：21世纪初瑞典科学家报告在油炸土豆条中发现有动物致癌物丙烯酰胺，进而发现其他一些食物在加工过程中也能产生丙烯酰胺。同时，研究表明降低烹调温度/时间可以减少人体对丙烯酰胺的暴露。于是，在国际层面和国家层面都倡导改变食品加工方法，尽管并不清楚丙烯酰胺暴露的确实危险以及加工方法的改变会降低多少风险。

例3：加拿大政府通过建立风险轮廓了解到单核细胞增多性李斯德菌在食品中的污染是可以减少的，但不可能在食品终产品和环境中消除此菌。

风险管理的重点，是对有利于单核细胞增多性李斯德菌生长的即食食品进行监督、检测和合格行动。特别关注曾发生过李斯德菌食物中毒的、货架期在10天以上的食品。因此，在管理措施上将即食食品分成3类。1类食品，是曾引起人类疾病，需要最严格的管理。如在此类食品检出李斯德菌，则实施1类回收，并可能包括向公众预警。2类食品，能支持李斯德菌生长和货架期在10天以上。如在此类食品检出李斯德菌，则实施2类回收，并可考虑向公众预警。这类食品是监督和合格行动的重点。3类食品，能支持李斯德菌生长，但货架期在10天以下，或不支持李斯德菌生长。这类食品不是监督管理的重点，每克食品检出100个李斯德菌以上才采取行动。

尽管以上例子中的管理措施决策都有充分依据，但是一般并不认为这些措施是基于风险（risk-based）的，因为都没有进行对消费者风险的评估。

（二）风险评估政策

风险管理者在做出开展某项风险评估的决策后，需要制定风险评估政策，以便风险评估者在工作中有所遵循。因为，尽管风险评估是一项客观的科学活动，但是不可避免的有政策和主观判断的成分。在开展风险评估的过程中，往往需要做出某些主观的判断或选择，而有些判断或选择会影响管理者根据评估结果做出决策。其他的一些判断或选择会影响评估工作的科学水平和偏好，如：如何对待不确定性，以及在数据不一致的情况下采用哪个假说，或在建议可接受的暴露水平时采取多大安全系数。这里介绍一个实例：1996年，美国国会（风险管理者）要求美国环境保护署（US EPA）评估膳食中农药残留的风险。所制定的风险评估政策中包括，所制定的农药最大残留限量能保护最敏感的人群（婴幼儿）；在数据不足时采用比常规更大的安全系数；考虑具有相同毒性机制的多种化合物的蓄积作用；以及在制定来自食物的农药可耐受摄入量之外，还要考虑来自水和家庭用品的农药暴露。

风险评估政策可以分为指导基于实际的选择和基于科学的选择两类。前者包括的例子有：对于有意加入食品的化学危害（食品添加剂、加工助剂），其在食品中的含量应不对人体造成任何可见的危害；微生物风险评估中的危害特征描述，应包括所引起不良健康影响的种类和程度，并按风险高低分类；在估算化学危害可接受的每天摄入量时，比较合适的方法是从动物实验中未引起可以观察到的有害作用的剂量开始，并除以100（即100倍安全系数），假定人与动物对毒性反应的敏感性相差10倍，以及人群中对毒性反应敏感性的个体差异也是10倍。后者的例子有：将动物实验中高剂量所得到的结果外推到人时，很难知道剂量-反应曲线中低剂量部分的曲线形状，从保护公共卫生的角度出发，采用比较保守的直线模型被认为是恰当的；在有数据的情况下，致癌性化学物的毒理学参考剂量应同时根据人和动物的数据。

鉴于可以供风险评估用的科学数据往往不足，在风险评估前就作出完整的风险评估政策一般是不可能的。因此，在实际工作中需要管理者与评估者频繁、密切地交流信息，既使评估工作不会偏离管理的需要，又使评估者在数据不足的情况下必须选择假说时有所遵循；一般一个风险评估政策文件没有固定的格式，而是按个案（case by case）制定。

（三）风险分级

根据对风险因素的了解，对风险进行分级有利于抓住风险管理的重点，在某些情况下也可以为风险管理决策提供依据。用于风险分级的手段和方法很多，有些已为国际公认。例如，常见的将化学性危害进行毒性分级（如高毒、中毒、低毒、实际无毒）。在职业危害评估中往往将危害分为Ⅰ、Ⅱ、Ⅲ、Ⅳ级（表6-1）。在致癌物评价中，国际癌症研究中心（IARC）将致癌物分为1类（人致癌物，人群资料证据足够）、2A和2B类（动物资料证据足够或有限）、3类（证据不足）和4类（非致癌物，证据为阴性）。但是，更多的是各国按自己的条件和需要进行分级。在食品安全管理中，可以按风险因素（如食物类别、食物制备方法、企业类别、合格记录、消费人群等）对食品企业进行分级。例如，澳大利亚健康与老年部开发的商业食品安全分类手段软件，用决策树将不同食品企业按潜在的公共卫生风险进行分级。加拿大联邦、省、领地食品安全政策委员会，用食品零售/服务设施风险分级模型来确定最需要加强监管的企业。中国卫生部多年来实施的餐饮业量化分级管理，按卫生条件和守法记录对大小餐饮业定级、挂牌，不仅便于监督，而且起到了激励企业提高自身食品卫生水平的作用。

尽管风险分级为风险管理者提供制定管理措施的科学依据，但严格来说风险分级并不是风险评估。风险分级的优点是短、平、快，因此常被管理者作为一种风险管理的工具或手段。

表6-1　职业危害因素健康效应等级划分标准

等级	毒物*	粉尘#	噪声
3	Ⅰ（极度危害）	≥70%或石棉	
2	Ⅱ（高度危害）	40%~70%	脉冲
1	Ⅲ（中度危害）	10%~40%	连续BH
0	Ⅳ（轻度危害）	≤10%	

* 参照《职业性接触毒物危害程度分级标准》（GB 5044-86）；

\# 参照《生产性粉尘作业危害程度分级》（GB 5817-86）

二、风险评估的原则

风险评估应遵循以下原则，但在实施时需要根据评估任务的性质作具体调整。

（1）风险评估应该客观、透明、记录完整，接受独立审核/查询的风险评估应该不带有任何偏见，其结果和结论不应受非科学因素（如经济、政治、法律、环境等）的影响。风险评估应能清楚地说明其科学依据的充分性。整个评估过程，从起动、实施，到最后，都要遵循一个使管理者和其他利益相关集团/个人能明白的工作模式。在评估的透明度方面，应做到：描述其科学依据，揭示能影响评估过程或结果的任何偏见，清楚和精炼地说明科学方面的投入，说明所采用的所有假说，准备一份为非专业人士阅读的摘要，以及在允许的情况下公开征求民众的意见。

（2）尽可能将风险评估和风险管理的功能分开。一般来说，应该在实际可能的范围内，将风险评估和风险管理者这两个不同的功能分开，使科学独立于政策和价值。在由不同的机构和人员从事风险评估和风险管理的情况下，风险评估和风险管理两者的功能就比较容易分开。需要强调的是，即使在人力资源不足的国家，有些人既是风险评估者又是风险管理者的情况下，也是可以做到两者的功能分开。关键是要确保将风险评估工作和风险管理工作分开进行，即强调做到本节包括的 7 原则要点。尽管强调风险评估和风险管理的功能分开，但仍要保持风险评估者和风险管理者的密切配合和交流，使风险分析成为一个整体，而且有效。

（3）风险评估应该遵循一个有既定架构和系统的过程，见下文"三、风险评估的基本组成部分"中所包括的风险评估的组成部分和方法学。

（4）风险评估应该基于科学信息和数据，并要考虑从生产到消费的全过程。要求从可靠的来源得到质量符合要求、详尽的和有代表性的信息和数据。评估中的描述和计算都要有文献依据和采用公认的科学方法。在确定一项风险评估任务后，经常面临的问题是现有的信息和数据不足。此外，评估过程的某些阶段也需要设定一些假说，这些假说必须尽可能的客观，生物学上合理并前后一致，而且如实地记录下来。在数据不足的情况下，必须用专家意见使评估继续进行。应该采取不同的方法得到尽可能接近"循证"要求的专家意见，如询问、Delphi 方法、调查和问卷等。

（5）应该清楚地记录风险估算中的不确定性（uncertainty）及其来源和影响以及数据的变异性（variability），并向管理者解释不确定性往往是由于数据不足和/或方法学有缺陷。例如，在缺乏可靠的流行病学资料时，通常将动物试验的结果外推到人。又如，不同流行病学研究得出的结果不一致（鱼中甲基汞的健康危害）所造成的不确定性。而变异性则是由人群中的个体差异造成的。例如，对于同一种食品的摄入量，个体之间多少不等，又如，对于同一种大气中的化学危害，个体间的暴露量不同。需要将评估中存在的不确定性和变异性，及其来源和对评估结果的影响，分别对管理者进行解释。

（6）在合适的情况下，对风险评估的结果应进行同行评议。这对于确保透明度和得到更多科学意见有重要意义，特别在采用了新的科学方法的情况下更有必要。对采用不同科学假说和判断的同类风险评估进行公开的比较，能提供很有价值的信息。

（7）风险评估的结果需要基于新的科学信息不断更新。这是由于随着科学的发展和/或评估工作的进展而出现的新的信息有可能改变最初的评估结论。如，JECFA 对面粉处理剂溴酸钾的风险评估，先后共进行过 5 次。在最初 1963 和 1983 年评估时并未发现有重要的健康危害，因此认为可以作为添加剂在面粉中使用，并提出了暂定使用量。然而，在 1988 和 1992 年重新评估时，新的科学数据表明溴酸钾有致突变性和对动物的致癌性，并在 1995 年的评估中得到确认。评估结果的变化导致了管理决策的改变，即从 20 世纪后期开始，世界各国先后禁止在面粉中使用溴酸钾。这一例子说明，风险评估是一个动态的过程，一个风险评估的结果不是一成不变，而需要不断更新。

三、风险评估的基本组成部分

风险评估是评估环境中某种危害对人体健康造成不良作用的性质、程度和可能性；评估的对象可以是生物性的、化学性的或物理性的。风险评估必须基于科学数据，需要从各方面合适的来源收集符合质量要求的、详尽的和代表性的数据，并加以系统整合。以食品安全领域为例，可能得到的数据来源包括：发表的科学研究、为评估开展的专项研究（以填补信息的不足）、企业界未发表的研究和调查报告、国家食品检测数据、国家健康监测和实验室诊断资料、疾病暴发调查、国家食物消费调查、其他国家的风险评估结果、国际食品安全数据库、国际食品安全风险评估专家组（JECFA、JMPR、JEMRA）报告。

各国采用的风险评估方法不尽相同，而且对于不同类别（化学、生物、物理）的危害，不同性质（已知的、新发现的、新技术等）的危害，以及现有的时间和资源不同，需要采取不同的方法。最显然的是对化学性危害和生物性危害所采用的方法不同，这是由两者的性质不同所决定的（表6-2），而且，化学性危害（如农药、环境污染物、职业危害）可以人为控制，但微生物性危害则是自然存在，难以消灭的。

表6-2　化学性和微生物性危害对选择风险评估方法的影响

微生物性危害	化学性危害
危害可再从生产到消费的任何一点进入食品	危害通常只通过原料、配料进入食品，或在加工过程中产生（如丙烯酰胺）
在食品量的各点，危害的存在频率和含量有明显变化	危害进入食品后其水平往往不再有明显改变
对健康的不良效应常是急性的，并在一次进食后发生	对健康的不良效应可以是急性的，但通常是慢性的
个体间对不同危害水平的反应尚有很大变异	一般个体间的不良（毒性）反应类型相同，但敏感性不同

（引自文献11）

风险评估一般由循序渐进的4个部分组成，即危害识别、危害特征描述、暴露评估和危险性特征描述（图6-2）。在危害确定后，开展其他部分的次序并不是固定的。整个过程应该是各部分之间互动的，而且随着数据的增加和假说的改进，有些部分要重复进行。

（一）危害识别

危害识别（hazard identification）是风险评估的第一步，开始了对估计某种危害所致风险高低的全过程。对于化学性危害，通常在建立风险轮廓［本章第二节一、（一）］的过程中已完成了危害识别。对于微生物性危害，在建立风险轮廓过程中可能确定了与不同致病菌菌株相关的某些危险因素，而下一步的风险评估则集中于某些亚型。风险管理者往往是这方面的决策者。

（二）危害特征描述

危害特征描述（hazard characterization）是描述某种危害的性质和程度，在可能的情况下，建立剂量-反应关系，即在不同暴露水平时不良健康效应的强度。建立剂量-反应关系的

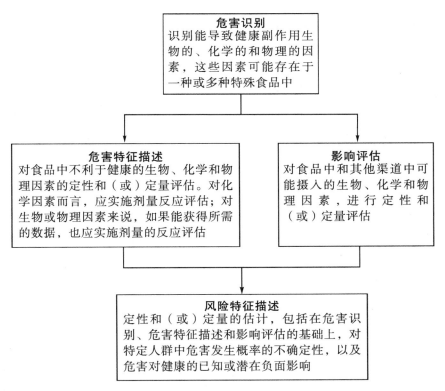

图 6-2　《国际食品法典》对风险评估组成要素的一般描述

信息，可来自动物毒性试验、临床人体暴露试验和流行病学调查。反映不良健康效应的指标，取决于风险管理者对风险评估者所提出的问题，以及危害识别所确定的主要不良健康效应。例如，对于化学性危害，通常是动物实验中观察到的有害作用，如肝损伤、致癌性等；对于微生物性危害，则是感染率、患病率、住院率和死亡率等。

（三）暴露评估

暴露评估（exposure assessment）是描述暴露人群中各种目标成员对某种危害的接触（摄入、吸入）量。估计暴露量需要的信息是某种危害在介质（食品、空气、水）中的含量和介质的消费量；两者相乘即可得到个体或群体的暴露量。

暴露的特征取决于针对急性或慢性的不良健康效应。评估化学危害的风险时，一般需要考虑长期暴露的后果；但对于农药和某些污染物，也经常考虑急性暴露。对于微生物性危害，一般只考虑从某一来源的一次暴露。与化学性危害相比，微生物性危害暴露评估的难点在于介质中的含量往往不稳定（生长繁殖、交叉污染等因素）。

（四）危险性特征描述

危险性特征描述（risk characterization）主要是将前面三步的结果进行综合估算风险度。估算的方法很多，但必须描述其不确定性和变异性。危险性特征描述还可以包括风险评估的其他方面，如与其他来源的相同危害比较其风险度，假定不同情境的风险度，以及改善评估的今后工作。

对化学性危害长期暴露的危险性特征描述，一般不包括不同暴露水平下发生的不良健康效应的几率和严重性的估计，而采用"理论零风险"（notional zero risk）方法，其目的是将暴露量降低到不会引起任何不良健康效应的水平。

（五）定性评估和定量评估

风险评估的产出可以是定性的或定量的，也可以是两者之间的中间性质（图6-3）。定性的评估结果可以描述性名词表示，如低危险性、中危险性、高危险性。定量的评估结果可以数字描述，也可包括对不确定性的数字描述。中间类型的结果也可称为半定量的，如以分数或级别来描述。

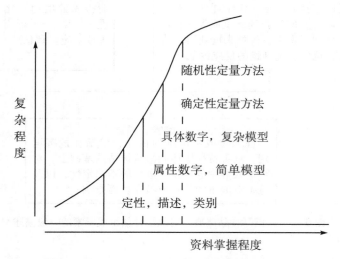

图6-3 从定性到定量的各种风险评估类型

1. 点估计法（point estimate）

采用点估计法进行风险评估时，每一个步骤都有数字表示的点值（point value）。例如，在评估车间空气中苯的风险时用苯的平均值或95百分位数浓度，或在评估食品中铅的风险时用含铅食品的平均值或95百分位数摄入量，来估计单个点的定量风险。点估计方法是评估化学性危害的标准方法。例如，评估摄入一种食品，其农药残留量达到最大限量（MRL）时的风险。

2. 概率法（probabilistic）

采用概率法进行风险评估，可提供发生某一种不良健康效应的概率。这需要对所涉及的变量进行数学模拟，所得到的是风险度的分布。这样就可以分析各种情景（危害的各种不同浓度、介质的各种消费量）的风险。例如，如果有足够数量的单个食品中铅含量数据以及某人群中单个个体的食物消费量，即分别有食品中铅含量和含铅食品消费量的分布曲线，就可以得到任何铅含量和任何食品消费量情况下的铅暴露量。用这个方法得到的评估结果最能代表现实情况，但需要充分的数据，且方法比较复杂。概率模型现已逐渐用来改进用于化学性危害的传统的安全评价方法，特别是对于污染物。然而，对于正在兴起的微生物危害的评估，概率法已成为一种标准的方法。用暴露量结合剂量-反应数据，即可得到发病风险的概率估计。以食源性疾病为例，即食品中只要有一个致病菌，就会有一定的概率引起疾病。

四、化学性危害的风险评估

人类环境中的化学性危害，包括形形色色的环境污染物、天然毒素、农药和兽药残留、食品添加剂，等等。与生物性危害不同，化学性危害的评估主要着眼于长期低剂量暴露所产生的慢性健康效应，如二噁英等环境内分泌干扰物的作用。而对于有些化学物（如海洋毒素、农药等），既要考虑慢性毒性也要考虑一次大剂量的急性毒性。化学性危害的风险评估方法已经比较成熟，药品的安全性评估为公共卫生领域的化学物风险评估方法提供了基础。近十多年来，由于暴露评估的发展，形成了比传统安全性评价更上一层楼的定量风险评估专业。特别是近年来对没有阈值的遗传毒性致癌物的评估方法的发展，开辟了化学物风险评估的崭新领域。

无论是在国际层面，还是国家层面，化学物的风险评估已成为设定食品、饮用水、大气中化学物限量标准和其他风险管理措施的重要科学依据，也因此推动了评估方法的发展。

（一）危害识别

危害识别是根据流行病学研究、动物试验、体外试验、结构-反应关系等科学数据，确定人体在暴露于某种化学性危害后是否会对健康发生不良作用，以及受威胁人群的特性（如年龄、性别）。危害识别是整个风险评估过程的开始，而且可能在建立风险轮廓过程中已开展或部分开展，特别是对于化学性危害。危害识别的全过程往往由风险评估者和风险管理者共同完成，并且有相互的、频繁的风险信息交流。

首先，人群流行病学数据对于危害识别是最有价值的依据，但往往难以获得，特别是对于一些新的化学物，如一种新的农药或新的食品添加剂，在广泛应用以前往往不可能得到流行病学信息。在化学性危害评估中，职业性暴露往往可以提供很有价值的危害识别信息，即使要评估的领域不限于职业卫生。如在食品安全领域评价多环芳烃的危害时，18世纪英国早期报道的扫烟囱男孩发生阴囊癌，是一个十分有力的危害识别证据。但在所有的风险评估实践中，能够基于人群证据来识别化学性危害的例子并不多，而且大部分流行病学研究的统计学效率不足以发现低水平暴露的效应，阴性结果不能作为没有不良健康效应的依据。特别是对于需要上市前审批的新化学物（如农药、化妆品、食品添加剂等），不可能用流行病学资料进行危害识别。

因此，动物试验的数据往往是危害识别的主要依据。动物毒性试验或毒理学试验需要遵循一套标准的程序和方法，以保障试验结果的可靠性和可比性。国际经济合作与发展组织（OECD）和美国环境保护局（EPA）曾经制定了化学品的危险性评价程序；美国食品药品管理局（FDA）的"红皮书"（red book），已成为世界上不少国家开展食品化学物毒性评价的重要参考资料；我国也以国家标准形式分别颁布了食品、农药和化妆品的毒理学评价程序和方法。此外，需要强调的是，无论采用什么程序和方法，所有试验均应符合良好实验室规范（GLP）和标准化的质量保证/质量控制（QA/QC）的要求。特别是作为产品等级和审批的试验报告，应该只有具有GLP资质的毒理学试验室才能出具。这已经成为许多国家政府部门的要求。

动物毒性试验，一般包括急性、亚慢性和慢性毒性试验；遗传毒性试验，通常是进行一组不同终点的试验，而不是一个试验；代谢试验，包括毒代动力学试验、吸收、分布和排泄试验，以及体内转化试验等；致畸试验；繁殖试验；致癌试验等。试验项目的确定取决于所评价化学物的性质和评价目的，通常要求在试验中采用两种动物，一种啮齿类和一种哺乳类动物。对于某些化学物还需要进行一些特殊试验，如神经毒性试验、行为毒性试验等。

利用一些特殊的细胞系或组织进行体外试验的结果，则可以作为作用机制的补充资料，但不能作为预测对人体危险性的唯一信息来源。结构–反应关系在对化学性危害（如，脂链香精、多环芳烃、二噁英）进行评价时，相当有价值。

（二）危害特征描述

危害特征描述是定量风险评估的开始，主要是研究剂量–反应关系，即不同暴露量条件下观察到不同程度的有害健康效应。化学性危害的剂量–反应关系信息往往难以从人群流行病学研究中得到，因此在多数情况下剂量–反应数据来自于动物实验。然而，为了能观察到毒性反应，动物毒理学试验一般使用很高的剂量，而绝大多数食品、水和空气中化学物（如食品添加剂、农药、苯等）的实际含量往往很低，人体暴露量远低于动物毒理学试验所用的剂量。因此，对于毒理学工作者的挑战则是用高剂量所观察到的动物不良反应来预测人体低剂量暴露的危害。这方面对最终评价所带来的不确定性，目前尚未有适当的解决办法。

1. 有阈值的反应

对于非致癌物来讲，在剂量–反应关系的研究中都可获得一个阈值，这是目前的共识，即"无可见的有害作用水平（no observable adverse effect level，NOAEL）"，或"最低可见有害作用水平（lowest observable adverse effect level，LOAEL）"，再除以一个适当的安全系数（通常为100），即得到安全水平。

安全水平（剂量）（mg/kg 体重）= NOAEL 或 LOAEL/安全系数

设定安全系数为100的基础是假定：人比动物对毒性作用敏感10倍（毒代动力学的2.5倍和毒效动力学的4倍），以及人群中不同个体之间对毒性的敏感性有10倍的差异。显然，这个100倍安全系数有很大的不确定性，但一般是一个相当保守的系数，由此得到的安全水平（剂量）则是相当保守的。当然，在有比较完善数据的情况下，应根据实际数据设定安全系数。

此安全水平（剂量），在经口暴露条件下，称为每日允许摄入量（acceptable daily intake，ADI），如食品添加剂，或最大可耐受量（maximum tolerable intake），如污染物，以每日每千克体重毫克数表示；对于半衰期长的污染物，则用暂定每周可耐受摄入量（PTWI）或暂定每月可耐受摄入量（PMTDI），以每千克体重毫克或微克表示。在环境卫生和职业卫生中，常用每日容许摄入量/浓度（tolerable daily intake or concentration，TDI/TDC）；国际化学品安全署（IPCS/WHO）采用的是容许摄入量（tolerable intake，TI）。需要强调的是，通过这种传统方法所得到的安全水平（剂量）的含义应该是：①终生每天暴露于这样的水平（剂量）也不会发生不良的健康效应；②偶尔或短期暴露超过这样的水平（剂量）一般不会发生不良的健康效应；③如果是国际权威专家风险评估机构公布的安全水平（剂量），则适用于世界上不同地区、种族、性别、年龄的人，因为在安全系数中已包括了这些不确定因素。正确理解安全水平（剂量）的含义，对于风险管理者判定风险的大小以及是否需要采取特殊措施，具有重要意义。

在过去的10多年里，发展了一些新的方法来改进剂量–反应关系的评估。例如，试图通过动物种系内和种系间毒代动力学和毒效动力学的资料，来提高不确定系数选择的精确度。

　　最近得到风险评估者广泛关注的则是基准剂量（bench mark dose，BMD）法。基准剂量概念首先由 Crump 和 Dourson 等提出，其目的在于更好地设定一个计算安全剂量的起始值，以弥补 NOAEL 或 LOAEL 的不足。美国环境保护署（EPA）的基准剂量定义是："在背景值的基础上，引起预定频率的不良健康效应剂量的下限值"，并已开发出一种较易使用的基准剂量计算软件，名为 bench mark dose software（BMDS）。BMD 的计算是通过对观察资料进行灵活的数学模型拟合，从而估计引起预定频率（或"基准反应率"）反应的相应剂量。

　　考虑到资料的实验误差，人们常常用 BMD 的可信下限（经常取基准剂量 95% 的可信下限）作为推算安全剂量或阈下剂量的起始点值。这个下限值经常被称为基准剂量下限值（即BMDL）。BMD 是根据关键效应的整个剂量–反应曲线计算的，而不是仅仅根据单个剂量（如NOAEL 或 LOAEL）推导所得。

　　由于 BMD 法主要用于估计观测数据范围内的剂量–反应关系，这就免除了低于实验剂量的数据外推问题。BMD 法的第二个优点是，其使用剂量的下限值（BMDL）作为推算安全剂量或阈下剂量的起始点值。样本量越小，不确定性越大，可信限的范围也就越大，相应的BMDL 就越低。而较大的样本量会产生较高的 BMDL。BMD 法的第三个优点是，计算安全剂量的起始值不局限于实验剂量，而且基准剂量的计算过程允许在只有 LOAEL 而没有 NOAEL情况下进行。这很适用于许多流行病学队列研究资料，因为在这些研究的设计中往往没有暴露分组。至目前为止，BMD 分析已被应用于分析二硫化碳职业暴露和神经传导速度降低的关系，以及母亲食鱼造成儿童出生前甲基汞暴露与儿童学习和心理测试分数的关系。尽管 BMD法较 NOAEL 法有种种优点，但它只能在所得资料适用于数学模拟的情况下使用，而且更依赖于数据的完整性。因此，它不能完全替代 NOAEL 法，而更被看做是又一种具有某些优点的风险评估工具。图 6-4 为 BMD 法与 NOAEL 法的比较。

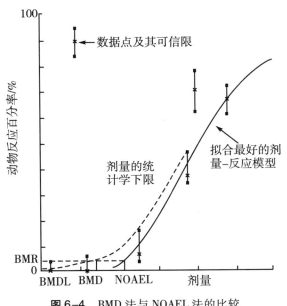

图6-4　BMD 法与 NOAEL 法的比较

（引自文献28）

2. 无阈值的反应

　　上述危害特征描述方法不适用于遗传毒性致癌物，因为此类化学物没有阈值，即不存在一个没有致癌危险性的最低剂量（尽管目前越来越多的专家不同意这种看法）。这种没有阈值反应的理论对于风险管理直接后果的最典型例子，即是美国 1958 年颁布的 Delaney Clause（FDCA，Section 409）。这一法律条款规定："凡是被发现对人或动物致癌的添加剂都是不安全的。"美国至今未批准甜蜜素（cyclamate）作为甜味剂在食品中使用，当初就是基于这一条款（尽管所依据的动物实验结果遭到许多质疑）。

如果说对于食品添加剂还可以在管理中遵循这一规定，则对于霉菌毒素（如黄曲霉毒素）和某些环境污染物（如多环芳烃）来说，不可能做出零暴露量的管理规定。从这一例子也可以说明风险评估对风险管理决策的重要作用。反之，由于风险管理者需要制定更为实际而有效的管理措施，促使风险评估专家研究出对遗传毒性致癌物进行危害特征描述的新方法。

3. 剂量外推法

目前通常采用的是剂量外推法，即在动物致癌实验中使用几个远高于人体可能摄入量的剂量，以确保实验得到阳性结果。在评价时则需要将这些高剂量用数学模型（如 Monte Carlo 模型）外推到低剂量时的可能致癌作用，以每单位（μg、ng）摄入量引起的癌症病例数表示致癌物的作用强度（potency）。一般认为，在每百万人口中增加 1 个癌症病例的风险是可接受的。如果大于 1 个，则认为其对健康的作用应受到关注或需要进一步评价。

现以 WHO/联合国粮农组织的联合食品添加剂专家委员会（JECFA）对黄曲霉毒素的评价为例说明这一方法。JECFA 根据人群流行病学资料和动物毒性试验结果，认定黄曲霉毒素是一种具有遗传毒性致癌物，其主要靶器官为肝脏；国际癌症研究中心（IARC）将其列为确定的人类致癌物（1 类）。然后，专家们根据已有的流行病学数据，以各种数学模拟黄曲霉毒素摄入量与肝癌发生之间的剂量-反应关系，并最后选定了一种模型来估算黄曲霉毒素的致癌作用强度。鉴于乙型肝炎病毒感染在黄曲霉毒素致肝癌中的重要作用，对乙肝感染率高和低的人群分别做了估算。结果是：HBsAg+，0.3（0.05 ~ 0.5）例肝癌/年/10 万人/ng AF/kg bw/d；HBsAg-，0.01（0.002 ~ 0.03）例肝癌/年/10 万人/ng AF/kg bw/d。也就是说，对于乙肝表面抗原阳性人群，每人每天每公斤体重摄入 1 ng 黄曲霉毒素 B_1，在 10 万人中可增加肝癌病人 0.3 例，其 95% 可信区限为 0.05 ~ 0.5 例肝癌病人。相反，对于乙肝表面抗原阴性人群，摄入同样量黄曲霉毒素 B_1，在 10 万人中只增加肝癌病人 0.01 例，其 95% 可信区间为 0.002 ~ 0.03。可见，乙肝感染对于黄曲霉毒素的致癌作用强度有十分明显的作用，没有感染乙肝的人，即使摄入少量黄曲霉毒素，其患肝癌的几率甚低。由此可以推算不同乙肝感染率人群的黄曲霉毒素致癌作用强度。

（1）如人群乙肝感染率为 1%，则黄曲霉毒素的致癌作用强度为：

　　　　x 99% +0.3×1% =0.013 例肝癌/年/10 万人/ng AF/kg bw/d

（2）如人群乙肝感染率为 25%，则黄曲霉毒素的致癌作用强度为：

　　　　x 75% +0.3×25% =0.083 例肝癌/年/10 万人/ng AF/kg bw/d

这种定量的危害特征描述，尽管往往由于数据的限制有相当大的不确定性，但是仍为风险管理者制定控制措施提供了有价值的科学依据。需要指出的是，在进行这种数学模型的定量评估时，如果没有较大量人群流行病学数据（黄曲霉毒素摄入量和肝癌患病率），评估结果往往不可靠。

4. 暴露限值法　鉴于剂量反应外推法不能很好地反映致癌物作用强度的差别，近年来科学家们又提出了暴露限值法（margin of exposure，MOE）。首先根据动物致癌实验中得到的致癌作用剂量–反应关系中不同剂量下的不同肿瘤发生率，采用数学模型估计基准剂量的低侧可信限（bench mark dose lower confidence limit，BMDL），即引起5%或10%肿瘤发生率的剂量可信限的低侧值。然后，再计算暴露限值（MOE），计算公式为：MOE = BMDL/估计的人群暴露量。当引起肿瘤发生的剂量相对很小（致癌强度大），而人群暴露量相对很大时，则MOE值会很小；MOE值越小，则表示此遗传毒性致癌物的危险性越高。其原理与上述剂量外推法一致，都是根据致癌作用的强度和暴露水平进行评估。然而，MOE法由于结合了暴露量，使其结果更具定量性，也更便于定量比较各种遗传毒性致癌物危险性的高低。如，JECFA第64次会议评估了丙烯酰胺和多环芳烃的MOE，在一般摄入量时分别为300和25 000，表明丙烯酰胺的实际致癌危险性高于多环烃。

由于MOE法使用时间尚短，目前尚没有一个公认的安全值，即MOE大于多少就可以认为实际致癌风险不大，不必立即采取管理措施。显然，这一方法的评估结果可以为遗传毒性致癌物的风险管理提供有价值、定量的科学数据。

（三）暴露评估

暴露评估是描述从各种途径（经口、经皮、经呼吸道）进入人体的化学物的量。通常职业性危害一般主要经呼吸道或皮肤暴露；而食源性危害则通过食物进入体内；化妆品及某些家用化学品则经皮暴露。

1. 暴露量的评估

暴露量的评估需要两类数据，一类是化学物在介质（空气、水、食物）中的含量（浓度），另一类则是介质的摄入/吸入量，两者相乘即得到暴露量。这两类数据的质量（代表性、可靠性）决定了暴露量评估的准确性。与通过空气和水的化学物暴露评估相比，化学物的膳食暴露评估要复杂得多。这是因为食物的品种繁多，一种化学物（如农药）往往会通过多种食物摄入体内，需要分别计算各种食物来源的暴露量，才能得到这种化学物的总摄入量。

化学物的膳食暴露（摄入）量评估有3种方法，即总膳食研究、单个食品的选择性研究和双份饭研究。总膳食研究（total diet study，TDS）和双份饭（duplicate plate）研究法都是将代表性的经烹调或加工的食物样本进行实验室检测，得到实际化学物含量，然后结合食物消费量估算化学物的摄入量。与单个食物的选择性研究相比，这两种方法得到的化学物膳食摄入量比较接近实际，但是实施难度较大，技术要求高和工作量大；特别是双份饭法，只适用于较小的样本量。而总膳食研究则是WHO推荐的方法，正在世界范围内逐步推广应用。中国自1990年以来已开展过4次全国总膳食研究，对重金属、农药、真菌毒素、放射性核素、环境污染物等进行了暴露评估，为化学物在食品中限量标准的制定提供了有价值的数据。

需要强调的是，任何一个国家或地区都需要进行自己的暴露评估。因为，人群对任何一种化学物的暴露量因地区、文化、经济、生活习惯等因素而不同。一般来说，发展中国家没有必要也没有可能对每种化学危害制定自己的参考值（如ADI或PTWI），因为国际专家组的评价结果是适用于世界上任何一个人群的；但是，每个国家必须要有自己的暴露量数据。无论是制定国家标准，或是参与制定国际标准，以至解决国际贸易争端，都必须有本国的暴露量数据。

2. 用生物学标志物（biomarker）评估内暴露

暴露评估中的一个新领域是采用生物学标志物的监测评估机体中化学物的内暴露。这包括：①生物组织或体液（血液、尿液、乳汁、呼出气、头发、脂肪组织等）中化学物及其代谢物的浓度，如 WHO 开展的人乳中二噁英及其类似物的监测，我国学者创造的盯眝中有机氯农药的监测；②人体暴露于化学物导致的生物学效应，例如，长期镉暴露造成肾小球损伤而导致尿中 β-微球蛋白排除增加，有机磷农药抑制血液胆碱酯酶；③化学物和致癌物与靶细胞 DNA/蛋白质（清蛋白和血红蛋白）形成加合物，如黄曲霉毒素与血红蛋白的加合物，多种亚硝胺的 DNA 加合物。这些生物学标志物，有的是接触性标志物，其检测到的水平只是反映化学物的暴露量，而有的则是效应性标志物，其检测到的水平除了反映化学暴露量外，还反映化学物在体内的生物学效应，即反映对人体健康的危害。

采用生物学标志物评估内暴露对于风险评估无疑是很有价值的，因为它排除了化学物的吸收、利用等不确定因素，直接反映化学物在体内，乃至靶器官/细胞/分子的水平。然而，与膳食、空气、水的暴露评估相比，生物学标志物的监测在样品采集和检测方法方面均有较大难度。同时，不同的化学物，由于化学或生物学特性不同，可能采用的生物学标志物不同，在风险评估中的作用也不尽相同，需要作个案处理。近年来，在生物学标志物的研究方面有不少新的成就（如黄曲霉毒素与血红蛋白的加合物能反映较长期的暴露），为生物学检测和内暴露评估提供了有价值的手段。

（四）风险特征描述

风险特征描述是危害确定、危害特征描述和暴露评估的综合结果，是对人体暴露于某种化学物对健康产生不良效应的可能性进行估计。对于有阈值的化学物，对人群危险性的描述可用暴露量与参考剂量（如 ADI）相比较。如果所评价化学物质的暴露量小于参考剂量，则表明此暴露水平更低或对人的健康不至于造成危害；暴露量与参考剂量的差距越大，则表明造成健康危害可能性越小，甚至为理论上的"0"风险（notional zero risk）。在这种情况下，不需要采取任何特殊的管理措施。反之，如果所评价化学物质的暴露量大于参考剂量，则表明此暴露水平对于保护人的健康是不可接受的。至于此暴露水平对人的健康造成危害的可能性，则取决于暴露量超出参考剂量的程度和时间；如超出量不多或不是长期暴露，则一般不至于造成健康危害，因为参考剂量的制定是相当保守的；但如果超出量较多，则造成健康危害的可能性加大。无论是哪种情况，都要采取适当管理措施降低暴露量。这就是基于风险评估的风险管理决策过程。

现以膳食中铅的风险评估为例说明风险特征描述。JECFA 推荐铅的 PTWI（暂定每人每周耐受摄入量）为 0.025 mg/kg 体重。1992 年中国总膳食研究评估，我国成年人膳食铅摄入量低于 PTWI，但 2~7 岁儿童铅的膳食摄入量则超过 PTWI 的 18%，表明我国部分儿童已经处于铅污染的危害中。同时从大样本的儿童调查也发现，血铅超过 $100 \mu g/L$ 的儿童在城市已经占 40%，表明铅对我国儿童健康的潜在危害已经是不容忽视的问题。

对于没有阈值的遗传毒性致癌物，根据进行危害特征描述方法的不同，可采取不同的风险特征描述。如用剂量外推法估计致癌物的致癌强度，则可以结合暴露量评估归因危险度。如前所述的黄曲霉毒素例子，在估计致癌强度的基础上可以进一步估计人群危险度，即：人群危险度=致癌作用强度×膳食摄入量。根据调查数据，欧洲人膳食黄曲霉毒素摄入量为 19 ng/人·d（0.317 ng/kg bw·d），如前所述，人群致癌作用强度为 0.013 例肝癌/年·10

万人/ng AF/kg bw·d，按公式计算，则人群危险度为 0.004 1（0.000 06～0.01）例肝癌/年·10 万人。以 20 世纪 90 年代中国人黄曲霉毒素摄入量为 125 ng/人·d（2.083 ng/kg bw·d），高乙肝感染率人群的致癌作用强度 0.083 例肝癌/年·10 万人/ng AF/kg bw·d 计，则人群危险度为 0.17（0.03～0.3）例肝癌/年·10 万人。20 世纪 90 年代，我国肝癌死亡率为 20/10 万人，可见黄曲霉毒素污染对我国肝癌的高发并不起主要作用。

如用 MOE 法，则在估计 MOE 时已考虑了暴露量；因此，可以认为 MOE 法是描述遗传毒性致癌物风险特征的一个较好的方法。

在描述风险特征时，必须认识到在风险评估过程中每一步所涉及的不确定性，使风险管理者能了解评估的不确定性对于制定管理决策是十分必要的。

五、生物性危害的风险评估

人类环境中的生物性危害，包括致病性细菌、真菌、病毒、寄生虫、藻类和它们的毒素。生物性危害主要通过两种机制影响人体健康或使人致病，即进入宿主体内而引起感染性疾病（如霍乱弧菌引起霍乱、乙肝病毒引起乙型肝炎），以及通过所产生的毒素引起中毒症状（如肉毒杆菌产生肉毒毒素）。后者在实质上与化学性危害相同，毒性作用具有阈值，其风险评估方法也与化学性危害的评估方法相同。而前者涉及活的生物，其数量很容易变化，进行剂量-反应研究和暴露量评估的难度大。生物性风险评估在风险评估中是一个相对新的领域，始于近 10 来年，还没有一个国际上公认的做法可以遵循。迄今为止，主要是在食品安全领域中对致病细菌的评估。

（一）危害识别

这一步骤的目的就是确定某种生物因素是对人体健康的一种危害。与化学性危害的评估不同，生物性危害通常基于人群流行病学和病例报告资料，在进行评估前就已经确定能引起人类疾病。如大肠杆菌 O157：H7 引起出血性肠炎，是通过食物中毒暴发事件的病原学调查确定的。

（二）危害特征的描述

定量的生物性危害评估需要有剂量-反应关系的数据，而在实际工作中往往难以获得各种个别生物性危害的剂量-反应数据。在模拟剂量-反应时，一般只针对成年男子，而不可能覆盖某一特殊的目标亚人群。有时还不得不用另一种致病菌的剂量-反应数据进行假设。需要强调的是，人群流行病学数据对于一个完整的危害特征的描述是必需的。

1. 感染性疾病的三角关系

危害特征的描述及其变异性受到危害本身的因素（如感染性、毒力、耐药性）、宿主因素（如生理学易感性、免疫状态、过去暴露史、其他现患疾病）以及传播介质因素（如食品的属性）的影响。这三方面因素的相互综合作用决定了发生疾病的风险大小，被称为感染性疾病的三角关系。

（1）致病菌　不同致病菌的致病模式不同。根据致病模式的不同，可将致病菌分为三大类——感染性的、产毒-感染性的和产毒的。这种致病模式的区别在本质上影响着剂量-反应关系。暴露的致病菌量在很大程度上影响着产生负面健康作用的概率和程度。一般情况下，介质（如食品）中菌量越多，人群中发病的人数越多，但通常不呈线性关系。理想的剂量-反应评估是能够获得在不同暴露量时的各种生物学反应指标（感染率、发病率或死亡率）的定量变化。

（2）宿主　同一事件中不同个体之间对感染因子（如致病菌）的反应有高度差异，反映了人群遗传学背景、一般健康和营养状态、年龄、免疫状态、应激水平和以前对感染因子暴露等方面的不同。一些高危险性个体多伴有免疫力的降低。一般幼儿与老人对感染因子的易感性高，分别是因为免疫系统未发育成熟和免疫反应降低。同样，对免疫状态或整体健康状态有负面影响的医疗干预（如免疫抑制药物）或疾病状态（如 HIV 感染）也能影响疾病的发病率和严重程度。

（3）介质　以食品为例，以前只是看作致病菌的载体，对剂量-反应关系影响甚微。最近几年则越来越意识到食品介质可以具有重要影响，如高缓冲食品和抗酸食品都能增加肠道致病菌通过胃时存活的可能性，从而减少引起感染的剂量；有些食品的物理学性质可提高胃液 pH 值，从而减少致病菌在胃内的存活机会。

2. 资料来源

疾病暴发的流行病学调查是得到人群剂量-反应资料的重要来源，需要的信息，除了患者的详细病情资料，还需要尽可能详细的暴露资料，如发病者和未发病者对可疑食品的消费量、频率以及污染范围。遗憾的是，很少有流行病学调查可以提供这些详尽的信息。

不少剂量-反应资料来源于人体志愿者实验。这些实验可以提供最直接的人体对致病菌反应的测量数据。但是，志愿者几乎都是局限于健康成年男子；志愿者实验几乎都只限于对实验对象无生命危险的疾病；因此，通常得不到高危人群的资料。志愿者实验通常都与疫苗实验相结合，因此多限于高剂量水平，与一般状况下人群暴露的致病菌水平相差甚远。在评估中不得不依赖于高剂量反应的外推，导致了低剂量水平时反应的高度不确定性。

除了人体实验，最主要的选择是动物模型资料。将动物实验的结果外推到人的假设包括：致病菌在人与动物引起疾病的致病机制是相同的；动物的生理学和免疫学反应与人是相似的；动物与人的感染率、发病率与死亡率之间的定量关系是相似的。另外需要指出，动物实验与人类志愿者实验有许多相同的局限性。例如，大多数实验只使用相近年龄和体重的健康动物。实际上，大多数实验室动物是同系繁殖的，而动物之间的遗传学差异被忽略了。这样就减少了实验的变异性，也产生了将结果应用于一般人群的种群差异和个体差异问题。

3. 数学模拟

在缺乏某种致病菌的剂量-反应资料时，使用的办法是参考已有的数据，并采用数学模型进行模拟。选择替代资料建立模拟时，需要遵循三个原则：该菌与目的菌在分类学上类似；两者引起人类疾病的流行病学相似；以及两者毒力基因相似。运用曲线拟合软件可以比较容易地将实验资料拟合到一个或几个模型中。但是需指出，所有这些模型都是经验性的，并不能用来推断致病性的生理学基础。

（三）暴露评估

对生物性危害进行暴露评估，就是对一个个体或一个群体暴露于生物性危害（致病菌）的可能性的估计和进入体内的致病菌数量的估计。其目的是获得介质（食物、水、空气）中致病菌的流行情况、浓度，甚至生理学状态。

1. 影响暴露的因素与资料来源

对于不能在介质中生长的病毒和寄生虫因子，只需要关注污染频率、浓度和分布、去除污染和/或灭活措施的效率。而对于食品中致病菌，还应考虑食品最初的污染状况，以及食品的特性和食品生产、加工、运输、储存过程中致病菌的存活、繁殖和/或灭活。对于某些食品还要考虑交叉污染的影响。

介质（食品）的消费模式是进行暴露评估不可缺少的数据。为了提高评估的针对性和准确性，需要关于食品的消费范围、每周或每年的消费频率和量、食品准备和消费时环境条件的各种资料。社会经济和文化背景、民族的、季节的、地区的差异、消费者的消费习惯和行为都可能影响消费模式。暴露评估还应该包括特殊人群的资料，如婴儿、儿童、孕妇、老人或免疫功能低下人群，他们可能会有不同的饮食习惯和暴露水平，并且他们通常比其他人群更易感染或得病。

在进行暴露评估时为了减少不确定性，专家的意见是另一重要资料。虽然专家判断本身不能作为证据，但他们的推论是以可获得的资料为基础的。

2. 数学模拟

许多有关暴露的信息很难得到，因为有些信息保存于企业或政府机构不会发表。许多与暴露有关的数据通常来自其他目的的研究，并不适合直接用于暴露评估。进行暴露评估的主要问题往往缺乏足够的、相关的、准确的数据。例如，要得到食品消费时食品中所含的致病菌数几乎是不可能的。因此，就需要通过模拟与假设将可以得到的数据转化为对危险人群中任何一个人摄入致病菌数量的定量估计。

数学模拟是风险评估的重要手段。预测微生物模型是大的暴露模型中非常有用的亚模型。这些模型以数学形式描述细菌数量是怎样随时间变化和怎样受环境条件影响的，从而精确描述细菌的行为。预测微生物模型，以预测在不同环境条件下微生物的生长、存活及灭活等反应。自20世纪80年代以来，已经建立了许多用于微生物性食品危害的预测数学模型。

因为食品中致病菌水平是动态变化着的，从食品生产到消费过程中有许许多多的因素影响着细菌量的变化，综合了在食品到达消费者手中前各种影响因素的风险评估模型可以提供很多关于食品安全风险管理的信息，帮助评估者找到从生产到消费过程中影响风险的主要因素和能更有效控制风险环节。这种方法还被许多学者称为从农场到餐桌（farm-to-fork）评估、过程（process）风险模型或生产/致病菌途径分析。

（四）风险特征描述

风险特征描述除了要确定一种生物性危害对人群产生负面健康影响的可能性外，还应评估这一危害的严重程度。一般严重程度评估是定性的，某一种致病菌对人的健康风险可以评估为高、中、低。另一种方法是定量的风险特征描述，例如，一份食品中风险的累积频率分布、某个人群的每年风险度，以及某种食品或某种致病菌的相对风险度。在食品安全领域，往往将一类食品和一种致病菌配对进行风险特征描述，例如，蛋中沙门菌、即食食品中单核细胞增多性李斯德菌等。

风险特征描述应包括用于风险评估信息的变异性和不确定性。认识、确定及区分变异性和不确定性非常重要。每种介质（食品）生产、加工、销售过程中的每一步都有变异性；致病菌和人类宿主的相互反应也有高度变异性。而不确定性来源于对一种现象或参数的未知和无法鉴定。对于数学模拟，不确定性是指缺乏关于参数值的完美资料，可以通过进一步计算而降低不确定性；变异性是指源于生理系统的一个群体的多样性，不会通过进一步计算而降低变异性。例如，致病菌生长的过程既有变异性（即使是同一株菌，完全相同的条件下，一个菌群的生长曲线也不会与另一个菌群完全相同），又有不确定性（人们不会确切知道细菌的生长是怎样进行的，用来建立生长曲线的生物学方法也并不完美）。

数学模拟的不确定性在暴露评估和危害特征的描述步骤中有重要意义。以数学的剂量-反应关系代表实际的生物学过程具有很大的不确定性；尽管如此，数学模拟仍是当今预测对人体健康产生不良作用的最常用方法，并且在用于风险管理决策也是行之有效的。例如，如果一个参数（如温度）的变异性是导致高危险性估计的主要方面，则需要更好地控制这一过程或因素以降低危险性；如果是几个参数（如温度和时间）的不确定性导致高危险性，则管理决策就可能将更多的精力放在收集更多资料，以更好地确定这些重要的不确定的参数。进行风险特征描述的主要作用是可以从众多不安全因素中确定那些风险高而需要优先采取措施的安全问题，以及科学地评价管理措施对控制风险的有效性。同时，还有利于了解变异性和认识不确定性，以便进一步改进风险评估工作。

六、小结

综上所述，生物性危害的风险评估可能不很精确。然而，生物性危害的风险评估的最大优势是可以模拟各种风险管理措施，并评估这些可能的措施对相对风险度的影响。

第三节　风险评估的应用

风险评估作为一种科学手段，在公共卫生领域中主要在食品安全、环境卫生、职业卫生得到应用。在国际层面和发达国家，风险评估已成为制定公共卫生措施的重要依据；在发展中国家的应用，近年来也有长足的进步。在我国风险评估的应用首先是在食品安全领域，现已涉及环境卫生和职业卫生领域。

一、风险评估在国际食品安全领域的重要地位

国际食品法典委员会（CAC）明确规定，在制定食品法典标准时必须以风险评估作为依据；在其下属的食品添加剂法典委员会（CCFA）规定，只有经过 FAO/WHO 联合食品添加剂专家委员会（JECFA）评审通过的食品添加剂才有可能纳入食品添加剂通用标准（GSFA）。在 CAC 的程序手册中对包括风险评估在内的风险分析原则作了详细的规定；同时对食品添加剂、污染物、农药残留、兽药残留的风险分析原则也作了具体的规定。简要阐述如下。

2006 年发布的第 17 版《食品法典程序手册》规定了风险评估工作原则（第 17～26）条。

17 条：进行的特定危险性评估的范围和目的应予以明确规定并符合危险性评估政策。危险性评估的结果形式及可能的替代性结果应予以明确。

18 条：负责危险性评估的专家应根据其专业知识、经验和对所涉利益的独立性以透明的方式进行挑选。挑选这些专家所使用的程序应予以记录，包括公开声明任何可能的利益冲

突。这项声明还应当确定和详细说明其各自的专业知识、经验和独立性。专家机构和磋商会应确保来自世界不同地区的专家，包括来自发展中国家的专家的有效参与。

19 条：危险性评估的组织应当符合《关于食品安全危险性评估的作用的原则声明》，应当包括危险性评估的四个步骤，即危害识别、危害特征描述、暴露评估和危险性特征描述。

20 条：危险性评估应依据所有现有科学数据。应当尽最大可能利用现有数量信息。危险性评估也可利用定性信息。

21 条：危险性评估应考虑整个食物链中所使用的有关生产、储存和处理方法，包括传统方法、分析、采样和检验方法，以及特定不利健康影响的普遍性。

22 条：危险性评估应争取和整合来自世界不同地区的有关数据，包括来自发展中国家的数据。这些数据尤其应包括流行病学监测数据、分析及暴露。当得不到发展中国家的有关数据时，食品法典委员会应要求粮农组织/世卫组织为此进行有时限的研究。在收到这些数据之前，不应过分推迟危险性评估；然而，在收到这些数据时，应重新考虑危险性评估。

23 条：对危险性评估产生影响的制约因素、不确定性和假设，应在危险性评估的每个步骤中予以明确考虑，并以透明的方式加以记录。危险性评估中对不确定性和变异性的表达可以是定性或定量的，但应当在能以科学方式实现的程度上加以量化。

24 条：危险性评估应依据切合实际的暴露情形，考虑到危险性评估政策确定的不同情形。危险性评估应当考虑易感和高危人群。相关时进行危险性评估应考虑到急性、慢性（包括长期）、累计/或合计的不利健康影响。

25 条：危险性评估报告应指明任何制约因素、不确定性和假设及其对危险性评估的影响，还应记录少数人的意见。消除不确定性对危险性管理决定的影响的责任在于危险性管理者，而不在于危险性评估员。

26 条：危险性评估的结论，包括（如有的话）危险性估计，应以易懂实用的形式提交危险性管理者，并提供给其他危险性评估员及有关各方，以致他们能够审查这些评估。

二、国外应用风险评估的案例介绍

（一）即食食品中的李斯德菌

1. 背景

李斯德菌是一种食源性细菌病原体，能导致李斯德菌病。这是一种严重的疾病，能导致败血症、脑膜炎和自然流产。李斯德菌病最主要的传播途径是即食食品，包括肉制品、海产品、奶产品、水果、蔬菜和沙拉等。考虑到这种病的严重性，美国组成了一个由美国卫生部、农业部食品安全监督局（FSIS）、食品药品管理局（FDA）、疾病预防和控制中心（CDC）的专家组（食品微生物学、流行病学和数学等多学科）开展了 23 项独立的风险评估工作，主要考虑易感染人群的消费、受污染食品的类型、有利于李斯德菌繁殖的食品、食品储存时间和储存温度等；主要目的是为风险管理措施的制定提供依据。

2. 危害特征描述

考虑了 3 个不同敏感人群组患严重疾病或死亡的情况：①孕期/产期；②老年人；③中间年龄段人群。利用污染及污染增长的数据预测食用即食食品的李斯德菌含量，并据此估计剂量-反应关系。结合这些数据与流行病学数据，针对每个人群组计算出一个剂量-反应模型。剂量-反应曲线的形状是基于李斯德菌对老鼠的致死率得到的，但是曲线位置的确定则是通过将曲线对应于美国年度疾病统计数据。剂量-反应曲线表明老年人和围生期人群比普通人群更容易感染李斯德菌。剂量-反应曲线也显示低暴露水平的人感染李斯德菌病的相关性风险要低于之前的估计，对易感染人群也是这样。

3. 暴露评估

暴露评估是基于对食品污染频率、即食食品中含有的细菌数目、食用前细菌的增长、典型的一餐饭消耗每种食品的数量，以及一年中消费餐数等的估计情况。对于不同即食食品来说，每年消费的份数是大不相同的；同样，同一餐中消费该食品的数量也不同。

以美国全体国民为例，每年消费巴氏杀菌牛奶 8.7×10^{10} 份，每份 244 g；熟食店肉品 2.1×10^{10} 份，每份 56g；熏制海产品 2×10^{8} 份，每份 57g。对热狗和熟肉制品作出的估计是：一个人每年消费受污染的份中的大多数（1 300 份），每份只含有少于一个李斯德菌；其中有 19 份的含量是 $1.0 \sim 1 000$ cfu/g；其中有 2.4 份的含量是 $1 000 \sim 1 000 000$ cfu/g；每个人每年消费的份数中只有少于一份含量超过 100 万个。

4. 风险特征描述

以个体的食品消费种类数据和剂量-反应模型来估计各个人群中每种食品每餐和每年引发疾病的次数。这使得对食品的分级能够按两种不同的相关性风险测量方法进行。也可进行不确定性分析，并把其结果与现存的流行病学知识相比较，进而估计风险评估结果的有效性。对食源性李斯德菌病来说，一种食品促进李斯德菌繁殖的能力以及发生概率是一个关键的风险因子。模型显示，多数疾病和死亡的罪魁祸首是为数不多、但污染程度高的几餐饭。

在美国，对于熟食店肉品以及法兰克福式肉酱和涂抹料（不进行再加热的），估计大约每 10^{7} 份食品中会产生一个李斯德菌病例；而干奶酪、发酵乳品和加工奶酪，则据估计大约每 10^{14} 份食品中才会产生一个李斯德菌病例。其主要原因是李斯德菌容易在前一组食品中繁殖，而不容易在后一组食品种繁殖。

5. 风险分级

风险评估得到每个消费者吃一餐饭的风险和不同人群的年度风险，后者代表着总的疾病负担。按这两个标准对23种即食食品相应的风险性进行了分级。熟肉制品和法兰克福式食品（不进行再加热的）等即食食品属于"非常高风险"，因为有高消费量、高污染率和储存过程中细菌数量迅速增长的特点。肉酱和涂抹料、熏制海产品、巴氏杀菌和非巴氏杀菌液态奶、软的未熟化的奶酪等，都属于"高风险"，源于"高污染+低消费"，或"低污染+高消费"，如巴氏杀菌液态奶。属于"中等风险"的即食食品，例如干/半干发酵香肠和法兰克福式食品（再次加热），一般都有杀菌或抑制菌的步骤，从而能够抑制或减缓细菌数量的增长。属于"低风险"的即食食品（如腌鱼和生食海产品），其污染率和消费率都低，可能对细菌的增长有天然的阻碍作用。属于"非常低风险"的即食食品（如硬奶酪）不利于细菌的生长。

（二）鱼类中的甲基汞

1. 背景

环境中的无机汞通过土壤或沉淀物中的微生物作用转化成甲基汞。甲基汞被水生物吸收，从而进入食物链。20世纪50年代，甲基汞对人体的毒性作用首先是在日本水俣湾摄入受到严重污染的鱼类的人群中发现的；污染源是工厂排放的汞。甲基汞会对中枢神经系统造成毁灭性的损害；食用受污染鱼类的女性所生婴儿受到的影响最为严重，因为胎儿发育过程中最容易受到影响。国家和国际社会广泛关注鱼类消费是否会导致潜在健康风险，要求FAO/WHO食品添加剂联合专家委员会（JECFA）于2003年对鱼类中甲基汞的风险进行评估，并为安全的最高暴露水平提供依据。

2. 危害识别

本案例中的危害已很清楚地确定是有机汞合成物——甲基汞。甲基汞比无机汞毒性更大，并且也占鱼类中总汞含量的绝大部分。

3. 危害特征描述

风险评估的焦点是甲基汞对发育中的脑组织的可能损害，并描述其剂量-反应关系。主要的数据源两项流行病学研究。一项在法罗群岛的长期研究对饮食中富含鱼类和鲸鱼肉的妇女生下的儿童进行甲基汞效应检验，观察指标包括脑神经信号传输和其他几个认知能力指标。另一项研究中对塞舌尔群岛上饮食富含鱼类的人群的研究，主要是对儿童的影响；但该研究并没有确定具有统计上显著的不良效应。据JECFA估算，母亲头发汞含量14 mg/kg（两项研究的平均值），每人每日甲基汞膳食摄入量1.5μg/kg bw。这是来自法罗群岛的基准剂量（BMD）可信区间的下限，也是来自塞舌尔群岛研究的无显著效应剂量的下限。JECFA以此数据为基础，采用6.4倍不确定系数，估算出孕妇的暂定每周摄入量（PTWI）为1.6μg/kg bw。

4. 暴露评估

JECFA收集了五项全国性暴露水平研究，按照全球环境监测系统/食品污染物监测和评估计划（GEMS/Food）的5种区域性膳食类型，估计平均鱼类消费量、鱼类中平均甲基汞含量（来源于不同成员国提交的数据），最终推算出可能的甲基汞摄入量。JECFA估计多数国家中高端鱼类消费者的甲基汞膳食摄入水平都高于PTWI。由GEMS/Food的5种区域性膳食类型推算出平均甲基汞摄入量的最高估计值是每周1.5μg/kg bw，刚刚低于每周1.6μg/kg bw的PTWI。意味着在这种膳食类型的人群中几乎有一半会超过甲基汞的耐受摄入量。

5. 风险特征描述

JECFA没有针对具体区域或国家的风险进行描述，但明确指出在那些膳食中鱼类占有重要比例的国家中，甲基汞暴露水平可能高于PTWI；因此，这些国家的政府可能需要开展针对特定人群的暴露水平评估。同时也指出，由于数据的局限性，评估中还存在不确定性。但尽管如此，这些评估能为风险管理决策提供依据。

（三）美国疾控中心（US CDC）采用生物学监测评估美国公民对环境化学物的暴露水平

1. 背景和方法简述

美国CDC定期开展人群生物学监测，根据血、尿中化学物或其代谢产物的含量评估对环境化学物的暴露，2003年第2次报告涉及116种化学物，2005年第3次报告涉及148种化学物。监测对象为全国健康与营养调查（NHANES）的人群。

2. 举例

例1：美国1～5岁儿童血铅超标率逐年下降（1976—2002），1～5岁儿童血铅水平超标的定义为大于或等于10μg/dl。第三次报告的数据表明，2002年美国1～5岁儿童血铅超标的百分比从1992年的4.4%降至1.6%，而与1976年相比（88.2%）下降程度更显著（图6-5）。

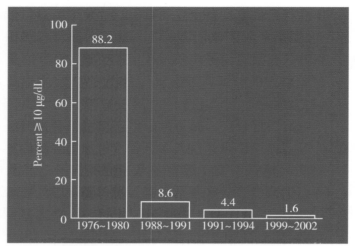

Figure1. Percentage of children 1~5 years old in the U.S. population with elevated blood lead levels(≥µg/gL)

图6-5　美国1~5岁儿童血铅超标率逐年下降（1976—2002）

　　这一评估结果显示，多年来美国致力于降低儿童血铅水平的公共卫生措施是有效的。同时，报告也提示，由于部分儿童仍处于高暴露人群，加之没有设定儿童血铅的安全值，为了保护儿童健康，还有必要进一步控制并尽可能降低环境中的铅。

　　例2：美国各年龄组人群血中可的宁水平有所下降。可的宁是尼古丁代谢产物，血液中可的宁水平是被动吸烟的指标。可的宁高表明被动吸烟的程度也很高，而被动吸烟是明确的致癌因素。将此次（1999—2002年）报告的数据与1988—1991年的数据相比，不吸烟儿童血中可的宁含量中位数降低68%，成人降至75%（图6-6）。这显示，被动吸烟控制措施发挥了积极的作用，但发现儿童血中可的宁含量是成人的2倍。该数据表明，控制被动吸烟仍是公共卫生的工作重点之一。

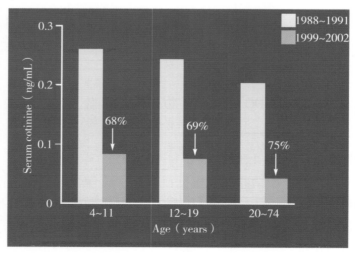

Figur2. Serum cotinine levels tracking exposure to secondhand smoke in the non-smoking U.S. population

图6-6　美国各年龄组人群血中可的宁水平下降

　　以上两个例子说明，在国家水平开展对环境中危险因素的评估至关重要。这样连续性、系统化的监测评估有助于深入了解人群对于某个污染因素的总体暴露水平，其评估结果可以为国家和地区制定公共卫生政策、采取管理措施提供有效的科学依据。

三、国内应用风险评估的案例介绍

（一）杀虫脒对人致癌危险度的评估

1. 背景和方法简介

　　杀虫脒是一种广谱杀虫、杀螨剂，用于防治棉铃虫和螟虫。三十多年来，国际上认定杀虫脒为致癌物，很多国家禁用（例如，美国 EPA 于 1989 年公告停止使用），而我国曾是世界上唯一大量生产和使用杀虫脒的国家。1974 年以来，我国科学家系统地对杀虫脒的毒性和致癌作用进行风险评估。通过对杀虫脒暴露水平高的几个人群进行调查，初步计算杀虫脒在我国职业人群和普通居民的致膀胱癌危险度。

2. 危害识别和危害特征描述

　　1983 年，IARC 评价认为杀虫脒的主要代谢物——对氯邻甲苯胺是肯定的动物致癌物。

　　风险评估的重点是杀虫脒对膀胱癌变的发病率影响，人群研究的主要数据来源包括：①生态流行病学调查，对国内 3 个使用杀虫脒的县中妇女膀胱癌发病率进行比较，结果表明，杀虫脒用量大而时间久的县，女性膀胱癌死亡率高于其他几个县；②队列研究，德国一项研究发现接触对氯邻甲苯胺的工人患膀胱癌的相对危险度为 72。通过国内外人群流行病学资料及动物毒理试验，可以初步明确杀虫脒是人的强烈可能致癌物。

3. 暴露评估

　　主要对我国 3 类高危人群进行现场调查，获得杀虫脒的暴露量（mg/kg bw·d）：①农药厂包装工人，1.922×10^{-3}；②使用杀虫脒的农民，5.465×10^{-4}；③摄入含有杀虫脒残留食物的居民，7.143×10^{-6}。

4. 风险特征描述

　　采用上述暴露资料，通过动物实验的剂量–反应关系公式推导出相应的预测膀胱癌发生率为：①农药厂包装工人 24.2×10^{-5}；②使用杀虫脒的农民 7.3×10^{-5}；③摄入带有杀虫脒残留食物的居民 1.04×10^{-5}。其中农药厂包装工人和使用杀虫脒农民的预测膀胱癌发生率明显高于我国膀胱癌的粗死亡率 0.63×10^{-5}，也高于一般认为可接受的致癌危险度 1×10^{-5}（每 10 万人中每年增加 1 例膀胱癌患者）。

　　国际上对杀虫脒均已禁用。我国由于大量、广泛使用杀虫脒，需要有自己的风险评估结果作为决策的依据。尽管该研究也存在诸多不确定因素，但支持了杀虫脒有害健康的结论。该研究的专家对管理决策的建议为：急需研制与生产取代杀虫脒的农药，严格限制杀虫脒施用范围，逐步减少生产，直至完全禁止杀虫脒；目前，还要改善接触者的防护条件，加强预防，建立监测点，继续测定接触量包括生物监测登记与统计肿瘤或有关疾病，检出可能的易感人群，即慢速乙酰化者和敏感人群，加强对高危人群的健康筛检与监护，及时制订预防杀虫脒致癌危害的对策等。

（二）大气污染对健康影响的风险评估

1. 危害确定

某城市主要大气污染物（悬浮颗粒物、二氧化硫和氮氧化物）对健康产生危害，包括总死亡率、呼吸道疾病和心脑血管病。

2. 危害特征描述和暴露评估

某市某年城区人口 700 万。颗粒物、二氧化硫平均浓度分别为 360 μg/m³ 和 95 μg/m³。全市的总死亡率、慢性阻塞性肺疾患死亡率、心血管病死亡率、脑血管病死亡率、急性呼吸道疾病死亡率和肺心病死亡率，分别为 715.78/10 万、96.35/10 万、72.25/10 万、144.43/10 万、3.99/10 万和 0.49/10 万。根据我国现有环境流行病学研究结果，大气污染物每增高 100 μg/m³ 时各种死亡率增加的百分数如表6-3。

表6-3　颗粒物和二氧化硫每增加 100 μg/m³ 时增加的死亡率（%）

	颗粒物	二氧化硫		颗粒物	二氧化硫
总死亡率	2~9	2~11	脑血管病	8	2
慢性阻塞性肺疾病	3~9	7~29	肺心病	19	19
心血管病	2~10	2~11	急性呼吸道感染	11~16	-

3. 风险特征描述

根据 WHO 大气质量推荐值，对健康不致产生不良影响的浓度为：颗粒物 120μg/m³，二氧化硫 50μg/m³。按上述剂量-反应关系，估计该市于某年由于颗粒物暴露而造成的超额死亡数或可以预防的死亡数为：总超死亡人数为 2 300~9 000 人；慢性阻塞性肺疾病超死亡人数为 450~1 200 人；心血管疾病超死亡人数为 230~1 000 人；脑血管疾病超死亡人数为 1 600 人；急性呼吸道感染超死亡人数为 60~80 人；肺心病超死亡人数约为 10 人。估计该市于某年由于二氧化硫暴露造成的超死亡数为：总超死亡人数为 450~2 400 人；慢性阻塞性肺疾病超死亡人数为 200~800 人；心血管病超死亡人数为 50~240 人；脑血管病超死亡人数约为 840 人；肺心病超死亡人数约为 3 人。

风险评估这一公共卫生手段在全球范围内正日益受到重视，这是因为政府（风险管理）部门越来越认识到任何公共卫生决策都必须循证风险分析框架，而风险评估在风险分析框架中的作用恰恰是为风险管理和风险交流提供科学依据。

风险评估适用于公共卫生的各个领域（营养和食品安全、环境卫生与健康、职业卫生和放射卫生等）。尽管各个领域中的健康危害和影响因素各有不同，但本章所介绍的风险评估原则和方法可以在各领域中应用。由于风险评估在食品安全领域中应用较多，本章涉及食品安全的篇幅也较多。读者完全可以作为借鉴，举一反三，应用到其他领域。

与发达国家相比，我国在公共卫生领域开展风险评估的时间尚短，水平和经验较差。要做到制定公共卫生措施都以风险评估结果为依据还有相当大的差距。然而，应看到这方面的重大需求。2009 年全国人大常委会颁布的《中华人民共和国食品安全法》中明确规定了"国家建立食品安全风险评估制度，对食品中生物性、化学性和物理性危害进行风险评估。"面临这一严峻的挑战，广大公共卫生工作者应：学习国外的先进知识和经验，加强自身的能力建设，勇于实践，迎头赶上；同时，在策略上要根据我国专业人员和管理人员有限的特点，实施风险管理者与风险管理者在评估前和评估中密切合作，从而做到能有效地利用有限的资源。

（陈君石　吴永宁）

参 考 文 献

1. Thomas SP and Hrudey SE. Risk of Death in Canada：What we know and how we know it. University of Alberta Press. Edmonton，1997

2. Codex Procedural Manual. 17th ed，CAC，2006：44

3. Risk Management and Food Safety. FAO Food and Nutrition Paper Number 65. Report of a Joint FAO/WHO Consultation，Rome，1997：3

4. Risk Management and Food Safety. FAO Food and Nutrition Paper Number 65. Report of a Joint FAO/WHO Consultation，Rome，1997：1

5. WHO/FNU/FOS/95：3

6. Codex Procedural Manual. 17th ed. CAC，2006：112

7. FAO. Food and Nutrition，1997：65

8. FAO. Food and Nutrition，1998：70

9. The Agreement on the Application of Sanitary and Phytosanitary Measures，World Trade Organization Document

10. McKone TE and Bogen KT. Predicting the Uncertainties in Risk Assessment. Environmental Science and Technology，1991，25（10）：1674-1678

11. Food safety risk analysis-A guide for national food safety authorities，FAO Food and Nutrition Paper 87，2006，Rome

12. http://www. nzfsa. govt. nz/science/risk-profiles/index. htm

13. Huddle N，Reich M，Stisman N. Island of Dreams：Environmental Crisis in Japan. Rochester，VT：Schenkman Books，Inc. 2nd. Edition，1987

14. JECFA Safety evaluation of certain food additives and contaminants. WHO，Geneva，2004：565-623

15. http://www. who. int/foodsafety/publications/chem/acrylamide_ faqs/en/index. html

16. http://www. hc-sc. gc. ca/fn-an/securit/eval/reports-rapports/fers-siua_ 08_ e. html

17. 林嗣豪，王治明，唐文娟，等. 职业危害风险指数评估方法的初步研究. 中华劳动卫生职业病杂志，2006，24（12）：769-770

18. JECFA. Evaluation of certain food additives and contaminants. Geneva，World Health Organization，Joint FAO/WHO Expert Committee on Food Additives（WHO Technical Report Series No. 859），1995

19. Joseph K Wagoner. Occupational Carcinogenesis：The Two Hundred Years Since Percivall Pott. Ann NY Acad Sci，1976，271（1）：1-4

20. Dourson ML，Felter SP，Robinson D. Evolution of science-based uncertainty factors in noncancer risk assessment. Regul Toxicol Pharmacol，1996，24（2 Pt 1）：108-120

21. IPCS. Assessing human health risks of chemicals：derivation of guidance values for health-based exposure limits. Environmental Health Criteria. Vol. 170，World Health Organization，International Programme on Chemical Safety，Geneva，1994

22. Renwick AG. Data derived safety factors for the evaluation of food additives and environmental contaminants. Food Addit Contam，1993，10（3）：275-305

23. Crump KS. A new method for determining allowable daily intakes. Fundam Appl Toxicol，1984，4（5）：854-871

24. Dourson ML，Hertzberg RC，Hartung R，et al. Novel methods for the estimation of acceptable daily intake. Toxicol ind Health，1985，1（4）：23-33

25. USEPA. The use of the benchmark dose approach in health risk assessment. United States Environmental Protection Agen-

cy, Office of Research and Development, Risk Assessment Forum, 1995

26. Price B, Berner T, Henrich RT, et al. A benchmark concentration for carbon disulfide: analysis of the NIOSH carbon disulfide exposure database. Regul Toxicol Pharmacol, 1996, 24 (2 Pt 1): 171-176

27. Crump KS, Kjellstrom T, Shipp AM, et al. Influence of prenatal mercury exposure upon scholastic and psychological test performance: benchmark analysis of a New Zealand cohort. Risk Anal, 1998, 18 (6): 701-713

28. 赵启宇, 等. 危险度评价最新进展. 中国药理学与毒理学杂志, 2004, 18 (2): 153

29. JECFA. Safety Evaluation of Certain Food Additives and Contaminants. WHO Food Additives Series 40, WHO, Geneva: 1998: 359-468

30. WHO Safety Evaluation of Certain Food Additives and Contaminants. WHO Food Additives Series 40; IPCS. Gevena: WHO, 1998

31. 陈君石. 食品中遗传毒性致癌物的危险性评价. 中华预防医学杂志, 2006, 40 (5): 368

32. 陈君石, 高俊全. 1990 年中国总膳食研究 I. 化学污染物. 卫生研究, 1993, 22 (增刊): 1-12

33. 陈君石. 危险性评估与食品安全. 中国食品卫生杂志, 2003, 15 (1): 5

34. 高俊全, 李筱薇, 赵京玲. 2000 年中国总膳食研究——膳食铅、镉摄入量. 卫生研究, 2006, 35 (6): 750-755

35. 刘秀梅. 危险性分析与食品安全//陈锡文, 邓楠. 中国食品安全战略研究. 北京: 化学工业出版社, 2004

36. Codex Procedural Manual. 17th ed. CAC, 2006

37. Executive Summary. Third National Report on Human Exposure to Environmental Chemicals, USCDC, 2005: 3

38. 薛寿征, 汪敏, 李枫, 等. 杀虫脒对人致癌的危险度评定. 环境化学, 1991, (10): 54-58

39. 陈秉衡, 洪传洁, 阚海东. 大气污染健康危险度评价的方法研究. 环境与健康杂志, 2001, (18): 67-69

第七章 健康教育与健康促进方法与应用

第一节 健康传播策略与方法

一、健康传播活动的作用和意义

（一）健康传播活动的作用

健康传播是指通过对传播策略的研究和利用，告知或影响个人及社区做出促进健康的决定的过程，是传播学理论和方法在健康教育领域的应用。健康传播越来越被认为是促进个人和公众健康的重要措施，在疾病预防、健康促进和其他很多公共卫生领域发挥着重要的作用。其作用主要包括：

（1）促进医患沟通，改善医患关系。

（2）促进健康信息的可及性及个人的获取。

（3）提高个人的遵医行为。

（4）构建公众健康信息，开展健康活动。

（5）开展个体和群体健康危险因素防控的传播，即风险传播。

（6）改善大众媒体的健康形象，倡导健康文化。

（7）促进公众有效利用健康保健服务。

（8）促进远程健康服务提供的应用和发展。

在个体水平上，健康传播能够帮助人们提高健康风险意识、学会保护和促进健康的方法，促发人们减少健康风险的意愿，掌握健康技能，同时帮助人们从他人那里获取保护和促进健康的支持，影响和强化自己对健康的态度和行为。健康传播也能够刺激人们对适宜的健康保健服务的需求，防止错误地使用健康资源，并帮助人们制定自我保健计划、正确求医和就诊。在社区水平上，健康传播可以被用来影响公共政策的制定、倡导有益于健康的政策和活动，促进社会经济和物质环境朝着有益于健康的方向发展、改善公共健康服务、促使有益于健康和生活质量的社会规范的形成。

在健康促进和疾病预防领域，健康传播通过对专业人员进行有效的传播技能的培训，改善医患、医医之间的人际和机构之间的沟通，促进相互之间的合作，提高健康保健服务质量和效率。

另外，通过开展改善社区环境的公众教育活动，可以提高公众的健康意识、改善态度、促使人们采纳有益于健康的行为。传统上，公众健康传播活动主要是通过大众媒体传播健康信息，如电视和报纸及其他印刷材料。有的把大众健康传播与社区活动相结合，并在开展健康传播的过程中使用社会市场学的技术和方法。

互联网信息技术以其良好的个性化、即时性和互动性优势，被越来越多的应用于健康传播领域。

（二）有效的健康传播具备的特征

一项有效的健康传播活动包括以下特征：

（1）准确性（accuracy）　传播的内容和信息确凿无误，没有错误的解释和判断。

（2）可及性（availability）　目标人群能够方便地得到这些信息。

（3）客观性（balance）　应同时告知对健康所产生的益处和可能存在的风险。

（4）一致性（consistency）　传播的内容应保证说法的一致性。

（5）文化适应性（cultural competence）　传播设计应符合目标人群的民族、种族、语言特点和文化程度等特点。

（6）循证性（evidence-based）　传播的内容必须具有坚实的科学研究依据。

（7）目标性（reach）　传播应尽可能覆盖所有目标人群。

（8）可靠性（reliability）　信息来源可靠，并且能够得到及时的更新。

（9）重复性（repetition）　传播的内容不断重复，以达到强化的效果。

（10）及时性（timeliness）　传播的时机正好符合目标人群的信息需求。

（11）易懂性（understandability）　信息内容容易被目标人群所理解和接受。

一项成功的健康传播活动还有以下特点：

（1）全面的需求评估（needs assessment）　全面了解和深入分析目标人群的信息需求，包括文化偏好、宗教信仰、受教育程度、职业特点、社会经济状况、对传播渠道的好恶等等，以便于制定一个完善的传播计划和有针对性的传播策略。

（2）良好的创意（creativity）　健康传播绝不是仅仅简单地把教科书上的医学科学知识或健康知识直接传达给公众，而是要在信息的解释、传播方式、渠道等方面不断创新，是一个再创造的过程。

（3）多点传播（multiple points）　构筑多层面、立体化的信息传播渠道，达到触手可及的效果。

（4）注重实效（effectiveness）　健康传播的目的是要通过健康信息的传播，使人们形成健康的观念、提高健康意识、采纳有益于健康的行为和生活方式，所以要注重传播活动是否真正达到了这些效果。

（5）效果评价　对每一次健康传播活动都要进行效果评价，提出传播活动有效性的证据，并为未来或其他传播活动提供有证据的参考经验。

二、健康传播策略与方法

传播策略是指为了实现传播目标而制定的传播方案或传播计划。传播策略的制定实际上是传播学原理的具体实践，即把特定的信息，通过适宜的传播媒介或渠道传播给目标对象——受传者。一般包括以大众传播媒介为主要渠道的传播策略和以人际传播为主要渠道的传播策略。大众传播活动有较好的传播广度和覆盖面，而人际传播活动可以达到一定的传播深度。

（一）以大众传播媒介为主要渠道的传播策略

大众传播媒介包括电视、广播、报纸、电影、杂志、网络等，其特点是传播速度快、覆盖面广，但其针对性差，效果评估困难。

制定大众传播策略，首先要明确传播活动要达到的目标，根据目标进行媒体分析。比如电视媒体，具有直观性强、传播速度快的特点，但是要求拍摄制作技术高，并需要有特殊的设备。

（二）以人际传播为主要渠道的传播策略

人际传播是指不借助于传播媒介，讯息直接在人与人之间传播的过程。人际传播活动包括培训、讲座、咨询（群体咨询、个体咨询）等。人际传播活动简便易行，传播效果好，传播者能够直接获取受传者的反馈信息，能够及时调整自己的传播技巧，便于及时评价传播的效果，但人际传播覆盖面小，且要求传播者具备较好的人际交流技巧和经验，熟练掌握传播的内容。

三、以大众传播媒介为主要渠道的传播策略

（一）确定传播内容的原则

1.科学性原则

传播内容是传播活动的核心，必须保证其科学准确，具有明确的科学依据，避免传播模棱两可或未被证实的信息。

2.受传者中心原则

传播活动的目的是通过传播活动改变受传者的知识、态度或行为，如果信息不能被受传者很好地理解和接受，就不能取得好的效果。所以在确定传播信息时要以受传者的社会特征、信息需求、心理偏好、价值观等为重要的参考依据。传播活动的讯息要尽量使用受传者的语言，避免太多的学术性。

3.时效性原则

传播活动具有很强的时间性，错过传播宣传的时机，人们的信息需求、心理偏好等都会发生显著的变化，同样的传播内容和传播策略在不同的时间会取得截然不同的效果。

（二）传播材料的制作发放

传播活动的效果决定于信息的科学性、准确性、通俗性和可接受性，更决定于信息的表现方式，即传播载体的适用性。根据目标人群的不同特点，应采用不同的传播载体。在健康教育传播活动中，作为大众传播活动的重要补充，宣传画、宣传栏、传单、折页、小册子等媒体传播材料，具有简便易行、针对性强、灵活多样等大众传播活动所不可企及的特点，所以经常成为健康教育工作者所采用的方式。多年来，我国的健康教育、疾病预防控制、医疗保健、计划生育等机构根据工作需要制作了大量的媒体传播材料。然而，媒体传播材料所传

播的信息是否科学准确、是否达到预期的传播效果、是否被目标人群所有效地接受、信息载体的适用性如何等都需要进行探讨。一般来说，制作传播材料应包括以下几个步骤：

1. 确定关键信息（key message）

关键信息是传播者要传播的主要关键内容，确定关键信息要考虑 8 个 W，即什么时间（when）、什么地点（where）、发生了什么（what）、为什么会发生（why）、怎么发生的（by which way）、有什么后果（what is the severity）、怎么避免（by which method to avoid）、从哪里寻求帮助（from whom to seek help）等。

面对不同的健康问题、其发生发展的不同阶段，以及不同目标人群对健康的不同需求，关键信息也是不同的，确定关键信息应遵循以下原则：

（1）以需求评估为根据（needs assessment based）　在确定关键信息前，要充分调查了解健康问题存在、发生和发展的现状，明确将接受传播的目标人群的主客观需求情况，在充分考虑和分析了这些情况后才能确定最终所要传播的关键信息。

（2）以准确性和科学性为前提（accuracy emphasized）　关键信息必须保持科学性和准确性，所有的关键信息都必须有坚实的科学根据，或有循证医学的支持。表述关键信息的语言必须简洁、准确，不能含混不清或模棱两可。

（3）以受众特点为参照（target population specific）　不同年龄、婚姻状况、民族、文化背景、宗教习惯、受教育程度的人群对信息也会有不同的需求偏好，在制作和传播关键信息时必须较好地参考目标人群的各种特点。

（4）以问题解决为指向（problem-solving oriented）　制定、编写和传播关键信息的最终目的是要通过这种传播活动，使目标人群产生健康保健行为，消除健康危害因素，最终保护和促进健康。所以，任何关键信息都必须以问题的解决为导向，在编写关键信息时必须始终明确试图要解决的问题。

（5）通俗易懂为原则（popular and easy to understand ）　关键信息是直接传播给目标大众的，所以其语言必须浅显易懂，容易被理解和掌握，应尽量避免使用专业术语。

（6）简单易行为目标（feasibility）　关键信息应具有较好的可行性和可操作性，能够在被目标受众理解的情况下，很方便地付诸实践，转化为维护身心健康的行为。

2. 确定传播材料的类型和适用对象

常见的传播材料有宣传画、海报、折页、传单、小册子、VCD、录音录像材料等，每一种传播材料都有不同的适用对象和内容。宣传画或海报更适合于社会动员或倡导性传播活动，要求传播主题明确，画面设计鲜艳夺目，吸引眼球，要达到使人过目不忘的效果，画面不能有太多文字，不适合进行知识性宣传。折页和传单可以较详细地介绍某方面的知识，适合于知识性传播活动，但信息的表现方式也应图文并茂，浅显易懂。小册子可以系统地介绍有关知识和技能，但应尽量减少文字，增加图画，最好以小故事的方式传播有关信息。VCD和音像资料生动直观，便于受传者操作模仿，更适合于技能指导性传播活动。鉴于不同的传播材料的特点，其使用人群也不一样。宣传画或海报适合在公共场所张贴，折页、传单和小册子适合在社区发放，而音像资料更适合在企事业单位、学校等集体单位使用。知识性传播材料要求受传者具有一定阅读和理解能力，所以不适合农村居民和城市民工。

（三）目标人群（受传者）评估

1. 主观需求评估和客观需求评估

媒体传播材料在计划制作之前就应该对目标人群进行需求评估，处在不同文化背景、教育程度、健康状况下的目标人群其健康信息的需求内容、强度、关注程度迥异。如糖尿病患者更关注营养配餐的知识和技能，老年人对慢性病预防和康复的知识技能更感兴趣，孕妇自然对孕期保健知识存在强烈需求。在制作传播材料之前，开展目标人群信息需求调查将为材料的成功制作提供重要的参考依据。

除了根据目标人群的需求情况制作媒体材料外，防病工作的特殊需要、健康保健政策的宣传需要、突发性公共卫生事件的防控需要等，也是媒体材料制作的重要依据。

主观需求评估适用于媒体传播材料的主动制作，即健康教育工作者单纯根据服务人群的防病健康需求而有计划地主动开展健康传播活动。客观需求评估更多地适用于根据工作需要和政策性要求而开展的健康教育传播活动。但无论是主观需求评估还是客观需求评估，最终都要落实到传播活动的目标人群。

2. 目标人群评估指标及方法

目标人群评估可采用定量和定性相结合的方法，应视传播活动的内容、目的和对象而定。评估指标包括所用载体的适用性、信息的科学性和准确性、信息的可接受性、信息的简明性和通俗性、表现形式的趣味性等。

（四）制作小样及专家咨询

经过上述三个步骤，就可以制作出传播材料小样，同一传播活动应制作出至少 3～5 种。拿到小样后，应召开专家咨询会，对小样进行综合评估。咨询专家至少应包括医学专家、视觉艺术或广告学专家、心理学专家、伦理学专家和传播学专家等组成。医学专家解决传播信息的科学性和准确性的问题，视觉艺术专家保证表现形式的趣味性，心理学专家判断是否适合受众的心理偏好，伦理学家保证信息符合受众的文化风俗，传播学家为信息的传播策略提出建议。

（五）预试验

在通过了专家咨询后，要把专家选定的 1～3 种传播材料小样进行预试验。预试验的参加者应为具有一定受众代表性的人，一般设置 2～3 组，每组 5～10 人。预试验一般采用第一印象法，即由目标人群凭第一印象在传播材料小样中选出最喜欢的材料，并提出修改意见和建议。

（六）传播材料的大批量制作和发放

经过上述步骤，基本保证了传播材料的适用性，可以根据传播活动的需要进行大批量制作和分发，在制作过程中仍应保证要进行严格的质量控制。

传播材料可根据传播活动的需要，利用不同的分发方法和渠道。可以在健康教育工作网络会议上直接分发，也可以利用政府行政渠道，如：分发对象为中小学生的，可利用教育行政渠道。可利用的政府渠道，如省市政府—区县政府—街道办事处—乡镇或居委会—目标人群；还可利用功能社区单位所属行业渠道发放宣传品。

（七）传播材料的使用效果评估

1. 评估的内容

评价传播材料的使用效果可采用定性和定量调查相结合的方法开展，一般要回答以下问题：

（1）大多数受众是否接到传播材料（coverage）。

（2）传播材料是否被受众所接受（acceptability）。

（3）受众的知识水平是否提高（knowledge change）。

（4）受众的意识和观念是否发生变化（belief change）。

（5）受众的行为是否发生改变（behavior/skill change）。

2. 效果评估的主要指标

（1）工作指标　覆盖率、参与率；出台或加强执行的政策或规定；提供的服务；环境改变（包括服务环境）；所开展的健康教育活动数；是否促进了当地经济投入的改变等。

（2）效果指标　知识知晓率、态度转变率、行为形成率（规范服药率、定期复查率、传播控制率等）、疾病控制率。

四、常用人际传播方法与技巧

（一）语言传播技巧

熟练掌握人际传播技巧是医疗卫生人员的基本要求，良好的医－患沟通可以密切医患关系、增加病人的依从性、减少投诉、提高治疗效果。人际传播的技巧包括说话的技巧、提问的技巧、倾听的技巧等。

1. 说话的技巧

清晰、准确、易被对方理解、配合音调、手势等人体语言。尽量使用普通话，应特别避免使用别人听不懂的方言、俚语和医学术语。得体的仪容仪表、幽默的语言、平缓的语调、抑扬顿挫的说话节奏，都会明显提高说话的质量。而在谈话时抠鼻子、抓耳朵、双腿抖动、左顾右盼等都会严重影响谈话的质量，使谈话对象对谈话的可靠性产生怀疑。

2. 提问的技巧

提问是人际交往中常用的语言交流方式，通过提问可以明确下一步谈话的方向、直接获取自己想得到的信息等。在提问过程中应注意：质问不是提问，提问时的态度要真诚，尽量减少反问语气，少问复合型问题，避免使用诱导性问题，也要避免同时提出多个问题要求对方回答。

3. 打断谈话的技巧

一般来说，在别人谈话时随便打断是不礼貌的，但是如果对方滔滔不绝、说起话来没完没了，又会浪费时间，得不到有用的关键信息，所以采用能被对方理解的、适当的方法打断对方的谈话是十分必要的。最常用的打断方法是首先强调对方正在谈论的内容的重要性，然后巧妙地用提问的方法把对方的谈话内容引开。如说："您所说的夫妻关系问题是很重要的，我们能不能再谈谈……"，"我很同意您的这个意见，但我们能不能再谈谈……"。如果对方谈话速度太快，可以用直接打断法，如说："对不起，打断一下，我们能不能谈谈……"。

4．倾听的技巧

倾听是为了通过对方的谈话获取自己所需要的信息。在对方谈话时，要学会认真地倾听，这样做既是对谈话者的尊重，又是鼓励对方的重要方法。在对方谈话时不能随意打断和插话，不能流露出蔑视或心不在焉的样子。对方谈话时要用眼睛真诚地看着对方，不能左顾右盼或干脆闭着眼睛，微笑、点头、根据对方的谈话内容变换合适的表情等人体语言都是鼓励对方继续谈话的重要信号。另外，在对方谈话时，要重视话外音，捕捉被表面语言掩盖的重要信息。倾听对方的谈话一段时间后，要及时把对方的谈话内容总结复述一下。

5．观察的技巧

观察是人际传播活动中重要的技巧之一，通过观察不但可以发现重要的信息，也可以及时得到受传者的及时反馈。如你在进行健康讲座时，要注意观察台下听众：是面无表情还是兴趣盎然？坐着的姿势是东倒西歪还是正襟危坐？是哈欠连天还是津津有味？课堂秩序是交头接耳还是鸦雀无声？等等。

（二）非语言传播技巧

非语言传播（non-verbal communication）是指除口头语言、书面语言以外的一切信息传播行为和方式。非语言传播既能独立、准确、生动、形象地传播信息，也能对语言传播效果产生显著的影响。在人际传播的过程中，至少有一半的信息是通过非语言传播的方式完成的，特别是有关情感方面的传播，绝大多数要依赖于非语言传播。在以人际传播为主要方法的健康传播中，充分利用非语言传播技巧会起到意想不到的传播效果。

1．表情

面部表情在对传播效果具有显著的影响，特别是在喜悦、幸福、惊奇、悲伤、气愤、恐惧、厌恶等人类主要的七类情感表达方面，面部表情发挥着语言传播所不可企及的效果。如脸红常是害羞和不自信的表现，面色苍白说明恐慌和紧张。

2．目光和眼神

眼睛是心灵的窗户，人际传播中首先发生目光接触，然后才开始语言的交流。眼睛直视会给对方以自信、肯定或鼓励的信号，而目光游离会显示不自在、缺乏自信、有意掩饰等。眼神坚定或回避会给人以肯定或否定的信息。

3．距离

人际交往时的距离远近反映人与人之间关系的亲疏远近。

4．身体接触

拉手、搭肩、拥抱、亲吻、拍打背部等一般表示的是一种亲密关系。在不同的文化和情景下，握手的方式、力度、持续的时间都蕴含着不同的意义。

5．动作手势

在进行语言传播时，不同的动作、手势、姿势等会对传播效果产生明显的影响。在严肃庄重的场合人们会正襟危坐，而在轻松愉快的场合也会表现出懒散的样子。鼓掌表示赞赏、赞同或祝贺，点头表示同意或认可，哈欠连连显然说明已经很厌烦了。谈话时用手捂嘴或抓耳挠腮，往往表示不自信、紧张害羞甚至说谎。

6．外表

俗话说，"人靠打扮马靠鞍"，"先看头发再看鞋"，一个人的穿着打扮、服装服饰、发型、仪容仪表会透露出个人素质、兴趣爱好、宗教信仰、职业特点、社会地位、生活作风、甚至是价值观念等众多的信息。

7. 时间

交往时是否按照约定的时间到达约定地点会被认为是不是讲信用，谈话持续的时间太长会让人认为不够尊重他人。

8. 空间

人际传播发生的地点和场合也会对传播效果产生重要的影响，同样的谈话内容，在办公室或会议室里谈与在餐馆或酒吧里谈的效果甚至截然相反。

9. 类语言

是指人发出的有声而无固定语义的非语言交际方式。如各种笑声、呻吟、叹息等，它有时可能是冗余信息，完全不起交际作用，但有时也能起到传播信息的作用。笑声会传递高兴的信息，呻吟说明感到痛苦，一声叹息会表示出遗憾、惋惜、无奈、失望等多个含义。一个人说话的音调、音量、音质、语速、韵律等也是类语言，很多时候，我们可能不会记得某个人的谈话内容，但却能清楚地记得他的嗓音。

（三）同伴教育

社会认知理论、合理计划模式等行为改变理论认为，人的行为是通过观察、学习那些对自己有显著影响的其他人的行为或在其影响下形成或发生改变的。这些理论为开展同伴教育奠定了理论基础。

同伴教育（peer education）是指年龄相仿、知识背景、兴趣爱好相近的同伴、朋友之间传播知识、分享经验、传授技能的过程。同伴（peer）一般都是身份相同或属于相同社会群体的人，他们使用相同的语言、具有相似的价值观、生活目标相同、容易建立关系，尤其在年龄、等级或社会地位方面等同。人们往往愿意听取或采纳同伴的意见和建议。健康教育中的同伴教育方法通常首先对有影响力和号召力的人（同伴教育者）进行有目的的培训，使其掌握一定的知识和技能，然后再由他们向周围的同伴传播。

当前，同伴教育已经成为一种在健康教育与健康促进领域广泛采用的方法，常常应用在性教育、性病/艾滋病预防、戒烟、控制酗酒、防止家庭暴力等方面。它主要采用小组讨论、游戏、角色扮演、案例分析等参与性和互动性强的方式进行培训。同伴教育者与其他同伴是平等的，不是老师或专家权威，而是话题讨论的引导者，侧重于正确知识和关键信息的传达，而不把知识的讲解作为重点。同伴教育一般是非正式的，没有严密的组织或计划，可以在用餐、朋友聚会、在宿舍、家里等任何合适的时间和地点进行。

同伴教育所具有的这些特点使人们可以轻松地谈论同性恋、性行为、艾滋病预防等敏感话题，而不必担心受到权威、专家或成年人的评判，同伴之间更容易互相理解、形成情感共鸣，平等地分享经验、知识和信息。

（四）意见领袖

20 世纪 40 年代初，在传播学关于媒介传播效果的研究中，传播学者拉扎斯菲尔德发现，人们的选举意向、购物、时尚、观念、生活方式等并不是听从了大众传媒的宣传或劝服，而主要是因为家庭、亲戚、朋友、团体的劝服影响。

意见领袖（opinion leader）又叫舆论领袖，是指在信息传递和人际互动过程中少数具有影响力、活动力，既非选举产生又无名号的人，他们是在人际传播中经常为他人提供信息，同时对他人施加影响的"活跃分子"，他们在大众传播效果的形成过程中起着重要的中介或过滤的作用，由他们将信息扩散给受众，形成信息传递的两级传播。社会知名人士、技术专家、各类名人和明星、教师和生活经验丰富的普通老百姓等等都可以充当意见领袖，他们在社会群体中有较高的威望和影响力，其观念、态度、行为习惯和生活方式往往是其他人追随和效仿的对象。

意见领袖作为媒介信息的中介和过滤环节，对大众传播效果产生了重要的影响。许多人的信息来源往往是那些意见领袖而不是大众传媒。有的信息即使直接传达到受众，但由于人的依赖、合群、协作心理，促使他们在态度和行为上发生预期的改变，还须由意见领袖对信息作出解释、评价，在行为上作出导向。意见领袖并不集中于特定的群体或阶层，而是均匀地分布于社会上任何群体和阶层中，每一个群体都有自己的意见领袖，他们与被影响者一般处于平等关系，而非上下级关系，并且意见领袖也是不断发生变化的。时空条件的变换、人际关系的变化、社会地位的升降、社会参与频率的增减、人员背景的改变等等，都可能促使此时此地此事的意见领袖成为彼时彼地彼事的被影响者。

一般来说，意见领袖具有以下特征：

（1）具有较高的社会经济地位。能成为某特定人群中的意见领袖者一般具有较高的社会经济地位，他们的行为和生活方式会经常受到人群的关注，他们的意见和建议易于被其他人所接受和采纳。

（2）与公众联系密切，有较高的威望。意见领袖一般博学多才、见多识广，常常是某个领域的权威，经常对社区成员提供重要的信息和意见，在社区中有较高威信，拥有较大的影响力和号召力。

（3）社会阅历广，公信力高。意见领袖一般具有较广的社会阅历和丰富的生活经验，能对社会问题作出合理判断和解释，处理问题较为理智和恰当，对媒介信息比较敏感，易得到别人信任，容易说服别人。

（4）具有创新思想。意见领袖思想活跃，勇于创新和接受新生事物，常常是新观念、新产品的带头者、尝试者和鼓动者。

（五）培训

培训是指为完成特定工作或任务所需要的熟练程度，而有计划地传授所需的知识、技能的过程。培训针对培训对象的需求开展专门的知识传授和技能训练，目的是为了解决实际工作和生活中的问题，具有很强的实践性。培训也是一种特殊的人际传播活动，是一种分享健康知识和经验，传授健康技能的健康教育的过程。开展培训应遵循以下原则：①参与的原则：培训是培训对象主动参与的过程，必须努力提高培训对象参与的积极性；②激励的原则：可应用种种激励方法，增加学员学习的积极性；③应用性原则：培训强调针对性、实践性，讲求实效，学以致用；④因人施教的原则：根据不同的培训对象选择适合的内容和方式。

在健康教育领域，常使用参与式培训的方法。参与式培训是指学员在培训过程中积极参与、主动学习、解决问题并承担一定的任务的学习方式。参与式培训强调以培训对象为中心，而不是以培训者或完成培训内容为主要任务，培训的目标是为了解决目标人群的实际问题或满足其需要。参与式培训尊重培训对象的自主性，在培训中注意吸收和利用成人学习者的已有经验，培训者不是单纯地灌输知识，而是在培训中时刻关注培训对象的反应，并根据反馈，调整教学内容和进度，最大限度地调动培训对象的积极性，保证学员的参与，培训者与培训对象之间共同分享对问题的看法和解决的方法。参与式培训是一个鼓励开放性思维的过程，培训者把培训对象当"伙伴"而不是"学生"，培训者把自己的观点、想法以及成功的经验和体会与培训对象分享，而不是强加给他们。

作为健康传播常用的方法之一，培训主要包括讲授、小组讨论、案例分析、角色扮演、头脑风暴等。

（1）讲授法　讲授法由培训者向受训者讲授知识，是最传统的培训方式。讲授法最大的优点是在短时间内将大量的知识系统地传授给培训对象，而其不足主要在于学习者缺乏参与，无法保证学习者充分理解讲座内容。在参与式培训中，常采用小讲课的形式，培训对象一般不要超过30人，讲授时间一般不超过30分钟。

（2）头脑风暴法　头脑风暴法又称快速反应法，常用于正式讲课、小组讨论前及培训班评估时，以引出话题，或在短时间内了解学员对问题的一些认识和看法。它可以快速收集信息，鼓励学员迅速进入讨论，激发创造性思维。

（3）角色扮演法　角色扮演主要用于技能培训。是在设计的一个接近真实情况的场景中或情景下，指定培训对象扮演特定的角色，借助演练来体验该角色，从而提高解决该类问题的能力。通过角色扮演，扮演者可以亲身体验某种概念或情景，学习从不同角度观察问题，更多了解行为产生的动机，寻求解决问题的办法，同时考察自己对培训内容的掌握程度。而观察者通过对表演的观察，可以了解扮演者对所表现内容的理解和掌握程度。

（4）小组讨论法　小组讨论是将培训对象以几个人或一群人为单位，对某一题目或几个题目进行深入研究和讨论，充分发表意见，互相交流的过程。小组讨论有助于调动学习积极性，分享经验。适用于对知识的进一步理解、交流对某个问题的看法、交流技巧、提出解决问题的方法、培养决策技能等培训。

（5）案例分析　案例分析是针对某些真实的事件或假想的情境，分析问题，做出适当的决策的过程。案例分析可用于巩固强化培训学到的知识，较多用于培训决策技能和解决问题的综合能力的培养上。

（6）示教、练习、实习法　示教、练习、实习是培训者结合培训内容，运用一定的实物和教具，通过实地示范，使培训对象了解某个完整的操作步骤，并且在培训者的指导下，重复这一操作的过程，常用于操作技能的培训。

（7）游戏法　在培训过程中可结合一些小游戏，以增加培训的趣味性，在轻松地环境中获取知识、分享经验、解决问题。

第二节　健康心理学方法

心理健康是人体健康的重要内容，改善和促进心理健康，预防心身疾病，是健康教育的重要任务之一。健康心理学是心理学理论和方法在健康教育领域中的应用，是健康教育专业人员的必修课。

一、心理评估

（一）心理评估的概念

心理评估是应用多种方法系统地收集有关个人和环境的信息，并以信息为基础，对个体的某一心理现象进行全面、系统和深入地客观描述的过程。心理评估是心理咨询和心理治疗的基础，分为临床心理评估和一般性心理评估。

临床心理评估主要应用于患者心理健康状况评估、心理疾病诊断、收集患者基础信息、为心理治疗提供参考依据等。一般心理评估主要用于预测个体心理发展、职业潜能、个人能力、气质和性格特点等。

（二）心理评估的主要内容

1. 环境适应能力

对环境的适应能力（adaptability）是心理健康的重要指标之一，主要表现在：①个体为达到既定的目标或完成某种活动而克服各种困难，达到预期目的所表现的各种行为；②个体为保持与周围环境和谐统一所做出的各种情绪、情感和行为反应；③个体为工作和生存需要，改变态度和观念的一切内在心理活动过程。

2. 压力耐受力

个体应对心理压力的能力，包括对情绪、情感、躯体反应的自我调节能力。压力耐受力强的人能够通过自我调节，正确、有效地应对压力，不会产生较严重的心理和生理反应。

3. 心理调控能力

主要包括：①按既定的目的和计划行动的能力；②调节和适度控制情绪的能力；③自我发展的能力；④注意力和记忆力的抗干扰能力；⑤动机的趋向与取舍；⑥调节与支配自己的言行的程度；⑦对疲劳、疾病与创伤的忍耐力；⑧自觉遵守公共秩序的能力。

4. 人际交往能力

人际交往能力主要表现在：①与家庭成员、朋友和同事的交往情况；②在人际交往中的情绪（热情、信任、喜悦或冷漠、嫉妒和憎恶）、交往的程度（是否过度交往）；③在交往过程中所获信息的多少、准确性；④人际交往对自身、他人行为和对工作效率的影响；⑤满足心理需要的程度（愉快或压抑）。

5. 心理康复能力

个体遭受心理创伤后，由于对应激的认知评价能力与评价水平的不同或人格类型的差异，康复所需的时间和复原的程度也不相同。康复能力好者能很快康复，不遗留任何症状，对今后的心理和行为不产生明显的影响，而能力弱者会长期沉溺于应激所导致的不良情绪中不能康复，严重者会导致心理和躯体疾病。

6. 道德愉快

道德愉快是指个体在利他活动中自我体验到的愉快，有减轻或消除心理痛苦的作用。利他行为者（altruism）具有的自我肯定的评价使其体验到满足的愉快。一个人的道德愉快超越利他活动所造成的躯体痛苦或心理痛苦是心理健康的表现。

（三）心理评估的方法——评估性会谈

评估性会谈是临床心理工作者通过与病人或来访者的有目的的会谈，来收集资料的一项重要技术，包括了解其心理问题、收集心理信息、观察行为反应、进行记录和描述等。

评估性会谈的内容主要包括：

1. 建立关系

应首先对来访者表示欢迎和关切，建立良好的人际关系；了解有关来访者的基本情况；向来访者介绍有关就诊的知识，让其了解以后所要进行的一些治疗程序。

2. 收集信息

应认真收集来访者的一般资料，如职业、文化程度等；寻求帮助的问题、原因；婚恋或家庭情况；成长情况、健康状况；个人嗜好；工作情况、生活事件；人际关系、社会支持情况。

3. 做出初步诊断

包括确定来访者有无情绪变化、有无智力和思维过程障碍（如妄想、思维中断）、有无注意力障碍、有无感知觉障碍（如幻听或幻视）、有无异常行为表现、自知力情况等，借助心理治疗技术对来访者的心理问题做出初步的诊断。

（四）会谈技巧

1. 观察的技巧

主要观察来访者的穿着打扮、仪表、身体姿势、步态、面部表情、说话的声调、重音、音速等。

2. 接纳与尊重

对来访者采取接纳和尊重的态度，尽可能耐心、专心地倾听他们的诉述，能容忍甚至接纳来访者的不同、甚至错误的观点和习惯等。接纳和尊重能激发来访者求治的信心，提高心理治疗效果。

3. 开放

对于来访者交谈的内容、方式等采取完全开放的方式，使来访者能够自由、彻底地表达自己内心真实的想法和行为情况。

4. 鼓励

采用语言或人体语言沟通技巧，随时鼓励来访者说出自己的真实情况。

5. 反馈

通过重复或复述来访者的话，引起其对某一方面的信息的关注，进一步说出实际情况。

6. 澄清

会谈时，字面含义和潜在的意义可以不同，有时"话外音"的信息对病人更加重要，医生要恰当把握澄清技术，弄清楚事情的实际经过，以及事件从开始到最后整个过程中病人的情感体验和情绪反应。

7. 打破沉默

来访者有时会因为对谈话内容不明白、触及到敏感问题、疲劳等原因而出现沉默。保持沉默也是一种参与技巧，它是积极关注和倾听来访者的重要方式。训练有素的心理医生能够有效利用人际交流技巧，使会谈持续进行下去。

8. 适当的情感反应

适当的情感反应，如表示出的情绪共鸣以及非言语信息，包括声音的语调、面部表情、身体姿势等能够对来访者产生重要的鼓励作用。

二、心理咨询

（一）心理咨询的概念与任务

心理咨询是指用心理学的原理和技术，通过人际关系和沟通技巧，对来访者提供咨询和帮助的过程，帮助来访者更好地理解自己、对待他人和生活中的难题，是个体心理健康教育的重要技术。心理咨询的任务是为求询者提供全新的人生经历和体验，帮助求询者认识自己与社会，逐渐改变不适应的反应方式，学会与外界相适应的反应方式，更好地发挥内在潜力，营造心理健康。

（二）心理咨询的原则

1. 自助性原则

心理咨询是对来访者提供信息、助其成长的过程，但心理咨询师应明确，只有依靠来访者自身的努力，才能最终救助自己。

2. 中立性原则

指咨询师不把个人的价值取向和情绪带到咨询之中，也不会按照自己的价值观对来访者进行评论或者批判。同时要切记，来访者有权拥有自己的感觉，并对自己的反应做出是否合理的判断。

3. 保密性原则

心理咨询师会为来访者保守秘密，这也是心理咨询师的基本职业道德要求。

4. 平等性原则

咨询者和求询者是平等的合作、互助关系。

（三）心理咨询形式与范围

1. 心理咨询的形式

根据咨询对象及咨询途径的不同，咨询形式有直接咨询、间接咨询、个别咨询、团体咨询、电话咨询、现场咨询、门诊咨询、书信咨询等多种形式。各种形式的咨询的特点包括：

（1）门诊咨询　在一些较大的精神病院、精神病防治院、精神卫生中心和综合性医院大多都设有心理咨询门诊，并安排有经验丰富的医生、心理专家定期出诊，来访者可按一般门诊手续就诊，咨询医生同样要建立病历，详细记录，并根据情况进行家访或邀请家人参加咨询，咨询次数可根据实际情况而定。

（2）通信咨询　是以书信方式为主的咨询。该方式方便、普通，被人们广泛采用。但通信咨询也存在很多缺点，如咨询者表达不清、文字有误、医学专业术语不懂，咨询医生又不能当面聆听患者的诉说和当面疏导患者，因此，常常解决问题不深刻，不透彻，有时还可能产生误解。

（3）电话咨询　这种方式也是一种简便易行的咨询，通过通话求得个体所需的援助，主要用于情感性心理障碍的解决。

（4）访问咨询　指咨询员到学校、工厂等现场，提供不同职业群体心理健康的建议。

2.心理咨询的范围

心理咨询的范围十分广泛，包括学习、生活、疾病、工作、康复、预防等各个方面所出现的问题都可以找心理医生进行咨询，而且咨询可以是个别的，也可以是集体的。心理咨询内容一般包括：①为了弄清自己所患疾病的性质、诊断及预防；②指导并制定有效的治疗计划，如何正确使用药物，以摆脱病痛，争取早日恢复身心健康；③出现情感障碍（如抑郁、焦虑、恐惧、紧张、情绪不佳等等）方面的问题，寻求分析原因，指导对策，提供解决方法，安定情绪，消除危机；④指导怎样合理地安排生活、学习及家务劳动等，充实精神生活，保持旺盛精力，克服某些心理上的衰退；⑤通过咨询获得各个不同年龄期的心理卫生和其他疾病防治的知识，增进身心健康；⑥寻求如何协调个人和家庭中各个成员之间的关系，以达到家庭成员和睦相处；⑦寻求适合自身特点的各种保健知识。

第三节　健康教育与健康促进的计划、实施与评价

健康教育与健康促进是一项复杂的系统工程，由计划、实施和评价三个部分组成。

一、主要理论模型

健康教育与健康促进计划设计遵循一定的模式，目前引入国内，并得到实际应用的计划模式有评估-分析-行动模式（3A 模式）、社区健康计划策略（PATCH）、PRECEDE-PROCEED 模式（格林模式）、归因-赋权-控制模式等，其中 PRECEDE-PROCEED 模式（格林模式）在我国应用最为广泛。

PRECEDE-PROCEED 模式（格林模式）由美国著名健康教育学家劳伦斯·格林（Lawrence w. Green）提出。该模式有两个特点，一是从计划设计和预期要获得的结果入手，从最终的结果追溯到最初的起因；其二是考虑了影响健康的多重因素，以帮助计划制定者把这些因素作为重点干预的内容，并由此产生计划目标和评价指标。

PRECEDE-PROCEED 模式由两个阶段组成，PRECEDE（predisposing，reinforcing，and enabling constructs in educational/environmental diagnosis and evaluation）阶段，指在教育/环境诊断和评价中应用倾向因素、促成因素和强化因素，着重应用于诊断，即需求评估；PROCEED（policy，regulatory and organizational constructs in education and environmental development）阶段，指在实施教育和环境干预中运用政策、法规和组织手段，侧重在实施和评价过程（图7-1）。

PRECEDE-PROCEED 模式为健康教育项目的计划设计、实施和评价提供了连续的思路。根据该模式，将计划设计分为社会诊断、流行病学诊断、行为和环境诊断、教育和组织诊断、管理和政策诊断以及实施评价阶段6个步骤9个阶段。

步骤1：社会学诊断：通过估测目标人群的生活质量入手，评估他们的需求和健康问题。

步骤2：流行病学诊断：通过流行病学调查确认目标人群特定的健康问题。

步骤3：行为和环境诊断：确认与健康问题相关的行为和环境问题。

步骤4：教育和组织诊断：确认行为和环境的影响因素，即倾向因素（包括个人和群体的知识、信念、态度、价值观等）、促成因素（包括技能、资源等）和强化因素（奖励，来自社会的支持，同伴的影响以及对行为后果的感受等）。

步骤5：管理与政策诊断：评估组织和管理能力，以及相关资源。

步骤6：评价阶段，包括执行与过程评价、近期效果评价、中期效果评价和远期效果评价。

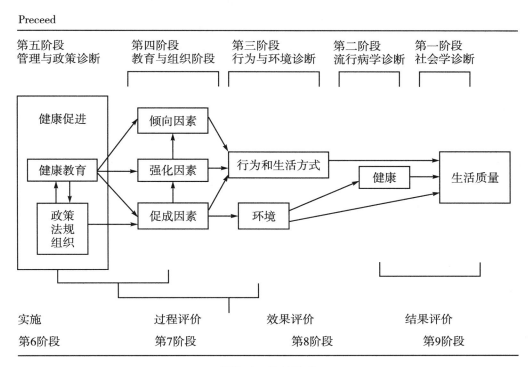

图7-1　格林模式

二、计划设计的基本步骤

不同的模式尽管内容不尽相同，但是设计程序基本一致，一般都包含社区需求评估、确定优先项目、确定目标、制定干预策略、制定实施方案、评价效果几个步骤。

（一）社区需求评估

社区需求评估是制定计划的基础，包括社会诊断和流行病学诊断。社会诊断从分析社会问题入手，了解社会问题与健康的关系，重点分析社区的人口学特征、社会政策环境、社会经济环境、文化环境、社区卫生服务、可利用的资源和人群的生活质量。流行病学诊断的目的是确定目标人群的主要健康问题以及引起这些健康问题的行为和环境因素。

（二）确定优先项目

在社区需求评估的基础上，确定一个或多个对人群健康威胁严重的、危险因素可干预且干预具有较高的成本-效益的健康问题作为优先解决的健康问题。在确定优先干预的行为因素时，则需要考虑行为对于健康问题的重要性和高可变性。行为和环境的诊断主要体现在这一步骤中。

（三）确定计划目标

计划目标是计划实施和评价的依据。计划的总目标提供了一个总体的方向，通常是远期的、宏观的。具体目标是为实现总目标设计的具体化的指标，它应满足五个条件，即具体的（specific）、可测量的（measurable）、可实现的（achievable）、可信的（reliable），以及有时间性的（time-bounded），即通常所说的 SMART 原则。健康教育的具体目标一般分为教育目标（知识、态度、信念、价值观及个人技能）、行为目标和健康目标。

（四）制定干预策略

干预策略的制定应围绕预期达到的目标，针对不同目标人群的特征，综合了行为与环境、教育与组织以及管理与政策诊断，建立在对行为改变的内外影响因素的全面分析的基础上。通常采用的干预策略包括：①健康教育策略，即通过健康传播进行信息交流、技能培训以及组织动员；②社会策略，利用政策、法规等影响目标人群的行为；③环境策略，通过提供环境支持，改变社会和物质环境，影响人们的行为。

（五）制定实施方案

根据干预策略，制定具体的实施时间表，并充分考虑到计划执行的人员和机构。

（六）制定评价方案

评价计划是整个计划中的一个重要组成部分。在计划制定时，应明确评价的方法、评价内容和指标以及执行评价的人员、机构及时间。

三、计划的实施

计划的实施是根据计划，组织实施并监测执行过程，保证计划中的各项活动的落实，以实现计划目标的过程。

计划的实施可被概括为 SCOPE 模式，该模式包含了计划实施中的 5 大要素，即时间表（schedule）、质量控制（control of quality）、组织（organization）、人员（person）和设备（equipment）。

（一）时间表

实施需要按照预先制定的工作任务和时间进度进行。制定时间表可以用以对照检查各项工作计划的完成情况，并可作为过程评估的依据。实施时间表应包括时间、工作内容、具体负责人员、实施地点等。在实施过程中，除保证活动按照计划时间完成外，还需要注意经费也应按照计划执行。

（二）质量控制

应贯穿于实施的整个过程。通过对实施过程的监测，可以了解实施效果，发现和解决实施过程中出现的问题，调整实施策略和资源的分配以及时间进度，以保证计划的顺利进行。一般而言，在实施过程中，需要重点监测的工作内容和环节有工作进程、活动内容、活动开展状况、经费开支、知信行及有关健康危险因素的变化情况等。

（三）组织

计划的顺利实施，需要健全组织机构，有明确的计划实施领导机构和执行机构，社区的全面参与、多部门合作，充分发挥每一个相关组织机构的作用，是顺利实施计划的重要保证。

（四）人员

加强能力建设，根据计划实施工作的需要和人员状况，开展必要的培训。培训应根据实施方案和培训内容分阶段进行。培训的重点包括计划的目的、目标、计划的整体内容和要求、执行干预活动的技能等。

（五）设备

一定的物质条件，如必要的设备材料，包括健康教育传播材料，也是计划顺利实施的关键因素。

四、计划实施的评价

评价的目的在于确定健康教育与健康促进计划的先进性和合理性；确定计划的执行情况；确定计划是否达到了预期目标及可持续性；说明项目效果，扩大项目影响；总结项目的成功和不足，提出下一步工作的方向。计划评价应贯穿于计划设计、实施和评价的始终。是否有严密的评价措施，已成为衡量计划是否成功和科学的重要标志。

（一）评价的种类和内容

1. 形成评价（formative evaluation）
是在计划设计阶段收集用于计划制定的有关信息的过程，包括目标人群需求评估、政策、环境资源评估等，目的在于使计划更科学、更符合目标人群的实际情况。

2. 过程评价（process evaluation）
过程评价起始于计划实施之初，贯穿于计划执行的全过程，着重关注项目是否按照计划的数量和质量执行。过程评价常用的指标有项目活动执行率、干预活动覆盖率、干预活动暴露率、干预活动有效指数、目标人群满意度和经费使用率等。

3. 效应评价（impact evaluation）
效应评价，又称近中期效果评价，主要评估健康教育/健康促进项目导致目标人群健康相关行为和影响因素的变化。常用的评价指标有相关健康知识知晓率、信念持有率、行为改变率、行为持有率等。

4. 结局评价（outcome evaluation）
计划实施后，对目标人群健康状况乃至生活质量的变化情况进行总结考察，称为结局评价，也称远期效果评价。包括：①效果：即计划实施对目标人群健康状况的影响，如对身高、体重等生理指标的影响，对疾病发病率、死亡率的影响等；②效益：健康状况改善所带来的社会和经济效益，主要指生活质量；③成本-效益和成本-效果：通过比较资源投入与收益，确定以最小的投入产生最大效益的健康教育健康促进计划，为决策提供有力的证据。

5. 总结评价（conclusion evaluation）

是指形成评价、过程评价、效应评价和结局评价的综合及对各方面资料做出的总结性概括，总结评价全面反映计划项目的成功和不足，为今后的计划制定和决策提供依据。

（二）影响评价的因素

在设计评价方案时，要考虑到不同因素的影响，并采取适当的措施减少这些因素对于评价结果的影响。

1. 历史性因素（时间因素）

在计划实施过程中发生的干预计划之外的重要事件，能够导致对结果的影响。可通过设立对照组和过程追踪，排除这些因素的干扰。

2. 测试或观察因素

包括评价者的态度、言谈、行为以及熟练程度，测量工具的有效性和准确性，测量对象本身的原因都可能导致评价结果的偏差。可以通过培训工作人员，提高测量工具的准确性和可靠性等加以控制。

3. 回归因素

由于偶然因素，个别被测量者的某些特征水平过高或过低，然后又回复到实际水平的现象。可通过反复测量降低对结果的影响。

4. 选择因素

干预组和对照组的主要特征不一致引起观察结果的偏倚，可通过随机化或配对的方法防止或减少影响。

5. 失访

在健康教育计划实施和评价过程中，目标人群由于各种原因没有受到干预和评价。一般应把失访率控制在 10% 以内。

第四节　社会动员

一、社会动员的概念

社会动员（social mobilization）是一项人民群众广泛参与，依靠自己的力量，实现特定的社会发展目标的群众性运动，是一个寻求社会改革与发展的过程。它以人民群众的共同需求为基础，以最广泛的社区参与为原则，以自我完善为手段。简单地说，社会动员就是动员社会成员共同努力、积极行动、实现共同的社会目标的过程。

明确的社会发展目标是实现社会动员的前提条件，是激发社会各界采取行动的最大动力，也是社会动员的最终目的。WHO 在 1979 年提出"2000 年人人享有健康保健"的目标，这一目标意味着到 2000 年世界上每一个国家和地区的居民，无论地理上是否偏僻、经济状况是否贫困，都将得到基本的医疗保健服务，达到基本健康。这一目标反映了全世界人民的心愿，因此被确认为全世界政府和人民的共同努力方向，得到了一致响应。当前我国正在着手制定"健康中国 2020 规划目标"，这个目标也必将成为动员全社会参与和积极行动、保护和促进健康、提高全民健康水平的强大动力。

社会动员是促使社会成员为了实现共同的社会目标而自觉自愿地采取行动的过程，这些社会成员包括各级机关企事业单位、决策和管理人员、社会各系统、专业学术团体和专业技术人员、宗教组织、社区、家庭和个人。社会动员的主要任务是激发各社会成员的积极性、调动自身资源、形成尽可能广泛的社会联合，协调一致、通力合作、共同努力。

有效的信息传播、充分的沟通和交流、促使社会各成员明确需求和目标、达成共识，才能促使社会成员把社会发展目标转化成社会行动，是社会动员的关键。

开展社会动员的原则包括：①赋权（empowerment）：社会动员通过提高人们对健康影响因素的控制能力，并促使人们为此采取行动，实现共同的健康目标；②公平（equity）：促进社会公平是社会动员的最终目标之一，即不同社会阶层、性别、民族、宗教的人们具有公平地享有社会资源的机会；③可持续（sustainability）：社会动员能够促使人们为了实现共同的健康目标而持续地采取行动，同时这些行动不影响后代采取同样的行动所需要的资源；④资源整合（integration）：整合个人和社区的各方资源、形成促进健康的合作伙伴，会产生强大的动力；⑤尊重文化差异（cultural sensitivity）：在开展社会动员时要尊重不同人群的文化差异。

二、社会动员的意义和作用

健康是生物因素、环境因素、社会文化与经济因素、自身心理、行为与生活方式因素和卫生服务因素等多种因素相互作用的结果，解决健康问题，消除影响健康的不利因素，仅靠个人、某个单独的部门和系统是不可能完成的，任何一个健康问题的解决都要依靠开展广泛的社会动员，调动所有社会成员的积极性。

社会动员本质上是一种传播、教育和发动活动，而传播、教育和行为干预是健康教育与健康促进的重要内容，所以社会动员也是健康教育与健康促进的重要手段和方法。

中国爱国卫生运动是社会动员成功应用在卫生领域的典型，自 1952 年开始，毛泽东主席和周恩来总理亲自倡导和发动的爱国卫生运动是由各级政府组织、全社会共同参与、以改善社会卫生状况、提高人群自我保健能力为宗旨的群体性活动。目的在于通过这一行动，提高各级领导和广大群众的卫生观念，把全社会的力量统一组织起来，在致力于普及卫生知识、增强保健意识、消灭病媒虫害、改善卫生条件、提高居民生活质量和环境质量、保护人民身体健康方面起到了很大作用。

三、社会动员的手段

（一）传播

传播是社会动员的基本策略之一。运用大众传播、人际传播和组织传播等多种传播方法，宣传、倡导社会动员的目的、意义和最终要达到的目标。开展广泛的传播活动，可以营造舆论氛围、促成社会成员对某一健康问题的广泛关注，可以激发人们对解决某一个问题的愿望和行动的积极性，会使人们很快地就某一个问题统一认识、达成共识、采取行动。

（二）社会市场学方法

采用社会市场学的受众分析、合理定价、市场推广等策略和方法，促使社会成员接受、采纳健康理念、健康保健知识和技能。

四、社会动员的步骤

（一）明确目标和内容

社会动员本身只是一种社会发动的方法，开展社会动员前，必须明确社会动员的目标和内容，以及最终要达到的目的。如为了达到降低慢性病的发病率的目标，要通过社会动员的方法促使人们采纳有益于健康的行为和生活方式，为此，必须开展大众性慢性病防治知识、合理膳食和适量运动技能的传播和教育，要动员社会政府各系统，出台有益于人们保持健康的行为和生活方式的政策，并为此改善环境。

社会动员首先是情景分析（situational analysis），即找出目前社区共同面临的问题、出现这些问题的原因、特别是哪些人和哪些机构的行为所引起的，这些行为受到哪些社会的、文化的、政治的和物质的因素的影响。在这个过程中，开展关键人咨询和专题小组讨论等都是情景分析的重要方法。PRECEDE-PROCEED 模式是进行情景分析的常用理论模式。

（二）确定动员对象

实施社会动员的人首先应该明确自身定位，应该清楚自己并不是健康促进项目的亲自实施者，而是催化剂（catalyst），动员者的主要职责是发现、培育战略合作伙伴、为他们及时提供有用的信息，鼓励他们采取行动。根据社会动员的目标和所要达到的目的，要选择合适的动员对象，并查找和分析其需求。对不同的动员对象所采用的社会动员方法也不同。

政治动员（领导动员）的目的是争取其从政策上对健康需求和有利于健康活动的支持，保证提供必需的卫生资源，制定正确的方针、政策，加强倡导、领导与社会协调，创建支持性环境。一个能够成功进行政治动员的人应具有以下特征：①在多个社会部门中具有影响力；②被政府机构支持、认可但不在政府部门供职；③与政治领导人有私交或非正式的联系；④有较强的借助媒体开展传播的能力；⑤具有良好的社会公信力；⑥具有科学、客观地分析问题的能力；⑦容易与其他机构结成联盟；⑧不惜为了大众的利益做出自我牺牲。

专业技术人员是卫生服务的提供者，他们的行为不仅直接影响到能否使更多的居民享有高质量的卫生保健服务，同时在与居民的接触中，他们的言行在很大程度上影响着居民的健康意识和健康行为。对专业人员进行社会动员的目的是加强对他们的培训，提高其技术水平，明确其职责和权力，在教育、引导公众方面发挥重要的作用。

意见领袖是大众中具有重要影响力的个人，他们的意识、观念和行为往往是其他人的模仿对象，也是社会动员的重要对象。还有一些人是健康促进活动的"拥护者"（champions），他们来自卫生系统以外的机构或部门，如政府机构、商业部门、教育部门、共青团、妇联、工会组织和宗教团体等非政府组织，他们对健康促进有自然的兴趣，这些人在其自己的群体或领域中，一般都是重要人物或权威，他们的参与对社区成员和周围的人具有显著的影响，会使健康促进成为行政管理、社团职责、可持续发展、经济增长工作的一部分。这些人在社区中一直受到广泛的尊重，过去曾经参与过有益的社会活动或项目，在本领域或本部门有积极的影响，能够努力履行自己的承诺，完成相应的职责，并且愿意为公益活动做出自己的贡献，有服务意识。

（三）建立关系，达成共识

社会动员的最终目的是要激发社会成员采取某一行动的自身积极性，并不是要把某种观念或行为强加于他们。在开展社会动员时，必须要与动员对象建立良好的互动关系，帮助他们分析自身的需求、制订计划、寻找有效策略和途径，并支持他们采取行动。

重要合作伙伴（strategic partner）是社会动员的重要合作对象，在与其接触时，需要强调社会动员的目标是为了实现共同利益，尽量不要谈论那些与伙伴单位无关的事情，随时吸纳不同的意见和想法，努力为重要合作伙伴的利益着想。为了促成合作、达成共识，必要的时候，要邀请重要合作伙伴的代表召开意向会。会议最好采用非正式的方式，选在所有参加人方便的时间、方便前往和环境较好的地点。要确保参会人员是与社会动员的目标密切相关的关键人物，会议内容要尽可能涉及大家的共同兴趣，引起共鸣，要随时鼓励与会人员积极讨论、提出问题并说出自己的真实想法，得到与会人员愿意根据社会动员的目标尽快采取措施的承诺，是意向会取得成功的标志。

（四）鼓励参与

社区和个人的参与是社会动员取得成功的关键，应确保所有利益相关者（stakeholders）都被动员起来采取行动，参与到实现共同目标的社会变革中。从发现问题到解决问题，积极参与在每一个阶段都是必不可少的，在你与人们或社区建立好关系后，就要立即鼓励他们参与，包括参与发现和分析他们自身所面对的问题和挑战、参与寻求解决问题的方法、参与行动和对最终效果的评价。

第五节　健康教育与健康促进方法在公共卫生中的应用

健康问题的解决最终依赖于人们自身的健康觉悟和行为的改变，健康教育和健康促进强调的是行为危险因素的消除和健康行为与生活方式的建立，是公共卫生措施中消除健康危害因素的重要措施之一，是公共卫生的重要组成部分。健康教育与健康促进以健康知识、健康信息和健康技能的传播为切入点，提高大众的卫生知识水平和健康技能，使大众能够更好地理解和配合各种公共卫生措施的实施。健康教育与健康促进采用社会动员的方法，开发有利于健康的社会资源，调动个人、家庭和社会的参与积极性，创造支持性环境，使人们的行为朝着公共卫生的要求方向发生改变，保证了公共卫生策略和措施的实现。我国公共卫生的实践表明，健康教育与健康促进在公共卫生工作中正发挥着日益重要的作用。

一、在疾病预防控制中的作用

健康教育与健康促进是传播防病知识和技能，消除行为危险因素，调动公众的自身积极性，养成健康的行为习惯和生活方式，预防和控制疾病发生、发展和流行的重要策略之一。

（一）传染病预防和控制中的健康教育与健康促进

传染病的预防控制教育可分为经常性健康教育和突发疫情应对的健康教育。经常性健康教育是传染病预防的一项基本措施，应有机地融入到其他日常教育工作中，通过广泛的社会动员、传染病预防知识的普及，使公众采纳健康的行为和卫生习惯，减少导致传染病流行和传播的行为，从而达到有效预防控制传染病的目的。突发疫情应对的健康教育则具有短期、快速反应、时效性强的特点。

传染病防控的健康教育内容重点包括传染源、传播途径和易感人群三个环节的预防控制措施、传染病的早期症状、传染病的报告和处理方法、传染病相关法规等。

健康教育和健康促进已成为我国应对艾滋病、结核病、乙型肝炎等重大传染病的优先策略之一。我国健康教育工作者充分运用专业优势，在健康教育关键信息的制定、传播材料的制作、行为干预等方面开展了扎实有效的工作，先后制定了《预防艾滋病宣传知识要点》、《预防控制结核病关键信息和重要信息》、《乙肝防治宣传知识要点》等，为有效开展重大传染病的健康教育工作奠定了基础。自 2004 年以来，还先后开发了《结核病预防控制健康教育媒体材料资源库》、《艾滋病预防控制宣传教育传播材料工具箱》等传播材料模板。

2003 年 SARS 流行期间，健康教育有效地缓解了公众的恐慌心理，对公众相关健康行为的建立和保持起到了积极的引导作用，为 SARS 疫情的最终控制做出了应有的贡献。为了防止疫情的扩散，国家出台了 SARS 病人免费治疗的政策。通过大众传播媒介和自制传播材料，开展了快速的大众健康教育和健康传播，使广大人民群众较快地掌握了 SARS 的防控知识和技能。对病人和疑似病人采取了隔离的措施，确立了定点医院，专门为发热病人设立发热门诊，提供特需卫生服务。通过社会动员，广泛动员群众，加强自我防护、生活和工作环境消毒等工作。这些措施正是健康促进的五大策略的具体体现。

在与传染病预防相关的免疫规划、疫情报告、传染病治疗等方面，健康教育与健康促进发挥着广泛告知的作用，促进了人们对传染病防治工作的配合和对防治服务的有效利用。

（二）慢性非传染性疾病预防和控制中的健康教育与健康促进

慢性非传染性疾病的发生与不健康的生活方式、行为和不良的环境密切相关，国内外的成功经验说明，控制慢性非传染性疾病的指导思想和最佳策略是以控制行为危险因素为关键的综合防治，健康教育与健康促进是解决慢性非传染性疾病的重要优先策略。

从 20 世纪 70 年代开始，芬兰、美国等发达国家相继开展了以降低危险因素，改善生活方式为目标的社区干预项目。从 20 世纪 80 年代中期开始，发展中国家也开始了对慢性病的综合干预项目。结合国际上的先进经验，在我国卫生资源有限的情况下，探索中国特色的社区综合防治道路，无疑是促进全民健康的一个非常有益的尝试。从七五计划开始，心脑血管病的防治就一直被列入国家重点攻关项目，我国学者在社区慢性病的综合防治研究中做了大量的工作，如 1986—1990 年"中国七城市脑卒中干预研究"、"中国首钢社区心血管病干预系列研究项目"、原发性高血压社区综合防治研究，以及以慢性病预防控制为主的世界银行贷款"卫Ⅶ项目"等等，其中一个重要的策略就是健康教育与健康促进。近年来，启动了全国社区慢性病综合防治示范项目，许多地区的社区卫生服务体系已经成为社区慢性病防治的重要平台，健康教育和健康促进在其中发挥了积极的作用。

在慢性非传染性疾病的防控中，健康教育的主要内容包括：

（1）普及慢性病防治知识，提高自我保健能力，宣传常见慢性非传染性疾病的主要病因、早期症状、家庭用药和必要的急救技能等。

（2）提高社区居民对社区卫生服务的利用率，增强遵医行为，积极参与慢性病防控工作。

（3）倡导健康的生活方式，干预不良的行为习惯，控制行为危险因素，开展促进健康膳食、烟草预防和控制、不酗酒、增进锻炼和有关性与生殖健康等方面的干预活动。

（4）提供初级保健技能培训，教会社区居民必要的、简单易行的自我保健技能，如测量血压、血糖、食用盐勺的正确使用、女性乳房自检等。

目前，在慢性病的防治中提出"病人的自我管理"模式，即在社区的支持和社区卫生服务人员的指导下，个人承担一些预防性或治疗性的卫生保健活动。一方面通过健康教育提高病人自我管理所需要的基本知识、技能，同时通过对医护人员的培训，在政策环境和资源上，支持其在日常诊疗活动中为患者提供必要的帮助和支持。该模式以病人管理为关键，主要包括4个层次的内容：①病人日常自我管理；②社区对病人自我管理的支持，包括家人的帮助和患者之间的互助；③医护人员的支持和随访；④卫生系统通过培训、决策、信息系统支持等，鼓励医生对病人的自我管理提供支持。

二、在伤害预防控制中的作用

伤害包括交通事故、窒息、溺水、触电、自杀、中毒、暴力等。伤害不仅在死因构成中占据一定的比重，其发生率和潜在寿命损失率高、后遗伤残多、造成社会经济损失大，已经与传染病、非传染性慢性病共同成为公共卫生的热点问题。中国伤害预防报告公布，每年伤亡约70万人，如果把伤害纳入到疾病控制工作中，每年将有三分之一人可以避免因伤害而死亡。

通过教育、加强安全管理和立法等多个方面进行干预将会使伤害得到有效预防和控制。预防伤害健康教育和健康促进策略和内容包括：①开展健康传播活动：通过大众传媒和人际传播等多种形式开展意外伤害预防健康教育，提高公众对意外伤害的预防和自我保护意识；②开展有针对性的技能培训：提高公众在意外事故发生时的应急处置能力，掌握必要的自救和互救技能，降低意外伤害所造成的损失；③完善相关政策法规：借助法律法规的威慑力，引导和规范公众的行为，减少危险行为，避免伤害的发生；④创造安全的社区环境：动员社区内各个部门的参与，共同创建安全的社区。

三、在精神心理疾病预防控制中的作用

精神健康又称心理健康，是身心健康不可缺少的一部分。每个人在一生中都会遇到各种精神卫生问题，近年来，我国心理问题发生率以及随之而来的心身疾病发病率逐年上升，精神卫生问题正成为一个重要的公共卫生问题和突出的社会问题。人们对精神卫生知识的需求也日益增强，精神卫生服务也已经列入了社区卫生服务的内容。因势利导地开展社区精神卫生的健康教育，做好精神疾病的防治，能有效预防和减少各类不良心理行为问题的发生。2002年，卫生部、民政部、公安部、中国残疾人联合会联合下发《中国精神卫生工作规划（2002—2010年）》，明确提出到2010年，普通人群心理健康知识和精神疾病预防知识知晓

率达到50%；儿童和青少年精神疾病和心理行为问题发生率降到12%；精神分裂症的治疗率达到60%。而要实现这一目标，离不开健康教育工作。

精神心理健康教育可以概括为三个方面：①一般心理健康知识和技能教育，如自我认识教育、人际关系教育、应对挫折教育、心理弹性教育、心理潜能挖掘；②心理调适知识和技能，如压力管理等；③常见精神心理问题防治知识教育，如常见神经症防治知识、精神疾病的防治知识等。

健康教育者应与精神卫生工作者密切合作，开展精神心理健康教育，依托精神卫生专业人员的技术力量，发挥健康教育的专业优势，广泛动员社会力量，加强精神卫生宣传、健康教育与咨询服务，普及心理健康和精神疾病防治知识。充分利用每年10月10日的"世界精神卫生日"，各级卫生部门与相关部门密切配合，加强与新闻宣传单位的沟通与合作，利用群众喜闻乐见的广播、电视、报刊、杂志等媒介大力开展经常性精神卫生知识普及工作，提高人民群众的心理健康水平，消除社会对精神疾病患者的偏见。

目前，在健康教育工作者和精神卫生工作者的共同努力下，《精神卫生宣传教育关键信息和知识要点》已编制完成，为开展精神卫生健康教育提供了基本的、统一的信息。

四、在突发公共卫生事件预防控制中的作用

在发生突发事件时，防止群众出现心理紧张和社会恐慌是健康教育和健康促进工作的重要任务之一。突发公共卫生事件的应急健康教育就是运用传播、教育和干预的手段，提高公众对突发公共卫生事件的认知，增强自我防护意识和技能，采取健康的应对行为和生活方式，有效避免恐慌与混乱，降低突发公共卫生事件所带来的损失。突发公共卫生事件的健康教育和健康促进工作相对于常态健康教育工作而言，主要体现出快速、准确、广泛的特点。

突发公共卫生事件健康教育和健康促进工作要"平战结合"，既要在没有发生公共卫生事件时做好日常健康教育工作，也要在出现突发公共卫生事件时做好应急传播和教育。

（一）日常健康教育和健康促进工作内容

包括建立完善的健康教育网络机构，对各级政府官员和卫生专家进行突发公共卫生事件应急措施的培训和开展对公众的健康教育活动，传播各种突发事件的基本知识，介绍自我防护技能等。

（二）突发事件发生时健康教育与健康促进工作内容

（1）进行紧急社会动员，充分调动社会现有和潜在力量，应对突发事件。各地各部门全员参与，统一领导、统筹协调、共同防治是控制突发公共卫生事件的关键。

（2）加强与传媒的交流，借助大众媒体，及时、准确地发布最新的动态。如今报刊、广播、电视、互联网等传媒已成为人们获取信息的主要渠道，政府及健康教育/健康促进工作者就应该引导传媒在提供及时、准确、真实的动态信息的同时，将传播重点放在政府采取的有效措施、预防与防护方法、已取得的成绩等内容上。

（3）在现场调查的基础上，确定突发公共卫生事件发生的原因，介绍暴露危险因素和受其影响的几率。确定高危人群或脆弱人群，进行重点保护和教育宣传。结合公共卫生事件的特点，利用各种途径迅速传递正确的健康知识。向公众提供可以减少或消除危害的方法、步

骤，指导公众采取简单可行的防护措施。

（三）应急传播策略

在突发公共卫生事件应对中，准确、快速地开展健康传播，能有效缓解公众的恐慌，引领人们采取正确的应对措施。

（1）制定关键信息　在面临突发公共卫生事件时，公众迫切希望了解突发事件的事实真相，对个人的威胁程度和应对措施。此时，健康教育工作者应迅速反应，分析疾病的流行情况（范围、人数、易感人群、与气候季节的关系）、危害性、传播途径、预防方法、治疗及预后，了解公众对疫情的知晓情况、对疫情的态度（包括心理状态）、应对疫情的行为，与相关技术部门的沟通，收集整合信息，确定所传播的关键信息。

（2）制定传播策略　明确需要解决的问题和要达到的传播目标：坚持"急则治标、缓则治本"的原则。

确定目标受众，并分析受众的特点，如受众有哪些信息基础、心理状态如何、需要进行哪些引导；由政府主管部门、权威部门或新闻发言人出面公布事件真相、政府所采取的应对措施和关键信息。动员全社会积极参与，发挥主流媒体的作用，并通过社会组织系统内部渠道，加强对所属人员的宣传教育。根据突发事件的性质、种类、严重程度、流行情况以及目标人群的特征，选择合适的传播途径和方式。收集与处理反馈信息，及时评估，修改关键信息、传播策略及方法。

（四）风险传播

风险传播（risk communication）是一个为公众提供减少焦虑和恐慌的信息以及有助于其应对危机的建议的过程。美国9.11事件以来，风险传播受到了世界各国的广泛关注。有效的风险传播能够快速提高人们应对、防范公共卫生事件危害的意识和技能，防止疫情扩大，消除无谓的恐慌情绪，保持社会稳定。

"风险传播（risk communication）"一词在20世纪80年代中期出现在英文文献中，对它的界定最常见的有两个：①风险传播是在个人、团体、机构间交换信息和意见的互动过程。它不只与风险相关，还包括风险性质的多重信息和其他信息，这些信息表达了对风险信息或风险管理合法的、机构的安排的关注、意见和反映；②关于健康或环境的信息在利益团体间任何有目的的交换。更明确地说，风险传播是在利益团体之间，传播或传送（convey）健康或环境风险的程度、风险的重要性或意义，或管理、控制风险的决定、行为、政策的行动。这里的利益团体包括大众传媒与公众在内。作为近年来颇受学术界重视的预防性制度，风险传播注重风险信息与意义的传递与分享，因而同大众传媒密切相关。

通过进行风险传播，可以为有关人员及时提供准确的信息，告知有关人员存在的潜在风险及应采取的行动。同时，帮助个人、利益相关者（单位）或社区做出选择和最佳决定。在告知的同时开展必要的协调工作，将潜在的风险程度降低。

一个好的风险传播活动应遵循审时度势、实事求是、口径一致、设身处地、沉稳机智五项基本原则。

（1）审时度势　一方面要充分了解和掌握突发公共卫生事件的发生和进展情况，特别是要重视专家和专业机构的意见和建议，做到心中有数；一方面要了解和掌握舆情动态，特别是"意见领袖"们的舆论动向，做到知己知彼。在此基础上，形成风险传播的计划方案和关键信息，做到有的放矢。

（2）实事求是　"知之为知之，不知为不知，是知也。"要向公众实事求是地公布有关突发事件的发生和进展情况，指出事件对人们的生命、生活、财产、健康的影响，公布政府部门所采取的措施，中肯地提出应对的建议。需要注意的是，在此过程中，要避免过度保证和许诺。

（3）口径一致　无论是政府领导、专家权威还是研究机构，一旦形成风险传播的工作计划和关键信息，都要保持一致的口径。一人一种说法，莫衷一是，会使人们无所适从、听信流言（rumors），对于人们的恐慌情绪犹如煽风点火、火上浇油。

（4）设身处地　风险传播者需要随时换位思考：如果我是普通公众中的一员会怎么想、怎么办？对公众的紧张、焦虑情绪，甚至不恰当的行为要给予理解和同情（empathy），设身处地地为他们着想，同时还要广开渠道，力争使公众参与进来（partner），共同为解决危机出主意、想办法。

（5）沉稳机智　井井有条的工作秩序和沉稳的工作作风会给公众以安全感和信赖感（trust and credibility），而在实施风险传播计划之前，与主要媒体的记者、"意见领袖"们进行非正式的沟通，会起到意想不到的效果。要理解记者的职业特点，他们并不是总是报道坏消息，他们实际上也是公众的一员，他们想知道的正是公众想知道的。

公众对于风险的认知存在一个过程，由于不同个体差异，在风险的接受过程中表现形式各不相同。接受风险的主要差异表现为：①自主的或被动的；②自己可控制的或由他人控制的；③熟悉的或陌生的。

这些接受风险的差异决定了在风险传播中的不同技巧。

在开展风险传播时，信任是第一位的，要充分信任风险传播的对象，并尽可能使风险传播的对象信任开展风险传播的工作人员。在开展风险传播前，应针对不同的受众制定相应的风险传播计划，尽早地传递给受众对象，并在传播中积极听取传播对象的意见，要做到信任、及时、计划、参与。

（五）心理危机干预

突发公共卫生事件给人们造成的生理损害可能在短时间内得以恢复，而对心理的影响却会持续很长时间。危机干预就是从心理上解决迫在眉睫的危机，使症状得到立刻缓解和持久的消除，使心理功能恢复到危机前水平，并获得新的心理应对技能，以预防未来心理危机的发生。

居民出现心理紧张和恐慌的诱因主要来自于他们对疫情严重性的主观估计，包括对疾病后果的严重性的估计、对传播的易实现性和被传染可能性的估计、对防控措施的有效性的估计等。这些主观估计受到相关信息的来源（如是权威机构还是地方小报？）、信息的传播方式（是政府权威发布还是小道消息？）、信息出现的强度（有关信息是铺天盖地还是偶有报道？）、其他居民的关注情况等因素的影响。因此针对性的群体心理危机干预策略主要包括以下几个方面：

（1）做好心理危机的监测、评估与预警工作，对群体心理反应进行监测、分析和评估，为制定针对性的干预策略提供依据。

（2）及时向干预目标群体提供准确、科学的与事件相关的信息及政府的处置方案，满足目标人群渴望得到事件真实信息的心理需求。

（3）与群体进行沟通和建立良好的关系，主动倾听目标人群的需求，给他们提供主动表达内心情感的机会，并给予心理上的支持。

（4）充分利用社会支持系统进行心理疏导。

（5）注意事件发生后的心理影响干预。通过电视、平面媒体等大众媒体进行心理干预；按照不同目标人群，适时地、针对性地进行集体晤谈；可根据实际情况和需要（如支持性心理治疗、认知治疗、认知行为治疗等）开展针对个体的心理治疗或群体心理治疗。

一般来说，危机干预主要应用下述三大类技术：①沟通技术：危机干预工作人员必须注意与当事者建立良好的沟通与合作关系；②支持技术：主要是给予精神支持，而不是支持当事者的错误观点或行为。这么做，旨在尽可能地解决目前的危机，使当事者的情绪得以稳定；③干预技术：亦称解决问题的技术。A．主动倾听并热情关注，给予心理上的支持；B．提供宣泄机会，鼓励当事者将自己的内心情感表达出来；C．解释危机的发展过程，使当事者理解目前的境遇、理解他人的情感，树立自信心；D．给予当事人希望，促使其保持乐观的态度和心境；E．培养兴趣、鼓励积极参与有关的社交活动；F．注意社会支持系统的作用，多与家人、亲友、同事接触和联系，减少孤独和心理隔离。

第六节　健康教育和健康促进方法在不同人群与场所中的应用

一、社区健康教育和健康促进

社区是健康教育活动的重要场所，社区居民是健康教育活动的参与者和目标人群。早在20世纪二三十年代，我国早期的健康教育工作者就在河北定县开展了农村社区健康教育工作，作了有益地探索与尝试。自20世纪70年代以来，国内外大量的社区健康教育成功经验表明，社区健康教育是预防疾病、促进健康的有效策略。1990年，我国创建卫生城市（城镇）活动，将健康教育列入城市卫生检查的重要内容，对健康教育机构和社区健康教育工作提出明确要求，极大地促进了社区健康教育与健康促进的开展。1995年，城市"初保"规划的实施以及其后社区卫生服务的改革和发展中，对社区卫生服务健康教育工作的规定和要求，为社区健康教育和健康促进的开展提供了保证。

（一）社区健康教育的对象和任务

社区健康教育和健康促进的对象包括社区内的居民和社区所辖各企事业单位、学校、商业及其他服务行业的从业人员等。社区健康教育和健康促进的任务包括：

（1）开展多种形式的健康教育活动，提高个人和群众履行对健康的责任，普及卫生知识，倡导健康生活方式，并提供具体的行为指导和示范，提高社区群众的健康水平。

（2）有效促进和影响各级行政领导和部门，制定相关卫生政策，完善社区服务，充分利用社区资源，创造有利于健康的社区环境。

（二）健康教育在社区卫生服务中的地位和作用

健康教育与健康促进是社区卫生服务的重要组成部分，是社区卫生服务"六位一体"工作的基础。社区卫生服务中健康教育的任务是：

（1）建立以社区卫生服务中心为主体，由社区卫生服务站和居委会负责的健康教育和健康促进网络。

（2）社区卫生服务中心（站）领导负责社区健康教育的组织和协调，由专（兼）职人员负责具体实施。

（3）全科医生和社区护士在医疗、护理、预防保健等各项工作中开展有针对性的健康教育。

（4）建立健全社区健康教育档案，包括年度计划、工作记录、考核评价。

（5）根据居民需要，开展多种形式的健康教育活动，开展健康传播、行为生活方式指导、技能培训等。

（6）建立固定的健康教育阵地，如宣传橱窗或卫生宣传栏、健康教育活动室等。

（7）配合上级单位和健康教育专业机构，开展健康教育相关工作，协助、指导社区内学校、机构、企业开展健康教育活动。

（8）开展医护人员和社区健康教育骨干人员的健康教育培训。

（三）社区健康教育和健康促进的实施

社区健康教育与健康促进的实施需要有政府支持和领导重视、多部门协作与参与、健全的健康教育和健康促进工作网络、社区资源的有效开发、群众的广泛参与、高素质的健康教育人员队伍及科学的计划。

1. 相关支持性的工作

（1）明确政府职能，制定社区健康教育与健康促进的政策。城市街道办事处和农村乡（镇）政府是社区健康教育和健康促进的领导机构。通过争取领导的支持，将社区健康教育和健康促进工作纳入政府的议事日程；政府牵头，成立社区健康教育与健康促进领导小组，统筹健康教育工作；制定、完善相关政策法规，创造支持环境。

（2）建立健全社区健康教育与健康促进组织网络。我国健康教育工作人员在实践中发展起来的"双轨（向）管理、条块结合"的社区健康教育管理体制和网络是行之有效的。

（3）充分利用挖掘社区人力、物力和财力资源，实现资源共享，激发社区群众的参与意识。

（4）通过培训，建立一支高素质的健康教育工作队伍，掌握健康教育的专业知识和专业技能，保证社区健康教育与健康促进活动能科学计划和顺利实施。

2. 社区诊断

社区诊断的重点是要确定社区卫生与健康问题发生的频率、社区卫生问题的严重程度、社区防控能力、社区领导和群众对该卫生问题的关注程度及支持投入情况。

3. 制定社区健康教育计划

4. 开展人员培训和教育

除对各级健康教育专业人员培训外，还应该培训各级社区卫生服务中心（站）的医护人员以及社区健康教育网络中的其他人员，使其成为社区健康教育的骨干和积极分子。

5. 开展健康传播与干预

健康传播和干预的内容应紧紧围绕活动目标，形式多样，适应不同目标人群的接受能力，并选择合适的时间和地点。

（四）健康城市

健康城市是世界卫生组织（WHO）面对 21 世纪城市化问题给人类健康带来的挑战而倡导的新的行动战略。健康城市概念的提出，始于 1984 年在加拿大多伦多市召开的"2000 年健康多伦多"大会。1995 年，西太区 WHO 发表的《健康新地平线》提出将健康城市、健康岛屿、健康场所作为 21 世纪健康的战略目标。健康城市是不断开发、发展自然和社会环境，并不断扩大社会资源，使人们在享受生命和充分发挥潜能方面能够相互支持的城市（WHO，1994）。健康城市强调政府的承诺，强化社区行动和多部门合作和群众的广泛参与，其目的是"通过提高人们的认识，动员市民与当地政府和社会机构合作，以此形成有效的环境支持和健康服务，从而改善环境和健康状况"（WHO，1995）。健康城市活动从加拿大传入美国、欧洲，而后在日本、新加坡、新西兰和澳大利亚等国家掀起了热潮，逐渐形成全球性的城市运动。目前，在全球范围内，已经有 2000 多个城市参加。我国自 1994 年开展健康城市项目，包括北京市东城区和上海、重庆、海口、保定、大连等城市。

WHO 关于健康城市的 10 项标准包括为市民提供清洁安全的环境、为市民提供可靠和持久的食品、饮水、能源供应，具有有效的垃圾处理系统、采取富有活力和创造性的各种经济手段，保证市民在营养、饮水、住房、收入、安全和工作方面的基本要求，拥有一个强有力的相互帮助的市民群体，其中各种不同的组织能够为了改善城市而协调工作、能使市民一道参与制定涉及他们日常生活、特别是健康和福利的各种政策、提供各种娱乐和休闲场所，以方便市民之间的沟通和联系、保护文化遗产并尊重所有居民、把保护健康视为公众决策的组成部分，赋予市民选择有利于健康行为的权力、做出不懈努力争取改善健康服务质量，并能使更多市民享受健康服务、能使人们更健康长久地生活。

健康城市指标体系包括人群健康、城市基础建设、环境质量、家居和生活质量、社区作用和行动、生活方式及预防行为、保健、福利以及环境卫生服务、教育与授权、就业与产业、收入与家庭支出、地方经济、人口学统计 12 方面 338 个指标，开展健康城市项目的地区可根据具体情况选用和调整。

总体来说，一个健康城市，必须满足以下条件：①城市最高层领导对健康城市项目的原则和策略做出明确的政治承诺；②建立新的组织机构来管理拟开展的活动；③承诺提出一个普遍认同的城市远景规划及相应的健康规划和工作内容；④在正式和非正式工作网络建设和开展合作方面给以投资（WHO，欧洲区办事处）。

二、学校健康教育与健康促进

儿童青少年可塑性大，在这一时期形成的生活方式和习惯可能延续终生。同时，学校是儿童青少年的主要生活环境，是接受教育、掌握生活、工作技能的主要场所，学校有完整、系统的教育体系、资源和手段，可方便地将健康教育整合到全部教育过程中。因此学校是进行健康教育效果最好、时机最佳的理想场所。

（一）学校健康教育的概念

学校健康教育是通过有计划、有组织、多种形式的教育活动，使学生获得必要的健康保健和防病知识，树立健康价值观，培养健康行为，达到预防疾病、增强体质、促进身心发展，提高终身生活质量的目的。

（二）学校健康教育的内容

（1）与青少年密切相关的健康知识，包括生理发育、个人卫生、常见病预防、安全与意外伤害预防知识等。

（2）生活技能指导　生活技能是指一种能够使个人有效地应对每日生活的需要和挑战的适应能力和积极的行为（WHO）。在中小学阶段，生活技能还包括对金钱的管理、食品制作、个人卫生、基本认知和计数能力、组织能力，也包括合理营养、体育锻炼、防范意外伤害等自我保健技能，防止吸烟、酗酒、吸毒、校园暴力、网络成瘾以及不安全性行为等不良行为，提高对疾病的防御能力。

（3）帮助学生正确对待青春期心理变化，建立良好人际关系，同时配合行为指导和青春期心理咨询，培养学生健全的人格、积极向上的情绪、顽强的适应能力，减少心理卫生问题的发生，预防各种健康危险行为。

学校健康教育内容的安排，应结合学生的心理和生理特点，适时、适度的展开。

（三）健康促进学校

20 世纪 80 年代，一些欧洲国家提出了"健康促进学校"的概念，西太区世界卫生组织于 20 世纪 90 年代初积极倡导健康促进学校行动，并在部分国家进行了试点。我国于 1995 年开始，与世界卫生组织合作，在上海、北京等地开始实施健康促进学校试点项目。目前，北京、深圳、浙江、吉林等省市在试点项目取得成功经验的基础上，全面推广健康促进学校工作。

健康促进学校是指学校及所在社区的成员共同努力，为学生提供完整的、积极的和有益于学生健康的环境、组织和机制，包括开设健康教育课程、创建安全和健康的学校环境、提供适宜的保健服务、鼓励家庭和社区的广泛参与，以便最大限度地促进和保障学生及社区成员的健康。健康促进学校的创建是一个动态、持续的过程，任何学校都可以成为健康促进学校。它以学校为中心，以"健康第一"为理念，考虑多种因素对学生健康的综合影响。

西太区 WHO 在《健康促进学校发展纲领（行动框架）》中，将健康促进学校的工作内容分为 6 大方面，即学校健康政策、学校物质环境、学校社会环境、社区关系、个人技能和卫生服务。

（1）学校卫生政策　工作重点是出台有关健康体检、改善学生营养、预防和控制学生常见病、艾滋病和性病预防、控制吸烟、酗酒和吸毒、防止暴力事件和伤害事故、确保男女学生平等、正确处理学校突发事件等方面的政策。政策还应明确规定，对那些卫生工作规划不完善的学校，要采取措施，促其尽快整改和完善。

（2）学校物质环境　确保学校建筑设备、校内活动场所及周围环境的安全和卫生，改善饮用水、厕所等生活必需条件和设施，保障学生获得良好的生活和学习条件。

（3）学校社会环境　创造一个师生间、学生间、教职员工间相互关怀、信任和友好的环境，使每个学生的个人优势或特长都得到充分发挥，对有特殊问题（如残疾）的学生提供帮助和支持。

（4）社区关系　学校与家庭、社区团体保持密切协作关系，充分考虑家长对学生教育和健康的需求，鼓励家庭和社区组织积极、主动参与学校健康促进活动，把健康促进学校活动扩展到家庭、社区，充分利用社区资源、促进健康促进学校的创建活动。

（5）个人健康技能 通过课堂内外各种健康教育活动，使学生和教职员工提高自我保健意识，获得健康知识和技能。

（6）卫生服务 充分发挥医院、疾病控制中心、中小学保健所等当地卫生服务机构的作用，鼓励他们向学生和教工提供各项基本卫生服务，参与学校的健康促进活动，帮助校医和保健教师提高业务水平。

我国健康教育工作者，在世界卫生组织6大工作领域内容基础上，制定了健康促进学校验收的金、银、铜奖标准，对于促进和规范我国健康促进学校创建工作起到了积极的作用。近年来，根据我国健康促进学校创建工作的实际情况，又提出了健康促进学校创建的十大目标，在原有的6大方面工作内容基础上，增加了理念转变、健康教育与其他学科教育渗透、对学校卫生工作条例贯彻实施的推动以及健康状况改善4个方面的内容。

三、医院健康教育与健康促进

随着医学模式转变和现代医学发展和医院服务功能的扩大，医院已经成为开展健康教育和健康促进的重要场所。

医院健康教育的概念形成于20世纪50年代，由美国医疗保险机构为了减少慢性病患者的医疗费用而提出。医院健康教育泛指各级各类医疗卫生机构和人员在临床实践过程中，伴随医疗保健活动而实施的健康教育活动。广义的医院健康教育是以健康为中心，以医疗保健机构为基础，为改善患者及其家属、社区成员和医院职工的健康相关行为所进行的有组织、有计划、有目的的教育活动。

我国医院健康教育自20世纪80年代开始起步，1992年全国爱卫会将医院健康教育纳入国家卫生城市考核标准，以政府行为和行政干预的方式推动医院健康教育的发展。1997年，中国健康教育协会医院健康教育学术委员会的成立标志着我国医院健康教育与健康促进的全国协作网络的形成。

（一）医院健康教育基本内容

医院健康教育的基本内容包括：常见病多发病的预防控制知识、病人与家属的心理健康知识、病人行为指导与行为矫正；有关常见病、多发病的预防、治疗和控制知识、就诊和用药知识、常见外科、妇科、儿科等疾病的防治知识等。病人和家属的心理教育的重点是让病人和家属树立起防病治病的信心，消除不良情绪。病人的行为指导和矫正则是帮助患者掌握相关的健康技能，改变不良生活方式和习惯，增强治疗的依从性，促进疾病康复。

（二）医院健康教育的形式

按照医院健康教育的对象和区域不同，可分为医护人员教育、患者教育和院外教育。

（1）医护人员教育 通过教育使医护人员掌握健康教育的技能、方法，把对患者及家属进行健康教育视为本职工作的一部分。

（2）患者教育 按照实施场所和阶段的不同，分为门诊教育、住院教育和随访教育。门诊教育指患者在门诊诊疗过程中实施的健康教育活动，具体可采取宣传栏、宣传板报、标语、多媒体等形式，开展候诊教育，医生在诊疗过程中进行面对面的口头教育，或开具健康处方，开展门诊咨询讲座及培训等多种形式。入院教育可分为入院教育、住院教育、出院教育3部分，不同阶段教育重点不同。

（3）院外教育　指在医院范围之外进行的健康教育活动。包括医院在所辖地段社区开展健康教育活动，对设立家庭病床的病人和家属开展随诊访视教育，以及根据卫生主管部门的部署和医院工作的实际需要开展的社会宣传教育活动。

（三）医院健康促进和健康促进医院

医院健康促进是健康教育和能促进病人或群体行为和生活方式转变的政策、法规、经济及组织等社会支持的综合。在《布达佩斯宣言》中，世界卫生组织正式确定医院健康促进的概念，健康促进医院的建设已经成为全球医院发展创新的方向。目前，在全球范围内，对医院健康促进的理念、具体内涵、发展方向和评价标准都有了明确的界定。

1991年，WHO布达佩斯宣言中指出，除了提供优质的医疗和保健服务外，一个健康促进医院应：①贯彻实施以健康促进为导向的观念、工作目标和机制；②明确医院环境对患者、医护人员和社区成员健康的影响，建立有助于维持和促进治疗的医院物质环境；③鼓励患者积极参与治疗过程；④动员医院全体人员参与有益健康的活动；⑤为医护人员提供健康安全的工作条件；⑥加强医院与社区的联系，开展社区卫生服务和健康教育活动；⑦确认特殊人群的特殊健康需求；⑧开展医院健康教育，为医院工作人员提供培训和技能教育，为患者提供信息咨询、交流和技能培训，进行行为与生活方式指导。

一般而言，健康促进医院的建设可分阶段进行：①初级阶段：开展促进病人、员工健康、改善健康环境的健康教育活动，或在社区内开展相应的宣传教育活动；②第二阶段：建立健全医院健康教育与健康促进组织机构，出台政策，以健康为目标，将开展健康促进工作、增进健康作为医院工作的关键目标；③第三阶段：医院成为增进健康的关键，成为社区中健康的倡导者，带动社区健康促进工作的开展。

四、工作场所健康教育与健康促进

工作场所存在多种健康影响因素，是世界卫生组织确定的21世纪全球健康促进重点优先领域之一。近十几年来，职业健康促进以其投资少、见效大、可持续发展的特点，从源头治理职业人群的健康危害因素，保护职业人群健康，取得了很大的成绩。

（一）概念

职业健康教育是根据不同工作场所人群的职业特点，针对所接触的职业危害因素所进行的卫生知识和防护知识的教育，使个体和群体提高自我保健意识和知识水平，自觉采纳防护措施和有利于健康的行为，防止各种职业危害因素对健康的影响。

职业健康促进是指通过对职工开展健康教育、落实有益于健康的企业管理方针、政策、法规和组织、改变不利于健康的行为和环境、加强卫生服务等，达到促进职工健康、提高生命质量和推动经济持续发展的目的，当前职业健康促进已成为职业医学的重要内涵。

（二）职业健康促进

世界卫生组织关于人人享有卫生保健的全球战略以及国际劳工组织《职业安全与卫生公

约》、《职业卫生服务公约》中都规定每个工人享有最高而又能够获得的健康标准的基本权利。1996 年，西太区 WHO 向所属成员国发布"健康促进工作场所导则"（guide to health promotion in workplace）。1997 年，WHO 在雅加达召开了第四届世界健康促进大会，正式提出了职业健康促进的问题。在这次会议上，通过了"健康工作场所宣言"。

职业健康促进的原则及驱动要素主要包括公平性、可及性、责任性、授权、参与、协作伙伴、承诺、领导八个方面（WHO）。

（三）职业健康教育和健康促进的内容

职业健康教育的内容包括职业卫生知识、防护技能教育和一般卫生知识教育及职业卫生法制教育三部分。通过政策支持和倡导、健康传播、个人参与和实施干预措施，达到：①了解自己及其所处的环境，包括人的基本生物学特征、生活和作业环境特点、可能接触到的有害因素以及个人的癖好、行为和生活方式等；②了解上述个体与环境因素对健康的可能影响及其控制方法；③参与环境和作业方式的改善，控制影响健康的危险因素，自觉地实施自我保健，促进健康。

（四）我国职业健康促进的现状

1993 年"第一次全国工矿企业健康促进研讨会"召开，由卫生部等 20 多个部委、各省（市、自治区）卫生厅（局）、几十个大中型企业参加的"中国健康教育协会工矿企业健康教育委员会"成立大会。此后，许多大中型企业结合各自的特点与优势，开展了多种形式的职业健康促进工作。取得了十分可喜的成就和成功的经验。1999 年《工矿企业健康促进工程》试点启动工作会议召开。会上确定了 12 个大中型企业和 3 个地级市作为首批试点单位。根据一年的工作实践，2000 年 8 月，卫生部和中华全国总工会联合下发"关于开展工矿企业健康促进工作的通知"，要求各级卫生厅（局）、工会和企业，结合各地实际、开展工矿企业健康促进工作。这一阶段，职业健康促进工作得到较大发展。一是工作模式发生了深刻变化，由过去单纯由卫生部门负责，逐步转变为政府支持、多部门协作、企业实施、职工参与的整合模式；二是由过去以疾病为中心的卫生知识传播（卫生宣传型）、倡导个人行为改变，逐步转向控制职业危害因素的指导、干预和效果评估（价）；三是把过去易感人群的范围扩大为面向社区或社会。2002 年 5 月，国家实施《职业病防治法》，标志着我国工作场所健康教育进入法制化轨道，工作场所健康教育与健康促进进入新的历史阶段。

经过近 10 年的努力，我国职业健康促进取得了许多成功的经验。但是，随着改革开放的不断深入，企业面临多种体制并存和产业结构调整的现实，职业卫生除传统的（化学的、物理的和生物的）职业危害以外，又出现许多新工艺、新技术、新方法引发的新的职业危害。同时职工面临就业的不稳定性，就业的不平等竞争压力而造成的心理紧张压力和不符合生理条件的工作环境。部分企业缺乏治理职业危害的适宜技术和资金。以上情况都是 21 世纪职业卫生工作所面临的新威胁和挑战，也给职业健康促进工作的顺利开展带来了一定的冲击。因此在目前形势下如何转变政府、企业领导的观念，多部门合作、积极稳妥地推进职业健康促进工作、提高职业人群的健康水平，是当前健康教育领域中的一个重大的课题。

五、农村健康教育与健康促进

（一）我国农村健康教育与健康促进现状——全国亿万农民健康促进行动

1994 年，由全国爱卫会、卫生部、农业部、广电部联合发起了"全国九亿农民健康教育行动"（简称"行动"），通过实施大众传播与人际传播相结合的策略，在农村大力普及基本卫生知识，倡导健康生产生活方式。"行动"工作 10 年来，由 4 个部委先后扩展到有中宣部、教育部、全国妇联、国务院扶贫办、共青团中央 9 个部委组成的全国"行动"领导小组。2002 年下发了"行动"第一个五年规划，并更名为"亿万农民健康促进行动"。10 多年来，行动项目针对影响我国农村居民的主要健康问题，广泛深入地开展了健康教育与健康促进工作，取得了令人瞩目的成绩，成为在农村开展健康教育和健康促进的载体和平台。

党中央和国务院十分重视和肯定"行动"工作，强调要"积极推进亿万农民健康促进行动，采取多种形式普及疾病预防和卫生保健知识，引导和帮助农民建立良好的卫生习惯，破除迷信，倡导科学、文明、健康的生活方式。"

各省、自治区、直辖市把"行动"作为解决农民医疗卫生保障，提高农民健康水平，促进城乡社会协调发展的重要措施。各地充分运用大众传播与人际传播策略，通过电视、广播、报刊、网络以及各种宣传画、折页、手册、文艺演出和送医、送药、送知识等形式多样、丰富多彩、群众喜闻乐见的健康教育活动，普及基本卫生知识，受到了广大群众的欢迎。

亿万农民健康促进行动证实了在以农业人口居多的中国，开展大面积人群的健康教育和健康促进，对于落实"预防为主"的卫生工作方针，加强基层群防群控，保护农村生产力，促进全民族的素质提高，具有重要的作用。

（二）健康村及进展

1. 健康村的特点和意义

健康村是世界卫生组织在全球倡导的健康促进场所之一，也是健康城市活动的延伸。世界卫生组织认为，健康村应该是一个"具有较低传染病发病率，人人享有基本卫生设施和服务，有着稳定、和平的社会环境，社区和谐发展的农村"，并应具有以下特征：清洁和安全的自然环境；能够满足公众基本需要；社会环境和谐，惠及每个人；社区能够认识本地存在的健康与环境问题，并能参与问题的解决；社区成员能够共享经验，交流互动；历史和文化遗产得到保护和发扬；人人享受适宜的健康服务；经济发展多样化并具有创新性；所有居民拥有可持续使用的资源。

国际上开展的大量的健康村研究表明，健康村建设改善了乡村生活环境，提高了居民健康意识和健康状况，是综合解决农村健康问题，特别是快速城市化所带来的环境与生态、就业压力、居住等一系列健康问题的重要策略。健康村的效果不仅体现在传统的公共卫生领域，如饮用水卫生、粪便处理、传染病预防等，还体现在非公共卫生领域，如经济、文化、教育、福利保障、生态平衡、资源保护以及社区邻里关系、心理卫生和健康生活方式等。

2. 健康村评价指标

截止到目前，国际上还没有一个精确、统一的健康村评价指标和标准，WHO 认为，各国、各地区可以参考下述六个方面，制定符合本地情况的健康村指标：①环境健康促进：包括居住环境、卫生设施（包括排泄物处理）、污水排放系统（包括生活废水和雨水）、固体废弃物处理、家畜管理、食品安全（包括商品化食品和自制食品）、公共场所环境（道路、公园、洗衣店、公共浴室、市场等）、饮水安全等；②适宜卫生服务的提供；③知识知晓率和行为形成率；④健康促进和技能发展；⑤妇女健康和儿童发育指标；⑥贫困减少指标。

3. 我国健康村研究进展

健康村研究在我国还处于起步阶段。国内部分省份近几年开展了健康农村建设活动，如北京市的"健康促进示范村"活动、上海市的"百万农民健康促进行动规划（2006—2010）"、江苏省的"农民健康工程"活动。这一阶段，健康村的评价指标尚未完善，也没有开展较为系统的研究。

"中国农村卫生发展项目"（卫Ⅺ项目）对我国健康村的定义为："具有卫生安全的物质和生活环境、良好的健康意识和生活方式、疾病得到较好的预防和控制，能在保护和促进村民健康方面可持续性开展工作的行政村"。根据这个定义和我国农村卫生的基本情况，又制定了我国健康村的标准，共包括4类一级指标：健康环境、健康传播、健康服务、健康状况，16项二级指标和37个三级指标。

第七节　健康教育与健康促进方法在行为与生活方式干预中的应用

生活方式是个体在长期的社会化过程中形成的一种固定的行为倾向和行为模式的总称。吸烟、饮酒、饮食、作息习惯（睡眠、工作时间）、运动、平衡营养以及精神紧张等行为习惯和生活方式，是多种疾病的重要危险因素。建立健康生活方式，降低不良生活习惯和行为方式对健康的影响，核心的策略是健康教育和健康促进。

一、不安全性行为的健康教育与健康促进

（一）不安全性行为

安全性行为是指不会带来任何有害于健康的性行为，其具备的特征包括相互尊重、有愉悦感、情感健康、互相满足、无性传播疾病风险、无意外妊娠风险、不给对方造成躯体或感情伤害。

由于性行为接触他人体液而引起性传播疾病的传播与流行称为不安全性行为。不安全性行为最大的危害是性传播疾病（sexually transmitted disease，STD）的感染。没有体液交换的性活动（如拥抱、接吻、爱抚等）是比较安全的；每次正确使用安全套的性交同样是相对安全的。在所有性活动中，与多个人发生性交（肛交或阴道性交）又不正确使用安全套，有极大危险性。有些性病病原体可能从阴茎、阴道以外的病损部位排出，如传播梅毒的硬下疳，可以长在身体的其他部位，生殖器疱疹可以长在生殖器附近等，如与这些病人的身体密切接触，仍存在感染的危险，接吻传播艾滋病病毒的危险取决于双方口腔是否有溃疡破损等。

（二）性传播疾病

性传播疾病是一组由性接触或类似性行为接触为主要传播途径的严重危害人群心身健康的传染性疾病。性传播疾病主要引起泌尿生殖器官及附属淋巴系统病变，也可感染口、咽、喉、肛门、直肠等部位，引起全身重要器官的严重病变，导致伤残，甚至死亡。此外，性传播疾病还可由孕妇传给胎儿或新生儿。

传统上，性病主要是指梅毒、淋病、软下疳、性病淋巴肉芽肿 4 种，常称四大性病，也称经典性病或"第一代性病"。20 世纪 80 年代后，一些病毒、衣原体、支原体、细菌、真菌、原虫等病原体相继被发现可以通过性接触或类似性行为接触传播。目前常见性病有 20 多种，称为第二代性病，统称性传播疾病。

由于病原体和性病种类明显增多，不良的社会意识和变态的性行为使 STD 感染率和发病率逐年上升，流行范围不断扩大，不仅在发展中国家迅速增加，发达国家也仍在继续蔓延，危害日益严重，已成为世界性的公共卫生问题。2000 年世界卫生组织公布，世界上每天有100 多万人感染 STD，每年约有 4 亿新患者。因漏查、漏报的影响，所报告的病例数可能仅为实际数的 20% ~ 25%。

（三）性传播疾病健康教育策略和健康促进措施

（1）持久广泛地开展健康教育，提高群众自我保护意识和能力。利用各种传播媒介，普及性卫生知识。加强对青少年性知识的教育，使人们认识到 STD，尤其是艾滋病对个人、家庭和社会的危害，预防和控制性传播疾病是全社会每个人的责任，要自觉地规范性行为，掌握性传播疾病的预防方法，提高自我保护意识。健康教育的主要内容包括：①性传播疾病的临床特征及其危害、传播特点及主要的传播途径、预防措施；②病原体的特征及消毒方法；③性道德、性知识、性心理、性卫生的自我培养；④性传播疾病的咨询，服务系统；⑤正确对待 HIV/AIDS 患者，弘扬同情和关爱意识。

（2）在高危人群中推广 100% 使用安全套能够显著降低性病感染与传播的危险。

（3）提供清洁的针具和美沙酮维持治疗，减低吸毒者感染艾滋病及其他性传播疾病的风险。

（4）加强现患病人的治疗和管理，提高患者的社会责任意识。

（5）加强性传播疾病的监测和流行病学调查，做到早发现、早报告、早治疗。

（6）加强血液及血制品的安全。

二、吸烟控制的健康教育与健康促进

我国是世界上的主要烟草生产国，也是吸烟流行比较严重的国家之一，全国烟草消耗量占全世界的 1/3 以上，吸烟人数达 3.5 亿之多，被动吸烟者达 5.4 亿，是受烟草毒害最严重的国家之一。烟草中含有大量的有毒有害化学物质，可引发多种癌症、心脏病和脑血管病。

2003 年 5 月，世界卫生大会通过了第一个具有国际性法律约束力的《烟草控制框架公约》。我国政府于 2003 年 11 月签署了该公约，并成为世界各国控制吸烟的法律依据。

吸烟行为的影响因素比较复杂，既有尼古丁成瘾的生物学因素，也有社会因素，如吸烟危害健康的事实尚未被普遍了解、人们对吸烟与不吸烟有自己选择的自由和权利、潜移默化的烟草广告影响等，这些都给烟草的控制带来了严峻的挑战。因此，除了立法和税收等策略外，很大程度上要通过坚持开展健康教育。

烟草控制的健康教育与健康促进策略主要包括两个方面：

（一）预防吸烟

预防吸烟要从青少年抓起，青少年开始吸烟的尝试行为与对烟害的认识不清及有吸烟环境的促成有极大关系。进行吸烟危害性的教育和创建无烟环境，是预防吸烟的根本措施。

一般认为小学 6 年级到初中阶段的学生是开始尝试吸烟的危险年龄段。针对这个年龄段的青少年应开展系统的控烟教育，内容包括吸烟的危害、对同伴吸烟的错误认识、影响吸烟的社会因素和抵制第一支烟的技巧，以劝阻青少年不吸烟或推迟尝试吸烟年龄。强调学校干预、社区干预、媒体干预和家庭干预相结合十分重要，包括创建无烟环境，例如禁止烟草广告、教师和家长不吸烟等。

（二）劝告戒烟

帮助吸烟者戒烟是综合性控烟措施中的重要内容，要使吸烟者自觉改变吸烟行为，可运用行为阶段改变模式，了解吸烟者目前所处的阶段，开展有针对性的干预。我国吸烟者中，打算戒烟者占 16.76%，实行戒烟者为 9.42%，但戒烟成功者仅为 3.58%。

戒烟的原因或动机尽管多种多样，但要克服尼古丁依赖是比较困难的，戒烟的成功仍在于决心和毅力。戒烟者如能获得临床指导，则更利于获得成功，减少反复。一些专家认为尼古丁替代疗法（NRT）是治疗烟草依赖的首选药物支持疗法。

健康教育人员临床指导要点为：①系统地了解吸烟者；②强烈建议所有吸烟者戒烟；③判断病人戒断的决心：对于不想戒烟者，应促使其日后戒断；对于愿意戒烟者，应帮助他们设定一个开始日期，做好准备工作，鼓励其接受 NRT，提供帮助材料和戒断症状的关键建议。所有试图戒烟的人都应按日程安排见面或电话随访。劝告戒烟的健康宣教方式很多，如宣传画、小册子、广播、电视及多种媒体，利用世界无烟日开展群众性宣传活动，以及各地因地制宜的其他形式等。

戒断专家的任务为：①识别吸烟者是否在强化的戒烟计划帮助下戒烟；②加强咨询，至少每 2 周咨询 1 次，每次 20～30 分钟，至少进行 4 次咨询；③可采用个别或小组咨询；④咨询应包括解决问题、技能训练和提供治疗期间的社会支持；⑤除特殊情况外，一般都应提供 NRT 服务。

我国的烟草控制在政府的重视下，各项法规（如公众场所禁止吸烟、禁止在公共媒体和公共场所做吸烟广告、禁止向未成年人售烟等）相继出台。健康教育工作者通过大众传媒，开展控烟宣传教育，传递吸烟有害健康的信息；充分利用每年的世界无烟日等时机，开展控烟活动，组织戒烟竞赛，开展拒绝吸烟的签名活动，举办控烟知识竞赛等，营造良好的控烟社会氛围。各地的健康教育机构在社区、工作场所开展各种控烟干预活动，取得了良好的效果。

三、过量饮酒控制的健康教育与健康促进

（一）过量饮酒的危害

酒精是重要的成瘾物质之一，过量饮酒已经成为全球性公共卫生问题。过量饮酒没有明

确的定义，《中国膳食指南》规定正常成年男性每天酒精饮料中的酒精量不能超过 25g，女性不能超过 15g，超过这个标准即为过量饮酒。世界卫生组织认为，正常的成年人在过去的一个月中，有一次饮用 3 两以上的白酒，或相同酒精含量的其他酒就被认为是酗酒。

过量饮酒和酗酒严重危害心身健康。当人体血液中的酒精含量达到 0.1% 时，动作协调、视觉、言谈和身体平衡能力受损，出现中毒现象；当血液酒精浓度达到 0.5% 时，神经生理平衡严重受损，大脑会丧失意识，引起酒精中毒。长期酗酒会引起酒精依赖，停止喝酒后会出现出汗、心动过速、震颤、失眠、呕吐、幻觉、肢体发抖或抽筋等精神和生理症状。酒精中毒还会引起脂肪肝、肝硬化和胃溃疡等，严重的还会导致死亡。孕妇酗酒可引起胎儿畸形、死胎和胎儿生长发育迟缓等。青少年饮酒严重危害身体的正常生长发育，许多国家有严格的法律禁止青少年饮酒。酒后驾车会导致严重的交通事故和意外伤害，各国法律均严格禁止酒后驾车。过量饮酒和酗酒也经常会引起家庭暴力、犯罪、自杀等社会问题。

（二）酗酒行为产生和发展的影响因素

（1）遗传因素　酒精依赖有一定的家庭聚集性和家族史。
（2）心理因素　很多人把饮酒当作发泄和疏导感情的行为方式。
（3）社交或同伴压力　社会交往、亲朋往来和同伴压力是酗酒行为的重要影响因素之一。
（4）社会文化因素　传统上，有的人把饮酒行为作为一个人是否豪爽、把敬酒作为是否盛情、把是否会喝酒当成是否成熟、把酒量当作是否勇敢和有胆量等。
（5）对饮酒的危害认识不足　很多人没有意识到饮酒的危害。

（三）酗酒的干预

1. 青少年
除了在学校讲授饮酒危害知识以外，建立禁止向青少年出售酒精饮料、禁止青少年饮酒的法律法规是关键性措施。

2. 一般人群
开展饮酒危害知识的宣传普及，促使人们改变喜庆饮酒、节日饮酒、聚会饮酒的观念和习惯，逐步减少或消除酒类广告。

3. 酒精依赖者和酗酒者
重点是要采用各种方法使他们戒除酒精依赖，可尝试以下方法：
（1）使用拮抗剂　戒酒硫可抑制乙醛脱氢酶，使乙醇代谢受阻，造成体内乙醛聚集，再次饮酒时会产生强烈的恶心、呕吐、呼吸困难、心悸、脸红、焦虑等身体反应，借以消除其对酒的依赖。戒酒硫最好在最后一次饮酒后的 24 小时开始使用，最初剂量为 0.25g 或 0.5g/d，每天 1 次，或 1 次顿服。
（2）行为疗法　适用经典条件反射的原理，在酒精依赖者的皮下注射阿扑吗啡 2.5～12.5mg 后，让酒精依赖者闻酒味，当病人出现恶心、呕吐症状后让其饮酒 40ml，每日 1 次或隔日 1 次，每 10 天为一疗程。
（3）社会支持及精神治疗　改变社会及人际环境，特别是所在单位、家庭和亲朋的支持，会促使酗酒者产生戒酒的愿望，参加文体活动、培养良好的业余爱好等均能促使酗酒者减少饮酒的危险。对于戒酒后出现较严重戒断症状者，药物治疗配合心理支持会取得较好效果。

（4）其他措施　在社会干预措施上，应建立健全针对酒精滥用酒精依赖的指导服务体系，同时减少人们接触酒类及广告信息的机会。调整酒类价格、提高酒类生产销售环节的税收、控制酒类销售条件包括限制购买者年龄和控制消费量等，以及限制酒类广告、限制饮酒、禁止酒后开车等措施，可在一定程度上限制酒精滥用。

四、缺乏体力活动的健康教育与健康促进

生命在于运动，体育锻炼和运动与人类健康密切相关。缺乏体育锻炼、体力活动过少或静坐的生活方式是慢性非传染性疾病、精神心理性疾病等的重要危险因素之一。合理的体育锻炼和适量的运动对人体机能的提高、预防疾病、保护和促进健康具有显著作用。

（一）体育锻炼和运动的生理作用

有规律的、持续的体育锻炼和运动会产生全面的健康效益，主要包括：

1. 增强体质

长期的、有规律的运动可以增强肌力和肌体的柔韧性，提高对外界环境的适应能力，增强对疾病的抵抗力，达到体格健壮的目的。运动还可增加骨骼系统对钙的利用，预防骨质疏松。

2. 增强心肺功能，促进全身代谢

会使人体心血管系统的形态、功能和机能调节能力产生良好的适应效果，改善心血管系统和其他组织器官的血流供应，保持动脉管壁的弹性，不仅能降低血脂的量，而且可以改变血脂的质，使其具有抗动脉粥样硬化的能力，有利于心血管疾病的防治；长期锻炼的人安静时呼吸频率缓慢，呼吸深度大，肺活量增大，呼吸中枢对缺氧和二氧化碳增多的耐受性也有所提高。有效的运动可增强脂蛋白酯酶的活性，加速脂肪分解，促进脂肪、胆固醇、游离脂肪酸的利用，以补偿葡萄糖功能不足，加速过剩的脂肪组织消耗，减少脂肪堆积。增强周围组织对胰岛素的敏感性，加速体内糖原的分解及末梢组织对糖的利用，改善糖代谢，降低血糖。

3. 消除应激，改善脑神经功能状态

改善大脑皮层功能状况，能使人情绪饱满、精神愉快、增进食欲。使大脑保证良好的血液供应，以提高大脑的工作效率，保护脑神经细胞，还可以有效防止引起大脑老化的各种病因的影响。

4. 预防慢性非传染性疾病

长期有规律的运动可有效预防肥胖、血脂异常、心脑血管病、糖尿病、恶性肿瘤等慢性非传染性疾病。

（二）体育锻炼与运动处方

运动分为竞技性体育活动、非竞技性体育活动和日常生活中的体力活动3种。竞技性体育活动是为了竞争和比赛，场地、比赛条件、身体条件要求高，不便于开展群众性普及。为了发挥运动对健康的保护和促进作用，对于一般人群，最好和最简便的方法是经常性、有规律的参与非竞技性体育活动和日常体力活动。

随着社会经济的不断发展，办公自动化、机械化水平的提高，交通和出行方式的便利，使得人们的体力活动越来越少，出现了静坐的生活方式。世界卫生组织认为，每周 3 次，每次持续 20 分钟以上的运动，可以称为有效的体力活动，达不到这个运动量称为体力活动不足。为了便于计算，一些运动医学专家提出了千步当量的概念，即相当于以每小时 4km 的速度步行 1 千步（约 10 分钟）的活动量。正常成年人每天应进行相当于 6 个千步当量的运动，包括家务劳动、步行上下班、上下楼梯、散步、慢跑等。静坐的生活方式是指每天以坐姿劳动、很少或基本不参加体育运动的生活方式。

（一）体力活动的基本原则

1. 因人而异

个人的一般情况、身体状况不同，应采取不同的运动方式和运动强度，特别是患有慢性疾病者，在开展运动之前，必须咨询医生，在运动处方的指导下进行合理的运动。选择运动方式的条件是：①已经过医学检查；②运动强度、运动量符合本人的体力；③过去的运动经验、本人喜爱的项目；④运动环境适宜，场所便利；⑤运动设备、用具齐全；⑥有同伴；⑦有指导者。同时应考虑进行全身运动和持续性，运动时无呼吸紊乱或憋气现象。

2. 有氧为主

运动方式一般包括：①有氧运动和耐力性运动项目，有氧运动是指运动时需要消耗大量的氧气的运动，如步行、慢跑、走跑交替、游泳、自行车、滑冰、越野滑雪、划船、跳绳、上下楼梯及室内功率自行车、步行车、活动平板（跑台）等；②伸展运动及健身操：广播体操、太极拳、太极功、五禽戏、八段锦、健身迪斯科、跳舞及各种医疗体操和矫正体操等；③力量性锻炼：如举重、负重训练等，包括快步走、慢跑、游泳、太极拳、骑车等。

3. 循序渐进

在开始运动的初期一般不建议进行大强度的运动，运动强度和运动量要遵循循序渐进的原则。运动强度是指单位时间内的运动量，一般采用年龄减算法计算心率作为测算运动量的指标，即运动后心率达到最高心律的 60% ［VO_2max（60%）］，作为中等强度的运动量，即 VO_2max（60%）= 170－年龄。

4. 其他原则

在进行运动时，还要遵守因地制宜、持之以恒、保证安全、乐在其中的原则，即根据方便和便利的原则，选择适合自己的运动，如步行或骑车上下班；运动开始后，必须坚持每天进行，不可中途而废、三天打鱼两天晒网，这样才能收到运动的效果。运动时，要穿着适宜、避免意外伤害和着凉感冒等。另外要保证把锻炼作为自己的日常生活的一部分，能够做到愉悦身心、乐在其中。

（二）运动处方

运动疗法是糖尿病等某些疾病的重要临床治疗方法之一。WHO 认为，运动处方（exercise prescription）是指为了对患者进行治疗和康复，医生根据患者个人状况所制定的具体的运动方案，个人状况包括年龄、性别、生活和运动习惯、爱好、病情等，运动处方的内容包括运动强度、项目、持续时间、频率等。

五、合理膳食的健康教育与健康促进

不合理的膳食习惯是肥胖症、心脑血管病、糖尿病、恶性肿瘤等慢性非传染性疾病的重要危险因素。研究表明，由于油脂类营养成分摄入过多引起的肥胖者中，患高血压的比例明显高于一般人群，糖尿病患病率为一般人群的 4 倍。研究也表明，体重高出标准体重 40% 以上，患子宫内膜癌的机会是正常人的 5.5 倍，患胆囊癌 3.9 倍，子宫颈癌 2.4 倍，乳腺癌1.5 倍。2002 年中国营养和健康状况调查结果显示，由于不良的膳食习惯，我国成人超重率已达 22.8%，肥胖率达 7.1%，已成为影响我国居民身心健康的主要卫生问题之一。开展合理膳食健康教育，帮助人们树立和养成正确的膳食习惯和生活方式十分必要。

合理膳食健康教育包括两部分内容，一是开展合理膳食、均衡营养的知识和技能教育，二是纠正高脂膳食、过咸饮食、挑食偏食等不良的膳食习惯。

（一）合理膳食

人类依赖食物提供营养素和热量，食物中有蛋白质、脂肪、碳水化合物、矿物质、微量元素、维生素和水七大营养成分。合理膳食是指膳食所提供的营养满足人体的生长、发育和各种生理、体力活动的需要，膳食种类多样、膳食结构搭配合理、摄入量适宜等，保证营养素、热量、酸碱、氨基酸等的平衡的膳食。为了促进居民的合理膳食与营养，我国于 2008年 1 月 15 日公布了《中国居民膳食指南》，是指导人们合理膳食的纲领性文件，其内容包括：①食物多样，谷类为主，粗细搭配；②多吃蔬菜水果和薯类；③每天吃奶类、大豆或其制品；④ 常吃适量的鱼、禽、蛋和瘦肉；⑤减少烹调油用量，吃清淡少盐膳食；⑥食不过量，天天运动，保持健康体重；⑦三餐分配要合理，零食要适当；⑧每天足量饮水，合理选择饮料；⑨如饮酒应限量；⑩吃新鲜卫生的食物。

《中国居民膳食指南》通过膳食宝塔，说明各类食物在膳食中的地位和应占的比重：谷类食物位居底层，每人每天应摄入 250 ~ 400g；蔬菜和水果居第二层，每天应摄入 300 ~ 500g和 200 ~ 400g；鱼、禽、肉、蛋等动物性食物位于第三层，每天应摄入 125 ~ 225g（鱼虾类50 ~ 100g，畜、禽肉 50 ~ 75g，蛋类 25 ~ 50g）；奶类和豆类食物合居第四层，每天应吃相当于鲜奶 300g 的奶类及奶制品和相当于干豆 30 ~ 50g 的大豆及制品。第五层塔顶是烹调油和食盐，每天烹调油不超过 25 或 30g，食盐不超过 6g。6g 食盐包括烹调用盐、酱油等佐料中的盐分和食物中本身含有的盐分在内。

（二）常见不合理膳食习惯

（1）高脂膳食　高脂膳食造成体内脂肪蓄积，是肥胖症的直接危险因素。常见的高脂膳食习惯包括常吃油炸食品、肥肉、烹调油使用过多、常吃花生、葵花籽等油料作物等。

（2）过咸饮食　过咸饮食已经被证明是高血压的危险因素之一，也是加重高血压病情的危险因素之一。避免过咸饮食，除了要控制烹调用盐量以外，还要注意尽量少吃咸菜、腌菜、酱菜等。

（3）挑食和偏食　挑食和偏食是造成机体营养不良的主要原因。

（4）暴饮暴食　暴饮暴食不符合合理膳食的原则，严重的会造成胃扩张、急性胰腺炎等严重的健康问题。

（三）膳食营养健康教育

营养健康教育是通过改变人们的饮食行为达到改善营养状况为目的的一种有计划的活动，其目标是强化人们的营养保健观念，自觉建立良好的饮食行为和生活方式。作为发展中国家，我国人民生活水平提高很快，但是不合理的饮食习惯广泛存在，营养不良和营养过剩同时存在，营养健康教育正引起广泛的关注和重视。

国务院《九十年代中国食物改革与发展纲要》明确提出："今后要从小学生抓起，增加食物和营养方面的科普教育，以不断提高人民膳食营养的知识水平，提高科学消费的自觉性。"《纲要》还要求逐步实行按一定人口比例培养和配备食物营养方面的专业技术人员，设立营养师专业职称系列。《中国营养改善行动计划》中将加强营养人才的培养及营养健康教育作为完成目标的策略和措施之一，要求把营养知识纳入到中小学教育内容和初级卫生保健服务中，通过各种宣传媒介，广泛开展群众性营养教育，推荐合理的膳食模式和生活方式，纠正不良的饮食习惯。

当前，我国的营养健康教育和健康促进的内容主要包括以下几个方面：①国家制定实施的有关食物营养的相关政策、发展纲要和策略；②科学营养的基本知识；③不同人群的营养需要；④人体营养状况的简易评价方法；⑤各类食物的营养特点和合理搭配、科学烹饪的知识和技能；⑥饮食安全卫生常识；⑦正确的营养保健知识。

六、健康管理中的健康教育与健康促进

健康管理是指运用管理学的理论和方法，在提高社会健康意识、改善人群健康行为、提高个体生活质量的过程中，有组织、有计划的健康保健活动。其宗旨是调动个人及集体的积极性，有效地利用有限的资源，达到最大的健康效果。

健康管理在中国刚刚起步，专业的健康管理机构不多，且基本上都是医院及体检中心的附属部门。健康管理的从业人数没有准确的数据，估计全国在 10 万人以上。在我国，能够享受科学、专业的健康管理服务的人数只占总人数的2/万，与美国70%居民能够在健康管理公司或企业接受完善的服务相比，差距明显。尽快建立一支高素质的健康管理专业队伍，对于改善和提高我国国民身体素质，全面建设小康社会有着重要意义。

健康管理的核心是健康计划的制订。健康计划帮助人们改变生活方式、获取健康知识和技能，提供饮食、运动等生活方式和疾病的全面干预，使人们保持最理想的健康状态。健康计划是基于健康评估的基础，由健康学专家运用专业知识进行全面分析后，设计出的科学的、安全的、有效的，包括治疗、保健、康复等在内的一整套增进健康的方案。不同年龄、性别、生活、工作和社会环境的人群，其健康计划也会不同。

健康教育和健康促进是个体和群体健康管理工作的重要手段和方法。了解、掌握和运用健康教育与健康促进的基本策略与方法，如行为干预的理论和方法、健康传播的理论和方法、人际沟通交流的技巧以及通过需求评估制定健康干预的计划并评价干预的效果，将有助于更好地开展健康管理工作，促进社区个体或群体健康管理目标的实现。

第八节　国外健康教育与健康促进案例

一、芬兰北卡健康促进项目

从二次世界大战后到 20 世纪六七十年代，以心脏病和脑血管病为代表的慢性病一度成为影响西方发达国家的重要公共卫生问题，引起大量的死亡和残疾。健康促进通过促使人们采纳健康的生活方式、减少不健康的行为习惯、改善预防性保健服务、创建有益于健康的社会和物质环境，是预防慢性病的重要公共卫生策略。

北卡县（North Karelia）是位于芬兰东部的一个拥有 18 万人口的农村地区，人口分布在各小村子中，当地经济以农业和林业为主。因为心脏病高发，当地居民要求政府采取措施，开展心脏病的防控。为此，芬兰政府于 1972 年，实施了"北卡健康促进项目"，项目目标是改善高血压测量和控制、减少吸烟、促进合理膳食、减少饱和脂肪的摄入、增加蔬菜和低脂食品消费，预防和控制心脏病的发生和流行。项目利用健康促进的理论和方法，结合当地实际情况，开展了大量的干预工作。干预活动以实用性为出发点，致力于改善预防性服务，确定慢性病的高危人群，进行适宜的医学监测；开展人群健康教育，传播健康信息和知识；开展培训，增加人们自我控制、环境管理和社会行为的技能；动员社区组织为人们预防慢性病、实践健康的生活方式提供支持；改善各种不利的社区环境，为人们实施健康的生活方式创造条件。

（一）改善预防性服务

提供预防性保健服务是任何一个健康保健系统的核心职能之一。为了预防心脏病，本项目首先开展了高血压的筛查和现患高血压病人的治疗。

为此，北卡项目重新调整了社区卫生服务系统，由国家卫生部与当地卫生局密切合作，把高血压测量和管理作为社区公卫护士（community public health nurse）和当地的 12 家社区卫生服务中心的重要职能。并借助于当地的交易日活动、村民中心聚会等活动的机会，开展高血压筛查工作。社区公共卫生护士对测出的高血压进行登记注册，并把他们推荐到社区卫生服务中心进行治疗，并对接受治疗的患者进行定期随访，指导和监测患者的血压控制情况、药物服用情况和膳食、运动等生活方式的改善情况，并为那些血压控制困难人群提供重点的帮助。与此同时，当地媒体和社区中的组织机构通过开展传播活动广泛宣传控制高血压的重要意义，并鼓励个人积极与社区公共卫生护士配合。社区中所有建立了高血压档案的患者都会定期收到于高血压控制有关的提醒函件。

这些预防性服务产生了明显的效果，在 1972 年开展基线调查时，只有 13% 的男性高血压患者接受药物治疗，5 年后上升到了 45%，人群高血压患病率急剧下降。

（二）健康教育

目标人群是否能够与项目人员合作，积极参与项目活动，有赖于广泛的信息传播活动，良好的健康传播活动会促使人们更好地理解项目的目标和实施项目的重要意义。健康促进的一个重要目标就是要教育人们有关健康的影响因素以及维持和促进健康的知识和技能。此项目的重点是要告知公众，只要采取适宜的措施，心脏病是可以预防的，并向公众宣传采取的预防措施的内容、目的和特点。

在健康教育的过程中，有关的行为改变理论（如创新扩散理论）得到应用。把大众传播和人际传播有机地结合，提高了传播效果以及人们对健康问题的关注度，覆盖了大部分人群。在传播过程中，有关的健康信息简单易行，并采取反复传播的方式使之效果得到不断强化。

健康传播和健康教育的理论模型的应用，成功地吸引了当地新闻媒体的关注，特别是报纸和广播。在1972—1977年的5年间，当地报纸共刊登了1509篇关于心脏病危险因素、心脏病管理和项目活动的消息和文章。与此同时，制作发放了超过50万份的传单、折页、海报、标志、即时贴和其他健康传播材料。为了激发人际传播活动，与当地的很多团体和组织机构（如工作场所、学校、商店、商业机构、俱乐部、志愿者组织等）进行了联系，请他们在日常工作中利用各种机会发放传播材料，或者举办健康教育活动。5年间，共有251个各种活动或会议，吸引了2万多名社区成员参加。

监测表明，通过这些传播活动，当地居民有关心脏病的健康意识、心脏病防治知识和对心脏病行为危险因素的认知，总体上提高了10%～15%。

（三）劝导

众所周知，单纯的知识传播在改变行为的过程中作用有限，必须采取有效措施对人们进行劝导，使他们接受：与心脏病相关的新的生活理念是社会发展的潮流；为了预防心脏病，必须采纳新的饮食方式；长期坚持健康的生活方式会给我们带来快乐等。尽管因为劝导性的健康促进措施有可能给人们正常的生活秩序带来干扰，从而存在伦理学的问题，但有关疾病和危险因素的研究证据足以说明这些措施的必要性。与其让人们的行为受到商业行为的误导，还不如使他们接受健康生活方式指导。

项目所开展的劝导主要基于三个社会心理学理论和方法：

（1）以"传播"为主要方法的理论　重点关注传播学基本方法的应用，强调劝导信息来源的可靠性，以及传播的内容和方式。

（2）在劝导中的应用社会情感策略　激发人们对预防心脏病和坚持健康的生活方式的情感，使他们在心理上接受新的健康理念。

（3）以行为学理论和方法为主的劝导策略　尽管态度转变并不是本项目的最终目标之一，但在项目实施过程中会应用到其基本理论。为了传播有关心脏病的新理念，项目人员尽量引用世界卫生组织等机构的信息，以增加其信息的可信度和权威性。另外，充分发挥来自不同机构和层面的意见领袖的作用，聘请医学专家对他们进行强化传播，使他们能够积极地在社区中传播有关信息。社区医生和公共卫生护士在其中扮演者十分重要的角色。监测结果表明，在社区中的不同组织机构中，有20%的决策人物接受过公共卫生护士的咨询，从而做出了改变膳食习惯的决定。

在北卡地区，人们传统上认为，吃肉类和动物脂肪是保证他们有力气从事重体力劳动的保障。在传播信息中，明确指出，实际上很多从事木工的人是素食者，著名的芬兰长跑运动员（H. Kolemainen）也是一个素食者。并适时地强调，实际上，低脂膳食本来是北卡居民的传统膳食，只是人们逐渐放弃了它。另外，也注意到，在告诉人们某种行为习惯和生活方式对健康会产生危害的同时，重在明确、清楚地告诉人们究竟应该怎么做才是正确的。

在传播的过程中，尽量不使用"高危人群"这样的字眼，当发现一个人是高血压或高血脂的时候，在告知对方当前状态的潜在危险性的同时，应同时告知其只要在行为上作出一些很小的改变，就能改善现状，防患于未然。

在项目执行过程中，有意识地把项目的实施与北卡人的自豪感和身份认同感联系起来，以激发人们对项目的关注和参与项目的积极性。人们被告知，他们参与项目、改变自己的生活方式，不仅仅是为了自己的健康，也是为了整个北卡地区人民的健康。比如，在一些公共场所会张贴一些标语，上书："不要在这里吸烟，这里正在实施北卡项目"。借助于对人们情感的激发，极大地鼓舞了当地人参与项目的热情。

在说服人们采纳某种健康行为时，并不仅仅依靠科学推论，很多时候，人们坚持健康的生活方式也许并不是因为这个行为能够预防心脏病，而是因为这么做是一种生活时尚。如说服当地有影响的人使用带有项目标志的用品，就会使人们认为参与项目、采纳健康的生活方式是一种时尚。

（四）技能培训

知识传播和劝导只会在促使人们做出简单的行为改变方面发挥较好的作用，如选择奶油等高脂肪食品等。但一些长期形成的习惯和生活方式并不是容易改变的，如人们购买食品的习惯、吸烟行为等。这些行为习惯的改变往往需要进行培训，从而使他们建立新的习惯和技能。一个好的培训往往需要四个步骤：①为新的行为习惯树立一个模范，并进行演示；②在专业人员的指导下实践这些行为；③由培训者对行为的实施情况和实施效果进行反馈；④对强化这种行为进行支持和鼓励。

这种培训理念被有效地应用到改变当地人的烹调习惯中。在北卡，传统上，主要由妇女在家中主厨，她们大多参加了当地的一个名为"玛莎"的家庭妇女协会。项目就是与"玛莎"合作，对家庭妇女进行健康饮食烹调技能和方法的培训。这种培训被安排在村子里，村中的所有家庭主妇都被召集到一起，通过现场演示，使他们掌握既健康又不影响口味的烹调技巧。这种培训前后共举办了300多场，有15 000人参加。相似的培训还被用于戒烟、冠心病康复等，在促使人们养成健康的饮食习惯、掌握新的健康技能方面发挥了重要的作用。

（五）发挥社区组织的作用

即使一个人接受了健康教育、培训和劝导，并且具备了采纳健康生活方式的意愿，但没有社区环境的强化，其行为最终也是不可能发生和持续的。北卡项目致力于促进社区成员全面参与到预防心脏病的行动中来，为此开展了一系列社区支持行动。例如，家庭主妇烹调课同时邀请配偶和子女参加，妻子参与对配偶戒烟、服用抗高血压药物以及心脏病康复的支持等。通过对社区中的心脏协会等组织和一些有影响的人物的培训和教育，把他们动员起来，共同支持该项目的实施。鼓励这些有影响的人物成为健康生活方式的倡导者、实践者、模范和表率。项目最初的5年中有1000多名有影响的个人在各自的机构中发挥了重要的倡导和表率作用。

（六）环境改变

环境不但会对人们的行为起着决定性的作用，也会对人们的健康具有直接的影响。健康促进的重要目标之一是促使环境朝着有益于人们健康的方向发生改变。而在其中，社区组织、包括政府部门、经济机构、社区民间组织都发挥着重要的作用。

社会影响和改变理论指出，人们的行为是他所处的环境的产物，人们同样可以团结起来改变环境，使之更有益于健康。我们可以动员政治系统为减少沉重的疾病负担而改善政策和服务性环境。尽管这些改变会影响到个别人和机构的利益（如烟草商、高脂肪食物生产或销售商等），但终会赢得广大公众的支持。

北卡项目的社会环境改变目标是增加低脂食品的可获得性以及禁止在饭店等公共场所吸烟。通过与商业老板等关键人物晤谈，可以敦促他们在商店里张贴禁止吸烟的标志。当地的一个香肠制作厂因为刚刚有两个员工得了心脏病，而对该项目产生了浓厚的兴趣，并最终同意了用一部分蘑菇代替原来香肠中的肉和脂肪。另外，在社区领导人到超市购物、到饭店就餐时，由他们说服老板们接受项目人员所提出的建议。向超市、零售商店和饭店老板提供关于人们的购买意向的调查结果，会影响他们的销售行为，增加对健康食品的供应，如经过调查表明，当地有超过一半的人愿意购买低脂食品，如脱脂奶等。值得一提的是，由该项目倡导的植物奶油，最终获立法通过，于1978年向全国居民推荐使用。

（七）北卡项目所取得的效果

经过30年的实施，芬兰北卡健康促进项目取得了显著的效果。即使在项目刚开始实施的5年中，人们的饮食行为就发生了明显的变化。作为试点，北卡项目在执行五年后，经过综合评估，被国家公众健康研究所推向芬兰全国，在改善生活方式、预防和控制慢性病方面，发挥了重要的作用。

从1972年到2007年的30年间，30~59岁的成年男性吸烟率从52%下降到31%，血胆固醇从6.9mmol/L下降到5.4mmol/L，血压从149/92mmHg下降到138/83mmHg，30~59岁的成年女性血胆固醇从6.8 mmol/L下降到5.2mmol/L，血压从153/92mmHg下降到134/78mmHg。

35~64岁成年人的死亡率从1509/10万下降到572/10万，下降了62%。心脏病死亡率从855/10万下降到182/10万，下降了79%。冠心病死亡率从672/10万下降为103/10万，下降了85%。癌症死亡率从271/10万下降到96/10万，下降了65%。肺癌死亡率从147/10万下降到30/10万，下降了80%。

芬兰北卡项目是第一个以社区为基础的、综合性慢性病防控健康促进项目，为世界各国的慢性病防治实践提供了重要的经验。

二、加拿大健康促进：从理论到实践

加拿大在健康促进领域做出了里程碑式的贡献，包括社区健康促进行动、健康倡导、公共卫生政策及在国际健康城市/社区行动中发挥的作用。1986年，在加拿大渥太华召开的第一届国际健康促进大会，提出了《渥太华宪章》，奠定了加拿大在健康促进领域的国际地位。

（一）健康促进的提出

1974年加拿大健康福利部部长La londe发布了一项具有里程碑意义的工作报告：《加拿大人对健康的新视角》（A New Perspective on the Health of Canadians），被认为是世界上第一个提出药物和医疗系统不再是人类健康的决定性因素的政府报告，而且也是世界上首个把健康促进作为关键策略的政府文件。这份报告提出，基于影响健康的广泛环境因素的存在，加拿大政府的公共卫生政策应该开始从疾病治疗转向预防疾病的策略，而积极推展建立国民健康的生活方式。报告提出后，加拿大 1978 年在健康福利部下设立了健康促进局（Health Promotion Directorate）。

报告指出，健康促进策略主要在于改善生活方式，并提出了 23 个可行的措施，包括饮食、烟、酒、药物和性行为等。此外，还包括对个人和机关团体的教育计划，以及对其他促进健康的资源利用。加拿大的健康促进局据此通过大众媒体等开展了大量的健康促进活动，包括系列的团体教育策略、学校健康教育和社区行动。

通过开展大量的健康促进行动，并提供经费支持，加拿大健康促进局很快在其国内树立了健康促进的理念，并开始在国际上推广新的健康促进模式。其中妇女儿童、加拿大土著人口和残疾人等群体的健康促进活动是优先被支持的。在随后，加拿大各省和地区的公共卫生系统也开始行动，对传统的健康教育进行扩展和延伸，进行了多方位的健康促进活动。

（二）健康促进的发展

1. 渥太华宪章和实现全民健康

1986 年，加拿大健康福利部、公共卫生协会和世界卫生组织在加拿大的渥太华共同举办了第一届世界健康促进大会。大会发布了《健康促进渥太华宪章》，明确了健康促进实践中的 5 个关键策略包括制定健康的公共政策、创造支持性环境、加强社区行动、发展个体技能和重新定向卫生服务。

在此次会议上，加拿大政府还发布了《人人享有卫生保健：健康促进工作框架》，该框架提出了健康促进的系列挑战、实现机制和策略。

这两个重要文件表明，加拿大已经把健康促进作为一切卫生工作的核心理念，加速推进了加拿大联邦和各省改革及重塑日益昂贵的卫生医疗系统的进程。更重要的是这两个文件的发布，特别是《渥太华宪章》，被广大研究者认为是在健康促进实践中率先做出的，把生活或工作环境作为健康的先决条件予以重视的关键性转变。

2. 建立新的健康社会生态学模式

健康促进理论的提出使人们更加关注生活方式的健康，并进一步认识到个人的生活方式不是个体能够自由决定的，而是要受到社会和文化等因素的影响，在健康促进的理论上提出了新的健康社会生态学模式，即健康是个人与生态系统相互作用的结果。无论是在国家层面还是在各省、市层面，各级健康促进机构根据这种新的健康模式采取了各种措施，包括跨部门合作、开展控烟、艾滋病防控、药物滥用防控等健康促进工作。加拿大根据这种社会生态学模式，利用社会营销、倡导和社区行动等手段，制定了很多针对不同健康问题的健康促进策略，包括心脏健康、加拿大人健康饮食指南、国家艾滋病策略、全民健身运动和减少烟草需求战略等。

3. 健康促进对加拿大卫生系统基础建设的推动

在上述大量健康促进活动的影响下，有关健康促进的机构规模和财政预算也大幅增加。在 1987 年，加拿大健康促进局的预算就增加了 2 倍多，各省、地区的政府机构也陆续设立健康促进办公室、各种分支机构。而在《渥太华宪章》和《人人享有卫生保健：健康促进工作框架》的影响下，加拿大很多省或地区成立了专门的委员会或理事会，并建议改革卫生战略，更多关注健康的社会决定因素，并为此改革现有的卫生保健政策。

4. 加拿大的"健康城市/社区"运动

加拿大的"健康城市/社区"运动也是在健康促进影响下开展的一项重要活动，并在1986年由世界卫生组织推广执行。这项活动首先在国家层面上得到了重视，各省、市也纷纷跟进，成立了相应的机构和工作网络，并给予充足的经费支持。这项工作的特点是依据健康促进理论，强调协调不同部门加强社区成员应对健康问题的能力。

5. 卫生医疗系统的改革

健康促进理论的出现极大地推动了加拿大全国的医疗卫生系统改革，改革后的医疗卫生系统更加关注健康促进、疾病预防和人群健康，重视以社区为基础的健康促进行动，更加强调初级健康保健而不是有偿的医疗服务，注重自我护理和个体维护健康能力的提升。

(三) 健康促进理论成功的原因

健康促进对加拿大的影响，无论是对其医疗卫生体系的改革和重塑，还是对加拿大人整体的健康状况的改善都是成功的，其成功的原因包括：①建立了健康促进行动的理论基础：通过一系列重要文件的发布，确立了健康促进所需的理论与行动框架，在这些理论指导下，开展了大量卓有成效的健康促进行动和项目，并取得了成功；②有强力的领导机构：加拿大健康促进局成立后，努力并成功地使加拿大国会批准通过了健康促进的政策和方案，加拿大各省、市也纷纷成立相关的分支机构并增加了相应的经费人员保障；③政策支持：政府发布的系列重要政策文件，把健康促进作为公共卫生领域的重要的手段进行了明确；④提高实践能力：在健康促进理论提出后，加拿大各级机构迅速行动起来，通过大量的实践活动，又推动健康促进理论的发展，实现了良性循环；⑤加拿大卫生医疗改革：健康促进被写进了1984年加拿大卫生法中，极大地推动了健康促进的发展；⑥广泛的可持续发展的合作伙伴关系：在国内各级志愿者团体或非政府组织，以及广大的私营机构等，都被团结在联邦、省市的政府部门周围，为健康促进活动开展奠定了良好的基础，同时在国际上，也与世界卫生组织等机构进行了密切的合作。

(四) 健康促进理论面临的挑战

1. 证据支持

在健康促进工作开展的过程中，出于平衡财政预算的需要，关于评估健康促进效果的呼声越来越多，特别是健康促进对加拿大人口健康状况的影响，相关的研究工作已经开展，但这不是一朝一夕就能得出结论的工作，健康促进行动还是需要继续得到相关的支持。

2. 人群健康理论

在20世纪90年代，"人群健康"理论一度替代了"健康促进"被加拿大卫生政策制定者所接受。人群健康是指"社区达到这样一种流行病学和社会状况，该状况能使社区患病率和死亡率最低、确保人人享有同等机会、促进和保护健康，并使社区成员达到最佳的生活质量"。但是，人们很快发现"人群健康"仍然需要使用健康促进的方法和策略，而"人群健康"和"健康促进"很多地方是相同的，而健康促进关注的更为广泛，健康促进的理论也被更多的人所接受。

3. 财政经费和机构的挑战

健康促进行动在初期获得快速的发展后，也受到财政经费的制约，由于加拿大现代卫生改革，主要压力是在通货膨胀、经济衰退、财政赤字居高不下和公共预算不断消减的背景下，卫生保健支出受到明显限制，其中 1993—1996 年公共部门卫生支出连续出现负增长。但改革的主要动力是，社会对健康的关注度不断提高，并日益认识到卫生系统外部诸多因素对人群健康的影响。第一阶段卫生改革的特征是"又要马儿跑，又要马儿不吃草"，改革主题是削减卫生设施和人力资源，整合各阶段卫生服务，增加卫生质量和可及性，从疾病治疗转向健康维护。健康促进的各级机构和很多项目也受到了影响，不过远期来看，健康促进还有长远的发展空间。

（五）加拿大健康促进工作的启示

健康促进理论转变了人们的医疗卫生观念，健康决定因素不仅仅是医疗条件，还包括社会、环境、经济和政策等广泛的因素。成功的健康促进工作，在国家层面要有强有力的领导，需要政府承诺和跨部门合作，政府要确保建立一个支持性的环境，保证全社会积极参与，关注自然环境和社会环境对健康的影响。同时，有效的健康促进行动一定要考虑到当地的生活、工作等各种现实条件因素，重点是提升个体做出正确的健康决策的能力。

健康促进理论为加拿大提供了一个方向和工作框架，在健康促进理论的实践中，加拿大走在了世界各国的前列。在当前全球经济危机的大背景下，卫生经费面临大量削减，如何更好地开展健康促进行动，实现人人享有健康，任重而道远。

三、澳大利亚健康促进实践

（一）组织机构

澳大利亚于 1994 年成立了澳大利亚国家健康促进中心，其主要职责有：①向政府提出建议为改善公众健康而拨款，承担公共卫生项目；②承担健康促进科研项目；③倡导网络联系，如与 WHO 或区域组织的联络，与国际健康促进联盟的联络等；④向政府提出有关健康问题的分析和建议。州卫生部下设疾病预防与健康促进中心，负责计划制订，立法监督，烟草、酒精和非法药品控制，意外伤害，环境保护，传染病与艾滋病防治，口腔卫生，食品营养，体育锻炼，社区全科医生管理，以及计划与政策的实施等。州政府下辖 17 个区卫生局，均设有健康促进科，其分工情况与州卫生部类同，但结合本区的特点，如少数民族较多地区或疾病类别不同而设置少数民族健康官员或专职负责某种疾病。各区下面辖有若干个小区，小区内有社区健康促进中心，由卫生官员负责，直接反映社区的健康要求。除了上述机构外，医院也逐渐成为健康教育与健康促进的主要阵地之一。

在澳大利亚，主要通过专业人员的健康促进服务、社区卫生服务和初级卫生保健服务、医院以及全科医生开展健康促进工作。此外，企业、非政府组织和社区组织也开展部分健康促进工作。健康促进工作人员均受过健康促进、环境卫生、精神卫生以及卫生经济学等方面的专业培训，且每年均提供岗位培训的机会，使其通晓健康促进理论和方法，提高相关的专业知识和从事项目开发、设计、执行和评价的能力，以提高健康促进的工作质量。为避免众多健康促进服务提供者之间出现职责、领导上的混乱，澳大利亚成立了国家公共卫生合作中心（National Public Health Partnership）。

（二）政策、法律法规的健全完善

政策倡导和立法是健康促进实践的重要组成部分。澳大利亚的公共卫生立法涉及多个领域，包括水质量、空气质量、食品安全以及传染病控制。例如，澳大利亚通过立法规定驾驶员的血液酒精含量，取缔烟草广告、禁止向未成年人出售香烟，学校制定相关政策减少儿童暴露于太阳紫外线的机会。

（三）经费保障

澳大利亚健康促进工作经费的来源包括政府投资、基金会、非政府组织以及私营部门。澳大利亚的经验表明，基金会的存在是对政府作用的补充。政府的责任在于制定政策、确定优先领域和发展目标，而基金会则通过与社区、教育、交通、文化等部门的合作开展健康促进工作。基金会资助精神卫生促进、健康社区、土著居民健康促进等许多项目及行为干预研究。非政府组织也是澳大利亚健康促进经费的重要来源，资助范围覆盖了多种健康问题（如性健康、心脏病）和多个人群（如老年人、移民人群）。在澳大利亚，也有私营部门投资健康促进工作的范例，而且今后政府部门与私营部门之间的合作将会越来越多。

（四）健康促进项目

澳大利亚的优先关注领域包括心血管健康、癌症控制、伤害预防与控制、精神卫生，以及糖尿病防制。在过去的二十年里，澳大利亚在这些优先领域开展了许多健康促进项目，在公众健康素养、环境卫生、政策制定、组织机构建设、调整卫生服务方向等方面取得了显著的成绩，使得危险行为发生率和非正常死亡率下降，居民健康水平逐步提高。2007年，澳大利亚的人均期望寿命为82岁（男性79岁，女性84岁），健康期望寿命为74岁；5岁以下儿童死亡率为6‰。

1. 控烟活动

澳大利亚是全世界最早开展吸烟危害健康研究和控烟的国家之一，在政府干预、立法干预、宣传教育等方面做了深入扎实的工作。成功策略主要是：①经济干预：提高烟草税和烟价，提取一定比例用于控烟工作；②立法干预：禁止一切烟草广告，香烟盒上印刷警示语，公共场所禁烟，创造无烟环境，禁止向未成年人售烟；③行为干预：宣传教育，热线电话，电影、画报减少吸烟镜头，限制卖烟场所。由于坚持开展多种控烟活动，创造无烟环境，使全国人口吸烟率由1945年的近70%降至20%左右，是全世界吸烟率最低的国家，他们计划到2031年要成为无烟国家。

2. 健康促进学校项目

作为西太平洋地区首批推行健康促进学校的国家之一，澳大利亚已在此方面作了大量的工作，积累了丰富的经验并取得了骄人的成绩。在澳大利亚，健康促进学校工作已经不仅仅是学校健康教育的方法和手段，而是成为一种理论体系。多年来，澳大利亚政府各部门非常重视这项工作并积极倡导开展。联邦及州政府制定了一整套完备、详细、易操作的健康促进学校政策与策略，已经取得了较好的实际效果。其中，昆士兰州的工作尤为突出，其特色和优势主要体现在五个方面：①政府在政策和资金上的大力支持；②学校与社区合作机制的建立；③教师及专业人员的健康培训以及资格认定；④校内健康促进学校计划的推广；⑤家长及全社会的广泛参与和支持。

3．道路安全 2000

"道路安全 2000"是澳大利亚新南威尔士州 20 世纪 90 年代的道路安全战略规划，它为该州所有部门开展道路安全健康促进活动提供了一个综合的工作框架。此规划是广泛征求道路安全相关的各关键机构、关心此问题的各类人群和社区的意见，对道路安全趋势进行综合分析，调查研究和经验总结的结果。参与的部门包括交通、教育、安全、卫生、保险、电力等部门，以及企业、消费者协会。"道路安全 2000"规划主要包括 6 项内容：①社区参与：鼓励当地政府确定当地社区道路安全问题；增加当地社区专业人员和具有道路安全知识的非专业人士，以发展、实施和评价当地安全道路的活动和项目；促使社区道路安全项目产生最佳经济效益；②运输与土地使用的规划与管理：结合道路安全标准制定交通运输、土地使用、经济、环境和社会规划；③安全人：降低行驶速度、减少酒后驾驶、减少步行和人力车使用、注意年轻的驾驶者；④安全的道路：通过改善路况和交通管理减少车祸与人员伤亡；⑤安全机动车和设备：通过改善交通工具的防撞能力和撞击保护装置，减少撞击事件及人员伤亡；⑥策略协调：加强工作网络建设，促进和协调各部门在道路安全规划中的参与。针对这 6 项内容分别制定了目标、具体措施及相应的评价内容和评价指标。

4．艾滋病与皮肤癌防控

澳大利亚针对艾滋病和皮肤癌高发，分析原因，制定策略，有针对性地开展健康促进活动，进行行为干预，效果十分明显。澳大利亚使用安全套的人增多，每年新增的艾滋病患者也明显减至 700 人左右；澳大利亚人多为欧洲移民，白皮肤，喜晒太阳，通过提倡戴帽子、穿长衫、最热时节不晒太阳的宣传教育，改变人们的生活方式，皮肤癌发病逐渐减少。

（五）澳大利亚健康促进实践的特色与经验

澳大利亚的健康促进工作的显著特点是"多层次、多方面、众参与、广覆盖、长时间"。"多层次、多方面"指在不同地区、不同人群都有健康促进工作的开展；"多方面"同时还指采取政治、经济、法律等多种手段保护和促进公众健康；"众参与"是指动员社会各方力量广泛参与，形成全方位、多层次、立体式的健康促进格局；"广覆盖"指在澳大利亚实行全体公民实行免费医疗，政府保证基本的卫生需求，最基层的卫生服务由社区和全科医生完成，全民享受良好的医疗保健的同时，社区也对其开展健康教育工作，健康促进遍及每一个角落；"长时间"指每一项健康促进工作的持久性。

从澳大利亚的健康促进实践中可以总结出以下成功经验：①建立健全健康促进机构，完善健康促进网络，重视专业教育与人才培养；②创建支持性环境，制定公共政策和公共卫生立法，是澳大利亚健康促进实践的重要组成部分；③注重社区参与、多部门合作，建立有效的合作伙伴关系是澳大利亚健康促进实践取得成功的重要因素；④充分利用多种传播渠道和载体（尤其是媒体的运用），提高健康促进服务的可及性、可接受性；⑤科学性贯穿于健康促进项目设计、实施和评估的全过程。开展需求评估，注重过程评估和效果评估；⑥多元化的经费投入机制，为开展健康促进活动提供强有力的资金保障；⑦坚持可持续发展。相关部门和社区居民的参与、持续不断的资源投入以及专业人员能力的提高是健康促进项目可持续发展的保证；⑧善于总结经验，并上升到理论高度。每个健康促进项目均有一批专业人员进行经验总结、撰写学术论文，不仅推动了工作，提高了水平，而且具有参考价值和指导意义。

四、美国健康教育与健康促进进展

20 世纪 70 年代以来，健康教育受到美国社会各界高度关注，不仅设立了一套完整的健康教育体系，而且广泛深入地开展了一系列健康教育项目，健康教育被认为是实现各项卫生工作目标的中心环节。1974 年，美国国会通过《国家健康教育规划和资源发展法》，明确规定健康教育为国家优先卫生项目之一。1976 年，卫生信息和健康促进局成立，协调卫生、教育、福利部门有关健康信息和促进的所有活动。健康教育工作从以疾病为主导转变为以健康为主导，健康促进理念由此产生，美国健康教育事业进入新的历史时期。

1980 年，美国健康与人类服务部正式出版了《健康国民 1990：预防疾病与健康促进》，提出了到 1990 年将要达到的 226 项健康与疾病预防的具体目标，标志着美国正式启动了国家健康战略。

（一）《健康国民 2000》与《健康国民 2010》

《健康国民 2000》于 90 年代初颁布，描述了其后 10 年内增进国民健康的发展策略。《健康国民 2000》把疾病预防和健康促进工作分解成 22 个优先领域中 300 项可测量的具体指标和 47 项优先指标。与《健康国民 1990》相比，《健康国民 2000》增加了艾滋病病毒（HIV）感染和恶性肿瘤两个专项的目标，更加强调对残疾和死亡的预防，更加关注与早死、疾病和残疾有关的高危人群，以期最大限度地减少可预防的死亡、疾病和残疾。《健康国民 2000》目标重心的变化，表明了美国作为发达国家，采用先进的技术手段与基本的预防保健相结合的措施，以预防为主，重视控制以艾滋病、性病为主的传染病和以恶性肿瘤、心脑血管疾病为主的非传染性慢性疾病，从而提高全民整体健康水平的健康战略。

在《健康国民 1990》和《健康国民 2000》的基础上，《健康国民 2010》由美国卫生与人类服务部于 2000 年颁布，是 21 世纪第一个美国国民 10 年健康规划。在历时 5 年的研究和制订过程中，不仅全国的医疗卫生机构和公共卫生部门都参与了讨论，而且许多组织和个人在 1998 年的 5 个相关区域会议上，也提供了大量有关居民健康状况与决定因素的佐证材料。另外，1997 年和 1998 年，美国舆论界两次把《健康国民 2010》相关内容公布于众，通过互联网收到了来自各个州的 11 000 条反馈意见和建议；最后，经过由联邦政府各部门的专家与管理人员构成的专家组的讨论和确定，正式形成了《健康国民 2010》。

《健康国民 2010》强调个人健康和群体健康是密不可分的，旨在提高个人、社区以及整个国家的健康水平，并且提出了两个战略性目标，分别是：①提高生命质量，增长健康生命的年限；②减少因性别、种族、教育、收入、残疾、地理环境、性取向等造成的健康水平差异。这两个战略性目标由 28 个优先领域的 467 个指标来衡量，主要涉及影响个人与社区健康的个人行为、自然和社会环境因素等方面。其中，又选出 10 个重要健康指标来追踪评价国家健康战略的实施状况，以及衡量实际状况与目标之间的差距，包括体育锻炼、超重和肥胖、烟草使用、药物滥用、安全性行为、心理健康、伤害和暴力、环境质量、计划免疫和卫生服务可及性。与《健康国民 2000》相比，《健康国民 2010》的优先领域有所拓展，从 2000 年的 22 个扩大到 2010 年的 28 个，新增部分主要集中在 6 个方面：①增加接受优质保健服务的机会；②减少因关节炎、骨质疏松症及慢性背痛引起的功能性障碍；③降低慢性肾病的患病率、死亡率，减少并发症及造成的经济损失；④增进有效沟通，提高健康决策能力；⑤通过预防、控制、治疗及教育，促进呼吸道健康；⑥通过预防、早期控制、治疗及康复，增进视觉听觉健康。

（二）美国健康教育与健康促进重点项目介绍

在美国健康国民（Healthy People）国家健康战略的平台上，美国全国及各州积极行动，以提高全民健康水平为目标，广泛开展了一系列卓见成效的健康教育与健康促进项目，其中不少经验值得我国借鉴。

1. 美国胆固醇教育计划（NCEP）

美国胆固醇教育（包括医师和公众教育）起步较早，早在 1948 年就开始进行相关的流行病学研究和临床试验。1985 年，美国国立卫生研究院（NIH）发表了关于降低胆固醇预防心脏病共识发展会议的报告，同年 11 月，国家心肺及血液研究所（NHLBI）启动了美国胆固醇教育计划（NCEP）。NCEP 的目的是通过降低高血胆固醇的流行率来减少冠心病的发病率和死亡率，具体目标分为对卫生专业人员的目标、对患者和公众的目标及对社会群体的目标。NCEP 主要通过对卫生专业人员和公众的健康教育来提高人们的意识，使其了解高血胆固醇是冠心病的危险因素，并且认识到降低血胆固醇水平是预防冠心病的一种手段，如为大众和卫生服务人员开发教育材料和制定计划，帮助培训医师掌握最优药物干预方式，医务工作者在工作场所、学校和社区进行健康教育，食品生产企业提供更健康的食品，保险公司支持所推荐进行的筛查和干预活动等。

美国胆固醇教育计划（NCEP）已走过 20 余年的历史，为美国民众心血管疾病的防治做出了积极的贡献。1988 年，NCEP 发布成人治疗专家组第一次报告（ATPⅠ），这是调脂治疗的第 1 个纲领性文献。1992 年公布了儿童和青少年国家胆固醇教育计划。1993 年、2001 年和 2004 年，在综合新的证据的基础上，又分别发表 ATPⅡ、ATPⅢ及 ATPⅢ的更新报告《近期临床试验对国家胆固醇教育计划成人治疗组第三次指南的意义》。ATP 报告以循证医学为基础，是全球最有影响力的血脂干预指南，对血脂异常和冠心病防治产生了深远影响。

2. 美国糖尿病教育计划（NDEP）

1997 年，美国疾病预防控制中心（CDC）和美国国立卫生研究院（NIH）联合发起了国家糖尿病教育计划（NDEP），目前拥有 200 多个合作机构，是美国影响最广泛的群众性糖尿病防治活动。NDEP 的目的是降低因糖尿病及其并发症的发病率和死亡率，具体目标为：①提高公众对于糖尿病严重性和患病危险因素的警觉，从而在高危险人群中防治糖尿病及其并发症；②促进患病人群和高危人群更好地进行自我管理；③促进综合性的以患者为中心的护理；④促进糖尿病高危人群生活方式的改变；⑤促进能够提高糖尿病护理质量和可及性的卫生保健政策的制定；⑥减少受糖尿病影响的不同人种、种族之间的卫生不均等性。2007 年，在美国糖尿病教育计划发展到了第十个年头的时候，NDEP 协调委员会发布了《国家糖尿病教育计划 2008—2010 战略》，提出在今后 3 年里要遵循的 3 个关键策略：增加已有的 NDEP健康信息、传播材料和产品的使用和可及性；增进伙伴合作关系，更多地推广和开展传播活动，使目标人群受益；在推广和开展传播活动方面与 NDEP 的其他工作组合作。

（三）美国健康教育专业发展

美国的健康教育专业发展比较成熟。1999 年美国健康教育组织联盟（CNHEO）颁布了第一个统一的《健康教育专业伦理准则》，这是健康教育专业成熟的标志。伦理准则描述了健康教育工作者最低行为标准和健康教育活动应遵循的原则，并提出健康教育工作者6方面的责任：①对公众的责任；②对专业的责任；③对雇主的责任；④在健康教育工作中的责任；⑤在研究和评价中的责任；⑥在专业培训中的责任。同年，美国健康教育协会、美国健康教育资格鉴定委员会和美国公众健康教育协会共同颁布了《健康教育工作者的职责和能力》，明确提出初级和高级健康教育工作者的职责和能力要求。其中规定初级健康教育工作者应承担7项职责、具备27种能力，并有78条细化的具体能力要求贯穿于健康教育日常工作的全过程，强调能力的均衡性和全面性，尤其强调实际工作能力和从事健康教育工作的各种基本能力。高级健康教育工作者的职责和能力在初级健康教育工作者的7项职责中增加了43条具体能力要求，还增加了3项新的职责、10种新的能力要求和38条新的具体能力要求。

美国国家健康教育认证委员会（NCHEC）的执业资格认证程序为健康教育工作者制定了一套国家标准。符合NCHEC制定的标准并且通过了资格认证考试的专业技术人员，即为职业健康教育工作者或者经认可的健康教育工作者（CHES），他们可以担任多种工作，如病人教育员、健康教育教师、培训员、社区组织员以及健康项目管理员等。

第九节　中国健康教育与健康促进的发展

健康教育与健康促进是解决当前人类面临的主要健康问题的重要策略之一，是公共卫生的重要组成部分，是疾病预防控制的基础性工作。新中国成立以来，党和政府十分重视健康教育工作。特别是2003年出现SARS疫情以来，在各级健康教育工作者的共同努力下，我国健康教育与健康促进工作得到了突飞猛进的发展。截止到目前为止，全国拥有独立的健康教育专业机构536个，合署健康教育机构近2000个，健康教育从业人员8000多人，已经初步形成了跨行业、多领域的覆盖全国城乡的健康教育与健康促进网络体系。

一、我国健康教育与健康促进发展的三个阶段

回顾历史，我国健康教育与健康促进事业的发展大致经历了科普宣传为主、健康教育为主和健康促进为主的三个阶段。

（一）卫生宣传教育阶段

早在1927—1937年间，中国共产党领导的人民军队和革命根据地，就根据战争的需要，开展了广泛的卫生宣传教育工作。1931年，中央苏区创办《健康报》。1932年，发布《苏维埃区域暂行防疫条例》，要求经常、广泛地在群众中做卫生宣传。抗日战争中，八路军、新四军和各根据地坚持"积极防疫"的指导思想，在加强卫生宣传，组织军民开展卫生运动，改善环境，移风易俗，减少疾病等方面做了大量工作。1937年，八路军总卫生部发布《暂行卫生法规》，部队广泛开展群众性卫生整顿和宣传教育工作。解放战争时期，部队卫生防病更加突出，提出"一分预防，胜于十分治疗"。各野战军逐渐健全防疫保健机构，全军在卫生运动、卫生宣教等方面取得很大成绩。新中国成立后，健康教育工作继承了人民军队和革命根据地卫生宣教的基本做法，我国三四十年代关于健康教育学科研究与实践未能延续下

来。卫生宣传长期成为我国大陆健康教育基本模式，"卫生宣传教育"一词沿用至80年代初。

1950年，我国召开了第一届全国卫生工作会，明确了卫生宣传教育的基本任务。当时，适逢新中国成立之初，天花、霍乱、鼠疫等传染病流行十分猖獗，当时的卫生宣传教育工作主要围绕上述传染病的预防而开展。在消灭天花的斗争中，广大卫生人员下乡入户，逐街、逐村、逐片地宣传，使"种牛痘、防天花"的知识家喻户晓人人皆知。广泛深入的卫生宣传教育工作，为最终在全国范围内控制和消灭曾一度给广大人民群众的生命和健康带来深重灾难的传染病，打下了坚实的群众基础。50年代初期，大批医疗卫生人员深入农村，开展了"除四害，讲卫生"的全民卫生宣传活动，同时还开展了移风易俗、破除迷信、宣传普及新法接生、宣传富有保健法规及工矿企业安全卫生知识等。50年代后期，又把卫生宣传教育工作扩展到个人卫生、环境卫生、学校卫生、饮食与营养卫生、地方病、传染病和职业病的防治方面。

卫生宣传教育普及了疾病的防治知识和技能，提高了广大人民群众的防病意识，为预防控制传染病、地方病、寄生虫病、职业病等疾病，为促进全民健康水平的提高，为保证经济社会的发展做出了贡献。

（二）健康教育阶段

20世纪80年代初，中央爱卫会办公室组织编写并出版我国第一部《健康教育学》，1986年中国健康教育研究所在北京成立，标志着我国正式从卫生宣传教育阶段进入健康教育阶段。此后的10年中，全国各省市相继更名或成立了健康教育的专业机构，到1999年，全国县以上健康教育专业机构达到3 171个。全国健康教育机构在计划免疫的普及、艾滋病、血吸虫病、碘缺乏病等传染病和地方病的防治、实施初级卫生保健、农村改水改厕等方面开展了卓有成效的工作，发挥了重要的作用。80至90年代，健康教育先后写入《中国医师法》、《中华人民共和国传染病防治法》、《学校卫生工作条例》、《国家卫生城市标准》等法律法规，从法律上规范了健康教育工作的开展。

（三）健康促进阶段

1986年，世界卫生组织在加拿大首都渥太华召开了第一届国际健康促进大会。进入20世纪90年代，我国健康教育工作也得到了突发猛进的发展。

20世纪90年代开始，受国际健康促进观念的影响，我国健康教育由80年代以知-信-行为核心的工作模式逐步转向健康教育与健康促进并重，由卫生知识传播和行为干预逐步转向倡导健康生活方式、促进政策和社会环境改变。

1990年，卫生部、国家计委等部委下发《关于〈我国农村实现"2000年人人享有卫生保健"的规划目标〉的通知》，健康教育是其中一项指标。同年，全国爱卫会和卫生部在北京召开全国健康教育工作会议。同年6月，国务院批准发布《学校卫生工作条例》，要求中小学必须开设健康教育课，其他学校应开设健康教育选修课或讲座。1994年，全国爱卫会、卫生部、广电部和农业部发起"全国九亿农民健康教育行动"，1999年又增加了中宣部、全国妇联和国务院扶贫办。1997年颁布的《中共中央国务院关于卫生改革与发展的决定》，指出"健康教育是公民素质教育的重要内容，要十分重视健康教育"。同年，我国承办了第十届世界吸烟与健康大会，江泽民主席出席会议。同年9月，全国爱卫会和卫生部在北京召开全国第二次健康教育工作会议。1998 年，全国爱卫办健康教育处划归卫生部基层卫生与妇幼保健司。1999 年卫生部等 10 部委下发《关于发展城市社区卫生服务的若干意见》，健康教育为社区卫生服务的 6 项工作之一。1999 年起，国家医学考试委员会在执业、助理执业公共卫生医师资格考试大纲中设立健康教育科目。2001 年，卫生部将健康教育列入公共卫生专业职称系列。2000 年，卫生部朱庆生副部长率中国代表团参加第五届全球健康促进大会，签署了《墨西哥健康促进部长宣言》。

1995 年，中国引进世界银行贷款"卫七项目"，该项目以健康政策开发、行为危险因素监测与干预、人力资源开发与建设为核心，开展了大量的覆盖城市社区的健康促进工作。通过项目的实施，建立了覆盖八个省市的行为危险监测系统，取得了我国公众行为危险因素的动态数据，以城市社区和工作场所为基础，开展了以控烟、促进运动和平衡膳食、控制不良性行为预防性病艾滋病等为主要内容的干预活动，开发了"35 岁以上首诊病人测血压"等健康政策，为全国培养了一大批健康教育与健康促进骨干，为健康促进工作的可持续发展奠定了良好的基础。"卫七项目"全面引进了国际健康促进的新理念，探索了我国解决慢性非传染性疾病、传染病、性病/艾滋病、意外伤害等健康问题的健康促进策略，是一个具有深远影响和里程碑式的项目。

1994 年，由卫生部发起，由中宣部、农业部、广电总局等 6 部委共同启动了"九亿农民健康促进行动"（后更名为"亿万农民健康促进行动"），10 多年来，行动项目针对影响我国农村居民的主要健康问题，广泛深入地开展了健康教育与健康促进工作，取得了令人瞩目的成绩。截止到目前，全国共建立健康促进示范县 2 300 多个，先后实施了"送医、送药、送知识"、预防艾滋病、SARS 防控和禽流感防控健康传播等健康促进活动，提高了广大农村居民的健康知识和健康素养水平，有力地促进了各项公共卫生工作的落实和实施。

2003 年在我国出现了 SARS 疫情，整个 SARS 防控工作实质上是一次健康促进的具体实践。为了防止疫情的扩散，国家出台了 SARS 病人免费治疗的政策。通过大众传播媒介和自制传播材料，开展了快速的大众健康教育和健康传播，使广大人民群众较快地掌握了 SARS 的防控知识和技能。对病人和疑似病人采取了隔离的措施，确立了定点医院，专门为发热病人设立发热门诊，提供特需卫生服务。通过社会动员，广泛动员群众加强自我防护、生活和工作环境消毒等工作。这些措施正是健康促进的五大策略的具体体现。作为重点疫区的北京市，健康教育所还在疫情流行高峰期开展了市民心理监测，为开展心理危机干预提供了第一手数据，为政府采取相应平复措施提供了有益的帮助。SARS 流行晚期，还对新闻记者、公交、公安、交通、教育等各系统的有关负责人进行了有关传染病防控知识和技能的培训。

近年来，全国的健康教育与健康促进工作逐步转入制度化和法制化的轨道，2002 年卫生部、中央爱卫会、中宣部、农业部等八部委联合下发了《亿万农民健康促进规划》，2005 年，卫生部发布了《全国健康教育与健康促进规划纲要》，同年，中央财政开始通过转移支付辟出专项资金专门支持各省市的健康教育与健康促进工作。2007 年 3 月，国务院转发了《卫生部十一五规划》，明确新时期健康教育与健康促进工作的主要任务。2007 年 8 月，全国爱国卫生工作会议召开，决定继续推进卫生城市创建工作，并把亿万农民健康促进行动作为全国爱国卫生工作的重要内容之一。近年来，国家已明确健康教育是社区卫生服务工作的重要内容之一。

2008 年，在卫生部的统一领导下，我国开展了第一次公民健康素养的监测，并在全国范围内大力开展健康素养基本知识的宣传普及行动。2006 年以来，国家健康教育所在公众健康素养、突发性公共卫生事件健康教育、传染病防控健康教育适宜技术方面开展了科学研究，取得了一系列科研成果。

二、我国健康教育与健康促进领域面临的挑战

尽管多年来我国的健康教育与健康促进工作取得了较大的发展，取得了显著的成绩，但其面临的挑战依然十分严峻，主要表现在：

（一）解决慢性病与精神心理性疾病问题成为新课题

随着我国经济社会的快速发展和人民生活水平的不断提高，人们的行为习惯和生活方式也发生了显著的变化，饮食的高盐、高脂、高热量问题、静坐的生活方式问题、肥胖问题、高血压问题、酗酒问题、心理紧张压力问题等越来越突出，这些行为危险因素问题的出现和流行，促使我国慢性病和精神心理性疾病呈现逐年高发的态势。据统计，截止到目前，我国有高血压患者1.6亿，有糖尿病患者5000万，精神心理性疾病患者超过一个亿，三者相加的患者人数，相当于美国一个国家的总人口。解决慢性病和精神心理性疾病的高发问题，主要靠健康教育和健康促进，研究和探索适合我国国情的、行之有效的健康教育与健康促进策略和措施，全面实施行为危险因素干预，是当前健康教育领域所面临的重大课题和重要任务。

（二）专业学科建设亟待加强

长期以来，我国的健康教育机构开展了大量的健康教育与健康促进工作，取得了令人瞩目的成就，但是在健康教育工作中，大多还只是停留在健康知识的传播、教育和传播材料的简单制作上，还没有深入到行为干预的层面，致使健康教育工作不能得到更深层次的发展。究其原因，我国的健康教育与健康促进工作整体上缺乏理论模式的指导，特别是专业学科建设还远远跟不上健康教育工作开展的需要，专业学科体系建设亟待加强。

（三）人力资源开发和能力建设迫在眉睫

当前，我国的健康教育与健康促进工作任务十分繁重，在全国范围内，需要一大批有专业知识基础、有实践工作经验的复合型人才。而实际上，在我国的省市级健康机构中，只有健康教育专业技术人员673人，其中具有大专以上学历的健康教育人员仅占51.1%，具有公共卫生和健康教育专业背景的人员仅占25.8%，大部分只是适合宣传品制作的文字编辑、摄影摄像人员。这种人力资源现状，根本无法保证当前各项健康教育与健康促进工作开展的需要。对现有健康教育专业人员加大专业知识培训，同时引进健康教育专业人才，提升健康教育与健康促进工作的专业技术水平，打造出一个省市级的健康教育专业人才队伍，迫在眉睫。

（四）高度的政治承诺和立法势在必行

健康教育与健康促进是从根本上调动全社会和个人的积极因素，
改善行为与生活方式，预防疾病，改善健康公平，促进健康，保护生产力和经济社会的可持续发展。部分发达国家已把健康教育与健康促进纳入基本国策，美国早在20世纪70年代就成立了健康教育总统委员会，澳大利亚自20世纪70年代就开始了国家健康促进战略，

日本也于近年出台了《日本国健康促进法》，这些政策法规的实施，有力地保证了健康教育与健康促进工作的开展。多年来，尽管党和政府十分重视健康教育与健康促进工作，但截止到目前，我国还没有把健康教育与健康促进纳入经济社会的总体发展规划，更没有关于健康教育与健康促进的专门法律，也缺乏国家层面上的健康教育与健康促进远景目标规划。

（田向阳　吕书红　肖　瓅　宁　艳　柴　燕）

参 考 文 献

1. Engbers LH, van Poppel MN, Chin A Paw MJ, et al. Worksite health promotion programs with environmental changes：a systematic review. Am J Prev Med, 2005, 29（1）：61-70

2. Pelletier KR. A review and analysis of the clinical and cost-effectiveness studies of comprehensive health promotion and disease management programs at the worksite：update VI 2000-2004. J Occup Environ Med, 2005, 47（10）：1051-1058

3. Chapman LS. Meta-evaluation of worksite health promotion economic return studies：2005 update. Am J Health Promot, 2005, 19（6）：1-11

4. Kuoppala J, Lamminpää A, Husman P. Work health promotion, job well-being, and sickness absences-a systematic review and meta-analysis. J Occup Environ Med, 2008, 50（11）：1216-1227

5. Martin A, Sanderson K, Cocker F. Meta-analysis of the effects of health promotion intervention in the workplace on depression and anxiety symptoms. Scand J Work Environ Health, 2009, 35（1）：7-18

6. Goetzel RZ, Ozminkowski RJ. The health and cost benefits of work site health-promotion programs. Annu Rev Public Health, 2008, 29：303-323

7. Dychtwald K. Wellness and health promotion for the elderly. Rockville, MD：Aspen Systems Corp, 1986

8. Green LW, Lewis FM. Measurement and evaluation in health education and health promotion. Palo Alto, CA：Mayfield Pub Co, 1986

9. Teague ML. Health promotion programs：achieving high-level wellness in the later years. Indianapolis：Benchmark Press, 1987

10. Heckheimer E. Health promotion of the elderly in the community. Philadelphia：WB Saunders, 1989

11. Hawe P, Degeling D, Hall J. Evaluating health promotion：a health worker's guide. Sydney & Philadelphia：MacLennan+Petty, 1990

12. Lucas K, Lloyd BB. Health promotion：evidence and experience. London & Thousand Oaks, CA：Sage, 2005

13. Bartholomew LK, Parcel GS, Kok G, et al. Planning health promotion programs：an intervention mapping approach. 2nd ed. San Francisco：Jossey-Bass, 2006

14. Edelman CL, Mandle CL. Health promotion throughout the life span. 6th ed. St. Louis, MO：Mosby Elsevier, 2006

15. Pender NJ, Murdaugh CL, Parsons MA. Health promotion in nursing practice. 5th ed. Upper Saddle River, NJ：Prentice Hall, 2006

16. Scriven A. Developing local alliance partnerships through community collaboration and participation. In Policy and Practice in Promoting Public Health（2006）edited by Handsley S, Lloyd CE, Douglas J, Earle S and Spurr SM. London：Sage,（2007）

17. Scriven A（2005）Health Promoting Practice：the contribution of nurses and Allied Health Professionals Basingstoke：Palgrave（xxxi + 300）

18. Scriven, A（2010）（6th ed）Promoting Health：a Practical Guide. Edinburgh：Balliere Tindall/Elsivier

19. Leddy, Susan. Health promotion：mobilizing strengths to enhance health, wellness, and well-being. Philadelphia：F. A. Davis, 2006

20. Chenoweth DH. Worksite health promotion. 2nd ed. Champaign, IL：Human Kinetics, 2007

21. Cottrell RR, Girvan JT, McKenzie JF. Principles & foundations of health promotion and education. 4th ed. San Francisco：Benjamin Cummings, 2008

22. Murray RB, Zentner JP, Yakimo R. Health promotion strategies through the life span. 8th ed. Upper Saddle River, NJ: Pearson Prentice Hall, 2009

23. Michie S, Abraham C, eds. Health psychology in practice. London: BPS Blackwells, 2004

24. Cohen LM, McChargue DE, Collins Jr F L. The health psychology handbook: Practical issues for the behavioral medicine specialist. Thousand Oaks, CA: Sage Publications, 2003

25. Puska P. North Karelia Project: A program for community control of cardiovascular diseases. Publications of the University of Kuopio, Community Health-Series A: 1, Finland, 1974

26. Puska P, Tuomilehto J, Salonen J, et al. The North Karelia Project: Evaluation of a comprehensive community program for control of cardiovascular diseases in 1972 - 1977 in North Karelia, Finland. Monograph. WHO/EURO, Copenhagen, 1981

27. Kirscht JP. The health belief model and illness behavior. Health Education Monographs, 1974, 2: 387-408

28. Rosenstock IM. Historical origins of the health belief model. Health Education Monographs, 1974, 2: 328-335

29. Jessor R, Jessor S. Problem Behavior and Psychosocial Development. New York: Academic Press, 1977

30. Green LW, Kreuter MW, Deeds SG, et al. Health Education Planning. Palo Alto: Mayfield, 1980

31. Kannel W. Importance of hypertension as a major risk factor in cardiovascular disease. In: Genest, et al. Hypertension. New York: McGraw-Hill Book Company, 1977

32. Langfeld S. Hypertension: Deficient care of the medically served. Ann Intern Med, 1973, 78: 19

33. Stamler R, Stamler J, Civinelli J, et al. Adherence and blood pressure response to hypertension treatment. Lancet, 1975, 11: 1227

34. Tuomilehto J. Feasibility of the community program for control of hypertension. A part of the North Karelia Project. Publications of the University of Kuopio, Community Health-Series A: 2 Finland, 1975

35. Nissimen A. An evaluation of the community-based hypertension program of the North Karelia Project with special reference to the awareness and treatment of elevated blood pressures and the blood pressure level. A part of the North Karelia Project. Publications of the University of Kuopio, Community Health-Series original: 2, Finland, 1979

36. Flay BR, Ditecco D, Schlegel RP. Mass media in health promotion. Health Education Quarterly, 1980, 7: 127-143

37. Katz E, Lazarsfeld PF. Personal influence. Glencoe, IL: Free Press, 1955

38. Griffiths W, Knutson A. The role of mass media in public health. Am J Public Health, 1960, 50: 515-523

39. McAlister A, Farquhar J, Thoreson C, et al. Applying behavioral sciences to cardiovascular health. Health Education Monographs, 1976, 4: 45-74

40. Mendelson H. Which shall it be: Mass education or mass persuasion for health? Am J Public Health, 1968, 58: 131-137

41. Wikler DI. Ethical issues in governmental efforts to promote health. Washington, DC: Institute of Medicine, National Academy of Sciences, 1978

42. Crawford R. You are dangerous to your health: The ideology of victim blaming. Int J Health Services, 1977, 7: 663-680

43. McGuire WJ. The nature of attitudes and attitude change. In: Lindsay G, Aronson E (eds). Handbook of Social Psychology. Reading, MA: Addison-Wesley, Vol Ⅲ, 1969

44. Pinder L. The Federal Role in Health Promotion: Art of the Possible, In: Pederson A, O'Neill M and Rootman I (eds). Health Promotion in Canada. Toronto: WB Saunders, 1994

45. Lalonde M. A New Perspective on the Health of Canadians, Ottawa, Health and Welfare Canada, 1974

46. Hancock T. Lalonde and Beyond: Looking Back at a New Perspective on the Health of Canadians. Health Promotion, 1986, 1 (1): 93-100

47. Badgley R. Health Promotion and Social Change in the Health of Canadians. In: Pederson A, O'Neill M and Rootman I (eds). Health Promotion in Canada. Toronto: WB Saunders, 1994

48. Draper R. Perspectives on Health Promotion: A Discussion Paper. Canadian Public Health Association, 1995

49. Labonté R. Death of a program, birth of metaphor. In Pederson A, O'Neill M and Rootman I (eds). Health Promotion

in Canada. Toronto：W B Saunders，1994

50. Pederson A and Signal L. The health promotion movement in Ontario：Mobilizing to broaden the definition of health. In：Pederson A，O'Neill M and Rootman I（eds）. Health Promotion in Canada. Toronto：W B Saunders，1994

51. Hancock T. Health as a Social and Political Issue：Toronto's Health Advocacy Unit. In：Lumsden D Paul（ed）. Community Mental Health Action. Ottawa：Canadian Public Health Association，1984

52. O'Neill M，Rootman I，Pederson A. Beyond Lalonde：Two Decades of Canadian Health Promotion. In：Pederson A，O'Neill M and Rootman I，Health Promotion in Canada. Toronto：W B Saunders，1994

53. Epp J. Achieving Health for All：A Framework for Health Promotion. Ottawa：Health and Welfare Canada，1986

54. Draper R. Perspectives on Health Promotion：A Discussion Paper. Canadian Public Health Association，1995

55. Pederson A，O'Neill M，Rootman I（eds）. Health Promotion in Canada. Toronto：W B Saunders，1994

56. Allison K，et al. The career paths of MHSc graduates in health promotion. Canadian Journal of Public Health，1995，86（1）：10-15

57. Matthias S. Health Promotion in the Yukon Territory. In：Pederson A，O'Neill M and Rootman I（eds）. Health Promotion in Canada. Toronto：W B Saunders，1994

58. Evans R，Barer M，Marmor T（eds）. Why Are Some People Healthy and Others Not? The Determinants of the Health of Populations. New York：Aldine de Gruyter，1994

59. Labonté R. Population health and health promotion：what do they have to say to each other?. Canadian Journal of Public Health，1995，86（3）：165-168

60. Labonté R and Edwards R. Equity in Action：Supporting the Public in Public Policy. Centre for Health Promotion/ParticipAction，1995

61. Skinner H and Bercovitz K. Effectiveness of Developing Personal Skills in Health Promotion. Toronto，Center for Health Promotion and World Health Organization，1996

62. Draper R. Perspectives on Health Promotion：A Discussion Paper. Canadian Public Health Association，1995

63. Canadian Public Health Association. Action Statement on Health Promotion in Canada，Ottawa，1996

64. Draper R. Perspectives on Health Promotion：A Discussion Paper. Canadian Public Health Association，1995

65. Pinder L. A New Perspective to the Framework：A Case Study on the Development of Health Promotion Policy in Canada. Health Promotion，1988，3（2）：205-212

66. Pinder L. A New Perspective to the Framework：A Case Study on the Development of Health Promotion Policy in Canada. Health Promotion，1988，3（2）：207

67. Draper R. Perspectives on Health Promotion：A Discussion Paper. Canadian Public Health Association，1995

68. O'Neill M，Rootman I，Pederson A. Beyond Lalonde：Two Decades of Canadian Health Promotion. In：Pederson A，O'Neill M and Rootman I（eds）. Health Promotion in Canada. Toronto：W B Saunders，1994

69. Ladouceur R. Social Marketing：A Canadian Perspective. In：Mintz J（ed）. Sound Research：The Basis for Social Marketing. Health and Welfare Canada，1984

70. National Forum on Health，Synthesis Report，1996

71. Hancock T. Health Promotion in Canada：Did We Win the Battle but Lose the War? In：Pederson A，O'Neill M and Rootman I（eds）. Health Promotion in Canada. Toronto：W B Saunders，1994

72. 胡健. 美国健康教育发展策略简析. 中国卫生事业管理，1999，8：444

73. 谢士威，米光明. 美国健康教育历史沿革. 中国健康教育，1998，14（4）：30-32

74. 代涛，吴富起，朱坤. 美国健康战略及启示. 医学与哲学（人文社会医学版），2008，29（11）：6-8

75. 郑莹，俞顺章. 美国2000年国家卫生目标进展简介. 中华预防医学杂志，1999，33（2）：127-128

76. Healthy People 2000 - Midcourse Review and 1995 Revisions. Available from：http：//odphp. osophs. dhhs. gov/pubs/hp2000

77. U S Department of Health and Human Services. Healthy People 2010：Un derstanding and Improving Health Washington，D C：U S Government Printing Office，2000

78. 邹亮畴，隗金水，聂文良，等.《健康国民2010》研究. 广州体育学院学报，2007，27（6）：9-18

79. Department of Health and Human Services. Healthy people 2000 Final Review. Hyattsville, Maryland: Public Health Service, 2001

80. National Cholesterol Education Program. Available from: http://www.nhlbi.nih.gov/about/ncep/ncep_pd.htm

81. 胡大一. 胆固醇教育: 从美国到中国. http://msd.haoyisheng.com/10/0518/310057057.html

82. Changing the Way Diabetes Is Treated. Available from: http://ndep.nih.gov/about-ndep/index.aspx

83. National Diabetes Education Program Strategic Plan 2008-2010. Available from: http://ndep.nih.gov/about-ndep/StrategicPlan20082010.aspx

84. Butler JT. Principles of health education and health promotion. USA: Wadsworth/Thomson Learning, Inc, 2001

85. 程玉兰, 侯培森, 田本淳, 等. 美国健康教育工作规范简介. 中国健康教育, 2002, 18 (4): 229-231

86. 夏庆华, 马骁, 杨开选. 美国职业健康教育工作者执业资格认证简介. 疾病控制杂志, 2004, 8 (3): 239-240

第八章 | 卫生经济学在公共卫生中的应用

相对卫生服务需要和需求，卫生资源永远是有限的。如何有效配置和利用卫生资源，以改善和提高人们的健康水平，是卫生经济学需要回答的基本问题。作为一门新兴学科，卫生经济学理论和方法已经广泛运用到卫生领域的各个方面，在卫生经济政策制定、卫生项目评价、医疗保障制度建立和完善，以及卫生经济管理水平提高等方面发挥了重要作用。本章首先介绍卫生经济学发展简史和研究内容，然后在第二和第三部分分别介绍卫生经济学的基本理论、方法和研究框架，最后一部分介绍卫生经济学在公共卫生服务领域的应用，主要目的是提供卫生经济学在公共卫生研究中的基本知识和方法。

第一节　卫生经济学发展简史

这一节主要介绍卫生经济学国内外发展历程，为了解该学科发展提供基本信息。在本节最后，对卫生经济学研究范畴进行了总结。

一、国外卫生经济学发展史

卫生经济学是经济学的分支学科，是一门发展历史较短但发展速度很快的学科。国际上大多数卫生经济学学者认为，卫生经济学作为一门学科的形成，应当追溯到美国著名经济学家、诺贝尔奖得主 Kenneth Arrow 在 1963 年发表的奠基性论文——"医疗服务的不确定性和福利经济学"（Arrow 1963）。这篇论文不仅仅成为卫生经济学引用最广泛的文章，也是其他领域，包括教育、公共选择、社会学、法律等引用的来源。这篇论文的重要性主要体现在两个方面：一是富有洞察力的对卫生领域经济现象的理论分析；二是第一次探讨了市场和非市场力量在卫生服务提供和分配中的作用。Arrow 的文章分析了由于疾病发生的不确定性和疾病治疗效果的不确定性，竞争性市场将不能通过市场机制有效分配卫生资源，应当考虑利用非市场机制克服卫生服务领域市场失灵的问题，比如通过建立医疗保险制度。

在 Arrow 之前，虽然卫生经济学还没有形成一门学科，但是已经有许多经济学家关注健康和卫生问题。William Petty 作为 17 世纪著名的经济学家，对疾病防治的投入产出进行了研究，并以防治传染病作为例子，得出了传染病控制 1 个单位的货币投入可以产生 84 个单位货币效益的研究结果。Wdwin Chadwick 提出了健康资本投资的问题，并对卫生资源分配的效果和效益进行了初步比较。Chadwick 认为，改善公共卫生条件，注重对疾病预防的投入，其效益大于对医院和治疗服务的效益。

在 Arrow 奠基性论文发表期间和之后，卫生经济学的发展十分迅速。美国和英国等国家的许多著名经济学家开始涉足卫生经济领域，许多国际组织也开始重视卫生经济学的研究及其在卫生政策中的作用。1968 年，WHO 在莫斯科卫生经济研讨会上发表"健康与疾病经济学"，引起了世界范围内对卫生经济学研究的重视。

在过去 40 年里，卫生经济学在国际上得到了长足发展，主要体现在学科理论发展和完善、教科书编写、人才培养和组织建设等各个方面。在理论建设方面，卫生经济学理论已经融合到主流经济学理论中，并对经济学理论发展做出了贡献，比如人力资本理论、成本-效果经济学分析方法、福利经济学基础、保险经济学、委托-代理理论、信息不对称和供方诱导需求等。在教科书建设方面，出版了大量广泛使用的教科书（Culyer and Newhouse 2000），包括 Newhouse（1978）的《医疗服务经济学：政策观点》、Culyer（1991）的《卫生经济学》、Donaldson 等（1993）的《卫生服务筹资经济学》、Folland 等（1997）的《健康和卫生保健经济学》和 Feldstein（1999）的《卫生保健经济学》等。国际上还出版了《卫生经济学》（Health Economics）和《卫生经济学杂志》（Journal of Health Economics）两本著名的学术杂志。世界上许多大学设立了卫生经济学研究生培养项目，这些项目的需求量很大。同时，许多大学还把卫生经济学作为本科生学习课程。在组织上，1996 年成立了国际卫生经济学会（International Health Economics Association，IHEA），许多地区和国家还成立了区域性和国家级的卫生经济学会。

二、卫生经济学在我国的发展

与国际上卫生经济学学科发展相比，我国的卫生经济学是一门更为年轻的学科，其正式形成始于 20 世纪 80 年代初，可以以 1983 年中国卫生经济研究会（后改名中国卫生经济学会）成立作为标志。在此之前，虽然已有卫生经济方面的研究，但尚未形成规模和成立正式组织。1980 年初，研究人员开展了医疗服务成本和收费测算研究；1981 年 9 月在牡丹江市召开了"全国卫生经济学和医院经济管理学术讨论会"，成立了中国卫生经济研究会筹委会，为中国卫生经济学会的成立奠定了基础。

1992 年成立的"中国卫生经济培训与研究网络"是我国卫生经济学研究步入快速发展时期的标志。"中国卫生经济培训与研究网络"由中国卫生部和世界银行发展学院发起和支持，由来自卫生部卫生经济研究所、北京、上海、同济、哈尔滨、华西、西安、山东、大连、湖南等医科大学从事卫生经济研究和教学的研究人员组成。"中国卫生经济培训与研究网络"在促进卫生经济学学科发展、培养和培训卫生经济学师资队伍、培训卫生经济管理人员、开展卫生经济学研究、卫生决策咨询等方面做出了重要贡献。至今已有 20 多所大学和研究机构加入到"中国卫生经济培训与研究网络"，许多大学成立了专门的卫生经济研究和人才培养机构，培养卫生经济学博士和硕士研究生，2000 年卫生部在山东大学建立卫生经济与政策研究重点实验室。

卫生经济学在我国虽然起步较晚，但发展速度较快。我国已经出版了大量卫生经济学方面的书籍，包括 20 世纪 90 年代初杜乐勋等编写的《卫生经济学原理与方法》和《现代卫生保健经济学》，90 年代中期胡善联等编写的《卫生经济学基本理论与方法》和孟庆跃等编写的《卫生经济学》，90 年代末期魏颖等编写的《卫生经济学与卫生经济管理》。2000 年初，由程晓明等编写的《卫生经济学》正式纳入国家规划教材。同时，国内卫生经济研究人员还将 Feldstein 和 Folland 等人的卫生经济学著作翻译出版。中国卫生经济学会创办的《中国卫生经济》和华东卫生经济协作网创办的《卫生经济研究》是两本专门的卫生经济学术刊物。除了国家级的卫生经济学会外，我国绝大部分省、市、自治区成立了卫生经济学会。我国卫生经济研究人员分布在院校、医疗机构和卫生行政管理部门。

我国卫生经济学学科的发展和壮大，除培养了一批从事该领域研究和教学人员外，还为卫生管理和决策做出了很大贡献。卫生经济研究人员所开展的卫生体制改革研究、卫生筹资研究、医院经济管理研究、疾病控制的经济学分析、卫生发展理论研究等，为我国卫生改革与发展、卫生服务体系构建和医疗保障制度建立等提供了科学依据。

三、卫生经济学研究的范畴

卫生经济学作为一门研究卫生领域中经济活动和经济关系的学科，具有十分丰富的研究内容。图8-1对卫生经济学研究的范畴进行了总结（Culyer and Newhouse，2000）。

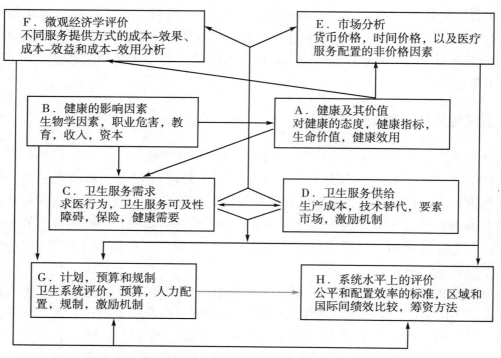

图8-1　卫生经济学内容结构图（Culyer and Newhouse 2000）

健康是很多学科包括经济学、流行病学、心理学和社会学研究的对象。卫生经济学对健康的研究，主要侧重在健康的意义、健康与福利的关系和健康的测量。对健康价值的基本判断是卫生经济学研究的核心问题。

生物学（基因）和环境因素是健康的主要决定因素。健康存量需要投资才能维持其人力资本的价值。健康影响了对卫生服务的需求，也受到其他对人力资本投资的影响。卫生经济学注重对健康生产函数和健康需求函数内在关系的研究和分析。

卫生服务需求和供给是卫生经济学研究的重点。卫生服务需求源于人们对健康的需求。卫生服务需求的影响因素包括卫生服务的价格、居民收入、卫生服务质量、医疗保障制度、人们的偏好，等等。卫生服务供给的数量和质量，不但受到卫生人力等卫生资源的影响，也与卫生服务体系的安排和卫生政策有密切关系。

卫生服务市场分析，主要分析以市场作为主要筹资和服务提供形式的国家，如何通过价格及其非价格手段，配置卫生资源和生产卫生服务。服务提供（服务项目）的微观经济学评价，主要通过投入-产出分析（成本-效果、成本-效益和成本-效用），从微观水平上评价卫生服务提供的效率，为卫生资源配置提供依据。

计划、预算和规制，主要针对卫生服务领域在服务提供、医疗保险制度、激励机制等方面的差异，如何通过有效的规划和规制，实现卫生服务公平有效的供给。而系统水平上的评价，则主要通过区域或者国际间的比较，从卫生服务系统的绩效、筹资模式等方面，为国际卫生改革与发展提供借鉴。

我国卫生经济学研究的范畴比较广泛，这与我国建立社会主义市场经济的时间较短，有大量卫生政策和实践问题需要研究和解决有关，也与我国卫生经济研究人员主要从其他学科，比如公共卫生专业转化而来有关。我国卫生经济学研究主要侧重在以下几个方面。

1．卫生资源配置研究

卫生资源配置研究的主要目标是提高资源使用的效率和公平性。我国卫生资源配置研究主要在 3 个层面，即区域卫生资源规划研究，医疗卫生资源和预防保健卫生资源配置的效率研究，不同层次卫生机构资源配置研究。其中，区域卫生规划和社区卫生服务体系构建是长期以来研究的热点。

2．医疗保障制度研究

主要集中在农村合作医疗和城镇职工基本医疗保险等方面的研究。卫生经济学从筹资、服务包设计、支付方式、医疗保障制度对成本控制和质量的影响、医疗保障制度管理等方面开展了大量研究。

3．卫生服务需求和利用研究

卫生服务需求和利用研究以影响需求和利用的因素为重点，从人口学特征、收入、医疗服务费用、质量和医疗保险覆盖等方面，分析卫生服务可及性的制约因素，提出改善卫生服务可及性的策略和措施。我国历次卫生服务总调查，为开展这类研究提供了数据资源。

4．疾病经济负担研究

为了测量疾病对经济的影响程度，研究人员对主要疾病包括传染病和慢性非传染性疾病的经济负担进行研究，为评价疾病控制可以产生的经济收益提供了依据。

5．疾病控制的经济学分析

主要从卫生筹资政策的角度，对影响疾病控制效果进行分析。这类研究特别关注我国卫生筹资改革对传染性疾病控制的影响。有些研究还对疾病控制的成本进行了分析和研究。

6．卫生干预项目的投入产出分析

如何利用有限的卫生资源，支持具有较优的成本效果卫生干预项目的开展，是卫生干预项目投入产出分析的主要目标。除了对临床治疗干预项目投入产出研究外，还开展了大量公共卫生干预项目包括计划免疫项目投入产出的分析。

7．医疗服务成本和经济管理研究

医疗服务成本测算是制定价格和改善医疗机构经济管理水平的基础。卫生经济研究人员通过对医疗服务成本测算方法的研究和成本数据分析等，为我国医疗服务价格的制定和医院经济管理水平的提高提供了依据。

8．卫生总费用研究

研究政府、社会和个人对卫生部门投入的水平，以及卫生费用构成对卫生体系的影响；

分析卫生总费用的流向，借此评价卫生资源利用的效率和公平性。

第二节　卫生经济学基本理论和方法

卫生经济学是经济学的分支学科，因此，卫生经济学基本理论和方法主要来源于经济学。经济学是以"资源是有限的"为前提，讨论有限的资源生产什么、如何生产和如何分配等基本问题。为了回答这些问题，理论经济学从供需双方追求效用最大化和利润最大化为出发点，通过建立消费者行为理论、厂商理论和福利经济学等理论，阐述实现资源配置最优的条件和路径；应用经济学则从投入产出分析的角度，比较不同卫生投资选择所产生的效果和效益。

在一般性生产领域，完全竞争的市场可以使得资源实现最优配置。但在现实中，很多领域难以满足完全竞争市场的条件。对于卫生服务市场而言，由于诸多特殊性的存在，市场机制在卫生服务领域不能完全发挥作用。卫生服务市场的特殊性主要体现在疾病发生的不确定性、供需双方信息不对称、某些卫生服务的公共品性质和外部效益、卫生服务所具有的收入再分配作用等。因此，在卫生服务筹资和提供中，既要注重市场机制的作用，更要注意非市场手段的利用，以实现卫生资源有效和公平的配置和利用。

由于篇幅所限，本节主要介绍卫生经济学四个方面的理论和方法，即卫生服务需求分析、卫生服务供给分析、经济学评价和计量经济学研究方法。

一、卫生服务需求分析

（一）卫生服务需求和利用

1. 需求曲线和函数

根据传统的经济学理论，消费者在进行消费时，追求效用的最大化。效用是指人们通过消费商品或者服务获得的满足程度。满足程度的大小，取决于消费品或者服务满足消费者需要的程度。消费者在追求效用最大化时，受到许多条件的制约，特别是受到预算线（用于消费所有商品和服务可支配收入）的制约。

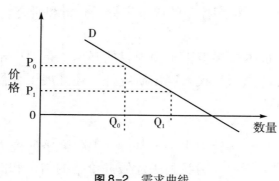

图 8-2　需求曲线

需求曲线用来描述需求量和需求影响因素之间的关系，特别是需求量和价格之间的关系。图 8-2 是反映价格与需求量之间的关系，即对应不同的价格水平，消费者对商品或者服务需求的数量，向右下方倾斜的曲线 D 就是需求曲线。对一般商品而言，价格和数量变化的方向是反向的，即价格升高，人们对这种商品需求的数量就会下降。不同形状的需求曲线（更加陡直或者平缓），可以反映价格对需求影响的程度，这在需求弹性中将进一步解释。

　　除了价格因素外，影响某商品需求的因素还有很多，包括某商品替代品的价格、个人收入和消费者偏好等。将需求与影响因素用函数表达，则为：

$$Q_d = f\ (P,\ P_s,\ Y,\ Z)$$

　　其中：Q_d 是对某商品需求的数量，P 是某商品的价格，P_s 是某商品替代品的价格，Y 是个人收入，Z 是个人偏好。

　　如果上述函数是线性的，则线性函数可以写为：

$$Q_d = \alpha + \beta_1 P + \beta_2 P_s + \beta_3 Y,\ + \beta_4 Z$$

　　其中：α 为截距，即假定所有自变量为 0 时，需求的数量；β_1、β_2、β_3 和 β_4 是该自变量的斜率，斜率的数值表示某一自变量变化对需求数量影响的方向和大小。

　　值得注意的是，需求函数并不一定是线性的。需求函数的特征是，当某商品价格变动时，沿需求曲线上下转动；当该商品的替代品（或互补品）价格升高时，需求曲线向右（或左）转动；随着收入的增加，正常商品（或劣质品）的需求曲线向右（或左）转动；当消费者偏好增加时，需求曲线向右移动。

2. 需求弹性

　　弹性表示当两个经济变量之间存在函数关系时，因变量的相对变化对自变量相对变化的反应程度。在研究市场需求及其变化趋势时，通常关注需求的价格弹性和收入弹性，弹性系数用来表达弹性的大小。

　　需求价格弹性（点弹性）的计算公式为：

$$E_p（价格弹性）=（需求量变化的百分比）／（价格变化的百分比）$$

　　根据需求价格弹性系数绝对值的大小，需求价格弹性可以有以下 5 种情况：

　　$E_p > 1$：富有弹性，需求量变化的程度大于价格变化的程度；

　　$E_p < 1$：缺乏弹性，需求量变化的程度小于价格变化的程度；

　　$E_p = 1$：单位弹性，需求量变化的程度等于价格变化的程度；

　　$E_p = 0$：完全无弹性，价格变化对需求没有影响；

　　$E_p =$ 无穷大：完全弹性，任何价格的微小变化都会引起需求量的无限变动。

　　需求收入弹性的计算公式为：

$$E_Y（收入弹性）=（需求量变化的百分比）／（收入变化的百分比）$$

　　收入弹性可能为正值（如果是正常商品），也可能是负数（如果是劣质品）。如果收入变化不会引起需求任何变化，其弹性为 0。

　　以与健康有关的香烟为例，阐述价格弹性对政策研究的重要性。假设对每盒香烟增加 20% 的税，利用弹性的概念可以帮助分析主要的政策问题。如果政策制定者期望增税既能减少吸烟又能增加税收，就需要对香烟价格弹性进行比较可靠的估计，否则，很难预测这项政策的效果。如果人们对香烟需求是完全无弹性，香烟增税能够取得税收的最大化，但是对吸烟数量不会有影响。另一种情况是，如果需求的价格弹性增加，吸烟量将减少，但税收也在减少。香烟需求的价格弹性越大，香烟税对减少人们吸烟量的效果越大。

3. 卫生服务需求分析

　　利用需求理论，可以对卫生服务需求及其影响因素进行分析。研究卫生服务需求及其影响因素，可以从政策和干预项目设计等方面，为改善居民卫生服务可及性提供依据。影响居民卫生服务需求的因素很多，主要包括卫生服务价格、医疗保险覆盖、年龄、性别、教育水平、健康状况、卫生服务质量和卫生服务替代品价格等。

以门诊服务作为需求变量为例，其需求函数可以表示为：

$$V = f\ (P,\ r,\ t,\ P_0,\ Y,\ HS,\ AGE,\ ED\cdots\cdots)$$

其中：V 是门诊需求量，P 是每次门诊治疗的价格，r 是病人的共付保险率，P_0 是其他商品价格，Y 是收入，t 是时间价格，HS 是病人的健康状况，AGE 和 ED 代表诸如年龄、教育等反映其他需要和爱好因素的变量。门诊需求量的变化将取决于需求影响因素的变化。

（1）人均收入　人均收入是影响门诊和住院卫生服务需求的重要因素，也可以说，收入是需求的决定性因素之一。收入越高的人群，卫生服务需求的程度越高，其主要途径可能有两个：一是高收入人群不存在较大的经济障碍，可以支付得起卫生服务；二是高收入人群可能更加注重自身健康状况，能够更主动实现卫生服务需求。如果从根本上解决贫困人口卫生服务需求问题，提高收入是重要途径之一。

（2）就业状况　就业人群比不就业人群卫生服务需求高。这一方面可能是就业人群收入水平较高，通过收入效应影响卫生服务需求。另一方面，就业人群一般有正规的单位和组织，在卫生服务提供方面具有许多优势。另外，就业人群医疗保险覆盖率也比不就业人群高。

（3）教育水平　教育水平高的人比教育水平低的人卫生服务需求高。教育水平高的人，收入往往也较高，更加注重健康，拥有的健康知识也相对较多。此外，教育水平高的人，就业状况也比较好。

（4）医疗保障　具有医疗保险的居民卫生服务需求比较高。医疗保险降低了参保者直接付费的价格，对高额医疗费用具有较强的抗风险作用，可以提高卫生服务的需求。同时，医疗保障制度通过第三方付费，对卫生服务费用和质量有一定的控制作用，这也对卫生服务需求起到促进作用。

（5）经济支持网络　除个人收入外，家庭是否具有其他来源的经济支持，对卫生服务需求也有一定的影响。外部经济支持比较丰富的人群，卫生服务需求高于缺乏外部经济支持的人群。

（6）健康状况　健康状况是影响卫生服务需求另一重要因素。健康状况差的群体卫生服务需求也比较高。

（二）供方诱导需求

由于医疗服务供需双方信息不对称，卫生服务提供者可以利用信息优势诱导需求。诱导需求产生的主要问题是可能提供不必要或者过度的卫生服务，造成资源浪费。为了分析诱导需求的动机，经济学家发展出诱导需求可能发生的理论和模型。

1. 价格刚性理论

价格刚性是指价格不能随供需变化进行调整的现象，为竞争性市场模型中需求诱导提供了逻辑解释。根据经济学理论，当供方数量增加时，在需求不变的情况下，价格将出现下降。但是，医生在利润动机的驱使下，可以诱导患者增加医疗服务需求，使得价格维持在原来水平，实现在诱导需求情况下新的供需平衡。由于诱导需求也需要成本（患者流失的可能性，以及医生的名誉等），因此，诱导需求的程度还取决于医生对诱导需求带来的收益和成本的比较。

2. 目标收入模型

目标收入模型经常被用来解释 1960 年到 1970 年之间美国医生数量的增加和医疗费用变

化的关系。医生数量增加，意味着供给能力的增加，在需求和价格不变的情况下，医生人均收入水平将下降。但是，医生为了维持某个水平的收入（目标收入），可能收取较高的费用或者提供较多的费用。也就是说，医生为了既定的收入目标，在医疗服务供给能力增加时，有可能采取诱导需求的方法。

3. 埃文斯模型

埃文斯将医生表示为一个追求效用最大化的提供者，其效用函数中包括净收入、工作时间和改变需求的能力。随着医生人数的增加，因为医生处于垄断地位，医生可以将需求曲线外移。根据埃文斯的理论，医生们偏好于不诱导需求并且随着诱导行为的增多，边际不愉快感也增强。只有这种不愉快感被收入增加的效用所抵消时，才存在诱导。当竞争倾向于降低收入时，医生可能会增强诱导行为以补偿收入损失。这种特征对诱导需求增加的程度加以限制，明确了诱导需求发生的条件和可能的程度。

二、卫生服务供给分析

（一）供给曲线

可以用分析需求相似的方法分析供给。传统经济理论认为，当供给与需求达到均衡时，资源才能得到最有效的利用。供给曲线表示，在任一个给定价格下服务提供者所愿意提供的服务量。图8-3所示的是向上倾斜的供给曲线。例如，它阐明如果医院门诊挂号的价格是每诊号6.4元，医院生产者愿意提供454个诊号。如果医院挂号费用增

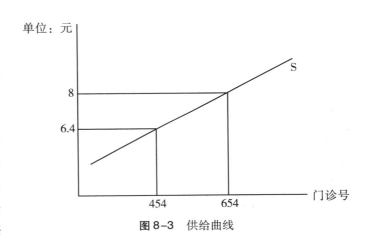

图8-3　供给曲线

加，比如每诊号8元，则医院愿意提供更多的门诊服务。当门诊挂号的价格提高时，医院服务的提供者会想方设法增加供给量，比如，医院可能会通过缩短和精简门诊服务的流程，尽最大可能地增加门诊服务，甚至启用返聘已退休的医生提供更多的门诊服务。

影响供给曲线移动的因素有：

（1）技术变化　在生产某种产品的技术改进后，产品的成本变得更为便宜。当然，前提假设是不增进质量只降低生产成本的技术变化。因此，由于成本的减少，生产者在给定的价格下愿意提供更多的产品。于是，供给增加，供给曲线向右移动。

（2）投入要素价格　如果门诊医生/护士的工资增加，那么，医院用于提供门诊服务投入成本的提高使医生/护士在相同价格下（指提高工资前的门诊服务价格）愿意减少门诊服务的供给量。因此，投入价格增加导致供给量减少，供给曲线亦会向左移动。

（3）与生产有关的商品价格　生产中相关商品价格的变化也会移动供给曲线。比如，医院放射室的X线片服务。如果放射科的支出费用是固定的，胶片价格的升高通常引起X线照射服务供给的减少，供给曲线从而向左侧移动。

（4）产业规模　当更多的服务提供者（本例是医院）进入市场后，医院门诊服务的供

给量增加。因此，提供者的市场进入引起供给曲线向右移动。

（5）气候　气候对某些疾病的发生有着显著的影响作用。例如，每年 3 月或者 9 月可能医院的门诊患者增加，使得医院门诊服务的供应量增加，供给曲线向右移动。

（二）成本与市场供给

如果市场需求是决定商品价格"硬币的一面"，市场供给就是"硬币的另一面"。按照传统经济理论，某个典型的生产需要决定其生产水平、价格、生产工艺的利用、广告策略，以及投入要素的成本。如同需求方消费者行为理论一样，供给理论为研究者提供了理解生产商做出选择决策的分析方法。生产商行为模型的关键假设是决策制定者希望利润最大化，在产出一定量时，生产商会努力最小化其生产成本以得到最大利润。而且只有当广告能带来利润增加时，生产商才进行广告促销活动。

我们以成本函数说明生产成本与供给的关系。以卫生服务机构之一的医院服务为例，看看医院如何在给定产出的条件下，使其提供服务的成本最小。首先，假设医院是多元投入、多元产出的生产商，其目标是在现有医院服务提供量的前提下，尽量节约医院服务的成本。其数学表达式为；

$$\min_{x} w \times x$$

约束条件是 $T(x, y^0) = 0$

其中 x 表示医院所有投入要素向量，w 表示外生变量价格，y^0 代表所有医院服务的产出，用 $[y_n^0]_{n=1}^{N}$ 表示。$T(\cdot)$ 是一种非固定的函数，表达了由投入到产出的有效传导。成本函数通过系列的转换，由方程（2）表示 $w \times x(w, y) = c(w, y) = c(w_1, w_2 \cdots w_I, y_1, y_2, \cdots y_N)$。

在医院服务的提供中，成本方程分析了在价格（w）下提供的服务量为（y），其假设条件是生产的成本最小。

医院服务供给通常由下列指标表达：

住院日（平均住院日）或者出院人数；

医院服务；

门诊服务；

住院服务的组合病例（Case-mix inpatient services）

健康状况水平；

某些中间投入指标；以及上述指标中一项或者多项指标。

医院服务投入指标通常包括：

人力资本。例如，医生、护士、医技辅助人员、后勤管理人员等。

物质资本。例如，房屋建筑、仪器设备等。

管理要素的投入。

除了考虑以上讨论的医院服务成本和供给以外，测量医院服务供给的质量是很重要的分析环节。文献发现通常用以下指标测量服务供给的质量：

是否是教学医院。

人力资源中高级技术人员所占的比例。

医院的位置和医院服务的可及性。

医院的环境。

医院的病床占有率。

综上所述，卫生服务的供给在很大程度上取决于提供服务的成本（表现形式是服务的价格），任何扭曲的价格都会引起卫生服务供给的短缺或者过剩。因此，研究卫生服务供给的成本具有现实意义。

（三）完全竞争下的生产商供给

传统的经济学分析通常基于假设市场是完全竞争的。通过分析所研究的市场与完全竞争市场之间的偏离，解释造成该偏离的原因。在讨论供给曲线之前，根据上节讨论的需求分析，我们有必要先了解市场结构的类型。

微观经济学假设了几种市场结构。市场结构的两个极端特例是：完全竞争与垄断。我们先讨论完全竞争模型，再分析市场结构的一般形式，最后讨论垄断。

由于现实世界中很难找出完全竞争模型，为了便于分析需要给出以下假设：

（1）市场中有许多的买者与卖者，以至于没有任何一方有控制价格的能力。

（2）产品是同质的，即所有的生产者产出几乎相同的商品，以至于不能依据商品的差别分割市场。

（3）信息是完备的，即所有的买者与卖者拥有价格和质量的完全信息。

（4）没有进入障碍或者可以自由退出，即某个生产商可以自由进入或者退出某个生产领域。

卫生服务提供者生产商的供给曲线表示，在每一可能的价格下利润最大化的产量。当价格等于边际成本时，确定了竞争性供给生产商的产量。如果市场价格升高，生产商服务提供者将调整边际成本，使其边际成本与市场价格相一致。只要价格高到生产商供给者愿意生产，竞争性供给者生产商的供给曲线就是它的边际成本曲线。此外，价格至少要高于生产商生产者的平均可变成本。竞争市场的供给曲线是每个生产商生产者供给曲线的加总。这同市场需求曲线是每个生产商需求曲线的加总如出一辙。另外，竞争市场供给曲线也是生产的边际成本。一般而言，竞争市场的供给曲线表示产业的边际成本曲线。

哪些因素决定商品的市场价格呢？市场需求量等于市场供给量确定了产量和价格的组合，或者是市场需求曲线与供给曲线的交叉点决定了产量和价格。自由进入与退出的假设有利于进一步理解竞争的市场。比如，假设短期内感冒药品市场的均衡价格足够的高，因此行业内的生产者获取了足以吸引其他生产商进入的经济利润，任何正利润都会吸引新进入者，由于具有完备信息和无进入障碍，其他新生产商进入该行业，这将引起市场供给增加，迫使市场价格下降。逻辑上讲，调整过程是长期的，一直到价格下降到足以消除经济利润为止。此时新生产商停止进入，市场达到均衡，因此，长期内生产商的均衡利润为零，价格定位于生产商长期平均成本曲线的最低点。但是，一旦存在执照要求或其他限制等形式的进入障碍，供给者能在很长的时期内（或许无限期）赚取经济利润。即使需求和供给的力量随时可以确定价格，这种市场结构也不是完全竞争的市场，其结果有可能造成福利损失（dead-weight lost）。因此，评价卫生服务供给中，在多大程度上竞争市场的四个条件得到满足具有重要的现实意义。

三、卫生经济学评价方法

在卫生保健领域，如何利用有限的卫生资源、高效率地提供卫生服务是我们的目标。对卫生保健项目的效率进行评价，即从投入（费用）和产出（结果）两个角度进行的"经济学评价"已变得越来越必要。

（一）经济学评价

1. 定义

从投入与产出（成本和结果）两方面，对活动备选方案进行比较分析。

成本效果分析，将健康状况的改善作为捕捉的结果。具体来说，就是测量血压值、血糖值、生存年数等临床医学、流行病学中使用的任何健康状况指标。例如，为测量高血压管理中的生活指导干预的效果，则测量血压值的变化，就可以与同样进行高血压管理的降血压药物使用进行比较。如此，如果知道了两种干预方案的成本，则可以评价哪种方案的投入（费用）产出（血压值下降）效果更好。

成本效用与成本收益分析，其分析并不是测量健康状况的改善程度，而是测量健康状况改善的方案中，反映哪一种方案的附加价值更高的指标。费用效用分析，测量的则是健康状况改善方案中，以受益者的喜好为基础、反映附加价值的质量调整生命年（QALYs，quality adjusted life-years）指标；成本收益分析，测量的是健康状况改善方案中，具有金钱附加价值的货币单位指标（表8-1）。

表8-1　卫生保健项目的经济学评价方法

	费用的单位（元、美元等）	结果的单位
成本效果分析 （CEA：cost-effectiveness analysis）	货币单位	生存年（年）、血压（mmHg）等
成本效用分析 （CUA：cost-utility analysis）	货币单位	质量调整生命年 （QALYs：Quality Adjusted Life Years）
成本收益分析 （CBA：cost-benefit analysis）	货币单位	货币单位（元、美元等）

2. 实施经济学评价应注意的问题

（1）要明确分析的立场　成本与结果，亦即投入与产出，因分析角度的不同而异。例如，对医疗费而言，从患者的角度看，是发生的医疗费用；从医疗机构角度看，是发生的收入。再严谨一些，患者的费用是医疗费中自己负担的那部分，医疗费的剩余部分因为通过社会保险资金或税收资金支付了，因而成为全体社会成员的费用。

（2）有竞争性项目的评价　应包括所有的方案。

经济学评价从根本上说，是通过实施与其他项目的比较，进行相对价值的判断。实践中，在尽可能多数的项目之间进行比较，选择更有效的项目是行之有效的方法。例如，项目A的纯收益是1元、项目B的纯收益是2元的情形下，可以判断项目B的方案更有效率，但项目A与B的差距很小。假如，还有一个纯收益是1亿元的项目C，则项目A和项目B与其比较几乎没有意义。

这里，一个重要的方面是，可以用一个"什么都不做"的替代方案来考虑，十分必要。其思维方式如同介入治疗研究中设定对照组一样。当然，并不是与"什么都不做"的项目直接比较，而是从"什么都不做"的状态向"实施项目 A"带来的状态变化时，导入费用与结果各自增加的程度有多大的增加程度的思维方式。

（3）关于项目效果的确认 对没有效果的卫生保健项目进行经济学评价没有意义。没有进行经济学评价的项目，应该即刻中止。特别是正在实施的公共卫生保健服务，虽然我们不知道其是否具有效果，但没有进行论证的项目却很多。当然，医疗服务中这样的情形也非常多。

（二）成本效果分析

1. 常用的指标

增量费用效果比（incremental cost-effectiveness ratio，ICER），ICER 的计算公式如下：

$$ICER = \frac{C_i - C_0}{E_i - E_0}$$

E_i：项目实施后的效果的指标值。

E_0：不实施项目（什么都不做）时的效果的指标值。

C_i：实施项目所需要的费用。

C_0：不实施项目（什么都不做）时需要的费用。

2. 敏感性分析

在实际的经济学评价中，因为不可避免地会有不同程度的不确定性和不正确性，因而必须进行敏感性分析。敏感性分析，就是给予费用和效果的测量值很多变化，来看看分析结果（项目 A 有效率性的结论）如何变化，对其敏感性进行验证。

（三）成本效用分析

1. 结果指标

质量调整生命年（QALYs：Quality Adjusted Life Years）。

2. QALYs 的测量方法

QALYs＝$\lambda_s \cdot Y_s$

λ_s：与健康状况 s 相对应的受益者的偏好；Y_s：在健康状况 s 下的生存年数。

λ_s 的值，定义为：死亡＝0、完全健康的状况（full health status）＝1。

与健康状况 s 相对应的受益者的偏好（λ_s），是由受益者自己的价值判断决定的，因而有必要对每个人的偏好值进行测量。

3. 受益者的偏好（λ_s）的测量方法

测量受益者个人偏好的主要方法有：评价工具（rating scale）、标准博弈（standard gamble，SG）、时间得失（time trade off，TTO）3 种。

（四）成本收益分析

1. 成本收益分析的特征

成本收益分析中的结果（收益）不是健康状态改善的指标，而是与健康状态改善相对应的赋予金钱价值的货币单位的指标。

特征①：成本收益分析的使用不仅仅局限于保健医疗领域，而是存在与交通、环境等其他领域的项目进行比较的可能。

特征②：可以对一个项目的绝对的效率性进行评价。在成本效果分析和成本效用分析中，比较两个以上项目每单位的效果或效用（QALY）花费的成本，即可以对效率性进行检验。但在成本收益分析中，无论是成本还是收益，因为都是货币单位，因而其评价标准为纯收益（＝收益－成本）。

2. 收益（健康状态改善的货币价值）的思维方式

保健医疗项目的收益，即保健医疗项目产出的健康状态改善的货币价值。到底是一个什么样的东西呢？这里有两种不同的思维方式：一种是人力资本（human capital）；另一种是支付意愿（willingness to pay，WTP）。

（1）人力资本（human capital）　在人力资本中，一个前提的假设是："人类是劳动的主体"。因而，人类为了达到劳动力的生产这个最终目的，购入和消费食品、闲暇活动，以及保健医疗服务。"进食、休息、得到健康、为明日的劳动作准备"，按照这个过程进行。因而，人类的货币价值应该是贯穿其一生的报酬所得。保健医疗项目的货币价值，是因为生存年数延长（项目的效果），通过将来的劳动可能获得的报酬所得的增加额度。

（2）支付意愿（willingness to pay，WTP）　对保健医疗项目的WTP的定义为：消费保健医疗项目而改善健康状态，为获得保健医疗项目的效用，愿意支付的最大限度金额数。

3. 测量WTP的思维方式

与保健医疗项目相对应的WTP的测定，并不仅仅意味着保健医疗项目的需求测定。从市场中取得某种商品的时候，因为消费者的反应（支付意愿）通过市场价格反映出来，所以能够测定需求曲线（严格地说是在与供给曲线交叉点附近）。但是，因为从市场中无法得到对保健医疗项目的需求，所以消费者的反应无法从价格上体现出来，因而有必要利用其他的方法进行WTP的测定。

实质上，WTP是人们"如果支付的话，也可以"的思考中的金额，其中有受益者的喜好（preference）的意思。例如，如果与将生存年数延长1年相对应，A人的WTP是10万元、B人的WTP是20万元，两者之间是有差异的。这与QALYs一样，是因为与"客观的"健康状态相对应的、受益者（患者、区域内居民等）"主观的"的偏好是有差异的。

受益者的偏好中，有"显现"出来的偏好，有"潜在"的偏好。因而与此相对应，在测定WTP的时候，有：①显现出来的喜好（revealed preference）；②表达出来的喜好（stated preference）两种思维方法。

（1）显现出来的喜好（revealed preference）　例如，有"我想要汽车"的喜好，如果仅仅在脑子里面想，不能算作显现出来；通过行动（购入）将"我脑子中一直有要汽车的喜好"的情况显现出来，这即是显现出来的喜好。如果支付了20万元将汽车购入，则"对那个人来说，汽车的价值（WTP）是20万元（以上）"的判断就被外在地显现了出来。

利用这种"显现出来的喜好"来测定WTP的方法，常常被应用于收入与职业风险中。这就是，测定从事某种职业所得到的薪金与从事该职业的死亡风险，然后将各种各样职业的薪金与风险进行组合，从而得到推算统计学的生命价值（value of a statistical life）的方法。

（2）表达出来的喜好（stated preference）　这是通过"行动"表现不出来的喜好。但这种喜好，"仅仅是没有外在地显现出来，但确确实实存在于头脑中"。也就是说，这种喜好以一种"潜在"的形式存在。这种潜在的喜好，与行动相比，可以被当作为一种态度或意识。这种作为态度或意识的喜好，在具体的调查中，可以选择从"成表达"中获得。

如果再用"成想要汽车"的喜好的例子来说明。为了测定与行动（购入）相比没有外在显现出来的喜好，如果询问"成你想要汽车吗"，则想要或不想要的喜好就会表明出来；如果再询问"成你希望支付多少钱来购买汽车"，则对汽车的价值判断（WTP）就会表明出来。

这种用"成表达出来的喜好"来测定 WTP 的方法，有条件价值评估法（contingent valuation method，CVM）、选择试验法（choice experiment，CE）等。目前测定 WTP 的方法正在被越来越多的研究所使用。

四、计量经济学方法

（一）计量经济学研究方法

随着社会干预试验在卫生领域中越来越多地获得运用，计量经济学的研究方法在实证分析中的作用变得日益重要。计量经济学研究主要有 4 个步骤，即建立经济模型、求解参数值、验证理论假设和预测。

1. 建立经济模型

基于经济学理论和某些假定条件，通过数理模拟和抽象简化，给出一组方程或者建立方程组，进而分析各经济变量之间的相互关系，回答经济体中所考察的变量在经济运行中的作用。

2. 求解参数值

数理理论模型只有当所考察的参数值能被求解时，才称之为计量模型。由于现实世界的复杂性，求解参数值是计量经济学中最关键的环节。在实际运用中，研究者通常根据数据的类别选用不同的计量分析方法，但无论是横断面数据（cross-section data）还是时间序列数据（time series data），传统的计量经济模型采用参数估计的方法中最常用的还是最小二乘法。这种方法的优点在于，假定函数总体分布是已知的，只要求解出 θ 的值，模型就确定了。因此，其分析容易，使用方便，尤其在函数总体分布形式很明确的情况下。参数估计方法一般是根据已有的经济理论，确定函数的内生变量和外生变量。简便易行的方法是做出观察变量的散点图，从中观察函数变化形式是线性的还是非线性的。

然而，现实世界的许多经济现象更多地表现为非稳定、非线性关系。这时，研究者便采用非参数估计。非参数估计并不假定函数总体分布的形式已知，也不设置估计参数，在计量经济模型中，它利用已知的经济数据研究产生这些经济现象的原因。非参数估计有如下优点：

（1）适应面广　对总体函数的分布没有具体的要求，不拘泥于传统的参数估计要求被分析的数据遵从正态分布或至少遵从某一特定分布且已知。

（2）有效性强　特别是参数估计中的假设得不到满足时，非参数估计方法更为有效。

（3）具有稳健性　参数估计方法的假设条件都比较弱，从而对模型的限制很少，不受假设的变动而改变，因此，具有较强的稳健性。

当然，非参数估计也有缺点：如果样本的总体分布形式已很明确，这时用非参数估计的效果就不如参数估计更有针对性。

3. 验证理论假设

根据获得的现实统计资料，通过求解所建立经济模型中的各变量值，分析理论与假设是否与获得的现实世界的结果存在偏离和偏离的原因，从而判断理论假设是否正确反映客观实际情况，并且根据专业经验决定是否需要对理论进行修正。

4. 预测

根据解出的参数值的模型，求出模型中内生变量数值的解式，将解出的参数值和已知的前定变量数值代入解式，就可预测出内生变量的数值，从而进行政策规划和预测。

（二）应用于卫生经济学的微观计量经济学工具

1. 需求分析

这是计量经济学最早研究的一个方面。所谓市场需求弹性，即某商品需求变动率与该商品价格、其他商品价格或收入等变动率之比。例如，价格增长1%时，需求将下降0.2%，用0.2%比1%得0.2即为需求的价格弹性。需求弹性的计量分析是为政府制定政策提供依据的。计量经济学的需求分析就是为了给政府调控好市场中的供方、需方、连接供需方的中间环节提供依据。

2. 生产函数

Cobb-Douglas（C-D）生产函数是生产要素的投入与产出之间的一种关系函数，是由美国经济学家保罗·道格拉斯（P. H. Douglas）和数学家查理·柯布（C. W. Cobb），根据历史统计资料研究20世纪初美国的资本投入（K）和劳动投入（L）对产量（Y）的影响时得出的一种生产函数。其基本模型为：

$$Y = AL^{\alpha}K^{\beta}$$

式中 $A > 0$，是常数项，代表一定的技术水平；α 称为劳动力弹性系数，表示在其他条件不变的情况下，劳动力增加1%，产出 Y 将增加 $\alpha\%$；β 称为资金弹性系数，表示在其他条件不变的情况下，资金增加1%，产出 Y 将增加 $\beta\%$。α 和 β 的经济含义有助于了解各种生产要素对产出量的贡献。当二者之和等于1时，二者分别表示劳动和资本在生产过程中的相对重要性，即反映了由劳动和资本所产生的产出量分别占总产量比例的大小。

对 C-D 生产函数两边同时取对数变换，使其成为线性形式：

$$\ln Y = \ln A + \alpha \ln L + \beta \ln K$$

在实际应用中，经常使用 C-D 生产函数的多投入要素扩展形式：

$$\text{Ln}y = \ln a + b_1 \ln x_1 + b_2 \ln x_2 + b_3 \ln x_3 + \cdots\cdots + b_n \ln x_n$$

式中：Y 代表卫生服务机构服务产出的综合指标；$b_1 - b_n$ 代表不同投入要素产出的弹性；$x_1 - x_n$ 代表卫生服务机构不同的投入要素。

3. 投入产出分析

投入产出分析是美国经济学家里昂惕夫在30年代首创的。它主要通过编制投入产出表及建立相应的数学模型，反映国民经济各部门（产业）之间相互依存的关系。投入产出分析在卫生服务领域应用方面也有很大的扩展，此扩展不仅体现在应用的深度，还体现在应用的广度方面。此扩展包括：①地区间卫生服务比较研究；②核算卫生费用、固定资产；③研究公共卫生服务机构等。

（三）应用于卫生经济学的宏观计量经济学工具

1. 经济增长模型在卫生经济学中的运用

经验性的方法使用合计生产函数，把健康看做人力资本的组成，进而估计在长期经济增长中健康的作用。根据增大的索洛模型（Solow，1956），经济增长中无法用劳动和资本解释的贡献是由技术进步带来，Mankiw 等人（1992）对健康在经济中的作用作了大量的研究。通过使用多水平建模技术估计技术进步率在不同国家差异的程度，进而达到认为健康对经济增长的作用是内生性的。人力资本、公共政策、地理位置被认为是这些差异的潜在决定因素，并且特别强调了健康所扮演的角色。第二种方法假设理论模型中的经济增长是内生性的。

传统上，相关研究的分析框架主要基于卢卡斯模型（Lucas，1988）。其实用性在于假设健康在影响经济增长的方式上所扮演的角色差异很大，这种结论是在将整个人口的健康状况模型化为健康的劳动力资源的基础上获得的。核心是健康通过改善学习能力影响知识的积累，Arora（2004）在模型中有 3 种途径测量健康对经济的影响。①假定当整个人口的健康水平变糟时，劳动生产率将有一个同向的降低；②逻辑上假定花费在健康上的资源无法挪作他用；③好的健康水平也可以通过人口的净增长率直接影响效用，并且内在地决定健康行为的水平。

总之，事实在于健康资源不仅可以用来治愈疾病还可用于日常保健。另一种使用内生经济增长模型的方法是 Schumpeterian 预期，认为技术进步是经济长期增长背后最主要的推动力。方法学的特点在于区分了体力资本的增加与创新和智力资本的增加。

由于人力资本是由某些无形的部分组成，并且健康状况是不可观测的变量，研究中必须寻找相关的指标作为替代来进行估计。因此，研究中存在健康和收入或者生产力之间，因不同原因的变化产生的解释变量的测量误差以及偶然反馈的问题。解决的办法是在进行经验分析时将工具变量纳入到一系列的调查指标中，工具变量的重要性在于使健康人力资本的预测变得容易，同时又可以获得个体在健康方面的特异性。

2. 流行病学疾病模式对经济发展的影响

研究者通过流行病学疾病模式的转变研究不同社会的健康状况与经济发展之间的相关性，形成了一系列成果。研究发现，当收入超出某种水平，健康会随收入的增长而改善。这种分析揭示疾病模式的转变可能遵循 3 个基本的模式，亦符合流行病学转变的 3 个阶段：古典模型、加速转变和延时转变。

随着理论的研究进展，经验模型也能有效地分别区分经济增长和经济转型与健康的关系。发达国家的长期人口统计学和经济学资料显示，人力资本在经济转型期的增长长久地影响经济增长。现有的证据表明，只有在技术进步促进劳动力技术水平的情况下，健康的改善可能导致熟练劳动力的持续增长。最后，食品生产的改进可能也是社会健康状况改善的一个决定因素。此外，当市场存在失灵时政府的干预是必要的，公众希望建立公共基础组织，以利于控制传染病和流行病。政府的公共投资是流行病学转变的主要原因，同时也产生了重要的社会回报。

经济学著作中告诉我们健康与个人收入之间的正相关关系。例如，较高的收入意味着更有能力消费促进健康的商品和服务，比如营养的食品，饮用水，污水处理设备，健康服务，更有效的信息，以及教育。反之亦然，当 GDP 水平发展迟缓甚至下降时，就会阻碍健康的改善。健康人力资本的缺乏导致一个国家经济总量的相对下降。这个恶性循环就是大家通常所说的贫困陷阱。例如，当比较东亚地区与撒哈拉非洲的经济增长动态时，19 世纪 60 年代初两个地区的人均 GDP 水平相当，但是非洲在疾病上的花费较高，从而出生率和青少年依赖率更高。一些研究将撒哈拉非洲和东亚每年生长率不同的原因归结于期望寿命的不同和各自人口发展方式的内在不同。

分析健康对经济增长影响的另一个方法，是估计某项疾病或一组疾病的成本负担。这部分内容在本书的其他章节中阐述，但该方法在测算疾病的成本方面尤其适用。

第三节　卫生经济研究分析框架

本节将介绍卫生经济研究的分析框架，以阐明卫生经济研究的主题领域。这一框架重点贯穿各种疾病和状况的研究种类和主题，试图尽可能全面地反映卫生经济研究的种类和可能的主题领域。

根据这一框架，卫生经济研究分为5类：①疾病和健康的经济学评价；②卫生经济基础研究；③卫生干预的经济学研究；④卫生项目、卫生体系和政策的经济学研究；⑤卫生研究的经济学分析。对于每一类研究，列出详细的主题，以更好地解释每一主题领域所包括的内容。然而，大家需要记住，不可能也没有必要提供一个全面的、无遗漏的研究主题列表。

本节将首先提供卫生经济研究的分类，然后讨论卫生经济研究的种类和主题领域，最后介绍本框架在卫生经济研究中的应用和意义。

一、卫生经济研究的分类

卫生研究可以按照各种方式进行分类，包括：生物医学和行为社会研究，定性的和定量的研究，临床的和非临床的研究，个人为基础的和群体为基础的研究，等等。除了生物医学研究外，卫生经济研究可以是其中的任何类型。在这一部分，我们首先根据卫生研究的相关阶段对其进行分类，然后结合卫生研究分类对卫生经济研究进行划分。

根据研究的阶段，将研究分为4个主要类别：探索性研究、基础性研究、转化性研究和实施性研究。这些概念的详细定义及相互关系的解释不属于本节的内容，但这4类研究可在表8-2中所列的各自的目标加以区别。探索性研究的目标，是确定一种疾病的重要性/负担以及它的病因/影响因素。基础性研究的目标，是拓展必要的知识基础，但并不是为了指导专门的卫生干预[①]。转化性研究的目标，是利用基础研究所得知识为疾病的预防、诊断和治疗发展一些干预。实施性研究的目标，是改善已有的推荐干预措施的可及性和利用，从而促进健康和疾病控制[②]。

卫生经济研究的分类源自于上述的卫生研究类别划分，并与其相联系。因此，卫生经济研究可以分为5类。

（1）疾病和健康的经济学评价　例如，疾病的经济成本，疾病负担，改善的健康的社会经济效益。

（2）卫生经济基础研究　包括理论和方法。例如，卫生服务需求和供给的弹性，卫生干预的经济评价中效果和效用的测量，卫生服务的外部性，以及卫生服务体系的市场机制。

---

① 卫生干预的定义：与促进健康和疾病的治疗与预防相关的任何产品（例如药品和疫苗），项目（例如手术），服务（例如医疗咨询），途径（例如医疗指南）和活动（例如大众传媒）。实际上，干预可以是生物性干预，也可以是化学性、物理性、行为或社会经济干预，干预目标可以定位于个人、社区和人群等不同水平。

② 需要注意的是，笼统地讲，前两类研究（探索性和基础性研究）都属于基础研究，后两类研究（转化性和实施性研究）都属于应用研究。

（3）卫生干预的经济学研究　　例如，成本分析，成本-效果分析，等等。

（4）卫生项目、卫生体系和政策的经济学研究　　例如，卫生项目/政策/改革的经济学评价，基本卫生干预包的筹资。

（5）覆盖卫生研究各阶段的卫生研究经济学分析　　例如，卫生研究投资的健康和经济效益，卫生研究筹资和资源分配。

表8-2　与卫生研究阶段相联系的卫生经济研究类别划分

研究类型	探索性研究	基础性研究	转化性研究	实施性研究
研究目标	疾病及其影响因素的确定	基础知识拓展	卫生干预的研发	疾病控制和健康促进
卫生经济研究的类别	健康和疾病的经济学评价	卫生经济基础研究（理论和方法）	干预研发的经济学研究	卫生项目、卫生体系和政策的经济学研究
	卫生研究的经济学分析			

二、卫生经济研究的主题领域

在上述卫生经济研究分类基础上，以下将进一步阐明5个卫生经济研究类别各自的主题领域，并详细说明研究结果的可能用途（表8-3）。

（一）疾病和健康的经济学评价

1. 主题领域

包括不健康和疾病的经济负担；疾病/健康的社会经济影响因素；改善健康的社会经济效益；以及发展、环境、健康和卫生服务。

主题领域1.1　不健康和疾病的经济负担：以货币或非货币形式对疾病的社会经济后果和负担以及相关的疾病危险因素进行评价。研究主题包括（但不限于）：

（1）疾病的经济成本（例如艾滋病和心血管疾病）。

（2）危险因素的经济成本（例如吸烟和肥胖）。

（3）疾病负担（失能调整寿命损失或失能调整期望寿命损失）。

（4）危险因素负担（失能调整寿命损失或失能调整期望寿命损失）。

（5）不健康或疾病对学校教育、工作缺勤、生产率、家庭和社区发展的影响。

主题领域1.2　疾病/健康的社会经济影响因素：影响健康和疾病的社会经济因素的研究。研究主题包括：

（1）与收入和财产相关的健康不公平的评价。

（2）财产/收入和健康/疾病相互关系的研究。

（3）收入、经济激励、行为与健康相互关系的研究。

（4）收入、保险覆盖率、卫生服务利用和可及性与健康相互关系的研究。

（5）收入、教育、健康知识与健康相互关系的研究。

主题领域1.3　改善健康的社会经济效益：可以通过货币和非货币形式测量改善健康状况的经济效益。研究主题包括（但不限于）：

改善健康的经济效益是主题领域1.1这一"硬币"的另一面。这里，社会经济效益可以定义为节约的成本和避免的负担，如果：①疾病/危险因素没有发生；②疾病/危险因素的罹患/发生减少或消除。例如，回答下述问题的研究就属于这一主题领域：

（1）消灭脊髓灰质炎项目的经济效益如何？

（2）消灭麻疹项目的健康效益（失能调整寿命年和失能调整期望寿命年）如何？

（3）血吸虫病控制项目的社会经济影响如何？

主题领域1.4　发展、环境、健康和卫生服务：探讨宏观水平上这几个不同部分之间的相互关系。研究主题包括：

（1）健康的改善对经济发展的贡献；

（2）经济发展对人口健康的影响；

（3）卫生服务/卫生支出与健康水平的相互关系；

（4）经济发展、环境与健康的相互作用。

2. 研究结果的可能用途

上述主题研究领域所得研究结果，主要用于宏观水平的卫生政策制定。具体的讲，研究结果可以用于以下方面：

（1）疾病的优先性确定　在全球、地区以及国家水平上，有关各种或部分疾病和危险因素负担和成本量化的研究结果，可用于测量不同疾病和危险因素的相对负担及经济成本大小的测量。这些信息可用于疾病、危险因素，以及相关卫生研究活动和疾病控制项目优先性的确定。

倡导：疾病和危险因素的成本/负担和效益信息，经常被疾病控制项目、倡导团体和媒体用于从政府、基金会和捐献机构寻求政治的和资金的支持。

（2）资源动员　成本和效益研究结果经常被卫生行政部门、疾病控制项目、卫生研究结构用于资源的动员，以提高研究项目、卫生干预发展和卫生服务提供的财力支持。

（3）资源分配　疾病、危险因素和地理区域相关的成本/负担和效益，可用于不同疾病控制项目、地区和卫生服务级别（初级、二级和三级）之间的资金、人力和其他资源的分配。尽管大部分国家和地区的政府往往是根据历史经验分配卫生预算，政治上的考虑经常是决策制定中的重要因素。来自于疾病和健康经济评价的信息为决策制定者制定卫生计划和分配预算提供了证据和信息基础，以便于将有限的资源用于最重要的卫生问题。

（4）宏观水平的卫生部门政策和原则　主题领域1.2（疾病/健康的社会经济影响因素）和主题领域1.4（发展、环境、健康和卫生服务）可以用于制定长期的卫生政策。例如环境保护和可持续发展政策，可持续的卫生提供和筹资体系的发展，以及与健康和疾病决定因素相关的疾病控制政策和项目的发展。

（二）卫生经济基础研究

1. 主题领域

（1）卫生经济理论　卫生服务和卫生部门专门经济理论。在一般经济理论和原则之内，研究过程必须考虑下述成分间的变异：①卫生部门和其他公共部门；②卫生部门和私立部门；③卫生服务和其他商品。将标准的经济学理论应用于卫生服务领域时，共同点和差异性分析可帮助修正这些理论。

例如：①在捐献者（全球疫苗基金）的资金支持下国家购买者对疫苗的需求；②卫生服

务提供者和使用者之间信息不对称的大小以及潜在影响；③卫生服务代理人和当事人的关系。

（2）现有的标准经济理论的应用 卫生经济研究的主要部分是标准经济理论和方法在卫生服务中的应用。这一研究领域注重研究如何将标准的经济理论和方法应用于卫生服务。实际应用不包括在卫生经济基础研究中。

（3）卫生经济方法和工具的发展 这一研究领域是针对卫生服务的方法和工具。例如，用前沿分析测量医院效率的方法和工具，卫生服务筹资评价方法和工具，国家卫生账户，等等。

2. 研究结果的可能用途

（1）卫生经济基础研究提供了进行卫生经济研究的基础、理论、方法和工具。卫生经济基础研究产出和结果的用途确切地反映了上述研究领域。

（2）卫生部门专门卫生经济理论，为研究人员进一步发展卫生经济理论以及在现实世界和不同的体制下应用和检验现有的卫生经济理论提供了指南。

（3）将标准经济学理论和方法应用于卫生服务的方法和途径，能促进卫生服务领域经济学的应用。应用过程会驱使研究人员去鉴别一般经济部门和卫生部门的共同点和差异性，从而发展针对卫生部门的理论和方法。

（4）针对卫生部门发展的方法和工具，可以在卫生经济研究的执行过程中得到进一步的检验和应用。

（三）干预研发的经济学研究

这里的干预可以定义为旨在控制疾病和改善健康的任何产品和服务。这类卫生经济研究回答干预是否值得推行的问题。干预还未研发时，面临是否分配相应的资源研发这样一项干预的抉择，需要开展预测性的评价。如果干预已经被预测为富有成本效益，但私立部门缺乏研发此干预的动机，就需要研究私立和公立部门间的合作机制，以促进干预的顺利研发。

1. 主题领域

（1）卫生干预的经济学评价 包括成本分析、成本-效果分析、成本-效益分析和成本-效用分析。如上所述，这些研究可以是预测性的、横断面的和回顾性的，取决于干预研发的阶段。

成本分析，回答了某项卫生干预的经济成本是多少。成本分析可通过比较获得相同健康结果的替代性卫生干预，也可比较同一干预的替代性研发途径。

成本-效果分析，回答了干预成本和相关的效果测量值之间的比值是多少，即每个效果测量单位的成本的多少。效果的测量取决于具体的干预措施。例如，某种疾病的预防人数，心脏舒张压减少的毫米汞柱数，病人摆脱症状的天数。

成本-效益分析测量一项卫生干预的成本和效益（以货币形式测量）的比值。它衡量了一项或更多的卫生干预总的预期效益所对应的总的预期成本，有助于选择最佳的或最有利可图的选项。

成本-效用分析估计健康相关干预的成本和效益（这种效益体现为受益者生活在完全健康状况下的年数）的比值。

（2）卫生干预开展过程中公立与私立部门的合作 这一研究主题涉及到为实现卫生干预的目标公立/私立部门进行合作的需要和机制。艾滋病疫苗的研制就是这样一个例子，公立部门提供预先市场承诺激励私立部门投资于艾滋病疫苗研制。

2. 研究结果的可能用途

干预开展的经济学研究所得结果，可用于与以下内容有关的决策过程：

（1）是否为开展一项特殊的卫生干预提供投资？

（2）在两个或更多可供选择的干预中，应该投资于哪一个？

（3）应采用哪些待选方法来研发特殊干预？

（4）公立和私立部门合作的需要和潜在的可能性如何？

（5）如何构建公立和私立部门的合作关系，以实现特殊卫生干预的研发目标？

（四）卫生项目、卫生体系和政策的经济学研究

这类卫生经济研究建立在上述研究类别基础之上。一旦一个特殊的卫生问题（例如，疾病或危险因素）的优先性确定下来，与这一问题有关的干预措施就会得以研发，接下来的问题是如何使现存的卫生干预抵达需要的人群（目标人群）。这类卫生经济研究是关于卫生项目、卫生体系和政策的经济学研究，因为它们是干预抵达人群的重要载体。

1. 主题领域

包括卫生服务筹资研究、卫生服务提供研究、管理研究及影响评价。

（1）卫生服务筹资研究 筹资体系和机制，健康保险的需求和供给，成本核算和筹资缺口分析，筹资和支出来源，风险保护，筹资公平性，利用卫生服务和避免危险因素的经济激励。

（2）卫生服务提供研究 提供体系，卫生服务需求和供给，卫生投入（人力资源、基础设施、设备和药品），提供者支付和绩效，卫生服务的可得性和质量，干预可及性的公平性。

（3）管理研究 卫生政策的结构和动态变化，政策和规章，信息体系和依据，卫生计划和改革。

（4）影响评价 推荐干预措施的可及性和利用，推荐干预措施的效果，健康公平，项目和体系的绩效和效率。

2. 研究结果的可能用途

（1）卫生服务筹资研究 项目的筹资计划、筹资政策和体系发展，以及资源的动员和分配。

（2）卫生服务提供研究 干预提供政策和体系发展，资源分配，改善提供者绩效的策略规划。

（3）管理研究 政策制定，规制和管理，以及制定加强责任履行的措施。

（4）影响评价 改善卫生项目和卫生体系绩效的策略发展。

（五）卫生研究的经济学分析

这类卫生经济研究是关于"研究的研究"。它利用经济学理论和方法来研究卫生研究体系，为卫生研究政策制定提供相关信息。

1. 主题领域

（1）卫生研究的筹资和支出的来源 这一研究领域回答卫生研究投资的数量是多少，资源来源于哪里，应该往哪里投资等问题。如果进行的是长期研究，有详细的研究资金筹措来源和研究基金使用明细，这些研究在研究政策和资源分配方面会有更多的意义。

（2）卫生研究对健康的影响 卫生研究的目的是理解与健康和疾病有关的机制和原因，研发卫生干预促进健康，预防和治疗疾病，最终改善人群健康。一个重要的问题是，卫生研究通过利用资源对整个健康的影响/效果。卫生研究资源的利用可根据不同维度进行划分，比如疾病类型、研究类型（基础和应用研究，生物医学和行为社会学研究）、研究体系的层次、地理和管理区域。

（3）卫生研究投资的经济回报 卫生研究通过创造就业岗位和提供服务直接促进经济发展，通过改善健康则间接促进经济发展。卫生研究的经济影响是一个重要的、但尚未发展起来的研究领域。

（4）卫生研究体系和政策 卫生经济研究的这一领域关注宏观水平的卫生研究体系和政策。它回答了如何通过修正、改变甚至改革卫生研究体系（包括筹资、组织、项目评审以及资助管理过程），使投入的资源所获得的有质量的研究产出达到最大化。

表 8-3 卫生经济研究主要领域

研究阶段	探索性研究	基础性研究	转化性研究	实施性研究		
卫生经济研究类别	疾病和健康的经济学评价	卫生经济基础研究	干预研发的经济学研究	卫生项目，卫生体系和政策的经济学研究		
				筹资	提供	管理
卫生经济研究的主题领域	不健康和疾病的经济负担 疾病/健康的社会经济影响因素 改善健康的社会经济效益 发展、环境、健康和卫生服务	卫生经济理论 经济理论在卫生领域的应用 卫生经济方法和工具的研发	卫生干预的经济学评价（成本分析、成本效果分析、成本效益分析、成本效用分析） 卫生干预研发中公立和私立部门的合作	筹资体系和机制 成本核算和筹资缺口分析 筹资和费用来源 风险保护和筹资公平	提供体系 对健康的投入（人力资源、基础设施、设备和药品） 提供者支付制度和绩效 有效性、质量和可及性公平	卫生政策的结构和动态变化 政策和规章 信息体系和依据 卫生计划和改革
				影响：利用/可及性，产出，健康公平和效率		
	卫生研究的经济学分析：（1）卫生研究的筹资和费用来源；（2）卫生研究对健康的影响；（3）卫生研究投资的经济回报；（4）卫生研究体系和政策					
研究结果的用途	疾病的优先性确定 资源动员 资源分配 卫生部门宏观政策和原则	利用基础卫生经济理论指导卫生经济研究 利用发展的方法进行卫生经济研究	干预选择 干预研发过程中公立和私立部门角色的定义和实施	项目筹资计划 筹资政策和体系发展 资源动员和分配	干预提供政策和体系发展 资源分配 改善提供者绩效的策略规划	政策制定 规制和管理 责任的确保
				发展改善卫生项目和卫生体系绩效的策略		
	卫生研究的经济学分析：研究的筹资，卫生研究资源的动员和分配，卫生研究中公立和私立部门合作的机制，卫生研究体系和政策					

2. 研究结果的可能用途

（1）卫生研究的经济学分析能为研究资源的动员提供强有力的信息。可用于推进研究筹资的研究结果，包括卫生研究的健康和经济效益，纵向的和跨区域（例如地区和国家）的卫生研究筹资和支出比较。

（2）研究结果也可根据卫生研究投资在不同技术领域、疾病和地理区域上的相对回报，以及研究资源的实际历史分配状况应用于研究资源的分配。

（3）面向政策的卫生研究能产生重要的研究结果。这些结果可用于确定和发展卫生研究中公立和私立部门的合作机制，用于制定卫生研究的宏观政策，用于卫生研究体系管理及改革决策和政策制定过程。

三、分析框架的应用及意义

正如本章的第一节所述，卫生经济研究的开展已经有很长一段历史。作为整个卫生研究的重要部分，经济学家和公共卫生专家都开展过卫生经济研究。然而，研究的主题领域仍然不够明确，不能为教学和研究的主题选择提供有用的参考。这一节超越了标准的卫生经济教科书的主题范围（比如，卫生服务需求，卫生服务供给，成本和卫生服务生产函数，医生服务市场，医院服务市场和健康保险市场），通过研究阶段划分卫生经济研究，并列出和讨论了主题领域和研究结果的可能用途。

本节的最后部分，将进一步讨论该框架在垂直和横向问题的卫生经济研究中的应用；卫生经济学在实施研究中的角色；以及该框架对卫生研究的意义。

（一）垂直项目和横向问题

卫生经济研究的类别和主题领域同时适用于垂直的或疾病别项目（如艾滋病、肺结核控制和慢性病控制）和水平的或横向卫生项目（如卫生服务筹资、人力资源规划和研究等）。然而，卫生经济研究的主题领域在与垂直和水平项目的相关程度上却存在差异。

图 8-4 是根据卫生经济研究各类别与两类卫生项目的相关度所做的排序。从图中可看出，越靠近图底的主题领域，越有可能与水平项目相关，而越不可能是疾病别的主题领域。健康和疾病的经济学评价，干预研发的经济学研究往往是疾病别研究，因此可能与疾病别的研究主题更相关。然而，卫生经济基础研究，卫生项目、体系和政策的经济学研究，还有卫生研究的经济学分析，往往是具体疾病控制项目中的横向研究，可能与非疾病别的横向主题更相关。这至少部分地解释了为什么单个垂直的疾病控制项目所支持的卫生经济研究项目多集中在前两类上，而卫生经济研究的后三类则存在缺口。

表 8-4　卫生经济研究的主题领域以及它们与垂直和水平卫生项目的相关度

卫生经济研究的主题领域		相关度
疾病和健康的经济学评价		垂直项目
干预研发的经济学研究		
卫生经济基础研究		
卫生项目、体系和政策的经济学研究	筹资	
	提供	
	管理	
	影响	水平项目
卫生研究的经济学分析		

值得一提的是，与研究相比，卫生经济培训更有可能是水平性的活动。然而，培训在什么情况下属于水平活动取决于培训的主题以及培训的期限/长度。一般知识和技能（成本-效果分析、疾病负担测量）的培训通常是水平性的；然而，聚焦于特殊疾病（肥胖的经济学研究、癌症预防的经济学研究）的经济学研究的培训通常是按疾病别操作的。与通常针对具体的研究主题或特殊的方法和工具的短期培训相比，长期培训囊括了较大范围内的经济学理论和方法（例如，卫生经济学博士学位），更有可能涉及到横向主题。例如，以卫生经济培训为基础的学位可能需要学员开展与单个疾病或危险因素相关的研究，但是培训过程中占主导的部分是学习一般知识和技能；因此，可以看作是水平性的横向的活动。

（二）实施性研究中经济学的角色

卫生研究不仅仅是要获得重要的医学发现，而且要将这些发现转化成能使人群受益的健康产出。要产生对健康的影响，基础研究的医学发现需要经过两种类型的转化：一种是将医学发现转化成有效的卫生干预（干预的研发）；另一种是通过促进现有卫生干预的可及性将这些干预转化成人群健康（干预实施）。实施性研究的重点是第二种转化类型。

对现有干预缺乏可及性是疾病控制和健康改善的重要障碍。很明显的事实是，许多潜在有效的疾病控制产品对疾病负担仅有有限的影响。这是因为发达国家和发展中国家的实施都不充分。根据有关研究，现有干预的充分利用可每年将减少1000多万儿童的死亡，占全球儿童死亡的60%还多。全球每年50万左右的孕产妇死亡中，相当一部分可通过促进对已知效果的服务或干预措施的可及性被预防。欧洲和北美的研究表明，对于哮喘、心衰、高血压等常见症状，30%～60%的病人没有接受有效的治疗。

实施性研究的定义是检验、研发那些可以提高有效果的卫生干预的可及性和利用的方法、策略和模型。具体而言，实施性研究包括：①可及性和利用的行为、社会和经济决定因素的研究；②改进可及性和利用的策略及方法的检验和发展；③有关可及性和利用，以及健康策略/方法的效果的评价。

卫生经济学在上述各领域的实施性研究中扮演着重要的角色。图8-5以艾滋病疫苗作为卫生干预的例子，显示卫生经济研究在实施性研究中的角色。一旦艾滋病疫苗被发明或研制出来，在最终用于消费者身上并产生健康影响之前要通过3个不同的市场：①生产商和国家购买者之间的市场；②国家供给者与卫生服务提供者之间的市场；③卫生服务提供者和消费者之间的市场。因为可及性、利用或免疫接种覆盖率是供给和需求的函数，影响每个市场的供给和需求面的因素最终将影响这种艾滋病疫苗的可及性和利用，进而影响干预的目标人群的健康水平。卫生经济研究的主要任务是研究各影响因素和需求/供给的关系，并在对其相互关系深刻理解的基础上发展促进和平衡疫苗的需求及供给的策略。

图8-5列出了可能影响3个不同市场的参与者行为的因素，以及可能促进干预可及性的策略领域。如图所示，可及性促进策略的效果评价需要面向干预的利用以及最终对健康产出的影响。毫无疑问，影响因素及其相关策略的经济学研究将有助于干预市场的扩展并促进干预措施的可及性。从图8-5可以很明显地看出，并非卫生经济研究的所有类别都在实施性研究中扮演着有意义的角色。在卫生经济研究的所有主题领域里，那些属于卫生项目、体系和政策的经济学研究与实施性研究最相关。

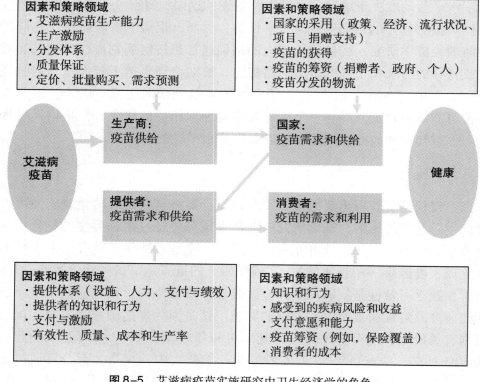

图 8-5 艾滋病疫苗实施研究中卫生经济学的角色

供给和需求的影响因素，疫苗可及性的促进策略

（三）框架的意义

要通过卫生经济研究拓宽和加强卫生研究，就需要以系统的方式开展卫生经济研究，以便于充分探讨和利用经济学在卫生研究中的角色和功能。为阐明可选的卫生经济主题领域而发展的这一框架就是沿着这种系统的途径所做的努力。一些出版物已经阐述了卫生研究中经济学的角色，但研究者没有直接论及卫生经济研究框架。这或者是因为它们只强调了一种具体的疾病，或者是因为它们只集中在一些横向主题领域上。本节的目的就是发展一个能概括卫生经济研究整个范围的概念性框架，然后根据整个卫生研究框架进行分类。

这一框架重点贯穿各种疾病和状况的研究种类及主题，试图尽可能全面反映卫生经济研究的种类和可能的主题领域。但是，不可能也没有必要提供一个全面的、无遗漏的具体的研究主题列表。因此，这意味着这样一个框架能用于从整体上理解卫生经济学在卫生研究中的角色，研究资助机构的研究资源的分配，以及卫生经济研究项目的发展，而不是用于选择具体的研究题目。一个具体的研究题目将根据具体的研究需要而定。

根据这一框架，卫生经济研究分为 5 类：①疾病和健康的经济学评价；②卫生经济基础研究；③卫生干预的经济学研究；④卫生项目、卫生体系和政策的经济学研究；⑤卫生研究的经济学分析。这五类的分析表明，类别①和②是更单病种化的研究领域，类别③、④、⑤是更横向化的研究领域。这意味着，通过不同的垂直的疾病控制项目，结合特定疾病的性质可继续开展类别①和②中的主题领域的研究，而类别③、④、⑤则需要横向研究基金的资金支持，以填补研究空白。此类支持的缺乏可能导致与所有垂直项目有关的根本性研究问题得不到充分的研究。

这一卫生经济研究框架表明，卫生经济研究在实施性研究中扮演着重要的角色。意味着卫生经济学研究可以通过以下过程推进实施性研究的议程：①研究影响 3 个市场的供给者和需求者行为的经济影响因素；②检验和发展促进卫生干预目标人群可及性的经济策略；③评价这些策略对可及性和健康产出的影响。

第四节　卫生经济学在公共卫生中的应用

正如本章第一节和第三节所分析的，卫生经济学可以从许多角度和侧面对卫生系统和干预项目进行研究。本节选出四个方面的内容，具体说明卫生经济学在公共卫生领域的研究。第一个研究案例，从宏观角度探讨经济增长与婴儿死亡率下降的关系；第二和第三个案例，是慢性病及其危险因素控制（控烟）的经济学分析；第四个案例，分析计划免疫项目的成本效益。

一、慢病控制经济学分析

（一）慢性病的形势

慢性病正在越来越成为困扰发展中国家的问题。据全球疾病经济负担项目估算，2002 年慢性非传染性疾病造成中低收入国家总死亡的 54%。相对而言，传染性疾病、妇幼及孕产期保健及营养不良造成了总死亡的 36%。根据 WHO 的预测，在低收入国家，到 2015 年慢性病将会成为首要的死因构成，到 2030 年将增加至 65%，并将成为影响伤残调整生命年（DALYs）最大的因素。

（二）慢性病的经济学后果

1. 疾病的成本（cost of illness）

在疾病的成本研究中，成本往往被分为 3 部分（大多数情况下，只计算前两部分）。

（1）直接成本（direct costs）　与疾病的预防、诊断和治疗有关的卫生服务成本，包括救护车、住院或门诊、康复、社区卫生、药物等服务的成本。

（2）间接成本（indirect costs）　因为发病或早死引起的人力资源损失。一些研究使用未来的收入损失（人力资源法），因而局限在仅适用于劳动人口。另外一些研究使用更宽泛的支付意愿法，测量人们对死亡风险微小变化的支付意愿。

（3）无形成本（intangible costs）　测量的是疾病的心理学维度，包括疼痛、亲人死亡、焦虑和痛苦。这是成本中最难测量的部分。

根据有限的文献综述，慢性病及其危险因素的成本非常客观，占一个国家国内生产总值（GDP）的比例在 0.02% ~ 6.77% 之间。对大部分发达国家来说，心血管疾病的经济负担占 GDP 的 1% ~ 3%，而大部分发展中国家的数据是缺少的。研究发现，在许多发展中国家糖尿病的经济负担惊人的高，占 GDP 的比例从委内瑞拉的 1.8% 波动到巴巴多斯岛的 5.9%。在中国，1995 年与烟草消费相关的经济成本占 GDP 的 1.5%。同年，在中国与肥胖相关的费用占 GDP 的比重为 2.1%，在印度为 1.1%。数据显示，在发达国家，间接费用占总经济负担的一半；在发展中国家，则高于一半。

美国的研究发现，对 40 岁及以上年龄的人群，健康的生活方式（每周体育锻炼 3 次，身高体表指数 BMI 中度及不吸烟）能降低 40% 的卫生支出。相似地，对 18~65 岁工作人口的研究发现，肥胖每年增加了 395 美元（36%）、吸烟增加了 230 美元（21%）、重度饮酒增加 150 美元（10%）的卫生费用支出。一项利用 1996—1998 年成年人群（包括 65 岁以上者）数据的研究发现，肥胖增加了人年均卫生费用 732 美元（37.4%）。进一步推断显示，因超重和肥胖而产生的卫生费用占据了美国 1998 年卫生费用的 9.1%。

2. 慢性病的微观经济学后果

在消费和储蓄方面的效果，有两个基本的视角来测量家庭慢性病的花费：①直接投入到治疗或商品（例如烟草和酒）上的花费，因为这些花费直接导致了不良的健康；②在家庭遭遇疾病袭击时，能够持续保持稳定的消费水平的能力。

（1）医疗服务支出　越穷的国家，个人负担的医疗费用比例越高。例如，对那些在私立机构就诊的糖尿病患者，在印度其花费占家庭收入的 15%~25%，在坦桑尼亚占最低工资的 25%。一项在中国的研究，肿瘤患者平均每次住院的费用超过了一个人一年的收入。在印度尼西亚，半数患者不得不完全由个人支付昂贵的肺癌治疗费用。"灾难性支出"或"致贫性医疗支出"，正在被越来越多的文献使用。一篇在布基纳法索的研究发现，当家庭成员患有慢性病时，其发生"灾难性支出"的概率将增加 3.3~7.8 倍。

（2）在劳动力供应和劳动生产力方面的效果　在高收入国家，疾病对劳动力市场产出的影响被广泛评价，显示慢性病会影响工资、收入、劳动力供应、工作时间、退休、工作转换和残疾。

（3）在教育与人类资本积累方面的效果　现有关于慢性病及其危险因素对教育及教育绩效影响的证据，包括父母的死亡会降低入学率、母亲吸烟会影响婴儿的智力发育、酗酒会导致低的教育绩效、肥胖会减低在教育上的专注性。

3. 慢性病的宏观经济学后果

慢性病构成全球疾病经济负担、减少的期望寿命和成人死亡率的主要部分，其对经济增长具有消极作用。一项利用世界各国 1996—2000 年数据的研究，揭示了工作年龄人群心血管疾病死亡率与人均 GDP 增长的关系。发现在高收入国家，死亡率升高 1% 将会导致未来 5 年人均收入增长降低 0.1%。从增长率术语看，0.1% 是个不大的数字，但从多年累计起来的金钱绝对数看，却是一个非常大的数字！由于数据质量、研究年代等多方面原因，在低收入和中等收入国家，研究没有得出显著性的发现。

（三）慢性病控制措施的成本效果分析

一级预防是发病以前的预防，二级预防是通过药物治疗。广义地讲，慢性病的干预可以从个人、社区和社会（后两者称为人群干预）3 个层面进行。这里讲的干预往往针对多种慢性病，因为肥胖是多种慢性病的共同危险因素，因而许多干预中体现了针对肥胖及其后果。

1. 个人生活方式干预

戒烟、合理饮食、增加体育锻炼、适量饮酒和健康教育，都被证明是成本效果很好的个人行为干预。有研究证明，通过饮食干预来控制胆固醇，每个质量调整生命年的费用只有 2 000美元。还有研究证明，一些慢性病的干预项目，每个质量调整生命年的费用只有 1 000

美元。

2. 个体药物干预

发达国家的研究表明，对 45 岁以上患有高血压的人，每获得一个生命年只需要花费几百美元。对一般人群，药物治疗每获得一个生命年的费用在 4 600 美元~10 万美元之间。费用的差异是由于危险程度、年龄和药品价格的差异造成。在发展中国家的研究发现，个体水平上药物治疗的成本效果并不如群体水平上的干预好，但每获得一个 DALY 的成本仍不高（从非洲接受复合治疗的高风险人群的 610 美元，到中东和北非低风险人群的 4 030 美元）。

3. 体育锻炼干预

虽然在巴西有一个非常好的例子，但在发展中国家体育锻炼在预防慢性病方面的成本效果却很少。即使在美国，数据也不足以很显著地得出结论。通过建模，一项美国研究发现经常跑步的人们在医疗上的支出显著的少。他们将这些节约的费用与跑鞋、跑步时间及不同年龄和性别的意外伤害进行了比较，结果是节约的费用显著大于支出。该模型没有将跑步带来的健康方面的其他受益，如减低血压和胆固醇、增加精神健康包括在内，虽然这些受益将会降低多种慢性病的危险因素。

巴西的著名研究是 Agita São Paulo 项目。这是一个长期、多层次、以社区为基础的体育运动干预，设计的目的是在大规模的城市人口中降低肥胖和心血管疾病。项目目标是将人们对体育运动的益处的认识提高 50%，在 10 年时间内将人们参加体育锻炼率提高 20%。该项目有两个方面惹人注目：大规模和多层次的长期干预。该项目的目标人群是该州全部的 3 500 万人口，主要关注青少年、老人和工作人群。项目通过社区组织、大众媒介、政府和非政府组织、私立部门和学校开展。干预内容包括传播体育锻炼的信息、体育文化、注意能够提供体育锻炼机会的活动（尤其舞蹈，这对巴西人尤其具有吸引力）、教育材料、对卫生从业人员的教育、大社区的活动（如游行和工作单位的运动）、有吸引力的健康促进资料。

世界银行 2004 年对该项目进行的经济学评价显示，该项目的成本效果非常好，当与健康产出相联系时，项目大大节省了费用。建模研究显示，该项目每节约一个 DALY 的费用只有 247 美元。暗示着该项目可以在更大的范围内（如国家水平上）进行，那样成本效果将更好。取得积极效果的一个原因是因为大规模的参与人口。一个随机的家庭抽样显示，项目实施 4 年后，56% 的人认识到了体育锻炼的好处，55% 的样本人口参加到体育锻炼的行列，意识到体育锻炼好处的人选择了更好的运动类型。

4. 综合的社区干预

社区干预的效果很大程度上取决于两个因素：干预对暴露人群的“剂量”；干预的连贯性（尤其当干预是强加给有不同生活观念的人们时）。南非的冠心病危险因素研究发现，以社区为基础的信息及行为改变干预，在减低实验地区的慢性病危险因素上成本很低，显示了非常好的经济学效率。

该研究的价值还在于应用的干预方法：在两个社区干预的密度不同，同时用第三个社区作为对照。研究显示，低成本、低密度的教育效果与高成本、高密度的项目同样有效（如果干预是基础广泛而且综合的）。该项目中，干预包括不同形式的公共卫生知识传播（包括大众媒介和家庭信件）和社区活动（如有组织的跑步、公众会议、参加社区组织、免费测量血压、小群体的人为干预、鼓励零售商店和饭店的食品更换）。

5. 社会层面干预

社会层面的干预往往是混合的，最大的优势在于项目的长期性、多层次、合作的方式，由不同的社会方面（尤其公立和私立部门一起），通过多种途径强化主要的信息。

通过改进工业流程减少食品中的不健康成分，如加工食品中脂肪和盐的含量，将对人们的饮食产生巨大的影响。这些变化如果得到私立部门和/或政府的支持，执行将会相对地快。例如，在毛里求斯和波兰，食品加工业的改革已经降低了慢性病的危险因素。

政策改变，包括食品添加物的立法及营销、限制吸烟、饮食指南、运输方式、甚至贸易政策，都可以影响人们与慢性病危险因素有关的知识和行为。潜在的政策影响范围似乎很多，如区域限制、税收政策、饮酒年龄法律、广告禁止及许多其他内容。

财政学方法，例如烟草征税或对运动器械购买的补贴，可用的方法可能有限，但结果却是乐观的。在高收入国家，烟草税明显降低了吸烟和烟草的其他使用。专家们相信，在发展中国家提高烟草税能更大程度地降低吸烟率。因为那里的人们对烟草价格的提高更敏感。对全球烟草税增加进行的建模研究发现，如果烟草的价格提高33%，会将因吸烟导致的死亡降低2 200万~6 500万，该数字等于2000年吸烟导致死亡数的5%~15%。这些避免的死亡中，80%是男性，效果最大的是年轻人，他们比老年吸烟者对价格更敏感。33%的价格变化的成本效果为，每挽救一个DALY的费用在13~195美元之间，如果在低收入国家，则成本效果更好。

毫无疑问，立法措施的效果比自愿选择措施的效果更好，因为前者具有更大的依从性。总起来说，在资源给定的情况下，立法措施与大众媒介宣传结合起来会得到更大的健康效果。

二、控烟经济学分析

吸烟不仅影响香烟购买者和销售者（这是香烟市场的内部作用），而且影响非吸烟者（这是一种外部作用）。因为很多健康保险公司不能区分吸烟者与不吸烟者，不吸烟者没有支付比实际健康风险更高的保险费。在吸烟者和饮酒者低估了自己的消费行为可能引起的健康危害时，这种信息不完全给通过税收等措施以控制此类行为提供了有效的理论基础。

成瘾行为的经济模型和市场失灵都有助于判断干预措施是否有效率。如果进行干预，消费、宣传、价格与税收模型都有助于发现对个人妨碍程度低且成本效果好的干预办法。

（一）成瘾行为的模型

（1）不完全理性成瘾模型　这些模型提出成瘾行为在短期内有稳定和一致的表现，而长期则不然。

（2）缺乏预见性的成瘾模型　对成瘾药物给未来带来的伤害缺乏预见性产生了不完全理性模型的另一种形式。可以想象，某人很轻易地就被吸烟的朋友所说服，而他的朋友可能会诋毁关于香烟的社会信息。青少年可能会朦胧地认识到遥远未来的健康问题，但可能不会将老一代吸烟者的经验教训与自己的行为和未来联系在一起。

（3）理性成瘾行为　贝克尔和墨菲假设人们将所有的信息、过去、现在、将来都纳入到他们的效用考虑中，以此研究成瘾行为。他们认为，对吸取成瘾药物的理性选择在有限制性的条件下变得可能。理性成瘾理论从他们的分析中得出了一些推论。

那些不考虑未来的人们更容易成瘾，因为他们忽略了潜在的危害。

当过去消费的影响很快降低的时候，很可能出现成瘾行为。

像现在价格上涨一样，未来预期价格的上涨会对现有消费产生消极的影响。

（二）公共干预的依据

经济学提供了可能有效的两个主要工具，以便控制危害健康行为的消费：限制广告宣传和征收商品税。

1. 对卷烟广告宣传的限制

关于广告是如何起作用的，有3个主要理论：①广告是一种信息形式；②是一种劝说的工具；③广告是一种补充性商品。前两个理论在广告理论中代表了两个不同的方面：信息通常是有益的，而劝说至少是值得怀疑的。最近的观点认为，广告是一种补充性商品。

如果发现广告宣传增加了总消费量，可以通过限制广告宣传减少消费量。研究表明，卷烟广告的弹性系数非常小。研究还发现，广告对卷烟需求没有显著的边际效应。尽管人们认为香烟的广告效应显著，报道却称其只有很小的弹性系数。这些弹性系数在0.1~0.2之间，最普遍认同的结果是在0.1左右。

可以肯定的是，反对吸烟的广告对年轻人来说具有更大的作用，因为年轻人是潜在的吸烟者。莱威特、科特和格罗斯曼研究了至少6 000名青少年的有关数据。他们发现，观看电视可以显著增加1名青少年开始吸烟的可能性，而公平主义反对吸烟的广告则减少了这种可能性。哈里斯同样发现，价格弹性与年龄有明显的相关关系；从15~17岁过渡到27~29岁年龄段，价格弹性的绝对值开始时候很高，后持续降低。

汉密尔顿1975年做了禁止卷烟广告作用的专题，但跨国研究表明，这些禁令对卷烟消费量没有明显作用。但1991年的一项研究，结合后来有关禁令的大量数据和经验，认为这些禁令是有效的。通过研究1960—1986年的数据和创立衡量广告限制条款的一个指标，劳格森和米德斯的时间序列估计值表明，在其他条件固定不变的假设下，一个国家对烟草广告实行禁止会使烟草消费减少6.8%。1998年的一项研究也证实了这个结果，但它提出警告：局部禁止可能会促使烟草公司用未受限制类型的广告取代被禁止的广告。基勒及其同事2004年的报告声称，美国的烟草公司确实如此回应了1998年美国烟草广告的禁令。美国烟草公司通过增加广告量抵消1/4~1/2由于价格升高带来的8.3%收益的损失。

2. 商品税与卷烟消费

公众通常认为对产品的税收一直都是完全转移给消费者的，但事实并非如此。分析一下商品税的理论，就会知道在决定税率以及消费量减少的程度方面，需求和供给的价格弹性的重要作用，也就是说这些税是由消费者和厂商共同分担的。

卷烟消费量的多数计量经济学研究都报告了价格弹性的估计值，报告的卷烟价格弹性系数的绝对值的范围相当广：从低至-0.2到偶尔高于-1.0的估计值不等。毋庸置疑，卷烟需求对价格的反应是显著的，但这种反应一般是无弹性的。最近更多的研究发现，短期价格弹性系数在一个较窄的范围内波动，其中具有代表性的是基勒等1993年给出的-0.3~-0.5的范围。美国1998年提高了烟草的价格，结果显示烟草的消费量下降了8.3%。尽管烟草公司越来越多的广告抵消了这个效果，2004年的一项研究估计这些数据中的价格弹性处于中间范围-0.46。

早期的研究者发现，青少年对价格增长的反应较大。这样就更有理由采用商品税这一工具。这个结果对任何一个想要阻止青少年养成吸烟习惯的人来说都是具有吸引力的，商品税的增长可以继续阻止下一代青少年和年轻成年人参与吸烟。随着吸烟受阻队列沿着年龄段移动，将逐渐影响到较大年龄组的吸烟水平。也有文献中出现了一些相反的结果，但最近的研究还是倾向于支持此观点：价格对于高中生吸烟来讲是很重要的决定因素。2000 年的一项研究估计，在这些年轻人中烟草的价格弹性是-0.67。

正如某些模型（如理性成瘾）所预测的那样，长期卷烟弹性系数估计值的绝对值比短期弹性系数大。1991 年查卢普卡采用理性成瘾模型，估计长期的值大约是短期的 2 倍。1993 年基勒等发现这些值位于一个很窄的范围内，即-0.5 ~ -0.6 之间。更理想的模型作出如下判断：消费者作出选择不仅取决于当时的烟草价格，而且取决于他们对未来烟草价格的判断。这个估算过程要求复杂的计量经济学研究，很难得到理想的数据集合，但是 2000 年和 2001 年的两项研究证实了这个具有前瞻性的预言。

中国的一项研究，利用 1980—2002 年全国集合数据及 2002 年一项全国 27 个省（直辖市、自治区）吸烟调查的个人断面数据（16 056 个样本点），采用对数-线性模型和两部模型重新估计了中国居民的卷烟需求，两种方法估计的需求价格弹性大都为-0.15。研究认为，提高卷烟税 10.00%（0.31 元）能够带来减少卷烟消费（40.71 万箱），同时增加政府税收302.72 亿元的双重效果。上述在 27 个省（直辖市、自治区）进行的研究发现，贫困组、低收入组、中收入组和高收入组的卷烟需求价格弹性分别为-0.589、-0.234、-0.017 和0.247。认为：提高卷烟税会使较低收入者更多地减少吸烟，并且对较低收入者的税赋增加也较少，即卷烟税不是累退的。

关于卷烟税对死亡率作用的直接测量也表明税收政策是有效的。1995 年迈克尔·穆尔证实了用税收变量可以预测几个与吸烟相关疾病的死亡率。较高的税收显著减少了肺癌、心血管疾病、哮喘的死亡率。他报告说，如果卷烟税提高 10%，那么，美国每年将会有 3700 人免于死亡。1999 年 Evans 和 Ringel 的研究发现，税收有效地减少了准妈妈的吸烟量，能保证更好、更符合健康体重标准的新婴儿诞生。

三、公共卫生投入的经济学分析：以投入和降低婴儿死亡率关系计量分析为例

在本节"二"中讨论了如何利用计量经济模型探讨健康及其影响因素之间的关系，并通过这种分析，为改善和提高健康水平提出具体对策。这一部分主要展示如何利用计量经济分析的手段，探讨婴儿死亡率和投入之间的关系。

（一）背景和研究目的

婴儿死亡率是衡量人口健康状况的核心指标之一。同时，婴儿死亡率还能够综合反映一个国家或地区人类发展状况、消除贫困，以及分享经济增长成果的程度。死亡率下降是一个人口和医学问题，也是一个国家或地区经济、社会、文化等总体环境全面改善过程的结果。本研究的主要目的是，探讨婴儿死亡率与物质资本、人力资本和劳动力投入计量分析，并为卫生投入提供依据。

（二）研究方法

由于经济增长与婴儿死亡率之间有着高度相关性，影响经济增长的物质资本、人力资本与劳动力因素，在可以相互替代条件下也影响婴儿死亡率。物质资本，采用资本存量，即用固定资产净值加流动资金来度量物质资本；人力资本投资，按照人口平均受教育年限、教育

的财政支出、卫生事业费、居民医疗保健支出 4 项指标中提取主成分，以第一主成分的得分来描述人力资本投资；劳动力指标，主要是指当年从业人员数量。

根据曼昆、罗默和韦尔的宏观人力资本模型，对宏观人力资本模型两边取对数，得到：

$$\ln GDP = \alpha \ln K + \beta \ln H + \gamma \ln L$$

其中：GDP 为国内生产总值，K 为物质资本，H 为人力资本，L 为劳动力资本。以对数变换后的 GDP 为被解释变量，物质资本、人力资本和劳动力投入为解释变量进行多元线性回归。由于描述人力资本的主成分得分为标准化得分，将物质资本和劳动力投入也作标准化处理。采用岭回归法进行回归分析（注：岭回归法是一种多元统计分析方法，可消除变量的自相关性）。

由于人均 GDP 与婴儿死亡率之间的相关系数达到 -0.98，所以该方程可以用来解释替代人均 GDP 而作为被解释变量的婴儿死亡率，即上述方程中的人均 GDP 被婴儿死亡率替代，以分析婴儿死亡率与物质资本、人力资本和劳动力资本之间的关系。

所使用的数据来源于 1992—2003 年《中国统计年鉴》，研究期间为 1991—2002 年。

（三）主要结果和讨论

根据上述方程，利用研究期间我国的统计数据，所得到的婴儿死亡率与 3 种资本之间关系的结果为：

$$\ln IMR（婴儿死亡率）= 0.284576 \ln K + 0.336088 \ln H + 0.288969 \ln L \quad (R^2 = 0.94)$$

从方程中：①1991—2002 年物质资本、人力资本和劳动力的共同作用引起婴儿死亡率的下降，并且 3 种投入对婴儿死亡率下降影响程度比较接近；②婴儿死亡率每下降 1 个千分点，要求增加 28.46% 的物质资本投入、33.61% 的人力资本投入，以及 28.90% 的劳动力投入。

婴儿死亡率不仅是人口质量提高和人力资本投资问题，而且更重要的是人口社会经济环境改善的结果。物质资本和劳动力是经济增长中最基本的构成要素，也是改变人类生活环境最有效的方式，例如增加对道路、供水、电力等基础设施投资，可以改变人们传统的生活方式。

如果说投资于物质资本为降低婴儿死亡率创造了良好的外部环境，那么直接向人投资，通过提升人的健康素质和教育水平则成为降低婴儿死亡率的直接原因。投资于人力资本，具体讲就是政府、居民和社会，通过各种形式增加卫生和教育方面的支出，以建立使个人特别是妇女和儿童这类特殊人口受益的持续性作用的机制。因此，降低婴儿死亡率的基本途径之一，是直接增加对促进人口健康的预防服务和保证基本医疗条件的初级卫生保健的投资。其次，教育尤其是妇女教育是影响婴儿死亡率的另一个直接原因。

物质资本与人力资本投资均引起婴儿死亡率下降，两种资本投入对婴儿死亡率的下降几乎同等重要，并且人力资本投资对婴儿死亡率的变动率还要大于物质资本。它们的区别在于物质资本投入是为人口健康创造经济社会基础条件和环境，而人力资本则是直接作用于人口本身，通过卫生保健和教育投入，提高人口的素质。

（四）研究的政策意义

从研究结果和讨论中提出几项政策建议：

1. 增加对公共卫生的投入

为降低婴儿死亡率创造一个良好的社会经济环境，要求增加对预防保健等公共卫生领域的投资。公共健康不仅是一种人力资本，而且与基础教育相比较，它是一种处于更为"初始地位"的人力资本。政府应将公共卫生作为政府公共支出的重点，对公共卫生服务的主要领域加大投入力度，争取把我国公共卫生支出增长率提高到与教育财政支出增长相当的水平，使其取得与基础教育发展一样的地位。

2. 向妇女儿童投资

作为一项特殊人力资本，妇女儿童的教育和卫生保健关系到经济增长的持续性与发展的代际传递的有效性。政府应根据我国不同区域人群发展的实际水平，以降低婴儿死亡率为目标，增加对妇女儿童尤其是西部贫困地区妇女儿童的人力资本投入，为贫困家庭婴幼儿提供医疗救助，以降低经济欠发达地区居民的婴儿死亡率。

四、计划免疫项目成本-效益分析：以脊髓灰质炎控制为例

从经济学的角度，计划免疫项目属于典型的具有正外部效益的服务，即个体对这类服务的利用不仅仅有益于消费者本人，还对社区和其他人群产生保护性作用。国家和社会对计划免疫项目已经投入了大量资源，计划免疫工作对传染病控制发挥了巨大作用。但是，计划免疫投入产生了多大的经济效益，则需要进行经济评价研究。成本-效益分析可以告诉我们卫生项目投入的经济价值，为制定卫生资源投入政策提供依据。我国已经开展了大量有关计划免疫项目成本-效果和成本-效益等方面的研究，以山东省脊髓灰质炎控制的成本-效益分析研究为例，说明脊髓灰质炎控制经济效益分析的基本思路和结果。实例内容来源于山东省疾病控制中心徐爱强教授等所作的研究。资料出处：①山东省实现无脊髓灰质炎目标的卫生经济学评价（1）：成本-效果分析. 中国计划免疫，2003，9（2）：75-79；②山东省实现无脊髓灰质炎目标的卫生经济学评价（2）：成本-效益分析. 中国计划免疫，2003，9（2）：80-83。

（一）研究背景和目的

2000 年 10 月 29 日，WHO 西太平洋区在日本京都正式宣布，该地区包括中国在内的所有国家已经阻断了本土脊髓灰质炎（以下简称脊灰）野病毒的传播，实现了无脊灰的目标。山东省自 1991 年 7 月发现最后 1 例由脊灰野病毒引起的小儿麻痹病例以来，已多年未发现脊灰野病毒，彻底阻断了脊灰野病毒循环，并于 2000 年完成无脊灰证实工作。本研究目的是从经济学角度评价实现无脊灰目标的效益。

（二）研究方法

本研究资料来源于建立传染病报告制度以来法定传染病报告系统，以及实施消灭脊灰活动以来发病资料来源于急性弛缓性麻痹监测系统。根据脊灰发病及控制的进展情况，将脊灰发病分为 4 个时期，即无特异免疫预防时期（A 期：1956—1964 年）、推广使用疫苗时期（B 期：1965—1978 年）、计划免疫时期（C 期：1979—1990 年）和实施消灭脊灰活动时期（D 期：1991—2000 年）。另外，还利用了工作报表和统计年鉴中的有关资料和信息。

实施消灭脊灰活动总成本，包括接种费用、工作人员工资支出、工作人员培训费、常规监测费及其他费用。

效益，包括实施消灭脊灰活动后减少脊灰发病、死亡、致残而减少的家庭和社会经济损

失。脊灰对家庭造成的经济损失，包括直接经济损失、间接经济损失、丧失劳动力对家庭收入的损失。脊灰直接经济损失，包括每例脊灰病例急性期、恢复期和残留麻痹期所需的门诊及住院诊疗费、交通费和陪护人员的交通费、食宿费等。家庭间接损失，包括家庭成员陪护脊灰病例间接造成家庭收入减少的经济损失。病例残疾丧失劳动力对家庭收入的损失，根据正常劳动力收入，计算每例脊灰患者一生平均家庭收入损失。此外，还对脊灰造成的社会损失进行测算。总效益为家庭和社会损失之和。为了与相对应的成本进行比较，对各期效益值进行了贴现。

（三）主要结果

1. **山东省消灭脊灰活动不同时期的总成本**

B 期比 A 期、C 期比 B 期、D 期比 C 期，分别增加投入 4 708 万元、1 780 万元和 25 739 万元。

2. **实施消灭脊灰活动所获家庭效益**

在 B、C 和 D 期，分别为 12 394 万元、70 300 万元和 103 771 万元；在控制与消灭脊灰的 36 年（1965—2000 年）中，共获得家庭效益 186 465 万元。

3. **实施消灭脊灰活动所获社会效益**

在 B 期、C 期和 D 期，因减少脊灰发病和死亡所获社会总效益分别为 9 016 万元、278 621 万元和 727 256 万元；在控制与消灭脊灰的 36 年中，共获得社会效益 1 014 893 万元。

4. **成本-效益分析**

分别比较 B 期与 A 期、C 期与 B 期、D 期与 C 期的投入及脊灰发病情况，B 期、C 期和 D 期所获净效益分别为 36 223 万元、341 710 万元和 798 075 万元，其成本-效益比值分别为 1∶7.7、1∶48.4 和 1∶25.2。在控制与消灭脊灰的 36 年中，共获得净效益 1 155 044 万元，其总成本-效益比值为 1∶25.9。

（四）研究的政策意义

天花是人类消灭的第一种传染病，为人类发展产生了巨大影响，其社会效益和经济效益难以估计。从卫生经济学角度，评价消灭脊灰工作的经济效益，能够提高对传染病控制工作重要性和必要性的认识。脊灰以及其他传染性疾病，不但对患者本人和家庭造成严重的经济损失，并且对社会也带来了沉重的经济负担。对脊灰控制的投入不但具有短期效益，更有长远的效益。

（孟庆跃　王　健　于保荣　刘兴柱　孙　强）

参 考 文 献

1. Jones G，Steketee RW，Black RE，等. 我们每年能避免多少儿童死亡? 柳叶刀，2003，362∶65-71
2. Wagstaff A，Claeson M. 千年卫生发展目标：迎接挑战. 华盛顿：世界银行，2004
3. Schuster M，McGlynn E，Brook R. 美国的医疗服务质量有多好? The milbank Quarterly，1998，76∶517-563
4. Freemantle N，Nazareth I，Eccles M，等. 美国全科医疗中社区药剂师教育拓展对处方行为影响的随机对照实验. 英国全科医学杂志，2002，52∶290-295
5. Chattopadhyay SK and Carande-Kulis VG. 预防的经济学：公共卫生研究议程. 公共卫生管理实践杂志，2004，10（5）∶467-471

6. Fucks V. 卫生经济学的未来. 国家经济研究署. Cambridge, MA 02138. 工作论文 7379, 1990

7. Kahneman D . 实际实践中卫生经济决策的影响因素：行为经济学的角色. 健康的价值, 2005, 9 (2)：65-67

8. Perry S, Marx ES. 实践指南：经济学和医生的角色. 健康事务 (Millwood), 1994, 13 (3)：141-145

9. Lee K. 发展中世界的卫生保健：经济学家和经济学的角色. 社会科学与医学, 1983, 17 (24)：2007-2015

10. Craig N and Walker D. 健康促进中的抉择和责任：卫生经济学的角色. 健康教育研究, 1996, 11 (3)：355-360

11. Lindholm L and Thanh NX . 越南卫生经济学的角色：一个暂定的研究议程. 斯堪的纳维亚公共卫生杂志, 2003, 31 (Suppl 62)：66-69

12. Maynard A and Bloor K. 帮助还是障碍? 经济学在分发卫生服务中的角色. 英国医学杂志, 1995, 51 (4)：854-868

13. Drummond M. 卫生经济学在临床评价中的角色. 临床实践评价杂志, 1995, 1 (1)：71-75

14. Marc Suhrcke, Rachel A. Nugent, David Stuckler, et al. Chronic Disease：An Economic Perspective. London：Oxford Health Alliance, 2006

15. Shermon Folland, Allen C Goodman, Miron Stano. The Economics of Health and Health Care. Fifth ed, Prentice Hall, 2006

16. 毛正中，胡德伟，杨功焕. 对中国居民卷烟需求的新估计. 中国卫生经济, 2005, 24 (5)：45-48

17. 毛正中，胡德伟，杨功焕. 不同收入人群的卷烟需求及提高税赋对他们的影响. 中国循证医学杂志, 2005, 5 (4)：291-295

18. 陈健生. 经济增长、人力资本投资与降低婴儿死亡率. 经济评论, 2006, (1)：52-57

19. Arrow KJ. Uncertainty and the welfare economics of medical care. The American Economic Review, 1963, 53：941-973

20. Culyer AJ, Newhouse JP. Handbook of health economics. 1st ed, Elsevier North-Holland, 2000

21. 王健，孟庆跃译. 卫生经济学. 北京：人民大学出版社, 2004

22. Lopen-Casasnovas, et al. Health and economic growth：Findings and policy implications. Cambridge, Mass：The MIT Press, 2004

23. Lucas R. On the mechanics of economic development. Journal of Monetary Economics , 1998, 22 (1)：3-42

24. Mankiw G, Romer D, Weil D. A contribution to the empirics of economic growth. Quarterly Journal of Economics, 1992, 107 (2)：407-437

25. Mark J Warshawsky. An enhanced macroeconomic approach to long-range projections of health care and social security expenditures as a share of GDP. Journal of Policy Modeling , 1999, 21 (4)：413-426

26. Solow R. A contribution to the theory of economic growth. Quarterly Journal of Economics , 1956, 70 (1)：65-94

27. Schumpeter J. The theory of economic development. Cambridge, Mass：Harvard University Press, 1934

28. Suchit Arora. On epidemiologic and economic transitions：A historical view. In：Lopez-xasasnovas G, Rivera B, Curraisl, L (eds). Health and economic growth：Findings and policy implications. Cambridge, Mass：The MIT Press, 2005

29. Swan TW. Economic growth and capital accumulation. Economic Record, 1956, 32：334-361

30. Michael F Drummond, Mark J Sculpher, George W Torrance, et al. Methods for the economic evaluation of health care programs (3rd Version). Oxford University Press, 2005

31. 中华人民共和国国家统计局. 中国统计年鉴. 年度数据 http：//www. stats. gov. cn/tjsj/ndsj/

第九章　公共卫生项目管理

第一节　项目管理概述

一、项目的定义与主要特征

（一）卫生项目的定义

卫生项目，是一个卫生组织为实现既定的目标，在一定的时间、一定的人员和其他资源的约束下所开展的有一定独特性的、一次性的工作。卫生项目可以是建立一所医院、研发一种新药、组织一次培训，也可以是开展一项对社区卫生服务满意度的调查、全国结核病调查，组织一次健康教育活动等。可以是开放一种新技术、提供一项新的服务项目，也可以是建立一种制度、开展一项科研活动。只要是为特定的卫生产品或卫生服务而开展的一次性活动，均属于卫生项目的范畴。

（二）卫生项目的特征

不同的卫生项目在内容上可以千差万别，开展一项突发性公共卫生事件应急演练项目与国家公共卫生体系建设项目在内容和设计上相差甚远。但不论项目规模大小，也不论项目内容的复杂程度，从本质来看卫生项目具有以下特征。

1. 目的性

任何项目都有明确的目标。任何项目都是为特定的组织目标服务的。项目的目标可以分为两个方面：一是项目的产出，表现为项目的产出特性、功能和使用效果等等；二是项目的工作目标，表现为项目完成的期限、成本和质量等。一个公共卫生项目人力资源的培训项目，项目的产出是培养一定数量并达到一定质量的公共卫生人员，项目的工作目标是保证培训产出控制在一定的培训时间内和一定的培训成本内。项目管理不仅关注项目的产出，同时还关心是否达到项目的工作目标。

2. 独特性

产生的产品和服务与其他产品或服务相比应具有独特性，如研发一种新药、制定一项公共卫生服务项目的服务标准，其产出都是独一无二的。这种药物批量生产或这项公共卫生项目推广应用则不是项目的范畴。

3. 一次性

项目是一次性，即项目有时限性。每个项目都有自己明确的起点和终点，而不是不断重复的过程。项目的起点是项目开始的时间，项目的终点是项目目标已经实现，或项目目标无法实现而中止项目的时间。项目的时效性与项目持续时间的长短没有必然联系，无论项目持续时间有多长，任何项目都是有终点的。

4. 制约性

理论上说，每个项目在客观上都会受到条件和资源的制约，即每个项目都有制约性。每个项目都会受到人力、财力、物力、时间、技术及信息资源等方面的制约。

5. 其他特性

由于项目具有独特性，所以项目一般具有一定创新性。也由于项目具有制约性，所以项目也具有风险性。项目的一次性特点导致了项目具有不可重复性和临时性，项目一旦结束，项目组织就要解散，所以项目组织具有临时性的特点。

（三）项目工作与日常工作

日常工作是在相对确定或相对封闭的环境下所开展的重复、持续性的活动，如医生的诊疗活动，计划免疫门诊开展的儿童常规免疫接种等。日常工作与项目不同，项目是在不确定的环境中开展的具有独特性的一次性活动。项目与日常工作在工作性质、工作环境、工作产出、工作组织和工作时间等方面均有所不同，表9-1显示了项目与日常工作的区别。

表9-1　项目工作与日常工作的区别

	项目工作	日常工作
性质	为达到项目目标而进行的一次性创新性的活动	为达到一定效果从事的大量重复性、常规性的活动
环境	相对开放和不确定的环境	相对封闭和确定的环境
产出	独特的产品和服务	标准化的产品和服务
组织	以团队组织为主的临时性组织	基于部门管理的固定组织
时间	有确定的开始时间和结束时间	持续的工作

二、项目管理的概念及术语定义

（一）项目管理的概念

项目管理是运用各种知识、技能、方法和工具，为满足项目各利益相关者对项目的要求与期望所开展的项目组织、计划、领导、协调和控制活动。

（二）相关术语定义

1. 期望与要求

期望，是指有待识别、未明确的、潜在的项目追求，是参与项目各方都期望达到的目标。要求，是指已经明确和清楚规定的项目目标，如合同条款中的明确规定。项目管理不仅要努力实现已经明确的项目目标，而且要最大限度地满足那些尚未明确的项目目标。

2. 项目的利益相关者

项目的利益相关者是指参与项目或者利益会受项目影响的个人或组织。项目管理者必须全面识别出项目的各类利益相关者，分析主要利益相关者的要求和期望，并将其作为项目目标形成的基础。一般来说，项目的利益相关者主要包括：

（1）项目资助方 项目资助方是指项目的投资人和所有者，是项目的最终决策者，他拥有对项目时间、成本、质量和综合管理等方面的最高决策权力。

（2）项目用户 项目用户是使用项目成果的个人或组织。任何项目的最终产出都是为项目用户服务的，因此在项目管理中必须考虑项目用户的期望和要求。

（3）项目负责人 项目负责人是项目的领导者、组织者、管理者和项目管理的决策者，也是项目重大决策的执行者。一个项目的负责人对该项目的成败至关重要。

（4）项目的其他利益相关者 项目的利益相关者还包括政府相关部门、公众利益群体、项目所涉及的社区和居民，等等，他们对项目的期望和要求对项目的成败也起到了重要作用。

每个项目所涉及的利益相关者不同，他们之间的期望和要求也会有所不同。项目负责人需要充分了解各方利益相关者的期望和要求，权衡利弊，尽最大可能满足更多利益相关者的愿望和要求，保证项目的成功。

三、项目管理的职能及知识体系

（一）项目管理的职能

美国项目管理协会提出项目管理的知识体系由9个部分组成，包括项目的集成管理、范围管理、时间管理、成本管理、质量管理、人力资源管理、沟通管理、风险管理和采购管理。项目管理涉及具体专业领域的专门知识、技能、方法和工具。如艾滋病预防控制项目的管理，除了具有项目管理的知识外，还需要熟悉艾滋病预防控制领域的知识和技能。

（二）项目管理的知识体系

项目管理经过多学科人员的参与，经过长期的理论与经验的总结，项目管理已经形成了相对独立的知识体系。按照美国项目管理协会提出的《项目管理知识体系指南》要求，项目管理知识体系主要包括9个部分的内容：

1. 项目范围管理

它是指一个项目从立项到结束的全过程中，对所涉及项目工作范围进行的管理和控制活动。一般包括项目起始、界定项目范围、确认项目范围、项目服务计划及项目范围变更控制等内容。

2. 项目时间管理

又称项目进度管理，是为确保项目按时完成所开展的一系列管理活动与过程。一般包括：项目获得界定、项目获得排序、项目获得时间估算、制定项目时间计划，以及对项目进度进行管理与控制等内容。

3. 项目成本管理

是在项目管理过程中，为确保项目在不超出经费预算的前提下完成项目全部活动所开展的管理工作。一般包括：项目的资源计划、成本估算、成本预算、成本控制和成本预测等内容。

4. 项目质量管理

是指为确保达到项目质量目标要求而开展的项目管理活动，有项目工作质量管理和相关产出质量管理两个方面。一般包括：项目质量规划、项目质量保障和项目质量控制等内容。

5. 项目人力资源管理

是指有效地利用项目的人力资源，通过开展有效规划、积极开发、合理配置、适当激励等工作，实现项目目标。项目的人力资源是指完成项目所需要的各种人力资源，也包括所有的项目利益相关者。一般包括：项目组织计划、项目人员募集与配备、项目梯队建设3部分内容。

6. 项目沟通管理

在项目执行过程中，由于项目各利益相关者的文化背景、工作背景、学术背景等方面有所不同，对同一问题的理解都会出现很大差异，只有在项目各利益相关者之间建立起有效的沟通机制，才能确保项目信息的共享和互通，保证项目工作的顺利进行。一般包括：项目信息的沟通计划、信息传送、项目报告和项目决策信息与沟通管理等内容。

7. 项目风险管理

项目的风险是指项目所处环境和条件的不确定性，以及不可预期的可能的影响因素，导致项目的最终结果与项目的利益相关者的期望和要求不相吻合，带来损失的可能性。项目风险管理是通过各种手段来识别项目风险，进而合理应对、有效控制，达到以最小成本实现项目目标的管理工作。一般包括：项目风险的识别、风险的定量分析、风险的对策设计和风险的引导与控制等内容。

8. 项目采购管理

是指从项目系统外部获得项目所需产品或服务的过程。一般包括：项目采购计划、采购过程、采购询价、资源供应来源选择、招投标、采购合同等内容。

9. 项目集成管理

是指为确保项目各项工作能够有机协调、配合所开展的综合性和全局性的项目管理工作，包括协调各种相互冲突的项目获得，选用最佳的项目备选方案、集成项目变更和持续改善项目工作等内容。项目的集成管理是以项目整体利益最大化为目标，以项目各专项管理如时间管理、成本管理、质量管理等的协调与整合为主要内容所开展的综合性管理活动。

四、项目的生命周期

（一）项目生命周期的概念

项目是一项有始有终的活动。为了管理方便，可以将目标从开始到结束的整个过程分为若干阶段，这些不同的阶段构成了项目的生命周期。美国项目管理协会对项目生命周期的定义为："项目是分阶段完成的一项独特性的任务，一个组织在完成一个项目时会将项目划分成一系列的项目阶段，以便更好地管理和控制项目，更好地将组织的日常运作与项目管理结合在一起。项目的各个阶段放在一起就构成了一个项目的生命周期。"

一般的项目可以划分为需求识别阶段、制定方案阶段、实施阶段和结束阶段。图9-1显示了项目的生命周期，图中纵轴表示项目的资源投入水平，横轴表示项目及项目阶段的时间。

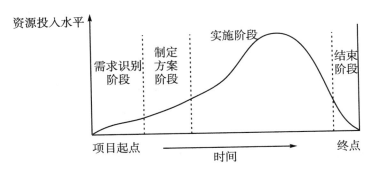

图9-1　典型的项目生命周期示意图

（二）项目的需求识别阶段

项目需求识别阶段也是对项目的定义和决策阶段。各级各类卫生组织在实现组织战略目标过程中，会遇到各种问题和挑战，也会遇到很多机会。在这个过程中，能够产生应对各种问题的想法、建议和计划，从而形成项目的概念，通过对项目必要性和可行性的分析与论证，做出项目决策。这个阶段的主要工作包括：需求识别、提出项目建议书、开展项目可行性研究并做出项目决策。

（三）项目的设计阶段

在项目可行性研究的基础上，提出具体的解决方案，并详细预算所需资源和种类、数量及所需花费的时间和成本。这一阶段的工作主要包括：目标确定、范围界定、工作任务分解、活动排序、成本预算、人员分工、资源计划、质量控制及风险识别等，形成一份详细的项目计划书。项目计划书包括：项目总体计划、项目专项计划的制定、项目产出的设计和规定、项目工作的对外发包与合同签订。

（四）项目的实施阶段

在该阶段，项目进入提出具体实施项目计划阶段，工作内容包括：制定详细的实施计划、严格执行计划、开展各种项目监督与控制工作，以保证实现项目目标。

（五）项目的终止阶段

项目的终止阶段也称完工与交付阶段，是提交项目结果和评估项目绩效的过程。在提交之前，要检查、测试项目的结果是否满足项目要求；进行绩效评估和经验总结，以便为今后执行相似项目积累经验。此阶段的工作包括：项目的完工工作和项目结果的提交工作。

第二节　项目需求论证

一、项目的需求分析

任何一个公共卫生项目的提出，必须经过反复的论证，特别是对需求的识别以及客观条件的分析，在此基础上提出项目的建议。

（一）需求识别

1. 发现问题并提出设想

在充分收集资料和现状分析的基础上，找出限制卫生组织生存与发展的关键性问题，提出项目的基本设想，这是开展一个项目的基本前提和必要条件。

2. 分析机遇和条件

在发现问题和提出设想的基础上，对卫生系统的内部和外部环境进行分析，明确组织获得发展的机遇和条件。特别是对政策环境的分析和评估，往往起到决定性的作用。

3. 分析需求提出项目提案

在分析了机遇和条件以后，需要对项目设想进一步细化，即要回答出"项目能够在多大程度上解决组织或机构所面临的问题？"如果该项目能够满足组织或机构的基本需要，并解决所存在的问题，就可着手提出项目建议了。

（二）提出项目建议书

不同的公共卫生项目其建议书的格式基本相同，主要包括：

1. 项目目标

在分析了机遇和条件的基础上，明确项目目的、项目目标和项目策略。项目目的也称总目标，是本项目要实现的高层次上的效果。项目总目标的确定要求：①应符合国家卫生政策和发展战略；②应与机构的发展战略相一致；③应充分表明项目理由；④应清晰地确定目标人群；⑤应表述预期结果。

项目目标是项目的期望效果，是由本项目产出所导致受益者的行为、机构/系统的绩效变化。项目目标的制定要求：①每个项目只有一个目标；②描述对象行为/绩效变化；③对总目标有确切的贡献；④现实可行；⑤表述为结果而不是过程；⑥同总目标有直接因果关系。

2. 项目产出与项目活动

在项目目标确定以后，应根据项目目标阐明和界定项目产出及主要项目活动。

（1）项目产出是指项目实施者必须提交的产品或服务等实际结果。例如，项目地区基本卫生服务质量和效益得到改善；医疗救助特困户基金建立并运行。项目产出：①应为实现项目目标所必需；②应在现有资源条件下可行；③各产出结果应为整体并相互促进；④应以需方为导向；⑤项目实施的管理系统可作为产出；⑥项目产出加假设，构成实现项目目标的必要条件。

（2）项目活动是指为获取项目产出所必须开展的一系列主要活动，是制定项目实施计划的基础。例如：开发和应用预防接种规范；培训基础卫生人员。要求：项目活动确定了行动策略，项目活动决定项目的资源投入需求，每项产出以 5~10 项活动为宜，活动、产出、目标、目的之间必须有内在逻辑联系并在总体上切实可行（表9-2）。

3. 项目监测指标

用于测定是否达到项目目的、目标、产出、活动等所采用的指标。制定项目监测指标时应注意：①各级监测指标都应当可测量；②应具体描述数量、质量、时间、地点和目标人群；③有符合成本效益的评估方法（统计、访谈、记录等）；④用过程指标在项目结束前评估目标实现程度；⑤用里程碑指标监测产出进度；⑥用间接指标替代难于测量的指标（如自行车/电视机增加数量代替对收入增加的测量）。

表 9-2　世界银行贷款卫生Ⅷ项目的目标与活动的关系

	项目描述	监测指标
目的	持续性改善卫生Ⅷ项目县人群的健康状况	孕产妇（婴儿）死亡率从 X 降至 Y
目标	在所有卫生Ⅷ项目县提高特困人群对基本卫生服务的可及性	到项目第 3 年获救助人群的百分比达到 X%
产出	1. 项目县基本卫生服务质量和效益得到改善 2. MFA 建立并运行	到项目第 2 年，80% 项目县改善了乡、村卫生服务监督机制 到项目第 4 年，至少 80% 服务利用者认为对乡、村卫生服务的利用增加、质量提高
活动	1. 开发和应用临床规范 2. 培训卫生管理人员	80% 乡镇卫生院使用妇幼保健临床规范 到项目第 3 年，X 名管理人员受到培训

4. 项目假设或风险

是指完成项目活动（产出、目标）、实现项目产出（目标、目的）所必须具备的条件或因素。如 3 个月内完成门诊楼主体工程建设，条件是天气条件与历年平均水平相差不大。要求：①从正面角度描述假设；②对应于同层次（活动、产出、目标、目的）内容；③只包括关键性的假设，低风险假设不必列出；④具体、明确、可监测，应将风险分级；⑤分析风险并提出管理措施。

二、项目可行性分析

项目管理要求对任何项目都要进行可行性分析，不同项目的可行性分析所要求的深度和复杂程度有所不同。主要包括：

（一）初步可行性研究

初步可行性研究分析项目建议书所提出的项目的必要性、合理性、风险性和可行性，评估项目建议书中所得出的各种结论，从而做出项目是否立项的决策。项目可行性分析一般包括：

1. 技术可行性分析　即对于项目所采用的技术手段和项目产出的技术要求等方面的分析与评估。

2. 经济可行性分析　即对项目的经济投入与产出和项目产出的技术经济效果等方面的分析和评估。

3. 项目的运营可行性分析　即对项目所需的各种条件和项目产出物投入运营后所需的各种支持条件的分析与评估。

4. 项目的综合可行性分析　即将前面 3 个单项综合在一起进行分析与评估。

项目可行性分析的目的：一是确定项目是否可行，得出项目是否立项的结论；二是确定项目的哪个备选方案最好，明确各备选方案的优先序列。

（二）详细可行性研究

详细可行性研究在初步可行性研究的基础上，根据项目管理的需要，可进一步详细分析公共卫生项目的可行性，详细可行性分析一般要比初步可行性分析详细和复杂。

（三）项目可行性分析报告的审批

项目的可行性分析报告必须经过相应决策机构的审批，审批过程是一个项目最终决策的过程，不管报告是否通过审批，这一过程的终结才是项目决策阶段的完成。可行性报告一旦获得审批，这一文件就成为今后项目设计、项目资金筹措和配备、项目实施和项目评估的依据。

亚洲开发银行技术援助项目"中国西部地区传染性非典型肺炎与传染病防治能力建设"项目（TA4118-PRC），就是在 2003 年 4 月中国大陆传染性非典型肺炎（SARS）流行的关键时候，中国政府在需求识别和论证的基础上，请求亚洲银行提供紧急技术援助，以支持西部地区的非典防治工作。需求论证认为：中国西部的这些省份经济社会条件相对落后，公共卫生和疾病预防体系薄弱，抗击"非典"的装备极其匮乏，特别是农村地区及贫困人口公共卫生和疾病预防更加匮乏。亚洲银行迅速成立项目专家组与中国政府积极沟通，中国方面及时提交项目建议书，在对项目建议书进行可行性分析的基础上，该项目很快立项并获批准。

第三节　卫生项目的准备与设计

在项目可行性研究的基础上，提出具体的解决方案，并详细估计所需资源的种类、数量及所需要花费的时间和成本。这一阶段的主要工作包括：目标确定、范围界定、工作分解、工作排序、成本估计、人员分工、资源计划、质量保证及风险识别等，形成一份详细的项目计划书。

一、项目设计的主要内容

（一）项目集成计划

项目集成计划是对项目总体工作的计划安排，是对于各种专项计划的集成，其作用是：指导整个项目的实施和控制；协调各专项计划与工作；协调和促进利益相关者之间的沟通；界定项目的工作内容、范围和时间；提供绩效度量和项目控制的标准与基线等。

（二）项目专项计划

项目专项计划是对项目各方面具体工作的计划安排，是根据项目目标的要求而制定的各种专项工作的计划，如项目的工期计划、成本计划、质量计划和资源计划等。项目专项计划的作用是：指导项目某个专项工作的实施与控制；协调专项工作各个方面的利益和沟通；明确和界定项目的专项工作内容、范围和时间；提供度量专项工作绩效和项目控制的标准和基准等。

（三）项目产出的设计及规定

项目产出的设计和规定工作包括对于项目产出的技术设计，实施方案设计、技术规范要求设计等方面的工作。这些工作对项目产出从技术、质量、数量、经济等方面做出了全面的要求和规定。

（四）项目工作的对外招标与合同签订

当一个项目的工作需要使用外部参与单位的时候，在项目计划和设计阶段通常还会包括对外发包和合同签订工作。一般这项工作包括：承发包标书的制定、发标、招标、评标、中标和签订承包合同等内容。

二、公共卫生项目设计的实例

下面是亚洲开发银行技术援助项目"中国西部地区传染性非典型肺炎与传染病防治能力建设"项目（TA4118-PRC）设计。

该项目以项目旨在有效遏制西部地区的"非典"疫情，防止跨区域传播，并提高对于传染性疾病的快速监测和应对能力。项目以遏制项目省"非典"疫情为总体目标，加强各地在"非典"预防、监测、管理和减缓方面的能力建设为手段。特别强调：保护一线医务工作者、贫困人群和其他易感人群；在与国际国内工作伙伴密切合作的工作框架内展开工作；收集并广泛共享抗击"非典"的经验，以提升对话与理解，从而应对中国公共卫生系统面临的挑战，并提供新的抗击"非典"模型。

项目拟实现的任务是：①建立健全省级抗击"非典"方案；②加强传染性疾病的监测系统建设；③提高紧急应对能力；④通过多种方式的信息发布和健康教育机制，提高公众对"非典"的认识和自我保护意识。

项目的设计分为评估和计划、传染性疾病监测、紧急应对系统和信息发布、教育与传播四个部分。

第一部分：评估和计划

通过现场评估，评估项目省"非典"疫情的现状及未来可能的传播动态。评估结果将有助于项目省进行以下内容的评估：

（1）省级和地方卫生系统应对"非典"的总体准备情况，确认主要问题；

（2）现有的人力资源、设备（例如，诊断、运输和废弃物资源管理等方面的），以及基本物资供应情况；

（3）省级机构实施综合防治方案的能力，包括从监测到信息处理、发布及教育活动等各方面。

上述评估将最终有助于各省建立健全抗击"非典"方案，这些方案将建立在已有的战略基础上；既能满足当地实际情况的要求，又能符合防治"非典"领导机构、WHO 和其他相关机构开发指定的框架要求；能够实行定期监测，具备随时提升调整的能力，及时应对"非典"疫情的变化，并且搜集经验教训，为其他省份健全传染性疾病的应对机制提供参考。

第二部分：传染性疾病监测

项目将与各省级卫生厅、疾控机构合作，并借助中国卫生部、WHO 以及其他国内外机构的技术支持，致力于加强目标省份的传染性疾病监测系统。基于评估所认定的监控系统的能力和局限性，该项目将有助于：

（1）开发一套完善系统的框架，能随时应对必要的变动；

（2）确认并采购急需设备；

（3）设计并实施有针对性的专项培训，重点培训省、地、县各级的疾控人员，以及负责传染性疾病报告的现场医务人员和哨点人员。培训过的人力资源可以为抗击"非典"的现时威胁、也为综合监测系统的建设奠定基础。

第三部分：紧急应对系统

在制定省级抗击"非典"方案的同时，该项目还将协助项目省编制有效的、综合的紧急应对方案，内容涉及：①在政府内部各部门间需要磋商的关键领域进行协调（例如，各地边境被视为控制疾病流行的关键点）；②针对负责紧急疫情应对的疾控、地方诊所和医院三方面人员，建立起快速识别、预警和协调的机制；③提供紧急医疗救治和治疗，包括医疗转送和隔离措施；④健全医院救治和病人管理（隔离、消毒、诊断、治疗和报告）机制；⑤实行"非典"接触者管理，包括保护各级卫生工作者；⑥实施家庭、工作场所、医院的感染控制预防；⑦保证样本采集、传递，以及最终处理的安全性；⑧展开全方位的系统管理、协调和监督能力建设。

第四部分：信息发布、教育与传播

本项目将协助项目省建立和实施信息发布、教育与传播策略，以有效地传播重要信息。这些信息传播工作都将与国家级举措相配合，并将以地方工作为基础，针对各省的具体情况解决具体问题。运用多渠道、多手段，实施信息发布、教育和传播策略，将包括地方报纸及其他印刷材料、电视、广播，并将努力动员现有的社会机构（例如，村委会、学校等）参与其中。行动方案将把高风险人群和边缘人群（例如，少数民族）纳入目标人群。本项目将协助进行有关材料的开发、培训、社会动员，并提供主要设备，推进信息发布、教育和传播策略的实施。

第四节　卫生项目的实施与监督

项目的实施与管理就是对一个项目从立项到结束全过程中涉及的项目工作的范围所进行的管理和控制活动。项目范围应包括完成该项目"必需"的全部工作，项目的工作范围既不应超出实现项目目标的需要，也不能少于这种需要。通过此工作的开展，就可以在项目实施前明确定义出一个项目所应开展的工作活动，为项目实施提供一个工作边界和任务框架。通过比较项目实际执行与计划的范围是否有偏差，决定是中止、调整项目或采取纠偏行动和措施，以便对项目实施工作进行有效监督与控制。项目实施与监督的主要工作包括：编制项目计划、界定项目范围等。

一、编制项目范围计划

"编制项目范围计划"是描述项目任务范围和工作边界的文件，明确项目目标及项目任务的计划和安排，作为项目各阶段起始工作的决策依据。

（一）编制项目范围计划的依据

项目起始工作中确定的项目总目标和项目目标，以及可行性分析中所明确和定义出的各种项目限制条件和项目的假设前提条件等方面的信息与资料。

（二）制定项目范围计划的方法和工具

包括项目产出物分析方法、收益/成本分析方法、专家判断法等；在编制项目范围计划时，需要提出各种各样的备选方案，可采用"头脑风暴法"和"横向思维法"等。

（三）制定项目范围计划的工作结果

项目范围计划主要包括 3 份文件：一是项目范围主体计划，包括项目理由、项目内容、项目产出、项目目标等；二是项目范围支持计划，包括已识别的假设前提和限制条件，可能出现的项目变更等；三是项目范围管理计划，包括项目范围变更的可能性、频率和变更大小的估计，范围变更的识别、分类说明及管理安排等。

二、界定项目范围与制定工作任务大纲

"界定项目范围"，是指根据项目目标要求、限制条件与假设前提、相关历史项目信息等，全面界定项目的工作和任务，应用项目工作分析结构技术，将项目细分为具体和便于管理的项目活动。项目范围定义的结果是产生项目的工作分解结构，其目的在于：提高对项目工期和项目资源需求估算的准确性；为项目的绩效度量和控制确定一个基准；便于明确和分配项目任务与责任。

（一）工作分解结构

工作分解结构（work breakdown structure，WBS）是在项目范围管理中的核心概念，它是由构成并界定项目总体范围的项目要素，按照一定的原则和分类编组所构成的一种树型图，以此定义项目的工作范围。如某省农村卫生人力开展项目的工作分解结构（图9-2）。

工作分解技术是通过把项目目标逐层分解，把项目整体分解成效小的、易于管理和控制的若干子项目，直至最后分解成具体工作单元（工作包）的系统方法。它比较详细和具体地确定了项目的全部范围，给予人们解决复杂问题的清晰思路和广阔蓝图。随着管理层级的递进，WBS 也在不断地细化，每细分一层都是对项目更细致、更深入的描述，其中最低层的项目元素叫工作包。一个典型的工作包有一个开始时间、一个结束时间和某种形式的最终产品，并由一个组织具体负责。

（二）项目分解技术的主要步骤

1. 将总项目分解成单个定义的且范围明确的子部分（子项目）。

2. 判断每个层次划分的详细程度，如果能够恰当地估算出完成本层次项目工作所需要的费用和时间，则进入步骤 4；否则继续步骤 3 的操作。

3. 在上述分层的基础上进行更细致的划分，将各组成部分分解为更小的组成部分，并说明可验证的结果。对于每个更小的组成部分，重复进行步骤 2。

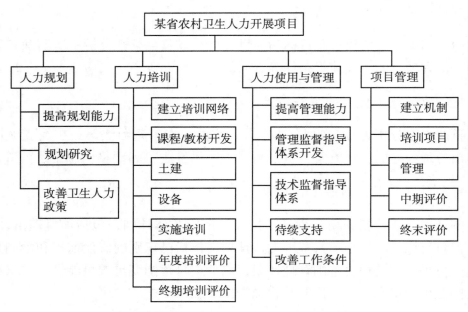

图 9-2　某省农村卫生人力发展项目工作分解图

4.核实分解的正确性

（1）每一层次的必要性和充分性　本层工作的完成要能够保证上层工作的完成；且如果不进行本层工作，则上层工作无法完成。倘不具备这两个条件，必须对上一层细目进行修改。

（2）工作分解结构的层次　决定一个项目的工作分解详细程度和层次多少的因素包括：项目责任者的能力及项目管理和控制的要求水平。通常，项目责任者的能力越强，WBS 就可以粗略一些，层次少一些；反之就需要详细一些。而项目成本和预算的管理控制要求水平越高，WBS 就可以粗略一些，层次少一些；反之就需要详细一些。

（三）制订工作任务大纲

很多公共卫生项目均涉及提供公共卫生服务的内容，而工作任务大纲（terms of reference）在公共卫生服务类项目活动管理中起着重要的作用。它是制定项目活动计划书的重要参考依据。

工作任务大纲是由项目管理方负责准备的。工作任务大纲应根据开展活动的具体性质加以准备。有些公共卫生服务项目是以能力发展为主要内容的，工作任务大纲可以由管理人员和有关专家及相关政府部门的人员共同准备制定。

工作任务大纲应明确规定工作任务的目标及范围，提供背景情况，并与现有的预算相对应，便于活动申请者准备计划书。有些项目涉及培训活动，就应该提出培训内容和培训人数等细节，以使项目实施单位能够较为准确地测算所需资源。

工作任务大纲应清楚地表明所需完成任务必需的各项服务和预期的成果（如报告、数据等）。项目管理单位和项目活动实施单位的各自职责在工作任务大纲中也应明确规定。常见任务大纲的基本结构包括 6 个部分：①背景（background）；②目标（objectives）；③任务范围（scope of work）；④方法（methodology）；⑤主要活动的进度要求（milestone）；⑥报告的要求（reporting requirement）。

三、确定实施机构

很多公共卫生项目是由公开招标和定向招标来确定项目的实施机构的。一般来说，公共卫生项目执行的基本原则都是公平竞争、选择最适宜机构开展活动。项目实施机构，包括单一来源和非单一来源两种。

1. 单一来源实施机构

是指具有独特性、唯一性的机构或组织。对于该类机构项目管理机构，只需发送工作任务大纲、邀请函及项目活动指南到实施机构来邀标，邀请其填写并提交项目活动计划书。

2. 非单一来源实施机构

是指同时有几个具备开展某项活动能力的机构，如大学、研究所等，需要通过竞争选择，以寻求最具实力的执行者。确定实施机构需按以下步骤：

（1）发送工作任务大纲及竞标邀请。

（2）项目管理机构根据项目要求确定短名单。短名单，即招标人对投标申请人按时提交的资格预审申请材料进行审查后，符合资格预审要求的投标人名单。这个短名单多是由主管者或者组织者在合格者的范围内，考虑种种因素挑选的有代表性的执行机构，一般选择 3 ~ 6 家。

（3）撰写项目活动计划书　项目管理机构邀请列入短名单的机构，根据工作任务大纲撰写项目活动计划书。

（4）项目活动计划书的评定　项目管理机构根据任务大纲中规定的任务性质和内容，从提交简历的专家中，根据职称、资历等公正遴选 3 ~ 5 名专家组成评标专家组，并在项目计划书截止受理后的几个工作日内组织评标工作。

（5）招标结果的通知　在组织评标后的 10 个工作日内，将招标结果正式通知投标单位，并通知中标单位签订合同。

（6）计划书、标书的修改与完善　对于中标的公共卫生服务项目的计划书，如项目管理方认为有必要进行修改，可以要求对方进行完善，然后签订合同。

四、签订合同与支付费用

在发出中标通知后的几个工作日内签订合同。不论单一来源或通过竞争性招标选择的活动实施机构，都需要采用合同的方法进行管理。当中标者不能就合同与项目管理机构达成一致时，管理部门可以通过书面方式通知对方停止签订合同，邀请评标排名第二的机构谈判签订合同或重新招标或邀标。

一般来说，在签订合同后，管理机构将支付 40% ~ 60% 的合同款（不同的机构、不同的项目支付比例不同）。在项目活动实施中期，实施机构要向管理机构提交中期项目进展报告。如果实施机构很好地履行合同条款，管理机构将再支付一定比例的合同款。如果实施方未能很好地履行合同，第二笔费用暂停拨付，同时通过上级部门加强督导，促其改进工作。实施方改进工作并履行了合同条款后，将补付合同款。项目合同结束，项目实施方需要提交项目完工报告和财务结算报告。经管理机构审核批准，管理机构将支付合同总额的尾款。

五、督导、进展报告与验收

对于公共卫生项目来说，不同的管理机构采用不同的督导方式。例如，有的项目在项目执行期间，会选择适当时间对项目实施机构进行 2~3 次督导，要求项目实施机构每半年或 1 年提交 1 份项目进展报告。

实施方在项目活动完成后向项目管理机构提交项目活动完工报告和财务结算报告。提交报告后，项目管理机构就可以对项目活动进行验收。如果验收合格，项目管理机构将按照合同规定办法进行费用支付。如果验收的部分活动未完成或部分完成，也要按照合同的约定进行处罚。

第五节　公共卫生项目的评估

公共卫生项目的评估就是对公共卫生项目的目的、执行过程、产出、效益和影响，进行系统的、客观的分析；通过项目活动的检查总结，确定预期目标实现程度，项目的主要效益指标是否实现；通过分析评估分析失败的原因，总结经验教训，并通过及时有效的信息反馈，为未来新的公共卫生项目的决策、提高项目管理水平提出建议，达到提高公共卫生项目效率的目的。

一、项目评估的目的与意义

公共卫生项目评估是以公共卫生项目计划要求为标准进行的评估，是项目计划的继承和发展。经过评估，既可以巩固已经取得的成效，也可以采取相应措施防止类似问题的发生。一项成功的评估必须与项目所制订的应该达到的目标相联系，目标说明得愈具体、愈明确，评估工作愈客观，工作的成效就愈大。

（一）公共卫生项目评估的目的

（1）确定项目计划的适宜性与合理性。

（2）确定项目计划中所开展活动的种类、数量，确定所开展的活动是否适宜目标人群，以及所开展的活动是否按照计划进行，等等。

（3）确定项目是否达到了预期的目标、存在的问题是什么，以及需要进一步改进的意见是什么，等等。

（4）向项目资助方提供评估报告，报告公共卫生项目所取得的结果、存在的问题、得到的经验和教训，等等。

（二）公共卫生项目评估的意义

1. 可以保证公共卫生项目实施取得成功

评估贯穿于整个项目实施的各个阶段，管理者可以利用评估方法和手段，在项目实施的各个阶段控制进程，保证项目质量。

2. 可以使公共卫生项目更具有科学性

在众多复杂的影响项目结果的因素中，项目管理者可以利用评估工具对影响因素进行监测和控制，使项目所得结果易于解释，也使公共卫生项目更具有科学性。

3. 可以提高公共卫生项目的效率

评估可以改善正在实施项目的效果和效益。管理者利用评估手段，在项目实施的各个阶段，通过对项目的评估，及时得到相应的结果；通过反馈机制，及时修改项目活动和进程，使得项目取得最佳的结果。

4. 可以阐明公共卫生项目的价值及其推广性

通过评估可以明确项目的适宜性，是否具有推广价值，以及推广该项目所需要的条件和环境。

5. 评估项目目标的实现程度

将项目的计划目标与实际完成目标进行比较，衡量目标的实现度。同时，可找出存在的差距，为项目后期的工作指出方向和工作重点。

6. 评估公共卫生项目的进展

将项目的计划进度与实际的进度进行比较，说明工作的进展情况，找出影响项目进度的原因，以便以后有针对性地采取相应的措施，保证项目顺利实施，达到预期的目标。

7. 对项目产生的社会和经济效益做出客观的评估

通过对投入与产出分析、衡量公共卫生项目所产生的社会与经济效益。社会效益的投入，由投入卫生资源取得的使用效果指标，即居民健康状况指标来衡量；经济效益，由投入的卫生资源所取得的经济价值来衡量。

8. 评估公共卫生项目的质量

项目质量控制的主要形式是对项目指标和标准的评估。通过对公共卫生项目的指标和标准的评估，可以加强公共卫生项目的质量控制工作。

二、公共卫生项目评估的内容

公共卫生项目的评估内容依据评估目的的不同而有所不同。但总体上应包含以下内容。

（一）检查公共卫生项目的适宜程度

对所开展的公共卫生项目是否是当前急需的，是否是当前存在的主要卫生问题，是否是以需求为导向的，项目的方案和经验是否具有可持续性和可推广性，等等。其中最为关键的是，项目的目标必须是解决优先卫生问题或解决重要的卫生问题。制定的卫生政策适合社会经济发展的程度，提出的卫生计划符合人们迫切的卫生需求，提出的目标、政策、策略、措施符合当地的具体情况，技术与方法可行，经济上能够被国家、集体、个人所承担，群众乐于接受。

（二）评估公共卫生项目的足够程度

主要是评估项目的计划，检查项目计划的完整性、可操作性等。例如，项目是否有明确目的和目标，是否将目标定量化和等级化，所设立的目标是否能够达到。采取的干预措施是否有针对性，是否有效等。在制定计划的过程中，是否明确了重要的卫生问题，对于各种卫生问题是否给予足够的重视，并且在人力、物力、财力等方面给予保证。

（三）检查公共卫生项目的进度

将各项项目活动的执行情况与原计划的进度相比较，调查项目活动未按计划执行的原因，找出存在的主要问题或障碍及其主要的影响因素。将开展各种工作、活动取得的进展与预期计划的目标相比较，评估成功或不足的原因，提出修改计划的措施。检查计划的时间进展，可以了解计划的进度，了解计划实施取得的成就，及时提出需要引起重视的问题。

（四）检查公共卫生项目的效率

效率是指实施公共卫生项目所取得的成果，同投入的资源之间的对比关系，评估能否以更经济的方法来达到同样的结果，从而使项目的机会成本最小和边际效益最大。它同时也是指卫生规划或活动所取得的成效与投入的人力、物力、财力、技术、时间之间的对比关系。

（五）评估公共卫生项目的效果

衡量项目活动所期望的预定目标的实现程度，如是否达到了预期目标，是否解决了主要卫生问题，等等。研究计划执行过程中对解决某一卫生问题或改善卫生状况取得的预期效果。因此，效果也可以用来评估一项计划预期目标实际达到的程度。在条件容许时，目标达到的程度应尽可能用数字来衡量，医学研究的许多指标是能够定量研究的。

（六）评估项目的效应

项目的效应是指项目对社会经济、公共卫生发展等所产生的影响，以确定所评估项目的长期影响和贡献。

（七）评估项目的成败原因

不同的项目有不同的经验教训和启示。关注那些失败的项目，分析错误出现在哪里，为什么项目的目标不能实现？成功的项目同样也值得仔细地研究和评估，从中可以得到许多有益的启示。

那些由于不可预见的因素而导致失败的项目并非是真正的失败项目，只是由于一些不可抗力或不可预见的原因，项目的目标才不能得以最终实现。那些由于环境变化、组织变化、目标变化而失败的项目也非真正的失败项目，只有那些因为管理问题、决策问题而导致预算超支、进度推迟、资源严重浪费的项目才是失败的项目。

1. 项目成功的原因

（1）制订了一份真实、可行的项目计划。

（2）项目的冲突得到了有效的控制和解决。

（3）项目目标清楚，研究小组中每位成员都能充分的理解。

（4）项目从启动到结束都处于有效的控制和跟踪状态。

（5）在规定的时间内，有足够的人员完成既定的工作任务。

（6）在项目实施之前，绝大部分工作任务已经得到界定，资源已配置齐全。

（7）项目负责人经常与研究小组的成员进行交流，倾听他们的建议，帮助他们解决问题，掌握了项目进展的第一手资料。

（8）项目负责人注意研究已终止的类似项目，善于从中吸取经验和教训。

2. 项目失败的原因

项目为什么会失败？有一些基本的原因决定着项目的目标难以实现，这些原因恰好与成功项目的原因相反。

（1）项目计划太简单，或者过于复杂，甚至脱离实际，难以操作。

（2）项目的主要冲突无法解决，浪费了过多的时间和资源。

（3）项目负责人的管理水平、领导艺术欠佳。

（4）项目团队对最初的项目目标理解有分歧。

（5）在项目进程中，项目监控不充分，不能预见即将发生的问题；当问题出现时，又没有能够适当地解决。

（6）研究小组成员数量不充足且工作效率低下。

（7）项目负责人以及主管单位之间缺乏有效、充分的沟通。

（8）优柔寡断的决策。

（9）项目中所需的资源供应缓慢，导致项目进度一再拖延。

三、项目评估的类型

公共卫生项目的评估类型按照不同的分类标准有着不同的界定。

（一）按照项目周期分类

1. 目标评估

主要围绕确立的计划目标，评估目标的科学性、合理性和可行性，最终评估目标的实现程度。

2. 过程评估

主要对公共卫生项目实施过程的绩效进行评估。通过对实施过程加强监督、控制、分析卫生资源的利用程度、计划的进展程度等，及时发现执行过程中存在的问题，制定相应对策，加以解决。保证计划顺利执行。

3. 结果评估

主要针对实施后所取得的成效进行的评估。结果评估对于长、中、短期的公共卫生项目，可以细分为长期效应评估、中期效应评估和短期效应评估。长期效应评估体现了公共卫生项目的持续性发展绩效；短期效应则表现为公共卫生项目的短期绩效。完整的评估应该包括长、中、短期三个方面的效应。

（二）按照评估内容分类

一般来说，按照评估内容可以将公共卫生项目的评估类型分为环境评估、形成性评估、基线评估、预试验评估、财务评估、中期评估和终末评估。

1. 环境评估

这里所讲的环境是一个广泛的概念，包括政治的、社会经济的、人口的、文化的、地理的等许多方面的情况。项目的环境评估往往是项目正式开始之前的主要任务，它关注项目地区的社会经济发展有关的政策、制度、人口等状况对项目的影响。随着管理的进一步科学化，环境评估的重要性将越来越明显。在进行环境评估时，政策分析技术是较为常用的一种方法。它主要针对当地政府等部门的有关政策和规划进行系统的分析，明确拟开展的项目是否是当地当前的工作重点，是否对促进当地的社会经济发展有重要的作用；现行的政策和规划是否支持本项目的目标和实施以及成效的推广，等等。一句话，项目的设计、实施等都必须适应环境因素，否则该项目就没有存在的必要。

2. 形成性评估

是指在项目实施过程中所开展的评估性研究。它重要是检查项目的干预措施或实施方案的有效性与可行性。同时，还对项目的承担机构/组织的有关经验和条件、人力资源管理、信息管理等进行评估。以便及时发现问题，加以解决。

3. 基线评估

又称为基线调查，即通过定性、定量相结合的方法收集项目实施之前的有关资料，明确有关指标的基准状况，如疾病的发病率、患病率等，为以后项目中期和终末性评估提供基础性的参考数据，以明确项目实际产生的成效。因此，项目的基线评估作用很重要，不能忽视。

4. 预试验评估

在正式项目实施前，研究者往往会在一小范围内选择某个（些）单位进行试点，以评估项目设计的合理性、项目干预方案的可行性、项目的实施效果、研究对象的可接受性与满意度、进度安排的适宜性等。对于在预试验中发现的问题，及时给予修改，减少了项目正式开始以后所产生的问题。此外，通过预试验还可以对调查员进行标准化培训，使他们统一概念、统一方法、统一程序等。

5. 财务评估

在项目实施后，会经常性地开展项目的财务评估工作，以检查项目资金是否按计划分配，配套经费是否到位，比较预算与实际费用开支的符合程度，计算投入产出比，了解资金是否满足公共卫生项目的需要，是否发挥了应有的作用等。

6. 中期评估

当项目进行到一半时间时，往往会开展项目的中期评估工作。目的是综合检查项目设计的适宜性，即项目预先的概念和思路在目前是否仍然正确，项目的环境是否发生了变化，环境的变化对项目目标的实现是否有重要的影响，项目取得哪些阶段性成果与产出等，项目存在哪些问题，这些问题的主要原因是什么等。同时，中期评估的另一个目标是，考虑是否及怎样修改项目的计划、目标、投入等，并且提出项目后期的指导原则和有关的建议。

7. 终末性评估

几乎所有项目在其结束时都需要开展终末性评估工作。它的重点是检查项目预期目标的达到程度，项目的成效（包括效果、效益与效用等），项目成效的可持续性、可推广性，以及必需的条件与范围等。

四、项目评估的程序

一般来说，项目评估由提出关注的问题、确定评估标准、设计评估方案和选择指标、收集资料、分析资料和报告结果等八个步骤组成（图9-3）。

（一）确定利益相关者

利益相关者，是指与项目设计、实施与效果有一定联系的机构、组织和人群等。它们的期望和态度等对项目的开展与项目效果的扩散等都有一定的影响。例如，拟在某市的多家医院开展一种新药的临床试验，这一项目的主要利益相关者包括：政府的有关职能部门（药品监督局、卫生部局），卫生服务机构（医院、疾控中心）、保险机构、药品生产厂家、病人等。

（二）明确不同利益相关者所关注的问题

对于同一个公共卫生项目，不同利益相关者所关注的问题不同，有时甚至完全相反。评估者必须首先明确它们对评估性研究的期望，从中确定谁是主要的利益相关者，根据其主要的期望设计评估方案。

（三）确定评估目标

在明确主要利益相关者及其期望的基础上，评估者应确立评估的目标。这个目标既包括总目标，又包括具体目标。总目标是总体上阐述项目工作应该达到的目的，能够说明总体的要求和大致的方向。具体目标是总体目标分解到各个主要环节上的目标，是对总目标的具体说明。

任何一个研究计划都需要有明确的目标，它是计划实施和效果评估的依据。没有明确的目标，整个计划就失去了意义。计划的目标分为总体目标和特异性目标。计划的总体目标是指计划理想的最终结果。它是概括性的，它为计划提供了一个总体发展方向。为了达到总体目标，必须依靠几个特异目标的实现来完成。计划的特异目标又称为具体目标，是为实现总体目标而设计的具体可操作的目标。制定目标应遵循以下原则。

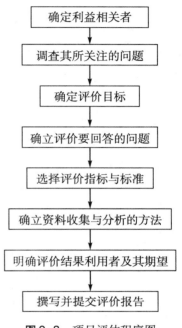

图9-3 项目评估程序图

1. 可实现性

目标的可实现性是指所制定的目标要合理，能够有理由实现。也就是说，在制定公共卫生项目的目标时，应根据拟探讨的问题、现有的条件、资源等，制定出合理的、可实现的目标。

2. 可测量性

目标的可测量性，是指计划实施中和完成后对所产生的变化结果可以测量。这样既有利于对结果的评估也有利于对结果的观察。

3. 时间限制

目标的制定一定要有时间的限制。在制定目标时，应考虑解决问题需要的时间和借鉴他人的工作经验，为自己的计划制定出一个合理的时间范围。

4. 具有挑战性

所制定的目标应具有挑战性，即可以激励研究人员主动参与工作，尽可能地解决所想解决的问题。

（四）确定评估需要回答的问题

在进行公共卫生项目评估时，通常需要对项目提出以下的问题。

1. 哪种策略最有效，有无其他可替代方案

策略是为了实现计划目标而采取的一系列措施的原则。在制定策略时应首先分析问题发生的原因，并根据可能的原因制定实现目标的策略。对于每一种原因都有可能提出多种达到目标的策略，但在确定实现目标的策略时，应该考虑到资源和条件，使所提出和制定的策略既能够符合现实的基本情况，又能够实现计划目标。

2. 确定最有效的干预措施

干预措施是在实现目标策略的指导下所制定的一系列为达到目标而进行的活动。活动是具体的和可操作的，活动计划要表明具体的活动时间、对象、人数和地点。也就是活动计划要解决做什么、在哪里做、什么时间做、谁去做，以及如何做的问题。应选择客观、可测量的指标来反映活动效果。在确定干预措施时，应考虑人力、物力和财力等资源问题，也应注重成本效益的问题。即在几个可供选择的干预方案中，选取最为有效的那个方案。充分考虑项目方案的机会—成本问题，从中选择最佳的方案，使有限的资源发挥最大的效益。

3. 确定最适宜的目标人群

一个项目往往难以解决所有的问题，要根据需求等情况，选择最为适宜的人群为项目的目标人群，才能充分发挥项目的效果和效益。

4. 确定干预是否施加于目标人群

通常有些项目虽然已经按照预订的计划开展了，但是由于各种因素的影响，干预措施有时并没有落实到准备干预的目标人群，以至于开展的活动很多，但目标人群受益很小，甚至没有任何受益。这主要的原因是干预措施没有施加于目标人群。

5. 干预是否按计划实施

原则上项目计划是项目实施的指南，任何项目活动都必须严格按照预先确定的计划执行，否则就有可能使项目失去方向和难以达到目标。

6. 干预措施是否有效

干预措施施加于目标人群后，紧接下来就要问该项措施的有效性问题。花费资源来实施没有效果或效果不大的干预措施，是不符合项目管理原则的，也没有任何必要。因此，在项目实施以后，就必须要了解项目所采取的干预措施的有效性。

7. 干预措施的费用如何

良好的干预措施应该以较小的花费取得较大的成效。一项干预措施，虽然取得的成效较大，但是如果其所需要的费用很高，在卫生资源有限的今天也是不可取的。有时，项目管理者将项目干预的费用作为最主要的一项指标来评估项目的适宜性。

8. 是否达到期望目标

将项目的效果与预先制定的目标进行比较，看目标的达成度。目标达成度越高，项目就越成功，反之亦然。

9. 问题概念是否可操作化

项目设立的基础首先是因为存在着问题。要解决该问题，必须制订详细的解决方案——项目计划。在制订项目计划的时候，要建立项目假设，明确问题是什么及其造成问题的主要原因。如果对问题的理解不透，假设不明确，将会使项目缺乏可操作性。例如，某地人群痢疾发病率比上一年增高了1%，不能简单地理解为发病率的增高就是问题，要在查明增高原因的基础上（如主要是由于外来人口的增加），才能明确问题。此时，问题不是发病率的增加，而是外来人口的增加。所采取的项目就不应该是针对痢疾发病率控制方面的，而应该是

针对控制外来人口方面的。只有这样，才能使项目具有针对性和可操作性。

10．问题的分布和目标人群是否查明

在明确问题是什么之后，就需要阐明问题的分布范围及其所涉及的人群，明确目标人群的特征、大小等。

11．项目设计是否紧扣目标

项目的目标是要解决存在的主要问题，它是指导项目设计、实施与评估的指南。只有在具有明确目标的前提下，才能进行下面的设计。反之，项目的设计必须紧密围绕目标，否则在项目结束后就无法保证目标的实现。

12．项目实施概率多大

明确实施该项目的环境条件、资源等因素是否具备。

13．费用-效益比如何

只有受益大于支出的卫生项目才有可能实施。如果一个项目的效益越好，其实施的可能性就会越大；反之亦然。

14．干预效果是否项目所期望的

有时项目产生了许多效果，有的效果往往很大。但是，从项目管理和评估的角度来看，一个项目是否成功，最为关键的是项目达到其所期望的效果，即项目计划的目标。

15．结果是否归于非项目的因素

由于在项目的实施过程中会有许多因素的影响，要明确项目最后所取得的效果哪些是由于项目的干预所产生的，哪些是由于其他因素（非项目因素）引起的，从而正确评估项目的成效。

16．是否为最有效率的项目

一个好的项目，不仅需要具有良好的效果和效益，同时也应该具备良好的效率，即用最小的投入和时间获得期望的效果和效益。

（五）选择评估指标与标准

在明确了不同等级目标后，应再列出相应的评估指标。指标是指测定变化的工具，利用它可明确目标是否达到及达到的程度。指标确立的原则主要有：

1．客观性

指标体系的设计应该能够客观地评估总体目标，要求每项指标都与总体目标保持一致，使每项都能够反映客体的本质。

2．独立性

指标的独立性要求指标体系中同一层次的指标是相互独立的，不互相包含，也不存在因果关系，并且指标之间不存在矛盾之处。指标独立性的要求，可以避免指标的重复，提高指标评估的科学性。

3．可测量性

为了提高指标评估的准确性，凡是可以量化的指标，应尽可能量化测量。凡是不能量化的指标，应尽量有明确的观察结论，为数量化分析奠定基础。

4．可比性

公共卫生项目的评估是对客体的判断，要想作出正确的判断，必须保证质的一致性。因此，设计指标时应注意选择具有质的一致性的内容，以保证具有可比性。

5. 简易可行性

要求指标便于实施、容易测量和得出结论。为了收集的方便，保证指标的准确可靠，应尽量简化测量的指标体系。

6. 时间性

即指标要有时间限制。因为很多指标是随着时间的变化而变化的，如果没有明确指标收集或分析的时间，往往就会得出错误的结论。例如，在评估促进儿童生长发育的项目中，其中一个重要指标为身高，由于身高在上午和下午的自然生理性变化，因此必须明确规定身高的测量时间。

满足了上述原则的指标被称为客观可证实性指标。确定评估项目效果的标准是对已经确定的评估指标进行数量的规定。因为，在评估一个项目的成效时，往往不是一个指标，而是一组指标表示项目的成效。这一组指标构成了项目的评估指标体系。在该指标体系中，必须明确每一个指标在该体系中的定位和价值，即指标的分值与权重问题。例如，反映儿童健康教育项目的评估指标有"儿童不良卫生习惯的改善"、"肥胖儿童比例的减少"、"儿童某种疾病的发病率下降"等，这几个指标在对评估项目成效的实际贡献实际是不同的，"儿童不良卫生习惯的改善"指标的价值就大于其他两个指标。为此，必须分析每一指标情况，给予不同的权重。此外，指标的标准的确定还是为了确定收集什么样的信息来证实项目效果。以"改善儿童不良卫生习惯"为例，可以通过以下途径收集相应的资料说明确定项目效果的标准。可通过父母、教师，找到参加项目的儿童不良卫生习惯得以改善的证据；可通过对儿童的观察，了解他们已经改善的卫生习惯；可通过体检，得到儿童身体状况改善的证据；可通过比较参加和未参加项目儿童的卫生习惯和身体状况之间的差异等，获得有关证据。

（六）确立资料收集与分析的方法

1. 选择资料收集的方法

评估资料的收集由一系列工作组成，包括：确定测量变量、选择测量方法、确定测量的真实性和可靠性、对测量的质量控制、记录并解释测量结果，等等。掌握及时、准确、可靠的信息是进行科学评估的基础，没有信息就没有评估工作。一般可以将资料的获取方法划分为以下几种。

（1）询问表调查法　根据调查目的拟订专门的调查表，由专门训练的调查员向被调查者询问来收集资料。询问调查一般采用抽样调查，要求样本有代表性。通过询问调查，既可以收集常规登记和报告所不能得到的资料，又能够核对其数据的准确性和完整性。

（2）通信询问调查法　调查表采用通信邮寄的方式分发给被调查者，由被调查者根据调查表的填写说明填写。这种方法易于开展，但是其应答率较低。

（3）观察法　分为两种。一种是直接观察，是指直接参与研究对象的活动中，观察、收集记录所需要的资料；另一种是非直接观察，调查者不参与研究对象的活动，只是将观察的结果记录，然后进行分析。

（4）健康检查法　采用健康检查和实验室辅助诊断等方法，找出可疑患者。该方法必须与询问相结合使用。

2. 收集资料时应注意的问题

在收集信息过程中，一般要问的重要问题是：

（1）要测量的变量是什么？

（2）对于要测量的变量是否有现成的、公认的测量技术？

（3）该测量技术是否在过去同本次测量类似的环境下使用过？

（4）本研究是否具有足够的时间、资源和技术来创造新的测量技术？

（5）被调查者是否乐于回答研究所提出的问题？

（6）信息的收集是否符合伦理的要求？

（7）所收集信息的可靠性如何？

3．分析资料

将资料分析划分为两个阶段：①调查资料的核对、整理与分析阶段；②对取得的调查资料进行判断、推理，得出有规律性的结论。根据不同的资料选择相应的统计分析方法，对资料进行处理、分析时应该考虑：

（1）要评估问题的特点是什么？

（2）要评估项目成功的标准是什么？

（3）所测量变量的性质是什么？

（4）选择的调查样本量是否有代表性，是否足够？

（5）所收集资料的真实性和可靠性是否令人满意？

（七）明确评估结果利用者及其期望

在完成以上（一）至（六）步骤后，评估者已经掌握了有关项目的基本素材。紧接着就要了解谁将要利用本资料的问题。正如以上所述，不同的机构和人群对于评估性研究的期望是不同的，因此他们利用评估所得资料的角度和动机也是有差异的。由此可见，只有在清楚评估结果的利用者是谁及其期望之后，才能撰写并提交有针对性、有价值的评估报告。

（八）撰写并提交评估报告

评估报告是项目评估的书面总结，撰写评估报告是项目评估工作的重要组成部分，是评估性研究的最后一个环节，应以认真、严谨、求实的态度对待报告的撰写工作。评估报告是采用书面文字的形式，系统地介绍项目评估的目的、方法、过程、结果及结论的一种特殊文体。一方面，评估结果和结论要通过一定的形式表现出来，才能对其进行传播、交流和应用；另一方面，对评估结果的表现过程又是对调查材料继续深入分析和研究的过程。有时，调查人员在撰写评估报告以前认为有些问题基本弄清楚了，但是当撰写报告时又不知如何下笔，这时才知道有些问题并不十分清楚，还得进一步深入分析与探讨。

有时，对于一项评估性研究往往需撰写几种不同类型的评估报告。例如，当利用者为政府领导时，评估报告通常只是简明扼要地说明项目的成效和产生的影响等，而忽略评估的方法学等问题；如果利用者为财政部门，评估报告的重点是阐述关于资金的使用情况，以及有关费用效益的问题等；如果评估报告的利用者为项目管理专业机构和专业人员，则评估报告必须详细描述和解释有关项目设计、实施、成效及其影响等所有问题。

通常项目评估报告应包含如下主要内容：

（1）回顾项目的历史，其中包括对项目计划的修改和变更。

（2）主要成果的总结。

（3）对比项目的计划目标和已实现的目标，分析其成败的原因。

（4）项目总决算，并说明成本偏差的原因。

（5）评估项目管理的得失。

（6）研究需要继续调查的问题。

（7）对未来项目管理的建议。

此外，一些大型公共卫生项目评估报告还包括如下内容：

（1）对项目进程中所出现的问题、冲突及解决办法的总结。

（2）项目阶段性总结，其中包括实际工期和原定进度的对比、实际成本和既定预算的对比等，为什么会出现偏差？程度多大？这些都应有详细的记载。

（3）对需要增加资源的工作任务的记载。

（4）对合作方支持方的总结在未来的项目中，如何才能改善合作关系。

（5）对项目中沟通的分析及提高沟通技巧的建议。

（6）从总体上分析项目管理的流程。

（刘　民　梁万年　王亚东）

参 考 文 献

1. 段明月. 世行贷款卫生项目对我国卫生发展的作用. 中国农村卫生事业管理，2004，24（1）：16-18

2. 梁万年，周纪安，段明月，等. 综合性区域卫生发展项目卫Ⅷ项目的效果评价. 中国卫生经济，1999，18（6）：19-21

3. 玛依夏提·马合木提，李月华，吴刚，等. 2002-2005 年新疆实施世行贷款/英国赠款中国结核病控制项目效果分析. 地方病通报，2006，21（5）：25-27

4. 李琰，王和平，赵晖，等. 卫生项目管理经验总结. 中国初级卫生保健，2005，19（5）：74-76

5. 冀永才，陈娟. 艾滋病项目管理模式的理论探讨. 中国初级卫生保，2007，21（5）：43-44

6. 苏春艳. 中英性病艾滋病防治合作项目的政策影响评估. 中国艾滋病性病　2007，13（2）：110-113

7. 陈仲丹，韩孟杰，魏然，等. 中国全球基金艾滋病项目目标管理效果分析. 中国公共卫生，2007，23（12）：1409-1411

8. 段明月. 中国西部地区传染性非典型肺炎与传染病防治能力建设项目总结与回顾. 北京：北京大学医学出版社，2006

9. 梁万年. 卫生管理学. 北京：人民卫生出版社，2007

10. 梁万年. 流行病学研究进展. 11 卷. 北京：人民卫生出版社，2007

第十章　基因组学与公共卫生

第一节　基因组学概述

人类医学遗传学研究已经进行了一百多年，但是真正从 DNA 的分子结构认识人类自身还是从 20 世纪五六十年代才开始的。在经历了漫长的研究历程之后，科学家们逐渐认识到，把一种生物学功能简单地与一种或几种基因对应起来的研究方法并不能明确地阐明生物学功能与基因本质的内在联系，只有从整体水平研究基因与蛋白质的关系，才能从根本上了解生命本质和现象。科学家们在众多生命科学计划中选择了以 DNA 测序为基本特征的人类基因组计划（Human Genome Project，HGP）作为探索生命奥秘和攻克人类顽疾的突破口。随后该计划的自然延伸——国际人类基因组单体型图计划（HapMap）也自动启动，其目的是在人类基因组中确定几百万个单核苷酸多态性（single nucleotide polymorphism，SNP）。这些项目的完成，为人类基因组与疾病的研究提供了重要的生物信息工具。此后，家系连锁分析（linkage analysis）、全基因组关联研究分析（genome-wide association study，GWAS），以及后基因组蛋白质组学和代谢组学研究的全面开展，使人类疾病的基因组学研究进入了一个新时代。

一、人类基因组计划诞生

从孟德尔遗传法则的提出及其在 20 世纪初的重见天日开始，DNA 被确立为遗传的物质基础。DNA 结构的确定、遗传代码的阐明、DNA 重组技术的发展，以及 DNA 测序技术的建立，在遗传学上均具有里程碑的意义，最终为 1990 年启动人类基因组计划奠定了坚实基础。

1985 年 6 月，美国能源部提出"人类基因组计划"的初步草案。1986 年 3 月，《科学》杂志上发表的短文中率先提出"测定人类整个基因组序列"的主张。1989 年，美国国立卫生研究院（NIH）设立了人类基因组研究所（National Human Genome Research Institute，NHGRI）开始该计划的实施。NHGRI 的第一任所长是著名科学家——DNA 分子双螺旋结构模型的提出者 James Watson。1990 年 10 月，人类全部 DNA 分子核苷酸序列测定完成。1999 年 12 月 1 日，人体染色体基因完整序列的测定完成。2000 年 6 月 26 日，人类基因组草图宣告完成，成为人类基因组计划进展的一个重要里程碑。

在国际人类基因组计划（以下简称"国际计划"）启动 8 年后的 1998 年，美国科学家克莱格·凡特创办了一家名为塞雷拉基因组学（Celera genomics）的小型私营公司，实施自己的人类基因组计划。与国际人类基因组计划相比，该公司希望能以更快的速度、更少的投资

（3 亿美元，仅为国际计划的 1/10）来完成人类基因组计划。塞雷拉基因组另起的计划被认为是对人类基因组计划的一件好事，因为塞雷拉基因组的竞争促使国际人类基因组计划不得不改进其策略，进一步加速其工作进程，使得人类基因组计划得以提前完成。

2001 年 2 月 12 日，国际人类基因组计划和塞雷拉基因组公司分别发表人类基因组图谱及初步分析结果。2003 年 4 月 15 日，美、英、德、日、法、中 6 个国家共同宣布人类基因组序列图完成，人类基因组计划的所有目标全部实现。该项目计划用 15 年时间完成人类基因组测序，但由于技术的加速进展，该计划于 2003 年提前完成。项目的主要目标是识别人类脱氧核糖核酸（DNA）的所有基因约（20 000 ~ 25 000 个），确定组成人类 DNA 的 30 亿个化学碱基对的序列，建立信息数据库，改进数据分析的工具，转移相关技术到私人企业，并且论及项目中可能出现的道德、法律和社会问题（ethnical，legal and social issues，ELSI）。

中国的人类基因组计划在中国国家自然科学基金委员会的支持下，于 1994 年启动，并得到国家高技术发展计划（863）和国家自然科学基金的资助。1998 年，中国南方基因组中心成立；1999 年，北方基因组中心和中国科学院基因组中心成立。1999 年 9 月，中国正式加入人类基因组计划，承担全基因组 1% 的测序工作。2000 年 4 月，我国完成人类第 3 号染色体上 3000 万个碱基对序列的工作草图。

人类基因组计划的完成，将对医学和生物技术的发展起着重要作用。随着对基因组的理解更加深入，新的知识会使医学和生物技术领域发展更迅速。在分子生物学水平上深入了解疾病的发生过程，对疾病的诊断和治疗有重要的推动作用。对于 DNA 的进一步认识，还将有助于新药的开发。一些生物医药公司已开始研制用基因测试方法预测多种疾病。对疾病相关基因的研究，可能对相关疾病的治疗有显著影响。人类基因组计划对生物学研究领域也有许多切实的帮助。例如，当研究人员研究一种疾病时，通过人类基因组计划所提供的信息，可能会找到与某个基因相关。通过人类基因组数据库，可以查询某个基因的基本信息，包括它的结构、功能，以及与人类其他基因之间的进化关系，或者与小鼠、酵母、果蝇基因的关系，可能存在的重要突变，与其他基因的相互作用，在哪些组织中它是活化的，哪些疾病与之相联系等有利于生物学研究的重要信息。分析不同物种 DNA 序列的相似性会给进化研究指明一个更广阔的路径，很多进化问题可以追溯到分子生物学水平。

二、基因组学及其研究内容

（一）基因组

这个术语用于描述生物的全部基因及染色体组成。基因组学由 Roderick 等于 1986 年首先提出，是指对所有基因进行基因组作图、核苷酸序列分析、基因定位及基因功能分析的一门科学。基因组研究主要包括两方面内容：以全基因组测序为目标的结构基因组学（structural genomics）和以基因功能鉴定为目标的功能基因组学（functional genomics）。结构基因组学是基因组分析的早期阶段，以建立生物体高分辨率遗传、物理及转录图谱为主。功能基因组学是结构基因组学的延伸，利用结构基因组学提供的信息，系统地研究基因功能，以高通量、大规模实验方法及统计学与计算机分析为特征。

（二）结构基因组学

结构基因组学通过基因作图、核苷酸序列分析来确定基因组成、基因定位的一门学科。

人类基因组包含巨大的信息量，必须将这一研究对象进行分解，使之成为较易操作的小结构区域，这个过程就是基因作图。根据使用的标志及手段不同，可以分为 3 张图，即构建生物体基因组高分辨率的遗传图、物理图、转录图。一个生物体基因组的最终图就是它的全部DNA 序列。

（三）功能基因组学

又称后基因组学（postgenomics），它利用结构基因组所提供的信息和产物，发展和应用新的实验手段，通过在基因组或系统水平上全面分析基因的功能，使得生物学研究从对单一基因或蛋白质的研究转向多个基因或蛋白质同时进行系统的研究。这是在基因组静态的碱基序列明确之后转入对基因组动态的生物学功能学研究。它以高通量、大规模实验方法与计算机分析结合为特征。研究内容，包括基因功能发现、基因表达分析及突变检测。基因的功能，包括生物学功能，如作为蛋白质激酶对特异蛋白质进行磷酸化修饰；细胞学功能，如参与细胞间和细胞内信号传递途径；发育功能，如参与形态建成等。功能基因组学采用的手段，包括经典的减法杂交、差示筛选、cDNA 代表差异分析以及 mRNA 差异显示等，但这些技术不能对基因进行全面、系统的分析。应运而生新的技术，包括基因表达的系统分析、cDNA 微阵列、DNA 芯片技术等。

蛋白质组学（proteomics） 由于大部分细胞生命活动是在蛋白质水平、而不是 RNA 水平发生的，且蛋白质有其自身特有的活动规律，所以仅仅从基因的角度来研究是远远不够的。例如，蛋白质的修饰加工、转运定位、结构变化、蛋白质与蛋白质的相互作用、蛋白质与其他生物分子的相互作用等，均无法在基因组水平上获知。因此，萌发了一门在整体水平上研究细胞内蛋白质的组成及其活动规律的学科——蛋白质组学。

1995 年，澳大利亚 Wasinger 等首先提出了蛋白质组（proteome）的概念，目前较为公认的定义是：在一种细胞内存在的全部蛋白质。在特定时间、环境及实验条件下，基因组活跃表达的蛋白质为功能蛋白质组（functional proteome），它只是总蛋白质组的一部分。蛋白质组和功能蛋白质组是生命科学新的研究内容。

三、基因组学对于人类疾病研究和预防的意义

基因组学是从整体上研究一个物种的所有基因结构及功能的科学。它第一次揭开了人类基因组结构的神秘面纱。人类基因组由 30 亿个碱基和大约 20 000 ~ 25 000 个编码蛋白的基因组成，两个不同个体之间的基因序列相似性为 99.99%。根据结构基因组学提供的信息，通过对不同人种和不同人群的基因序列比对，分析人类起源、进化、迁徙与分子多态变化的相互关系，研究不同地理区域人群和种群之间个体遗传差异性及其与进化的关系，将为探索生物起源、进化的规律性提供证据。

基因组学的诞生使医学研究进入了一个新时期，在对疾病的认识、诊断、治疗和预后判断各个方面，基因组学给医学带来翻天覆地的变化。HGP 最初是作为一项治疗肿瘤等疾病的突破性计划提出的，因此该计划一直将疾病基因的定位、克隆、鉴定作为研究核心，形成了疾病基因组学研究（genomic study of disease），其主要目标之一是使现代医学从基因入手治疗各种与基因异常相关的疾病，并开展以基因为基础的新药研制。随着基因组"工作草图"的问世，通过定位克隆和候选基因克隆的方法确定了许多单基因疾病的候选基因，并逐步对

其结构及功能进行分析。目前，常见的多基因复杂遗传病已成为疾病基因组学研究的重点。目前威胁人类生命的三大疾病——肿瘤、心血管疾病和糖尿病，均属于复杂遗传疾病，也是对人类健康及社会危害最大、需要重点防治的疾病。研究显示，引发多基因遗传病的数个基因的 SNP 及其特定组合可能是造成疾病易感性的最重要原因。因此，基于群体中某种疾病与某个特定等位基因频率的相关性进行 SNP 的关联分析（association analysis），可能是研究多基因病发病机制的关键。

医学遗传学研究最终目标是服务于临床。临床上药物治疗失败和副作用可能都具有很强的遗传成分，药物基因组学（pharmacogenomics）就是研究遗传因素所决定的个体对药物的反应。如果已知患者的基因型，就有可能根据其基因型进行个体化药物种类及剂量的选择。例如，青少年的成人发病型糖尿病（maturity onset diabetes of the young，MODY）研究已发现糖尿病的不同临床表型。葡萄糖激酶突变型的患者一生都会出现轻度、持久的空腹高血糖，只是他们的血糖因缺乏敏感调节而处于较高水平，因此并不需要治疗。而 HNF1A 基因突变型的患者会出现进行性高血糖，但这些患者对降血糖的治疗非常敏感。因此，基因组学对这些患者的诊断和治疗来说是革命性进步。此外，由于基因组学规模大、系统性强，药物基因组学根据不同的药物效应对基因进行分类，有可能大大加速新药开发的进程，全基因组的 SNP 关联分析研究成果可以为制药工业提供新的药靶。另外，在提高新药研制的功效、重新估价过去未通过审批的新药、临床治疗等方面，基因组学的应用前景广阔。

基因组学研究对相关生物技术产业将产生有力的推动作用，基因组的大规模运作推动了生物技术科研与开发走向操作的规模化、自动化。基因组的发展还促使诞生了许多新学科、新领域，包括生物信息资源的收集、储存、分析、利用、共享、服务、研究与开发的生物信息学；以基因组学与临床医学、医药产业的密切结合为基本特征，以基因治疗为突破口，研究不同个体疾病、药物反应与 DNA 多态关系的疾病基因组学及药物基因组学等。

随着人类基因组计划的全面推进，其研究重心已逐渐由结构基因组转向功能基因组，基因组学研究进入了后基因组时代。以探索基因表达及调控规律、构建基因表达图谱、实施人类基因组计划外延目标的后基因组计划正在兴起。可以预见，基因组学将会对人类的健康产生深远的影响。

第二节　人类疾病的基因组学研究

一、原理与方法

（一）基本原理

利用基因组信息研究与疾病相关的基因，通常有两种方法：一种方法是通过全基因组的连锁分析（linkage analysis），寻找可能含有与疾病相关基因的染色体区域；然后再在所定位的区域中寻找与疾病相关的等位基因（allele）及基因型（genotype）。这种方法通常需要高信息量的基因型数据（informative marker），例如，微卫星标志物（microsatellite marker）。另一种方法是利用 SNP 进行关联分析，即候选基因关联研究（candidate gene association study）

及全基因组关联分析（genome-wide association study，GWAS），直接寻找与疾病相关的等位基因及基因型。

（二）全基因组的连锁分析

1. 连锁分析（linkage analysis）

连锁分析是一种将分子生物学与统计遗传学方法相结合对人类疾病进行基因定位的重要方法。其基本原理是，同一个家庭内的患者很可能从共同祖先接受相同遗传物质的 DNA。这种 DNA 的变异可以用测量基因位点、分析家庭成员内相邻的两基因位点之间的重组，来确定两个位点是否连锁。连锁分析有参数及非参数两种方法。参数连锁分析（parametric linkage analysis）是最早、最完整的统计学方法（Newton Morton，1950），它要求指定在某一位点的基因型是如何影响疾病及特征的，即遗传模式（mode of inheritance），例如显性（dominant）、隐性（recessive）遗传，疾病的外显（penetrance），等位基因频率（allele frequency）等。〔非参数连锁分析通过检查亲属对中是否有更大可能携带相同基因，即所谓的亲（血）缘一致性（Identity by descend，IBD）。通常患者较正常人可能更多携带危险基因等，特别是罕见疾病，患病的亲属更可能携带危险基因〕。全基因组连锁分析（genome-wide linkage scan）通常在全基因组内等距离检测 400 多个微卫星位点。

2. 对数优势记分法（log odds score，LOD）

对数比值记分是一种最有效的连锁分析方法。对于某个家庭成员的某特定染色体区域内，可观测到基因位点与疾病位点之间的重组。如果某位点与疾病有连锁，则发生重组的可能性小。假定有连锁时（$\theta < 0.5$）观测到有重组事件家系（庭）（pedigree）的可能性与无连锁时观测到这样家系（庭）的可能性的比值，取对数后即为 LOD。

$$LOD = \log_{10} \frac{L(pedigree \mid \theta = x)}{L(pedigree \mid \theta = 0.5)}$$

假定已知两个标志物（基因位点）间的重组及家系（庭）人口数，所观测到某个家系（庭）中某个基因位点发生重组的人数服从二项分布（binomial distribution），即似然函数为：

$$Pr(R/N) = C_n^r \theta^R (1 - \theta)^{NR}$$

假如观测到如下一个家系，病人与非病人在某个位点的基因型分别为 D ‖ d 和 d ‖ d。很明显，前 4 个子女为非重组（NR），最后一个是重组型（R）（图 10-1）。如两个标志物之间无连锁，即 $\theta = 0.5$，观测到这样一个家系的可能性为：$Pr(R = 1 \mid N = 5) = C_5^1 0.5^1 (1 - 0.5)^{5-1}$；如两个标志物间存在连锁 $\theta = 0.05$，则观测到这样一个家系的可能性为：$Pr(R = 1 \mid N = 5) = C_5^1 0.05^1 (1 - 0.05)^{5-1}$。LOD 可直接计算得到：$LOD (x = 0.05) = L_1/L_0 = 10 \times 0.07673$。实际上，可通过最大似然估计法得到 LOD 最大时的 θ 估计值。由于这种方法只是根据两个位点计算的，所以又称两点 LOD score（two-point LOD score）。连锁分析可检测家系（庭）内的关联。如对多个家系进行连锁分析，可将各个家系（庭）的 LOD 相加。因为总似然函数是各个独立家系（庭）的似然函数的相乘积，取对数后即为相加之和。如 LOD>3，可考虑存在很强的连锁。

3. 患病同胞对子（affected sib pairs，ASP）

患病同胞对子是最常用的亲属对子方法，属于非参数连锁分析。患病同胞对子由于是亲（血）缘一致性（IBD）的，他（她）们共享某个等位基因。一般来说，对于一或两个等位基因位点如 SNP，兄弟姐妹预计可能共同携带两个等位基因的概率为 0.25，携带一个等位基

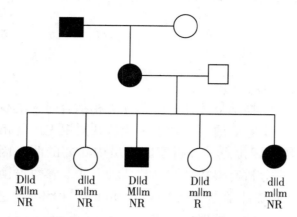

图 10-1 某家系中两个位点的遗传信息

注：〇和□分别表示未受累（患病）的女性和男性，黑色表示受累（患病）的个体。D ‖ d 和 d ‖ D 分别表示受影响和未受影响的某疾病位点的基因型。M ‖ m 和 m ‖ m 表示受影响和未受影响的标志位点的基因型。

因的概率是 0.5，不携带任何等位基因的概率是 0.25。如果基因位点与疾病存在连锁，患病的同胞对子携带 0、1 和 2 个共同等位基因的平均概率分别为 0.25、0.5 和 0.25。例如，对 N 对患病同胞进行连锁分析，共享 0、1 和 2 个等位基因的亲（血）缘一致性的人数分别为 n_0，n_1，和 n_2；期望的对子人数为 0.25N，0.5N 和 0.25N。采用卡方检验方法很容易判断所观测的共享等位基因的亲（血）缘一致性的人数是否显著高于预期人数。因为 0、1 和 2 是有序变量，也可进行趋势检验（trend test）。

上述两种常用的连锁分析方法中，一般情况下 *LOD* 记分法的检验效率（power）较高，比较适用于孟德尔遗传病（Mendelian disease）的研究，但计算所需的一些参数通常很难获得。如两个位点 *LOD* 分析提示存在连锁，应进行多点连锁分析（multipoint *LOD* score analysis）及单倍型分析（haplotype analysis）来确定侧翼序列标记（flanking marker）及连锁区域。ASP 虽是一种非参数方法，但也可以进行统计学检验，通常适合于大量位点中筛选、寻找连锁位点。

4. 定量性状的连锁分析（quantitative trait linkage analysis）

定量性状的连锁分析是另一种复杂疾病的基因定位方法。许多复杂疾病如神经精神疾病、心血管疾病的定量性状如高血压及高血脂等，可帮助疾病的基因定位。Haseman-Elston 回归分析是一种利用同胞对子进行定量性状连锁分析的方法。通过将同胞对子间某定量性状的差异的平方及其共享等位基因（shared IBD）的数量进行回归。如果某个基因与所研究的性状有连锁，共享两个等位基因同胞对子常有相同的性状（Haseman-Elston，1972）。根据同胞对子设计，Fulker 等提出了利用方差分解的多点连锁分析方法，后来被扩展为利用加系数据（Almasy 及 Blangero）。Solar 软件可用来进行定量性状的两点及多点的连锁分析。

连锁分析通常在全基因组范围内进行，通过等距离检测基因位点（locus），通常是多等位基因位点（multiallelic locus），如微卫星位点。一旦发现可能含有与所研究疾病有关的染色体区域，即需进行精细定位（fine mapping）及相关基因的关联（association）分析。

（三）关联分析

20 世纪 90 年代后期，关联分析一直被视为确定疾病相关基因的主要研究方法。连锁分析的优点是能对某一染色体区域进行定位，被定位的区域可能包含潜在与疾病相关的基因，但缺点是不能确定具体与疾病相关的基因，而关联分析往往能够在连锁分析的基础上进一步确定疾病相关基因。

候选基因研究（候选基因关联分析）是确定疾病相关基因最常用的研究方法，包括以家系为基础的研究和病例-对照研究，通常是对已经选择的某些基因进行研究。在关联分析研究前期，可能某些基因功能未知，研究人员通常可根据连锁分析结果在连锁区域内选择一些基因作为研究对象，例如基于孟德尔遗传疾病的研究。然而使用连锁分析研究人类复杂遗传疾病时，由于复杂遗传疾病的连锁区域各不相同，也就很难在连锁区域内确定候选基因。随着分子生物学技术的发展，越来越多的研究者根据疾病的分子病理学机制，利用生物信息学指导候选基因的研究。

人群中的关联研究可采取如下步骤进行：选择候选基因，确定单核苷酸多态性，对样本进行单核苷酸多态性分型、单点或基因型-表型关联分析及单倍型分析。但也有研究者认为，候选基因的关联分析有一定偏倚，因为所研究的基因功能一般已知，而许多未知的基因功能可能被忽视。但全基因组关联分析可以弥补这一缺点。

（四）全基因组关联研究

HapMap 计划的完成为全基因组关联研究奠定了重要基础。随着基因检测技术的发展，全基因组关联（genome-wide association，GWA）分析已经成为一种重要的研究方法。进行全基因组关联分析最常用的方法是病例-对照（case-control）研究设计。一组是病人，另一组是正常人，通过从采集的血液及口腔唾液中提取细胞，然后从细胞中提取 DNA 并纯化。用高通量基因检测技术，选择性地检测可反映遗传变异的标志物——单核苷酸多态性（single nucleotide polymorphisms，SNPs）。如果某些 SNPs 的出现频率在病人组显著高于对照组，则提示该 SNP 与疾病"相关"。这些相关的 SNPs 提示某个染色体区域可能与疾病有关。然而，与疾病存在统计学相关的 SNPs 可能并不直接导致疾病，它们也许只是与真正的致病基因相关而已。在基因组关联分析发现相关的 SNPs 后，应采取进一步的方法去发现疾病的关联基因。例如，对某个特定区域进行 DNA 碱基测序，去发现真正与疾病相关的遗传变异，或进行基因表达分析。

2007—2009 年，欧美国家先后开展多种慢性复杂疾病的全基因组关联分析，为全面系统研究复杂疾病的遗传因素掀开了新的一页，也为了解人类复杂疾病的发病机制提供了更多的线索。2008 年安徽医科大学皮肤病遗传学科研团队开展了我国第一项全基因组关联分析研究。在 1 号染色体上发现了汉族人银屑病的易感基因。研究结果发表在《Nature Genetics》杂志上（图 10-2，Zhang，Huang 等，2009）。目前该研究团队正在进行其他几种皮肤病的全基因组关连分析。2009 年，经过专家论证，国家自然科学基金决定疾病的全基因组关联研究立项，以期建立我国的疾病关联研究及分析平台。

1. 研究设计

（1）家系研究（pedigree-based study） 是以患病个体家系为基础的研究。通常对家系中所有个体包括患病和未患病的个体进行基因分型。如至少有两个患病个体的家系称为多发家系（multiplex），如只有一个患病个体的家系称为单发家系（singleton）。所有连锁分析均以家系为基础，LOD score 分析依赖于患病个体间的基因重组率。一个家系中患病个体越多，有利于连锁分析的信息就越多。ASP 分析要求家系中至少有两个同胞罹病。连锁研究通常应

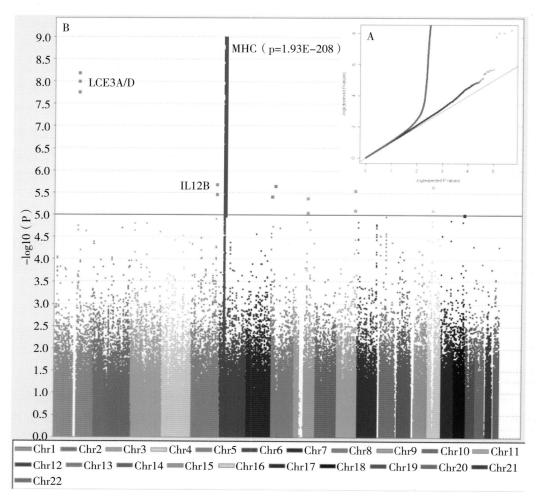

图 10-2　银屑病全基因组关联分析结果染色体图
（Zhang，et al.，*Nature Genetics*，2009）

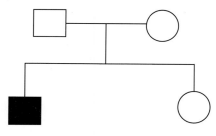

图 10-3　只有一名患儿的核心家系

用等距微卫星标志（约 400 个）对整个基因组进行基因分型。

　　家系也可用于关联研究。最常用的一种关联研究设计方法是先证者-父母组成的家系。该设计既可用于连锁分析，又可用于关联研究。图 10-3 显示的是只有一名患儿的核心家系，患儿与正常父母组成了一个先证者-父母家系，常可用于关联分析。同时，患者及其正常同胞组成的对子也可用于关联分析，适合迟发型疾病（如阿尔茨海默病、帕金森病等）的研究，因为这些疾病的患者年龄偏大，他们父母的信息很难获得。家系（庭）成员和代数越多，系谱结构可能越复杂。

　　家系设计用于关联研究具有更大功效，因为家系不易受种群结构的影响。但是收集大量的家系以确保充分的统计学效率非常困难。如研究类似阿尔茨海默病和帕金森病等迟发型疾病，收集足够多的父母健在的老年病人几乎不可能，而且基于家系的研究结果很难推广到一般人群中的散发病例。

（2）病例-对照研究　是关联研究中最常用的方法。与家系研究相比，病例-对照研究更易于操作，并且能考虑到其他已知与疾病相关的基因及环境因素。但是该种研究不可避免受人群结构的影响，导致许多病例-对照研究的结果无法重复。

表 10-1 是一项有基因型数据的典型病例-对照研究结果的归纳。表中的 1 和 2 表示一个 SNP 上的两个等位基因，11、12 和 22 分别代表 3 种不同的基因型。$N1_{11}$、$N1_{12}$ 和 $N1_{22}$，分别是病例组基因型 11、12 和 22 的例数；$N0_{11}$、$N0_{12}$ 和 $N0_{22}$ 是对照组中各基因型的例数。通过比较病例与对照组中基因型及等位基因频率，可以发现与疾病相关的基因型及等位基因。如不假定任何遗传模式，可用卡方检验检测病例与对照的基因型及等位基因频率是否不同。如假定某个特定遗传模式（例如，显性或隐性遗传模式），可将 2×3 表转换为表 10-1A 及表 10-1B 的 2×2 表。

表 10-1　单个基因型的病例对照研究

| | 基因型 | | | |
	11	12	22	合计
病例	$N1_{11}$	$N1_{12}$	$N1_{22}$	N1
对照	$N0_{11}$	$N0_{12}$	$N0_{22}$	N0
合计	N_{11}	N_{12}	N_{22}	N

表 10-1A　显性遗传模式基因型的病例对照研究

| | 基因型 | | |
	11	12+22	合计
病例	$N1_{11}$	$N1_{12}+N1_{22}$	N1
对照	$N0_{11}$	$N0_{12}+N0_{22}$	N0
合计	N_{11}	$N_{12}+N_{22}$	N

表 10-1B　隐性遗传模式基因型的病例对照研究

| | 基因型 | | |
	11+12	22	合计
病例	$N1_{11}+N1_{12}$	$N1_{22}$	N1
对照	$N0_{11}+N0_{12}$	$N0_{22}$	N0
合计	$N_{11}+N_{12}$	N_{22}	N

同样，可以用一个 2×2 表检验病例-对照研究中哪个等位基因与疾病相关（表 10-2），$N1_1$ 和 $N1_2$ 分别表示病例组等位基因 1 和等位基因 2 的染色体数，$N0_1$ 和 $N0_2$ 分别表示对照组等位基因 1 和等位基因 2 的染色体数。不过，从基因型到等位基因的转换要求 SNPs 基因型符合 Hardy-Weinberg 平衡律。

表 10-2　等位基因的病例对照研究

| | 等位基因 | | |
	1	2	合计
病例	$N1_1$	$N1_2$	N1
对照	$N0_1$	$N0_2$	N0
合计	N_1	N_2	N

（3）家系为基础的病例-对照研究（family-based case-control study）　该方法在一定程度上可以克服病例-对照研究的某些缺点。病例-对照研究受人群结构影响较大，这可能是很多研究结果未被验证出来的主要原因。通过选择病例的同胞作对照来匹配其遗传背景及可能的共同家庭环境，这与传统流行病学研究有很大差异，后者常需避免过分匹配。研究表明，许多复杂性疾病如神经系统疾病、心血

管疾病、精神疾病都与儿童早期生活环境相关，而生活环境很难量化。家系为基础的病例-对照研究可在某种程度控制这些因素。但这种数据分析需要有特殊分析方法来处理病例与正常对照的相互关系。家系为基础的病例-对照可以扩展到多个病例与多个同胞，这与n：m匹配的病例-对照研究设计十分相似。

2. 分析方法

（1）连锁分析　LOD 及卡方检验是疾病与全基因组关联的连锁分析主要方法。有很多分析软件可以使用，例如，VITTESSE、FASTLINK 可用于计算连锁分析的 LOD；Merlin、GENEHUNTER 软件可用于分析 ASP 数据；数量形状的连锁分析可使用 SOLAR、QTDT 软件。

（2）连锁不平衡检验（transmission disequilibrium test，TDT）　是 Spielman 及 Ewens（1996）首先提出的一种检验已存在连锁的关联方法。TDT 的最基本前提，是基因位点的等位基因由亲代传递至子代是不平衡的。TDT 的最基本采样单元是一个子代患病的小家系（包括父母及患病子代）。

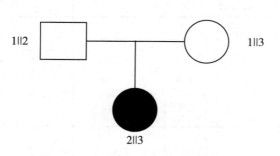

图 10-4　有一个患病儿童的核心家系

在图 10-4 中，患病子代的父亲、母亲都是杂合子，据此可以推测等位基因（该病例中的等位基因 2、3）的传递来源。如能收集足够多的子代样本，就可以比较每个传递或不传递的等位基因频率，这是 TDT 检验的最基本家系。考虑含等位基因 1、2 的一个位点，可以收集样本量为 200 例的患病子代，对已知连锁区域的候选基因 SNP 进行分型。需注意的是，TDT 的偏倚取决于其父母的基因型。

最初的 TDT 现已延伸为可用很多方法验证多重等位基因位点（ETDT）（Sham 及 Curtis，1995）。例如，数量性状、系谱连锁不平衡（PDT）（Martin、Monks 等，2000）、考虑基因分型错误 TDT-AE 及仅有同胞可用于分型（Sib-TDT）的情况等。最初的 TDT 仅用于检验一个等位基因的优先传递。这对 SNP 很适用，但对微卫星而言，因有多个等位基因，可能导致多重检验。高通量 SNP 基因分型可检验孟德尔遗传中的不一致性，但它最多仅能检测出基因分型 50% 的错误。因此，如是应用 SNP 的 TDT，在设计时必须考虑这一点，否则可能增加假阳性的关联结果（Gordon、Finch 等，2002）。

（3）条件回归分析　TDT 仅能检测等位基因的传递及不传递，不能检测基因-基因之间的相互作用。Cordell 等（2004）提出在基因关联研究中可应用虚拟（伪）病例-对照（pseudo-case-control）分析方法，为研究疾病与基因的关联性、基因-基因及基因-环境的相互作用提供了一个统一的框架。

虚拟病例-对照研究是基于包括患病一代及其父母亲信息，建立一个病例-对照数据集，包括作为"病例"的患病一代及由其亲代基因型构成的假设对照。按 1：1 或者 1：3 配对建立假设的病例-对照数据集。例如，对病例-双

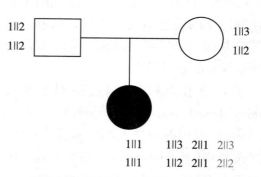

图 16-5　病例-双亲研究的连锁位点

亲两个连锁位点的基因型进行分析（图10-5），可明显看出是基于亲代的基因型。

按图10-5可推论出3种基因型。例如，在第1个位点，患儿的基因为1 ‖ 1、父亲型为1 ‖ 2、母亲为1 ‖ 3。如是随机传递，也可推论患者其他3种可能的基因型，即1 ‖ 3、2 ‖ 1及2 ‖ 3。同理，可推论出第2个位点的3种基因型。3种推论出来的基因型可用作关联分析的假设对照。但如考虑双亲的单倍型，仅能保留最后一种基因型。上例中仅有一个假设对照，每个病例-双亲（父母）组，依据设计要求即可得一个1：1或者1：3的病例-对照数据集。

（4）条件Logistic回归（conditional logistic regression）分析　可以用于分析虚拟（伪）病例-对照数据。该条件似然函数可写成：

$$L = \frac{P(D \mid g_c, g_f, g_m)}{\sum_{g_c^*} P(D \mid g_c^*, g_f, g_m)}$$

上式中 g_c、g_f、g_m 分别代表子代、父亲、母亲的基因型；D 代表子代患者；g_c^* 代表虚拟（伪）病例-对照所有可能的基因型。按此似然函数，可以研究3人一组数据的遗传关联性及基因-基因的相互作用。

Logistic回归可用于分析病例-对照设计的遗传数据。对单个SNP有3种基因型，即两个纯合子1/1、2/2及一个杂合子1/2。如选择纯合子1/1作为对照，logistic函数可以被定义为：

$$\text{logit}(p) = \alpha + \beta_1 \text{SNP}_{het} + \beta_2 \text{SNP}_{hom}$$

上式中 SNP_{het} 表示杂合子1/2，SNP_{home} 表示杂合子2/2。

按Logistic函数，可通过与参照组基因型1/1比较，用最大似然模型拟合来评估某个SNP是否与疾病有显著型关联，检测其他基因型是增加、还是减少疾病风险。单个SNP的Logistic回归分析结果应与卡方检验结果接近。但Logistic回归可控制潜在混杂效应，分析基因-基因、基因-环境间的交互作用。

（5）随机效应Logistic回归　随机效应回归（random-effect logistic regression）用于分析基于家庭的病例-对照数据。例如，研究遗传关联，将一个家庭中的所有兄弟姐妹都纳入研究中。因为兄弟姐妹不仅从亲代继承了至少一半的遗传特性，而且他们同处于一个共同的家庭环境下，具有相同的生活环境及生活方式。这与他们患某种疾病的可能性是密切相关的。这种联系可能违背了统计学模型的基本假设，有可能低估参数估计的标准误。因此，需要有新的方法来分析这类数据。

假设 p_{ij} 是个体 i 在家庭 j 中患有某种疾病的可能性。$\text{SNP}_{het,ij}$ 和 $\text{SNP}_{hom,ij}$ 分别为个体 i 在家庭 j 中一个基因位点的两个基因型。一项随机效应logistic模型可以定义为：

$$\text{logit}(p_{ij}) = \alpha + \beta_1 \text{SNP}_{het,ij} + \beta_2 \text{SNP}_{hom,ij} + \mu_j$$

上式中 μ_j 为表随机效应，常很难发现，由家庭中每一个成员分担，常假设其符合标准正态分布 $N(0, \sigma^2)$。如结局为一种数量性状，即连续变量，例如，肥胖（体重指数）、血压等，可采用线性随机效应模型，常称线性混合-效应模型。有很多软件可以进行这种分析，例如，SAS软件包中的Proc NLMIXED、Proc MIXED，Stata统计软件中的xtlogit和xtreg命令。

（6）基因-基因、基因-环境的交互作用　近来基因-基因交互作用（epistasis，或gene-gene interaction）逐渐引起人们的重视，尤其在复杂疾病的易感基因研究中基因与疾病关系研究成功地发现了单基因遗传病的基因。然而，对于糖尿病、哮喘等这类复杂疾病却显得无能为力。这可能是因为影响疾病的因素较复杂，如多个基因、多种环境因素的影响，以及不完全性外显，其中基因–基因的交互作用可能是主要原因。例如，一个基因的作用被另一个基因的作用改变或掩盖。1909 年 Bateson 首次用基因–基因交互作用（epistatic）术语来描述这种掩饰作用（masking effect），即一个基因位点（locus）上的等位基因（allele）作用掩盖另一个等位基因位点的作用。这通常也被看做是同一位点两个等位基因的显性作用（dominance）的扩展。一个经典的生物学交互作用的例子是决定小鼠颜色的基因位点及其等位基因。假定有两个位点 G_1 及 G_2 能影响小鼠的颜色（表 10-3），G_1 位点有两个等位基因 B 及 b，G_2 有两个等位基因 G 及 g，小鼠可能有白、黑或灰 3 种颜色。由表 10-3 可见，无论其 G_1 位点的等位基因是什么，只要小鼠携带等位基因 G，其必然呈灰色，这时即称 G 对 g 是显性的，即 G 掩盖了 g 的作用。同样，对 G_2 位点携带 g/g 等位基因的小鼠，只要携带等位基因 B 都是黑色的，即对于位点 G_1 来说，等位基因 B 对 b 是显性的。然而，如果位点 G_2 的等位基因不是 g/g，位点 G_1 的作用就不可预测。携带等位基因 G_2 的小鼠，无论其位点 G_1 的基因型是什么，都是灰色的。也就是说，位点 G_1 的作用被位点 G_2 部分掩盖了，即 G_2 对 G_1 存在交互作用。

表 10-3　经典的生物学交互作用：携带不同基因型小鼠的颜色

位点 G_1 的基因型	位点 G_2 的基因型		
	g/g	g/G	G/G
b/b	白色	灰色	灰色
b/B	黑色	灰色	灰色
B/B	黑色	灰色	灰色

另外，统计学意义上基因–基因之间的交互作用可表明两个位点作用呈偏离线性或呈 Logistic–线性模式。例如，用 Logistic 模型检验两个 SNP 的交互作用，可用似然比检验。主效应模型包括每个 SNP 的主效应及其他需控制的变量。例如，SNP1（$S1$）和 SNP2（$S2$）的基因型被假定为 11、12 及 22，等位基因 2 为危险基因，如不包括相关变异，其主效应模型可定义为：

$$\ln\left(\frac{p}{1-p}\right) = \alpha + \beta_1 S1_{11} + \beta_2 S1_{22} + \beta_3 S2_{12} + \beta_4 S2_{22}$$

全模型中包括两个主效应项及交互作用项。

$$\ln\left(\frac{p}{1-p}\right) = \alpha + \beta_1 S1_{11} + \beta_2 S1_{22} + \beta_3 S2_{12} + \beta_4 S2_{22} + \gamma_1 S1_{12}S2_{12} + $$

$$\gamma_2 S1_{12}S2_{22} + \gamma_3 S1_{22}S2_{12} + \gamma_4 S1_{22}S2_{22}$$

上式中，最后 4 项表示两个 SNP 主效应的乘积，即交互作用项。如两项主效应的联合作用明显，可能提示两个 SNP 之间存在明显的交互作用。

可用似然比检验（likelihood ratio test，LRT）检测交互作用。因此，必须计算出仅包括每个 SNP 点主效应模型的对数似然值。LRT 检验以全模型和主效应模型之间的对数似然值的差异为基础：LRT = 2 × （LL_{full} - LL_{main}），LRT 服从 χ^2 分布。

主效应参数与全效应模型参数数目之差为自由度。如上例，自由度 = 8 - 4 = 4，据此可得出交互作用 P 值。同样，也可构建评估基因–环境，或环境–环境交互作用的模型。

理论上计算全基因组所有可能的两个 SNP 之间的交互作用是可能的，但是由于计算及统计的限制，计算所有可能的 SNP 交互作用不可行。对于大多数复杂疾病来说，人们普遍公认基因–基因、基因–环境、环境–环境交互作用影响着表型。应如何揭示这种复杂性呢？在相关领域普遍使用的一种方法就是借鉴计算机科学的数据挖掘（data mining）算法，生物医学文本挖掘、生物信息学、基因表达分析。虽然许多算法都已经在统计遗传学中发展和应用，但应用最广泛的是随机森林（random forest）技术。在初始化研究中，随机森林选择一个次级样本或者重新选取一个样本创建一个训练集；未被抽选的样本作为试验集。再选择一组 SNP 在训练样本上进行测试。计算每个 SNP 与结局变量之间的关联性，关联性最强的 SNP 被用于将数据分为两个子集（例如，根据一个关联性最强的 SNP 将样本分成 1/2 或 2/2 基因型携带与 1/1 基因型携带者的个体）。在每个子集中，继续分析剩余的 SNP 与结局变量之间的相关性。如仍有明显的相关性，该 SNP 将再被用于进一步划分数据。依次递归分割，直至子样本量低于一定数量或者未再发现显著性的分组。这个过程就像"植树"，随机森林是由数百或数百万棵树组成的森林。用训练集"种植"每棵树后，用独立的或者"袋外"验证数据对树进行检验，而且这种对树的预测能力可以通过正确分类及错误分类率的比较来计算。重复"植树"的过程，致使预测变量重新排列，打乱原有的相关关系。重复这个过程，每个变量预测能力的重要性（variable importance）可由检验数据与排列后数据集之差得到。变更预测的相关性后，每个变量的预测能力可以通过试验集与变更后数据集之间的差异来计算。利用森林中的所有信息，可通过森林中所有树的平均值来测量这些变量的重要性。机器学习算法（machine learning algorithm）较随机森林更有吸引力的原因，是其高效性及处理大量数据的可行性（如 GWA 研究数据的处理），以及可模拟单个 SNP 的主效应及高阶交互作用。

（7）多重检测 在大规模的关联研究中，必须解决多重检测这样一个重要问题。寻找一种疾病或性状遗传变异的相关性，需统计学检测数以千计至百万计的 SNP。例如，测试 100 000 个 SNP 的相关性时，即使该疾病不存在单核苷酸多态性，也有可能在 0.05 水平检测出 5 000 个 SNP。因此，检测大量 SNP 的相关性时，多重检测是必要的。

许多方法都可以验证多重检测的正确性（Dudbridge，2006）。采用 Bonferroni 校正、排列检验（permutation test）、错误检测率（FDR）3 种方法，都可为相同研究提供经过重叠校正的重要信息。错误检测率（FDR）是一种常用方法，特别是在大规模的研究中。初步评估可以根据阳性 FDR，这是指在特定有效水平下，所有检测结果中至少有一个呈阳性的预期比例。q 值可以估计每种试验的有效性。局部 FDR，即基于统计无效假设的后概率，可以适用于各种试验。作为 FDR 方法的补充，可以使用计算量大的排列检验，其考虑到标记物之间的连锁不平衡。排列检验法对大规模研究也是可行的，随着越来越多应用快速排列检验法，排列检验时修正多重检验的"金标准"问题也已被提出。

必须注意，多重检测结果是否具有统计学（显著性）意义是根据 P 值大小来判断的，但真正阳性结果不一定是 P 值最小（Zaykin and Zhivotovsky，2005）。一项包括 66K 的 SNP 研究表明，第一个具有真正功能关联的 SNP 排列在 200 个假的、无重复关联的 SNP 之后（Ozaki，Ohnishi 等，2002）。这表明独立样本验证的重要性，也就是说在人类基因组关联研究中假阳性是不可避免的。就像在从谷壳中分离麦粒一样，验证只是区分真假结果的一种手段（Begg，2005）。

同连锁分析中的精细定位一样，在 GWA 研究以后，验证是确定统计学（显著性）意义的一个非常重要的步骤。在挑选优先验证的单核苷酸多态性时，早期的生物学证据及统计学真实性的多种检验都非常重要（Whittemore，2005）。一些人强调统计学证据，而另外一些人则认为应利用日益增长的基因组学数据。近年来，按贝叶斯定理，分层回归模型及加权 FDR 都有所进展，使多种初始信息得到利用。例如，基因的关联定位、功能推测、生物学途径，或者先前的调查结果都可用于结果评价（Thomas，2006）。

（8）检验效率及样本大小的估计　设计一项遗传学研究，检验效率及样本大小估计非常重要。由于研究参与者及基因分型的增多，可能使成本提高，欲从小样本研究中获得高检验效率的结果不是一件易事。因为连锁分析是基于 LOD 值的分析，Boehnke 及 Ploughman 在 1997 年提出用计算机模拟估计检验效率。根据标志物，如等位基因频率、外显子功能、遗传方式、重组率等的相关参数，可以获得最大 LOD 值。也有人提出用 ASP 进行连锁分析（Krawczak，2001）。许多计算检验效率的方法是假设标志物是连锁平衡的，且等位基因频率是决定性的，特别是 ASP 的关联分析。PBAT 及 QUANTO 软件包可以用于多种不同研究设计的检验效率估计，包括基因–基因相互作用研究设计。

检验效率计算依赖于许多假设条件。例如，在关联分析中可能需要假设潜在基因型或等位基因、疾病的遗传模式（显性、隐性或其他遗传模式）。实际上没有一种统计学分析方法能够完全适用于所有类型的研究，最好的办法就是用不同的假设组合来估计检验效率。

第三节　后基因组时代的系统生物学

疾病的遗传学或基因组学研究，为科学家了解基因组多态现象与疾病的关系提供了重要线索。蛋白质组、代谢组学以及其他的系统生物学是研究基因组的重要工具。尽管人类基因组计划及国际 HapMap 计划已完成，但许多基因的功能依然未知。因此，科学家有了解基因组，如 mRNA 基因表达的动力。然而，一个基因的转录水平仅可对蛋白的表达提供粗略估计。例如，一个 mRNA 的大量产物可能急速降解或者无效翻译，可能只产生少量蛋白。因为从 mRNA、DNA 到蛋白质产生的过程中有许多调节，包括转录、翻译、后翻译，基因表达的水平有时与蛋白数量无关。

蛋白质是机体生命活动、细胞生理代谢的主要组成部分。在很长一段时间内，研究蛋白质将对生命科学研究具有重要意义。若想真正了解生物学过程，就必须先了解细胞内、外的蛋白质功能，因为它们是主要的功能单位。蛋白质组学（proteomics）是对蛋白质进行大规模、尤其是功能及结构的研究。人们把蛋白质组学及基因组学（基因的研究）进行对比，蛋白质组学是融合了蛋白质与基因组，蛋白质组是全部蛋白质，包括一部分组织或系统产物及对蛋白质的修饰。蛋白质的数量将随着细胞或组织的大环境、微环境或应激状态的改变而改变。蛋白质含量的改变对于疾病的诊断、疗效的改进、疾病或健康的干预都有重要意义。

代谢组学（metabolomics）的主要任务是系统研究细胞过程留下的独特化学产物，具体来说研究其小分子代谢产物的特性（profiles）。代谢组代表生物有机体所有代谢物的集合，即基因表达的最终产物。因此，虽然 mRNA 的基因表达数据及蛋白质组学分析不能说明在细胞代谢过程中发生了什么，但是代谢产物特性可帮助了解细胞生理学。系统生物学面对的挑战之一是怎样把蛋白质、转录子及其中间产物结合起来，以提供更全面了解生物的特性。

一、蛋白质组学及其生物标志的发现

与基因组学相似，蛋白质组学是分析在特定时间的细胞、器官或机体的蛋白质成分。基

因组学提供了关于细胞蛋白质的理论知识，而蛋白质组学却描述了其实在性内容，即最终决定的表型。基础科学及临床医学中蛋白质组学技术的广泛应用，有望促进疾病的分子机制研究，有助于发现新的药物靶点及疾病诊断的生物学标志。蛋白质组学是一门迅速发展、变化的学科。在过去几年里，蛋白质组学基本技术有了重大进展，并已扩展到新的应用领域。

蛋白质的分析以分离蛋白质和/或肽为起点。SDS-PAGE（十二烷基硫酸钠聚丙烯酰胺凝胶电泳）是一种广泛使用的技术，根据其分子量用电泳迁移方法（按功能多肽链的长度或蛋白质分子量）分离蛋白质。等电聚焦分离蛋白质，是根据蛋白质的多解离基团所带有的不同电荷（负、正电荷）在电场中的移动，达到分离蛋白质的目的。只有一个带电残基的不同蛋白质可使用此方法分离。

有两种色谱分析方法经常用于蛋白质或（更常用于）多肽的分离。高效液相色谱法（high-performance liquid chromatography，HPLC），可用于分离、提纯蛋白质/多肽。薄层色谱法（thin-layer chromatography，TLC），可按蛋白质分子量大小、带电及疏水性分离蛋白质/多肽（例如，消化的蛋白质）。这是两种基于凝胶的方法，特别是以多肽制备、分析为目的（例如，蛋白质净化，而不是简单的蛋白质分析）。二维凝胶电泳（two-dimensional，2-D，gel electrophoresis）是一种功能强大、以凝胶为基础的方法，常用于复杂样本的整体分析，即对样本大量蛋白质的分析，而不是一部分蛋白质的分析。

一旦蛋白质析出，就需要对蛋白质进行鉴定。如从凝胶上的一个点或 HPLC 分离的一个峰值中发现感兴趣的蛋白质，欲确定其分子量，可用 Edman 降解（Edman degradation）及质谱分析（mass spectrometry）两种方法。质谱是一种可准确确定蛋白质分子量的非常敏感、准确的方法。由于可准确确定蛋白质分子量，并可迅速处理多个样品，质谱法已成为确定复杂样本中不同蛋白质，即蛋白质组分析中较受欢迎的方法。质谱可用来分析蛋白质序列、明确蛋白质的性质。但确定某已知蛋白质裂解片段的分子量需要一种更强的方法。

蛋白质组的主要应用是发现生物标志物。疾病早期检测或者治疗监控的生物标志物在疾病治疗中有重要作用。有很多方法可用于寻找新的标志物。与 DNA 或 mRNA 技术相比，将蛋白质看做可能候选标志物具有一个点，即蛋白质比 DNA 及 mRNA 更具多样性，更能反映生物系统特点。生物标志物的发现有赖于蛋白组学或高性能蛋白组学，它是基于对足量临床样本定量蛋白组分析及对蛋白组学数据的统计学验证。过去几年里，蛋白组学及其分支学科——临床蛋白组学都致力于寻找下一代蛋白质生物标志。

群体（人群）蛋白质组学（population proteomics）将是蛋白组学未来研究发展的方向，有助于理解人类蛋白质组的复杂性及评价个体间的细微差异，是对人群蛋白质多样性的研究。高通量、大规模光谱测定法，应用于调查、界定、理解不同群体或同一群体不同个体的蛋白质多样性及其调节。群体蛋白组学以发现为导向，目标在于明确蛋白质结构变化及对这些变化的定量调节。评价群体中及群体间人类蛋白质变异，有助于临床蛋白质组发现及识别，可用于疾病早期诊断、监测疾病进展和评价治疗效果的生物标志物。

二、蛋白组标志的临床应用

人类基因及蛋白质研究一个最有希望的前景是，发现用于治疗疾病的新药（Page、Amess 等，1999）。这需要依赖于基因组和蛋白质组信息识别与疾病相关的蛋白质。例如，某种蛋白质与某种疾病相关，它的 3D 结构可以为设计干预该蛋白质活动的药物提供信息。

一个与酶的活性位点相结合却不能被释放的分子，将使该酶失活。这是新药物发现的基础，其目标在于发现可以使疾病相关蛋白质失活的新药物。随着个体间遗传变异的发现，研究人员希望利用这些技术发展对个体更有效的个性化药物。理解蛋白质组、每种蛋白质的结构和功能及蛋白质间相互作用的复杂性，是将来发展最有效的诊断技术和疾病治疗方案的关键。

蛋白组学令人感兴趣的另一应用是利用特异蛋白生物标志诊断疾病。许多技术都可以用来测定一种特定疾病中产生的蛋白质，以有助于更快地诊断疾病。这些技术包括蛋白质印迹、免疫组织化学、酶联免疫吸附试验（ELISA）及质谱分析。在阿尔茨海默病中，β-分泌酶活性增高产生了淀粉酶/β-蛋白质，在患者大脑中形成斑块。这种斑块被认为能导致痴呆，因此可以通过测定这种生物标志物的含量来实现对阿尔茨海默病的早期诊断。心脏病有几个标准的生物标志物，包括白介素-6、白介素-8、血清淀粉样蛋白A、纤维蛋白、肌钙蛋白等。如cTnI心肌肌钙蛋白I在心肌损伤早期（3～12小时内）浓度升高，急性心肌梗死数天后也升高。

三、生物标志物与流行病学研究

生物标志物与流行病学研究对于慢性病及人类健康研究具有重要意义。生物标志物的定义，是指一种能客观测量、评估正常生理过程、致病过程、或药物治疗干预反应的指标。它可以显示出各种健康或疾病的特点、环境暴露因素的水平或类型，或暴露所致的遗传改变等（Biomarkers Definition Working Group，2001）。

很多慢性疾病的早期会出现某些症状或生理紊乱，可以通过测定生物标志物协助临床评估，迅速而准确地诊断疾病，并提高鉴别个体患慢性疾病风险的能力。例如，血压升高与代谢综合征标志被认为是心血管疾病的重要危险因素。然而，由于疾病的复杂性，用单一的生物标志物很难准确识别某种疾病。目前，运用新的基因组学、蛋白质组学及代谢组学工具，将提供用"系统生物学"方法同时研究多种生物标志物的机会。这些研究的进展可能会更好地服务于疾病的诊断、预后及治疗。

最近，越来越多的研究已开始将重点放在探讨生物标志物与健康结局及衰老之间的关系上。除了已经建立的代谢综合征生物标志物与心血管疾病的关联外，研究还表明有一类较常见的炎症标志物（例如，C-反应蛋白、纤维蛋白原、清蛋白、白细胞）与冠心病有关。一种前炎性细胞因子——人白介素-6（IL-6）已被确定为与衰老相关的健康自评及慢性疾病的标志物。慢性肾病是心力衰竭的一个危险因素，胱蛋白酶抑制剂C、肌酐浓度、肾小球滤过率等肾功能指标也是预测肾脏衰竭的主要指标。大样本的研究表明，血液清蛋白、白细胞计数、血红蛋白、高密度脂蛋白、胆固醇及肌酐都与老年人健康自评及死亡率有关。一项由普林斯顿大学研究小组主持的社会环境与衰老的生物标记物（social environment and biomarker of aging study，SEBAS）研究表明，硫酸脱氢表雄酮（DHEAS）缺乏与高死亡率相关联。另有研究表明，多运动可能会减少一些与冠心病相关的炎症标志物（Geffken，Cushman等，2001）。识别这些与健康相关的生物标志物对临床实践及疾病预防具有重要意义。

（一）生物标志物链接基因和社会环境与健康及衰老

健康状况好坏与社会经济状况（如教育、收入、职业等）相关。一般来说，穷人的健康状况比较高收入的人要差，而且他们更容易早亡。这种关系很难用缺少卫生保健来解释。研究人员一直试图更深入地了解生活的各个方面，如生活环境、工作、友情、健康的生活习惯等对健康的综合影响。最近，研究人员已经开始把研究重点放在社会因素与健康状况之间的联系（Adler，Boyce 等，1994）。负载效应理论（allostatic load theory），假定机体对环境压力的生理反应是社会因素与健康连接的一个重要通路（McEwen，2000），机体通过其产生的激素及神经递质应对环境，影响整个机体细胞及组织的活力。这些生理反应涉及神经内分泌、交感神经、免疫及心血管系统，以及代谢途径。急性应激（如重大生活事件）及日常生活慢性应激都会有长期影响，可能导致生理失调。应激反应（stress response）及负载效应（allostatic load）的关系，见图 10-6（McEwen，1998）。McEwen 强调，压力感取决于个人的经验、遗传及行为。当大脑感知到一种压力，就会启动生理及行为反应，导致负荷增加及适应。随着时间推移，负载可以积累并导致过度的神经、内分泌及免疫调节，这可能对各器官、系统产生负面影响，导致疾病发生。这一理论可以作为流行病学、遗传学研究分析非常有用的一个框架，并有助于解释遗传和社会环境对健康结局影响的生理路径。

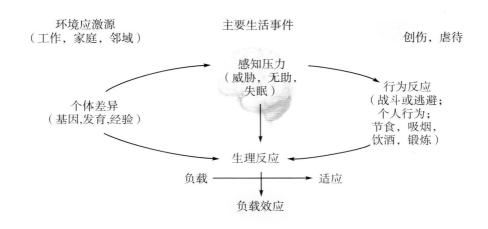

图 10-6 应激反应及负载效应

McEwen 等提出了一个理论框架，即将生理系统分成若干个组（McEwen 及 Seeman，1999）。它反映了应激生理反应（physiological response）、二级结局反应（secondary outcome）及疾病的关系，其中主要介质包括与应激相关的交感神经系统（SNS）的活性介质（如肾上腺素、去甲肾上腺素）、下丘脑-垂体-肾上腺（HPA）轴的活性介质（如皮质醇、DHEAS）、炎症相关介质（如 IL-6）、生长激素（如胰岛素样生长因子-1）。这些化学信使的释放被当作维持机体平衡的一部分，即通过生理学或行为改变使机体达到稳态。二级结局（secondary outcome）反映了一级介质（primary mediator）的累积。腰臀比、血压、糖化血红蛋白、胆固醇/高密度脂蛋白胆固醇比值及低密度脂蛋白胆固醇，是有关代谢、心血管疾病的一些指标，属于一级介质升高导致的反应。二级结局是因一级反应介质水平升高而引起的，但一级介质水平的升高也可直接导致疾病。例如，高血压既是代谢综合征病理生理通路的一个组成部分，也是导致动脉粥样硬化加速及胰岛素抵抗的初始表现。更多的二级结局需要对其他系统如免疫系统及大脑负荷的评估，因为负荷介质可能与衰老过程有关。研究生物标志及相关社会决定因素，可能有助于理解疾病的社会-心理-生物学途径。

（二）生物标志物作为遗传学研究的中间结局变量

最近人类复杂疾病的遗传学关联研究的结果不理想，是致使研究人员关注生物标志物研究的另外一个动机。人类基因组计划及国际单倍型计划，极大地推动了用连锁分析及关联分析来研究人类复杂疾病的遗传因素。然而，许多关联研究结果不能得到验证。这可能是由于以人群为基础的遗传关联分析在研究设计、研究对象选择、环境暴露测量等方面存在缺陷。正如观察流行病学研究常见的缺点一样，缺乏有效的方法调整潜在混杂因素。另一主要原因是某些单核苷酸多态性在复杂疾病中的作用弱，较小样本量的研究难以检测出来。检测基因-基因、基因-环境间交互作用需要更大的样本量，这也可能是美国开展大规模基因、环境及疾病的队列研究的重要原因之一。尽管近几年基因分型的成本大大降低，但开展大规模人群的全基因组研究仍花费很大。因此需要更好地研究变量测量问题，因为好的测量可提高研究的统计学检验效率。

定量生物标志物可从几个方面大大提高统计学检验效率。首先，生物标志物是可定量评估、测量的。与二分类变量，如疾病发生与否比较，其统计学检验效率大大提高。其次，用关联分析的方法研究遗传标志物与疾病间的关系，若基因的功能未知，则很难解释这种关系。如用生物标志物作为研究变量，可有助于理解基因与疾病间的关系。第三，以生物标志物作为研究变量，可用更好的研究设计动态观测生物标志物。也就是说，可以观察遗传因素如何动态地影响生物标志物，然后推测生物标志物如何影响疾病的发生、发展。因此，生物标志物与疾病之间的因果关系可得到进一步的证实。更重要的是，使用复合生物标志物（即由多个标志物组成的）可同时研究一个系统的生物标志物，这不仅能得出更可靠的结果，而且可以减少多次重复检测的问题。

（三）载脂蛋白E（Apo E）基因与社会环境的交互作用及其对健康和衰老的影响

效应负荷（allostatic load）理论为社会环境的认知与机体生理反应之间的联系，最终可能导致疾病及不良健康状态提供了解释。大量证据表明，社会及行为因素、社会经济状况、吸烟、饮食、饮酒等因素对健康有重要影响。例如，一项研究显示社区社会环境与中枢神经系统5-羟色胺变化有关。这对于心理疾病可能具有重要意义。行为因素及生活方式可能会影响机体对社会环境的生理反应。研究显示，体力活动可能有助于降低机体所承受的压力及几种炎性标志物的水平；遗传因素可调节机体对社会环境的生理反应，但有些生理反应并不受遗传因素的直接影响。由于遗传、行为及环境之间关系的复杂性，近来人们对社会、行为及遗传因素都非常关注，因为这些因素的交互作用与疾病有关（Zhang，Lewis等，2008）。

Apo E基因编码胆固醇代谢反应的载脂蛋白成分，是目前人群研究中关注最多的基因之一。大量研究显示，Apo E等位基因4与心血管疾病发病风险及神经障碍性疾病（如阿尔茨海默病及帕金森病）的发生有关。人的许多行为与心血管疾病相关，而Apo E基因可能与人类行为（如吸烟、饮食、体育锻炼）及影响健康有关生物标志的社会因素存在交互作用。例如，据报道Apo E基因及吸烟与心肌变性（MD）危险性存在明显的交互作用。吸烟与Apo E基因的交互作用大大增加心血管疾病发病危险。通常在人群中要检测到具有中等影响的遗传变异体或者基因-环境的交互作用，尤其是要检测到微效基因的影响，需要较大的样本量。如果使用一个复合定量生物标记物作为变量，会大大提高统计学检验效率。

研究基因与社会环境的交互作用使基因研究的应用增加。最近，由于分子生物学技术的进步，基因关联研究已成为寻找基因与疾病相关性的一种主要工具。与流行病学研究不同的是，在确定基因与环境交互作用中的危险因素后，就可采取健康促进或者其他干预方法来降低发病风险。但在遗传关联分析之后，通常不知道进一步研究的方向。一旦确定某种遗传危险因素，如 Apo E 基因，依据现有对基因功能及生物技术的理解、伦理学约束，研究者能做的事情非常有限。因此，寻找与基因有重要相互作用的环境危险因素，可能比单纯研究基因本身对疾病预防的意义更大。

第四节　基因组学的关联分析与人类复杂疾病

在过去 10 年中，通过连锁分析及关联分析，人类疾病的遗传学研究已经发现一些与复杂疾病相关的基因，下面讨论与几种常见慢性疾病相关的基因。通过对这些基因与疾病关联的了解，对在基因组时代进一步开展疾病预防工作会有重要启发。

一、载脂蛋白 E 基因与心血管疾病

载脂蛋白 E（apotipoprotein E，Apo E）是编码载脂蛋白 E 的一种基因，是一类能与血浆脂质（主要是胆固醇、三酰甘油及磷脂）结合的蛋白质，是血浆脂蛋白的一种重要组成部分，它是由 Shore 等在 1973 年首先从健康人的极低密度脂蛋白（VLDL）中分离到的，主要在肝脏合成，是一种多态性蛋白质，在脂类运输及代谢过程中起着十分重要的作用。

Apo E 基因位于第 19 号染色体长臂 1 区 3 带 2 亚带（19q13.2）上，全长 3.7 kb，含有 4 个外显子（exon）及 3 个内含子（intron）。Apo E 基因包括 3 种亚型：即 Apo E2、Apo E3 及 Apo E4 亚型，分别由相应的等位基因编码产生了 6 种不同的表型，3 种为纯合子（$\varepsilon4/\varepsilon4$、$\varepsilon3/\varepsilon3$ 和 $\varepsilon2/\varepsilon2$，各占 2%、60% 和 1%），另 3 种为杂合子（$\varepsilon3/\varepsilon4$、$\varepsilon2/\varepsilon3$ 和 $\varepsilon2/\varepsilon4$，各占 22%、13% 和 2%）。一般人群中检出 Apo E 基因型的频率存在一定的地域差别，但都是以 $\varepsilon3/\varepsilon3$ 纯合子频率最高，其次是 $\varepsilon2/\varepsilon3$ 和 $\varepsilon3/\varepsilon4$，而 $\varepsilon2/\varepsilon2$、$\varepsilon2/\varepsilon4$ 和 $\varepsilon4/\varepsilon4$ 频率最低。不同年龄人群各基因型频率分布趋势基本一致，与总体中分布相似。国外一般人群中也以 $\varepsilon3/\varepsilon3$ 基因型多见，其他亚型被认为可能是 $\varepsilon3/\varepsilon3$ 基因型的变异型。此外，多数报道男、女之间各基因型频率分布也无显著型差异。大量研究结果表明，Apo E 基因变异与心血管疾病的发生、发展及预后关系密切。

1. Apo E 基因多态性与血脂的关系

Apo E 是多种脂蛋白的重要结构及功能蛋白质，在脂蛋白的合成、分泌转运及分解代谢上具有重要作用。Apo E 的主要功能是与脂蛋白、低密度脂蛋白受体和 HSPG（包括肝素）相互作用，介导乳糜微粒和极低密度脂蛋白及其残粒在循环系统中清除。Apo E 不足及突变，将导致脂质紊乱。Apo E 多态性是导致个体间血脂和脂蛋白水平差异的常见遗传因素之一。有研究表明，血浆胆固醇 14% 的变异由 Apo E 的多态性决定。$\varepsilon2$ 等位基因可使血浆总胆固醇、低密度脂蛋白和载脂蛋白 B 降低，使血浆三酰甘油及 Apo E 水平升高。而 $\varepsilon4$ 等位基因有升高血浆总胆固醇、低密度脂蛋白、血浆三酰甘油、载脂蛋白 B、Apo E 和降低高密度脂蛋白的作用。

2. Apo E 多态性与高血压

Apo E 基因多态性与血压之间的关系颇为复杂，可能通过基因–基因、基因–环境间的相

互作用，以直接或间接的方式影响血压。人群研究显示，血总胆固醇和血压之间有正相关关系。根据 Apo E 基因多态性对胆固醇的影响，推测 Apo E 可能通过总胆固醇直接影响收缩压。Apo E 也可能通过升高 LDL-C 来减弱内皮依赖性血管舒张而使血压升高。Apo E 基因多态性也可能通过影响高血压的相关危险因素而起间接作用。Apo E 基因不仅影响从儿童到成年期某些脂蛋白的水平，而且还调节血压和其他生活方式相关因素与脂蛋白的相关性。不同 Apo E 表型之间的收缩压有显著性差异。$\varepsilon 4$ 等位基因携带者收缩压较携带其他等位基因者高，$\varepsilon 4$ 可以作为原发性高血压病的一种重要遗传标志。也有学者认为，Apo E 基因多态性不是高血压的主要危险因素，但它确实影响血压的变化。

3. Apo E 多态性与冠状动脉粥样硬化性心脏病

世界范围内调查发现，芬兰人群中冠状动脉粥样硬化发病率居世界首位，而 Apo E4 等位基因频率也最高（0.227）；日本、中国等亚洲国家冠状动脉粥样硬化发病率很低，而其 $\varepsilon 4$ 等位基因频率亦最低（约为 0.067）。很多研究表明，Apo E 基因多态性是决定血脂水平进而影响冠状动脉粥样硬化及动脉粥样硬化病变发生、发展的遗传因素之一，但存在明显的种族差异，结论尚不统一。

Apo E 调控血浆中脂蛋白的脂解与清除，并调控 VLDL 和三酰甘油（TG）的产量，对胆固醇和脂蛋白代谢发挥关键作用。人和小鼠在缺失 Apo E 后，由于不能清除残留在血浆中的脂蛋白，将加速动脉粥样硬化性的发生。Apo E4 为动脉粥样硬化性的危险因子，其机制不仅限于对血脂代谢的影响，动脉粥样硬化性病变区 Apo E 和脂蛋白酯酶的过度表达可能对病变产生直接作用。$\varepsilon 2$ 等位基因既有致动脉粥样硬化性作用，又有抗动脉粥样硬化性作用，这两种作用在生命不同的阶段可能处于不同的平衡状态。而 $\varepsilon 4$ 等位基因相对于 $\varepsilon 3$ 来说，则促进了动脉粥样硬化性的发生。

Apo E 还有稳定斑块的作用，在斑块发生的部位，由单核巨噬细胞分泌的 Apo E，通过刺激内皮释放一氧化氮（NO）和抑制 TNF-α 介导的血管细胞黏附分子（VCAM-1）的表达起到抗炎作用。有研究认为，动脉粥样斑块部位有较多的炎性细胞，斑块会变得不稳定，而 Apo E 基因型影响心脑血管急性缺血事件危险度的潜在机制可能与这些斑块的进展及破裂有关。

4. Apo E 多态性与心血管疾病发病年龄

Apo E 多态性与心血管疾病发病年龄之间的关系尚无一致意见。在冠心病患者中，$\varepsilon 4/\varepsilon 3$ 基因型和 $\varepsilon 4$ 等位基因频率明显高于正常组，早发冠心病患者（<50 岁）的 $\varepsilon 4$ 等位基因频率比迟发者（>50 岁）增高。对澳洲年轻（30～50 岁）男性冠心病患者研究也发现，$\varepsilon 4$ 等位基因是男性早发缺血性心脏病的危险因素，$\varepsilon 4/\varepsilon 4$ 者冠心病早发的危险性更高。Nassar BA 等发现，在年轻（<50 岁）患者中 $\varepsilon 2$ 等位基因频率明显低于年长（>65 岁）患者，$\varepsilon 4$ 等位基因则较高。但最近 Erkki 等在对中老年（33～70 岁）男子的尸检研究中对此关系提出了异议，其结果显示：$\varepsilon 2$ 等位基因在冠状动脉和主动脉的动脉粥样硬化中未见明显的保护作用，$\varepsilon 4$ 等位基因对于冠状动脉粥样硬化的影响是年龄依赖性的，只在 53 岁前与冠状动脉粥样硬化有关，而随年龄的增长，Apo E 基因多态性与冠心病的关系并不密切。其作者认为，其他的环境因素及拟表型的积累减弱了 $\varepsilon 4$ 等位基因的致动脉粥样硬化作用。

5. Apo E 基因多态性与特殊心血管疾病的关系

有学者发现，$\varepsilon 4$ 等位基因携带者可增加冠状动脉成形术后再狭窄的风险，并且还会影响这些患者术后体内一系列系统性炎症反应。在猝死研究中发现，在<53 岁的男性中，携带

ε4/ε3 基因型者的动脉粥样硬化斑块面积较携带 ε3/ε3 者显著增加，而在老年男性中却没有发现这种关联。由此反映 Apo E 基因型在不同年龄阶段中所起的作用不同。ε3/ε4 基因型及 ε4 等位基因与脑梗死的发生相关，因此有学者认为 ε4 等位基因是脑梗死的遗传标志。ε2 等位基因在老年人群中可增加脑出血的风险。Apo E4 携带者易患脑卒中的可能机制，使这些患者对脑损伤的敏感性增加，及与损伤后修复功能削弱有关。

国内外学者对 Apo E 基因多态性与血脂组成和心血管疾病发病关系已进行了大量的研究，结果可能因病例选择、地域差异、饮食和生活方式、遗传背景等因素而具有一定差异。尽管如此，关于 Apo E 基因多态性与冠状动脉粥样硬化关系的研究结果，为确定冠状动脉粥样硬化易感人群及实施疾病一级预防提供了有力依据。

二、Apo E 基因与阿尔茨海默病

阿尔茨海默病（Alzheimer disease，AD，原称老年性痴呆）是一种常见的中枢神经系统进行性变性疾病，在 65 岁以上人群中的发病率为 5%、75 岁以上 19%、80 岁以上增至 30%，在西方是仅次于心脏病、癌症、脑卒中的第 4 位死因。其临床表现为进行性记忆减退、认知功能障碍、行为异常及社交障碍，主要神经病理改变为脑组织中出现大量老年斑（senile plaque，SP）、神经原纤维缠结（neurofibrillary tangle，NFT）及神经元的变性、丢失。通常病情呈进行性加重，在 2~3 年内丧失独立生活能力，10~20 年左右因并发症死亡。阿尔茨海默病可划分为家族性（familial AD，FAD）及散发性（sporadic AD，SAD）两种；还可根据发病年龄划分，以 65 岁为界分为早发性（early onset AD，EOAD）及晚发性（late onset AD，LOAD）两种，其中 LOAD 约占 90%。

AD 的病因非常复杂，目前研究表明其发病机制与遗传因素密切相关。研究证实，位于第 21 号染色体的 Aβ 前体蛋白基因（APP）、第 14 号染色体早老素基因 1（PSEN1）、第 1 号染色体的早老素基因 2（PSEN2）突变，可导致具有常染色体显性遗传特性的早发性家族性 AD，这些仅占所有 AD 病例的 0.5% 左右。绝大多数 AD 均为发病年龄较晚的散发患者，普遍认为是由多个基因及环境因素及其交互作用共同作用的结果。目前唯一已确定的晚发性 AD 的易感基因是 Apo E，特别是 ε4 等位基因，可出现在 50% 的患者中，被认为是晚发性 AD 的主要遗传危险因素。

Apo E 基因多态性与 AD。1991 年，Pericak-Vance 对 AD 家系进行全基因组扫描及连锁分析，结果显示 LOAD 家系与 19 号染色体存在连锁（Corder，Saunders 等，1993）。Strittmatter 研究发现 Apo E 与 Aβ 有高度亲和力，同时发现 LOAD 患者的 Apo E ε4 等位基因频率高于对照 40%。随后 Pericak-Vance 研究小组对 42 个 LOAD 家系进行分析，发现 AD 患病风险与 Apo E ε4 等位基因存在剂量依赖关系，Apo E ε4 杂合子的相对危险度为 2.84、纯合子为 8.07，且发病年龄随 AD 患病风险增加而提前，携带 Apo E ε4/ε4 纯合子者的发病年龄早于未携带 Apo E ε4 者，携带 Apo E ε4 杂合子者的发病年龄介于两者之间。一项高加索人群队列研究中，研究者再次证实了 Apo E ε4 与 AD 累积患病风险呈剂量依赖关系，携带 Apo E ε4/ε4 基因型的个体有 55% 会在 80 岁时患病，而携带 ε3/ε4 的个体仅有 27%、携带 ε3/ε3 的有 9% 会在 85 岁时患病。

近来一些学者利用现有的高通量基因芯片对 AD 进行了全基因组关联分析。在首篇关于 AD 的全基因组关联分析研究中，研究者收集 1 808 例晚发型 AD 患者和 2 062 例对照，对一

些可能与 AD 有关的 17 343 个 SNP 进行分析。结果显示，有 19 个 SNP 与 AD 存在明显关联。在这 19 个 SNP 中，有 3 个与 Apo E ε4 连锁不平衡。Coon 等对来自美国及荷兰病例-对照样本进行的全基因组关联分析发现，一个 SNP（rs4420638）与 Apo E ε4 基因存在连锁不平衡，并且 *OR* 值明显高于其他位点，进一步证实了 ApoE 基因是晚发型 AD 的主要易感基因。

尽管 Apo E ε4 等位基因的研究是热点，但人们对 Apo E ε2 也给予了一定关注。人群中 Apo E ε2/ε2 及 ε4/ε2 基因型频率较低，尤其是 ε2/ε2 纯合子在很多人群中均未检出。一些研究发现，白种人晚发型 AD 患者携带 Apo E ε2 等位基因的频率降低，提示 Apo E ε2 可能对 AD 具有保护作用。Apo E 基因除了常见的多态性（ε2、ε3、ε4）以外，还存在一些启动子部位多态（如-491A/T、-427C/T、-219G/T）以及其他见于 Apo E-Apo C Ⅰ-Apo C Ⅱ 基因簇内的多态性。有研究发现，在西班牙及美国白种人的 C/T 基因型及 C 等位基因多态性-427C/T 可增加非 ε4 型 AD 的发病风险。但在中国上海地区汉族人群的研究中发现，-427C/T 并不是 AD 的易感因子，即使按 ε4 分层也与 AD 无关。Lambert 等还报道，-219G/T 多态与 AD 呈正关联、-491A/T 与 AD 无关联，并且-219G/T 对 AD 的作用独立于 ε4。但是这些多态性位点与 AD 的相关性有不少疑问，因为这些变异与 Apo E ε4 多态性之间可能处于连锁不平衡。还有研究发现，Apo E3/ε4 个体脑内 ε4 等位基因表达水平低于 ε3 等位基因，而 AD 患者的脑内 ε4 表达水平升高，提示上述位点的多态性通过影响 ApoE 蛋白表达水平而参与决定 AD 的发病风险。

年龄显著影响 Apo Eε4 等位基因与 AD 发病的关联性。Farrer 对 40 项不同的关联性研究进行了 Meta-分析，发现 Apo E ε4 等位基因与 60～75 岁年龄组患 AD 风险关联性最为密切，但 70 岁后这种关联性明显下降（Farrer，Cupples 等，1997）。这种 AD 患病风险与 Apo E ε4 基因之间存在的呈明显年龄特异性的效应，在其他文献中亦有类似报道。这一结果提示，在判断及评估 Apo E ε4 作为 AD 的危险因子时，年龄是应予以充分考虑的因素之一。有人推测，Apo E ε4 可能使 AD 发病年龄提前而使疾病危害加大，导致患者生存期缩短，或其他遗传、非遗传因素与 Apo E ε4 存在交互作用。

性别也是 AD 的一个重要决定因素。在 AD 患者的性别与 ε4 基因频率及基因型频率的关系研究中，女性与男性患者的 ε4 等位基因频率及基因型频率有明显差异，女性患者 ε4 携带率较高，男性携带 ε4 纯合子能使发病年龄降低，而女性仅携带 ε4 杂合子就足以使 AD 发病年龄降低。但也有报道男女发病并无显著性差别。若假定这一等位基因为常染色体显性遗传，Rao 等认为 ApoE ε4 的家族性 LOAD 女性患者呈 100% 外显，而男性患者仅 62%～65% 会发病。

此外，影响 Apo E 与 AD 关联的因素还有种族因素。尽管很多研究证实 Apo E ε4 与 AD 存在关联性，但却与一些非高加索人群研究的结果并不完全一致。Farrer 进行的 Meta 分析结果提示，不同种族存在明显的遗传异质性。Apo E 对 AD 的影响在日本人中最明显，而在一些阿拉伯及非洲人群中，Apo E ε4 并非 AD 的危险因素。Tang 在纽约人群的队列研究发现，非洲、美洲及西班牙人中的 Apo E ε4 等位基因并非 AD 的危险因素。在携带 Apo E ε4 的个体中，非洲、美洲及西班牙人与高加索人有类似的累积危险度，但在未携带 Apo E ε4 等位基因的个体中，其患 AD 的危险度分别增加 4 倍及 2 倍。另外，一个来自于芝加哥的非洲-美洲人群的队列研究也同样发现 Apo E ε4 与 AD 不存在显著关联性。有研究（Hendrie，Murrell 等，2006）显示，阴性结果研究其所选对照的 Apo E ε4 基因频率明显高于那些阳性结果研究的对照，这也提示不同的人群结构有不同的遗传背景。因而推测，携带 Apo E ε4 等位基因的对照可能存在一些阻止 AD 发病的因素，抑或存在一些其他危险因素使那些未携带 Apo E ε4 的个体发病。也可能在特定的人群存在基因-基因、基因-环境的交互作用。

Apo E 与 AD 关联性的可能机制。尽管有许多关于 Apo E 与 AD 关联的研究，但 Apo E 如何调节疾病进程的机制尚无定论，可能与 Apo E 加速 Aβ 的沉积、促进 NFT 的形成、参与神经炎症反应等有关。

Aβ 是老年斑（SP）的核心成分，由淀粉样前体蛋白 APP 水解生成，其毒性作用使神经突起变性，导致神经元损伤。Apo E 基因对于淀粉样蛋白的降解有一定作用。有研究发现，Apo E3 及 Apo E4 以相同亲和力与低密度脂蛋白受体相关蛋白（LRP）结合来清除 Aβ。天然的 Apo E3 与 Aβ 的亲和力高于 Apo E4，推测由于 Apo E4-Aβ 的结合率低，导致大量 Aβ 在胞外聚集形成淀粉样蛋白，促进 AD 发病。Apo E3 和 Apo E4 还可以通过 Apo E 受体调节途径阻止 Aβ 诱导、胶质细胞介导的炎症反应。NFT 是 AD 的另一特征性病理产物，其主要成分是聚积成双螺旋、过度磷酸化的 Tau 蛋白。Tesseur 等的实验发现，Apo E 与 Tau 蛋白的过度磷酸化有关，并且促进了 NFT 的形成。在表达 Apo E4（Δ272-299）的转基因小鼠脑内，过度磷酸化 Tau 蛋白的单体及多聚体在脑内聚积，其含量为正常小鼠的 6 ~ 11 倍。此外，有研究显示 Apo E 还可能通过影响轴突的生长、分化、增加氧化应激、影响线粒体功能等，而与 AD 发病有关。

Apo E 用于 AD 的临床诊断。Apo E 基因是目前唯一已确定的 AD 易感基因，有很多研究将 Apo E 基因分型作为预测 AD 发病的一种方法。然而，临床病理学研究并不支持 Apo E 基因分型作为诊断 AD 的依据。Tsuang 等在对 132 例 AD 患者的临床诊断、Apo E 基因分型以及两者联合应用的准确性进行评估，临床诊断的灵敏性和特异性分别为 84% 和 50%，Apo E 分型诊断的灵敏性和特异性为 59% 和 71%，两者联合应用的灵敏性降至 49%、而特异性增至 84%。在缺乏临床诊断的情况下，Apo E 分型可使诊断灵敏性增至 94%、但特异性却降至 37%，提示在缺乏病理学诊断依据时，对携带 Apo E ε4 的个体来说，Apo E 分型的假阳性率很高。

在临床诊断时结合 Apo E 基因分型，可提高诊断的特异性（减少假阳性率），并可为病人的病情、病程及转归提供线索。但 Apo E ε4 既不是 AD 发病的必要条件，也不是充分条件，而且面临许多不容忽视的社会及伦理问题。因此，Apo E 基因分型单独用于 AD 的临床诊断尚不成熟。

AD 是由多个基因的累加作用及某些环境因子作用所致的多基因疾病。Apo E ε4 基因导致 AD 的人群归因危险度约在 20% ~ 70% 之间。这一结果提示还存在很多其他遗传因素与 AD 发病相关。仅分析一个基因，在不同人群可能得到不同结论。这给深入研究带来困难。但是，随着人类基因组计划的完成、SNP 数据库的建立及完善、高通量及高密度基因分型技术的发展，诞生了全基因组关联分析技术，设计多中心、多种族、大样本和有代表性的研究，有可能找到新的易感基因。相信随着更多易感基因的确定，以及对基因-基因、基因-环境之间交互作用的深入研究，揭示 AD 的发病机制指日可待。这对老年性痴呆的诊断、治疗及预防，提高人们生活质量将起到关键性的作用。

三、Apo E 与帕金森病

帕金森病（Parkinson disease，PD）又称"震颤麻痹"，是一种中老年常见的中枢神经系统变性疾病，主要表现为因黑质、纹状体多巴胺能神经元通路的变性而引起的震颤、肌强直及动作缓慢等症状。以往研究发现，Apo E 与冠心病、高血脂及高胆固醇血症（HTG）、脑血管疾病、阿尔茨海默病（AD）、肝病等多种疾病相关，其中 Apo E ε4 等位基因与早发型及晚发型阿尔茨海默病（Alzheimer disease，AD）均相关。帕金森病患者可伴痴呆，且尸检发现帕金森病患者脑中也有类似 AD 患者的典型病理变化，如神经原纤维缠结、老年斑。多个小组对 Apo E 基因多态与帕金森病的遗传易患性关系进行研究，但结果并不一致，可能与该病存在遗传异质性或研究所选的病例不同有关。

AD 和 PD 的相似性（都是神经变性疾病导致的运动功能障碍）提示，Apo E 可能在 PD 发病中也发挥作用。Lopez 等研究了 229 例墨西哥混血儿帕金森病患者，发现 Apo E ε4 等位基因及 Apo E ε4/ε3 基因型均与帕金森病相关。Martinez 等对患 PD 的孪生同胞研究也发现，Apo E4 最可能是 PD 发病的危险因素。多数学者认为 Apo E ε4 等位基因与 PD 相关，但也有研究发现 Apo E ε2 等位基因可增加 PD 的发病风险，尤其是 PD 合并痴呆的发病风险，但未发现 Apo E ε4 有这种作用。Oliveri 等对 126 例帕金森病患者及同一地区 119 例对照的研究发现，Apo E 基因型及等位基因频率在 PD 患者与正常人中无显著性差异。

由于 Apo E ε4 等位基因与阿尔茨海默病相关、而帕金森病可出现痴呆，所以多数学者选择研究 Apo E ε4 等位基因与帕金森病合并痴呆的关系，但研究结果各不相同。Pankratz 等的研究发现，Apo E ε4 等位基因与 PD 显著相关，认为可能是 AD 及 PD 的相似性导致两者在遗传病因方面出现重叠。Troster 等也证实了两者存在相关性。但 Jasinska-Myga 等的研究提示，Apo E 基因型及等位基因频率都与 PD 无关。

目前，关于 Apo E 与帕金森病发病年龄之间关系研究的结果也存在差异，但家族性 PD 患者的发病年龄明显较散发性病例为早是公认的。多数学者研究发现，Apo E ε4 等位基因是 PD 发病的重要危险因素，使该病发病年龄提前；而 Apo E ε3 则相反，与 PD 的迟发相关。但也有学者认为，帕金森病的平均发病年龄与任何一种 Apo E 等位基因或基因型都无关。

四、Apo E 基因与行为因素的交互作用及其对疾病和健康的影响

人类许多疾病是遗传易感性和行为因素相互作用的结果。基因与行为因素交互作用在多种疾病，特别是常见的慢性病或者所谓的"复杂性状疾病"的发病中具有重要作用。首先，对基因与行为因素交互作用的深入研究，有助于了解产生人群易感性差异的原因，进而可以对行为因素与疾病、基因与疾病的关系有更深入的认识。其次，对基因与环境交互作用的研究，有助于转化（translational）遗传学研究在公共卫生中的应用。基因组与疾病的研究已发现了复杂疾病的易感基因。然而，由于目前对基因功能的理解及伦理学上的限制，人们无法通过影响易感基因对健康发生影响。识别和发现那些与基因有交互作用的环境因素，为基因组时代的疾病有效预防及干预提供了重要依据。

Apo E 基因是人类基因与疾病研究中较常见的基因。研究表明，Apo E 与多种心血管病及神经系统疾病，如动脉粥样硬化、高胆固醇血症、Ⅳ型高血脂症、冠心病猝死、阿尔茨海默病、顽固性高血压、脑缺血等多种慢性疾病有关，而这些疾病同时也受到一些日常行为（如饮食、运动、吸烟、饮酒等）的影响。这些行为因素与不同 Apo E 基因型之间的交互作用对人体健康的影响是人们值得关注的。

（一）膳食营养与 Apo E 基因的交互作用

Loktionov 等发现血清总胆固醇（TC）水平与饱和脂肪的摄入量呈正相关；在携带 ε3/ε4 基因型的群体中，LDL-C 水平与脂肪摄入量相关性尤其显著；而在携带 ε3/ε3、ε2/ε2、ε2/ε3 基因型群体中则无明显相关。然而 Campos 报道，在 ε2 携带者中，高饱和脂肪摄入与 VLDL-C 增高、HDL-C 降低有关；在 ε4 携带者中，高饱和脂肪摄入与 VLDL-C 降低、HDL-C 增高有关。一项 395 名血脂正常个体参与的、Apo E 基因型与膳食交互作用的研究显示，携带 ε3/ε4 或 ε4/ε4 基因型个体在摄入高饱和脂肪后的 LDL-C 水平较携带 ε3/ε3 基因型的个体增加 0.08 mmol/L，而摄入咖啡醇后 LDL-C 水平却降低 0.11 mmol/L。Erkkilä 等在一项横断面研究中，根据患者 4 天的膳食报告，确定其饮食摄入情况。结果显示，携带 E2 的冠心病患者，高蔗糖摄入容易导致血清三酰甘油升高。而携带 Apo E3 的个体，高饱和脂肪摄入易导致血清胆固醇升高。Erkkilä 等还证实了以往的研究结果：Apo E2 携带者较 Apo E3 和 Apo E4 携带者的 TC 及 LDL-C 降低、三酰甘油（TG）升高。即使携带 Apo E2 者在高饱和脂肪、胆固醇及低纤维膳食摄入时，该差异仍然明显。虽然上述研究结果存在一定差异，总体上 Apo E2 携带者对高脂肪及高胆固醇摄入的反应倾向于降低 TC 及 LDL-C、升高 HDL-C，而 Apo E3 和 Apo E4 携带者则呈升高 TC 及 LDL-C、降低 HDL-C 的趋势。

黑米是我国人民的传统主食之一，黑米皮较白米皮含有较高的微量元素硒、铁、锌。黑米皮中黄酮含量比白米皮高近 5 倍。已经发现，硒、锌及黄酮都具有抗氧化作用。我国多个科研小组用动物模型进行膳食黑米皮对 Apo E 基因缺陷小鼠动脉粥样硬化斑块形成及血脂影响的研究。将小鼠分 4 组：阴性对照组（正常小鼠+普通饲料）、阳性对照组（Apo E 基因缺陷小鼠+普通饲料）、黑米皮组（Apo E 基因缺陷小鼠+普通饲料+5% 黑米）及白米皮组（Apo E 基因缺陷小鼠+普通饲料+5% 白米）。研究结果显示，与阴性对照组比较，阳性对照组血脂水平显著升高，说明 Apo E 基因敲除后，可造成一定程度的血脂代谢紊乱、大量胆固醇在机体内堆积。然而，在 Apo E 基因缺陷小鼠的 3 组之间，黑米皮组的实验小鼠动脉粥样斑块的沉积面积，血清 TC、LDL-C、HDL-C 含量及 LDL-C/HDL-C 比值，明显低于阳性对照组及白米皮组。据此推测，黑米皮中大量黄酮可能有抑制动脉粥样斑块的慢性炎症反应，减少硬化斑块形成，在一定程度上降低了 Apo E 基因缺陷所引起的动脉粥样硬化发病风险。

（二）体育锻炼与 Apo E 基因的交互作用

许多研究表明，规律的有氧运动能够改善脂质代谢紊乱，但个体对运动干预的反应差别很大。William 等报道，中年男子耐力训练 1 年后，HDL-C 平均增加 4.2 mg/dl，其波动范围从升高 20mg/dl 至下降 8mg/dl，26% 的男子 HDL-C 下降、17.4% 无变化。个体对于运动干预的反应之所以产生如此大的差别，可能部分源于基因的影响，特异基因型与运动干预的交互作用影响了血脂水平。

Apo E 基因携带者中，体育锻炼对血脂水平影响很小。St-Amand 等研究表明，VaO_2 max 与血脂水平的相关性受 Apo E 基因多态性的影响。携带 Apo Eε3/ε3 纯合子的个体，VaO_2 max 与血脂水平显著相关。携带 Apo E ε3/ε3 基因型的个体，高水平身体机能与最适血脂水平相关。而在 Apo E2 携带者中，高水平身体机能与降低血浆 TG 相关，因而可以预防高三酰甘油血症及Ⅲ型脂蛋白异常血症的发生。在 Apo E4 携带者中，运动对血脂的影响与 Apo E4 无关。另一项 9~24 岁芬兰男性 Apo E 与血脂关系的横断面研究发现，携带 Apo E ε4/ε4 基因型个体的运动、体力活动水平与血脂水平无相关；但携带 Apo E $\varepsilon4/\varepsilon3$、$\varepsilon3/\varepsilon3$ 基因型的个体，较高的运动、体力活动水平可以降低血浆 TC 及 LDL-C 水平，升高 HDL-C/TC 比值；携带 Apo E $\varepsilon3/\varepsilon2$ 基因型的个体，较高的运动、体力活动水平与上述指标的相关性更明显。Hagberg 等对 51 名 45~80 岁男性的 Apo E 基因多态性及运动训练及其对血脂的影响进行的研究结果显示，Apo E2 携带者在耐力性运动训练后，血浆 HDL-C 及 HDL2-C 的升高较 Apo E $\varepsilon3/\varepsilon3$ 基因型携带者及 Apo E4 携带者多，而且 Apo E2 携带者血浆 HDL-C 升高幅度是 Apo E $\varepsilon3/\varepsilon3$ 基因型携带者的 2 倍、是 Apo E4 携带者的 3 倍。耐力性训练后，Apo E $\varepsilon3/\varepsilon3$ 基因型携带者的血浆 TC 下降幅度大于 Apo E4 携带者，Apo E2 及 Apo E$\varepsilon3/\varepsilon3$ 基因型携带者的血浆 TG 下降幅度均高于 Apo E4 携带者。提示耐力性训练后，Apo E2 携带者的 HDL-C 及 HDL2-C 水平升高幅度更大。

Bernstein 等随机选取瑞士日内瓦 1 708 名 35~74 岁男、女公民作为研究对象，运动活动水平由问卷调查获得。研究结果显示，在男性中，Apo E4 群体随运动强度增加而出现的血浆 HDL-C 升高、TG 降低程度比 Apo E2 或 Apo E3 群体更明显，高强度运动每增加 10%，Apo E4 群体血浆 HDL-C 约增加 0.07mmol/L，TG 约降低 0.15mmol/L。女性血浆 TG 的变化趋势与男性相似，随运动强度的增加，运动对 Apo E4 群体的保护性作用较 Apo E2 群体大。Bernstein 等的研究结果提示，增加运动可补偿 Apo E4 基因型对血脂的潜在有害作用。

还有学者以 200 户白人家庭为研究对象，研究 Apo E 多态性与运动、血脂的关联在不同种族、性别中的差异，结果发现 Apo E 多态性影响血脂对中等强度运动训练的反应，且运动训练引起的血脂水平改变在不同基因型间存在种族和性别差异。在白人中无论男性还是女性，运动训练后 Apo E2 携带者的血浆 LDL-C 水平均显著降低，白人女性中，Apo E$\varepsilon4/\varepsilon4$ 基因型者的血浆 TG 下降幅度最大，白人男性中，血浆 TG 的显著下降则见于 Apo E$\varepsilon2/\varepsilon3$、Apo E$\varepsilon3/\varepsilon3$ 基因型者；而且，白人女性中 Apo E3 携带者的血浆 HDL-C 和 Apo A I 水平显著升高。黑人受试者中，不同基因型者其血脂对运动训练的反应差异非常小，仅在黑人男性中 Apo E$\varepsilon2/\varepsilon4$ 和 Apo E$\varepsilon4/\varepsilon4$ 基因型者的血浆 LDL-C 水平显著下降，且下降幅度大于其他基因型者。

总之，Apo E 的不同表型决定了血脂水平能否改变的先天易感性，这一易感性可通过运动加强或阻止。Apo E 多态性影响血脂对运动训练的反应，且运动训练引起的血脂水平改变在不同基因型间存在种族和性别差异。

（三）吸烟饮酒与 Apo E 基因交互作用

烟草的燃烧产物可以破坏血管内皮，增强血小板和单核细胞与血管壁的结合，从而促进血栓和动脉粥样硬化的形成。吸烟还通过增强机体对胰岛素的抵抗和脂质的耐受，扰乱体内脂蛋白质代谢。Stengard 等在 59 个冠心病患者中发现，吸烟对携带 $\varepsilon3$ 等位基因群体的发病风险比带有 $\varepsilon4/\varepsilon4$ 更高。然而，在芬兰一个小规模的前瞻性研究中，发现吸烟在 $\varepsilon4$ 纯合子携带者中冠心病发病风险比在 $\varepsilon3$ 纯合子中显著增高。Humphries 等在一项大规模前瞻性研究中发现，吸烟可以增加冠心病的发病风险，并且吸烟对冠心病的影响在 $\varepsilon4$ 携带者中最显著；吸烟可以增加脂蛋白质颗粒的氧化，而体外实验证实抗氧化作用的强度 $\varepsilon2>\varepsilon3>\varepsilon4$，所以 $\varepsilon4$ 携带者吸烟后氧化性 LDL 比例进一步增多，动脉粥样硬化风险就更高。然而，2003 年一项对 4 484 名急性心肌梗死患者和 5 757 对照研究中发现，吸烟对急性心肌梗死的发病相对风险为 4.6，但是不同的 Apo E 基因型对吸烟的发病风险没有明显影响。结果显示，Apo E 基因型在吸烟对冠心病的影响中未发挥作用。此外，该研究还发现，Apo E 基因型虽然与冠心病相关，但是其危险程度小于吸烟。

在一项包括 259 名男性和 267 名女性的队列研究中发现，饮酒对收缩压影响在 $\varepsilon2/\varepsilon3$ 和 $\varepsilon3/\varepsilon3$ 的男性群体中，比 $\varepsilon4/\varepsilon3$ 群体分别高 16mmHg、11mmHg，差异均有统计学显著性。Corella 对 18～66 岁地中海西班牙人群（396 名男性和 513 名女性）进行横断面研究表明，携带 $\varepsilon2$ 或 $\varepsilon4$ 的女性饮酒者 LDL-C 水平显著高于携带 $\varepsilon2$ 或 $\varepsilon4$ 的非饮酒女性；饮酒影响 ApoE 基因型对 LDL-C 的作用机制目前还不清楚，推测可能与酒精可改变胆固醇的吸收、或下调肝脏 LDL 受体水平有关。

（四）雌激素与 Apo E 基因交互作用

绝经期女性使用雌激素替代治疗对血清 HDL-C 和 LDL-C 水平有良性调节作用。在一项对美国新墨西哥州 248 名绝经期女性 Apo E 基因分型和使用雌激素对血脂影响的研究中发现，Apo E2 存在时，使用雌激素替代治疗升高 TC，而 Apo E4 存在时，则可以降低 TC。另一项包括 154 名芬兰绝经期妇女的安慰剂-对照研究显示，Apo E4 阴性群体的 LDL-C 水平对雌激素反应较 Apo E4 阳性群体明显。还有研究报道，在 666 名绝经期女性中使用雌激素者较未使用者 TC、LDL 降低，而 HDL 增高。然而至目前为止，有关 Apo E 基因多态性与行为因素交互作用对人类疾病影响的研究还很少，但是上述的横断面研究和纵向研究提示，在不久将来依据基因制定出健康干预策略将成为可能。

五、基因组与免疫性疾病

（一）免疫相关性疾病

根据遗传特点，免疫相关疾病包括单基因遗传病和多基因复杂性疾病。单基因遗传病是由单一的基因缺陷或突变导致病变，如性连锁重症联合免疫缺陷（XSCID，IL-2Rγ 基因缺陷）、性连锁无丙种球蛋白血症（XLA，BTK 基因缺陷）等。人类基因组计划的完成促进了单基因遗传病的研究，其技术包括基因组扫描技术、定位克隆技术等。目前，有上千种单基因遗传病的致病基因已经被精确定位，因而这一领域竞争非常激烈。复杂性疾病是由于多种基因的变异和环境、生活习惯等因素的共同影响，使得每个人对不同疾病的易感性不同，如自身免疫病、变态反应性疾病等。此外，由病原微生物导致的感染性疾病如肝炎、艾滋病（AIDS）等也往往与内因（人类基因组）有关。在复杂性疾病的研究中，一个重要的指标是单核苷酸多态性（single nucleotide polymorphism，SNP）。研究表明，无关个体间的基因中约有 300 万个单核苷酸多态性，目前已经发现并定位的 SNP 超过 1000 万。通过 SNP 的研究，可以了解人类人体分子基础的差异，发现正常个体与疾病患者的基因变异，了解机体免疫功能不同的遗传基础和免疫相关疾病的发病机理，并为免疫相关疾病的诊断及疾病易感性研究提供基础。目前国际上研究 SNP 的热点之一是免疫相关基因，如 HLA、细胞因子及其受体、免疫信号转导分子（signal transmitter）等。此外，近年研究发现，在不同个体中还存在另外一种类型的基因变异，称为拷贝数量多态性（copy number polymorphism，CNP），表现为大段 DNA 序列（>100kb）的缺失或增加。目前尚无 CNP 与免疫系统和免疫相关疾病关系的报道，但可以预期，免疫相关基因区域的 CNP 很可能影响不同个体的免疫应答能力，期待今后会有这方面的研究成果。

（二）免疫性疾病的遗传学特点

1. 外显不全（incompleted penetrance）遗传

携带一个致病等位基因的个体不一定发病，或者无该致病基因的个体由于环境等多种因素的作用，随机条件亦可表现疾病的表型，后者又称为拟表型。如幼年强直性脊柱炎：一般认为本病的发病与 HLA-B27 有关，国外报道其阳性率为90%，但仍有很多 HLA-B27 阳性的儿童并未出现强直性脊柱炎的临床症状，反之亦有10% HLA-B27 阴性的儿童却出现强直性脊柱炎临床表现。

2. 协同作用（synergism）

两个或多个基因对表型的作用不等同于各个基因作用的总和，这可用基因环境来解释。基因环境又叫遗传背景（genetic background），是指除决定性状的一对主基因以外的所有基因。人体细胞23对染色体上共载有10万对基因，这10万对基因除决定性状的一对主基因外，其他所有的基因就是对主基因的环境，或者说是主基因的背景。遗传背景中包括非常重要的修饰基因，所谓修饰基因是对主基因起修饰作用的，可以起加强和减弱作用。所以修饰基因包括加强基因（enhancer gene）和减弱基因（enducer gene）。加强基因可促进致病基因表达而发病，减弱基因可延缓致病基因的表达、甚至完全抑制其表达，后者又称之为抑制基因（suppressor gene）。但是，修饰基因有其特点，即当决定性状的主基因不存在时，修饰基因一般不起作用。因此，疾病临床表型是主基因在不同的遗传背景作用的结果，相同的基因突变在不同遗传背景下所表现的临床表型也会不同。

3. 遗传异质性（genetic heterogeneity）

一些遗传病的临床症状相似，甚至完全相同，但有不同的基因突变或不同的遗传基础。这种不同的致病基因导致或产生相似的表型，称之为遗传异质性，亦即所谓的多因一效。遗传异质性是医学遗传学中一个极为重要的概念。准确识别遗传异质性是临床诊断、治疗、预后和遗传咨询的重要前提。

4. 环境因素的影响

不管是单基因疾病或复杂性状疾病，异常基因是否发挥作用及基因作用的最终结果（即疾病表型），在很大程度上受环境因素（如感染、药物、理化因素等）的制约。常见的原发性免疫缺陷病，只有与外界抗原（如细菌、病毒等）接触后免疫缺陷症状方可表现出来，且表型不一，如 X 连锁无丙种球蛋白血症，同样的 Btk 基因突变，在不同的环境条件下外周血免疫球蛋白的浓度和临床症状轻重不一。复杂性状疾病是遗传因素和外界环境因素共同作用的结果，临床常见自身免疫性疾病发病均与环境因素特别是感染有关。目前关注的焦点是，环境因素如何启动异常基因的转录，导致临床症状的发生，有些学者认为可能与环境因素所致的表观遗传修饰及遗传背景改变有关。

（三）系统性红斑狼疮（SLE）——一种自身免疫性疾病

我国约有100万系统性红斑狼疮患者，病变累及多系统、多器官，严重影响人体健康。研究发现，系统性红斑狼疮患者血清出现多种自身抗体，并有明显的免疫紊乱。目前认为与遗传、免疫等因素有关，近年来已发现几十个位点与 SLE 易感性有关。此外，SLE 与 HLA 多态性也存在明显相关性。在免疫机制方面，目前大多数学者认为 SLE 是细胞和体液免疫功能异常的自身免疫性疾病，由于 B 细胞产生的大多数病理性自身抗体都是 T 细胞依赖性的，且 B 细胞功能受 T 细胞调节，故认为 T 细胞功能异常在 SLE 发病中起关键作用。大量的资料已证实 SLE 患者 T 细胞功能失调，目前已发现人 SLE 及鼠 SLE 模型中存在 T 细胞低甲基化。早期的研究发现，接受普鲁卡因酰胺等 T 细胞 DNA 甲基化抑制剂治疗后，部分患者发生一种以关节炎、浆膜炎及抗核抗体产生等特殊的 SLE 样自身免疫性疾病，促使人们推测药物诱导的 DNA 低甲基化可能与 SLE 的发生发展相关。其后研究发现约半数活动性 SLE 患者存在不同程度的 T 细胞数目下降，且 SLE 患者的 T 细胞 DNA MTase 活性仅为正常人的 1/3 ~ 1/2，说明 T 细胞 DNA 低甲基化可能在 SLE 发病中起关键作用。当 T 细胞内 DNA 发生低甲基化时，T 细胞基因调节失控，出现各种 T 细胞功能异常，诱导 T 细胞自身免疫反应的发生。DNA 低甲基化可能通过各种途径在 SLE 发病中起作用，其中白细胞功能相关性抗原-1（LFA-1）和 IL-6 的过度表达在 SLE 发病中起主要作用，但确切机制尚待进一步研究。

（四）类风湿性关节炎

类风湿性关节炎（RA）是一种自身免疫性疾病，其致病机制至今仍未明确。目前已知其病因与遗传基因及环境因素有关。病人以女性居多，男女比例约为 1 : 3。发病年龄多为 30 ~ 50 岁。其发病率约为 1%，且随年龄增加而增高。RA 是一种典型的复杂性状疾病，目前的研究表明，多种候选基因如 TNF-α（-308、-238、-163，+70 等位点）、TNF-β（内含子+252 位点）、TNFR1（-609、-580、-383、+36 位点）、TNFR2（+143、+196、+365 位点）、IL-3、IL-1a、IL-1β、CRH 等基因 SNP 与 RA 的发病及临床表型相关，而且这种关联因不同地区、不同种族的人群而异。

基因组技术的发展为免疫学研究提供了新的有力工具，虽然这一领域刚刚起步，道路还很漫长，但其对免疫学的巨大推动作用将在未来几年内逐渐显现出来，其贡献将有可能不亚于 20 世纪 80 年代的分子生物学技术对免疫学的巨大推动作用。人们应该对此有所认识，抓住机遇，发挥优势，重视与生物信息学和数学领域的专家合作，开展有我国特色的免疫学研究，为免疫学的发展做出自己的贡献。

六、基因组与药物依赖

药物依赖（drug dependence），是指躯体和药物相互作用而引起的精神方面和躯体方面的改变，并在行为上常常有为了再度体验这些药物精神效果、为了避免没有药物而产生的不快感，而周期地、持续地使用药物这一种强迫性愿望的特征。对药物过分依赖又会造成药物成瘾和药物滥用。药物滥用作为一种复杂的行为疾病，受社会环境因素和个体遗传因素的综合作用。到目前为止，人们就药物依赖与遗传的关系进行了诸多研究与探索，通过流行病学、连锁以及关联分析等研究发现，个体遗传因素在药物依赖发生机制上起着重要的作用。本章节就药物依赖的基因组学研究作一综述。

（一）药物依赖的连锁分析

目前人类基因定位主要采用家系连锁分析、等位基因共享法（allele sharing method）及人群相关性分析方法，家系连锁分析是最常用的基因定位方法。部分学者对药物依赖的易感基因进行定位。Glatt 等对 194 例海洛因依赖者和其正常同胞对照者进行以短串联重复序列

（STR）为遗传标志的基因扫描分析。结果发现，在染色体 4q31.21 上 143.3 cM 区域 D4S1644 位点和 17q11.2 上 53.4 cM 区域 D17S1880 位点存在海洛因依赖的易感基因。其他也有类似研究染色体 20q11.2 区域 D20S195 位点，22q13 区域 D22S423 位点和 9 号染色体上 D9S286、D9S167、D9S164 位点，10 号染色体上 D10S208、D10S196、D10S185、D10S1693 位点附近可能存在海洛因依赖的易感基因。

（二）药物依赖的关联分析

对药物依赖的关联分析主要集中在相关基因多态性与药物依赖的关系等方面。大量研究证实，多巴胺（DA）神经递质、5-羟色胺、阿片受体、内阿片肽以及多种相关蛋白参与药物依赖的发生，因此编码这些蛋白的基因多态性成为了研究热点。下面分而述之。

1. 5-羟色胺能受体基因

5-羟色胺（5-HT）是一种重要的神经递质，参与了各种精神活动的调节。许多研究证实 5-HT 与物质依赖有关，如发现 5-HT 重吸收抑制剂可减少酒的使用量，5-HT 部分拮抗剂可减轻对可卡因的渴求，5-HT1B 受体缺乏的小鼠易形成海洛因依赖，5-HT 受体基因敲除的小鼠易形成自我注射可卡因的行为。人类 5-HT2A 受体基因启动子区 1438 位有 A 或 G 碱基变化，从而形成该基因启动子区 1438A/G 多态性。Saiz 等对 113 名海洛因依赖者和 420 名正常人进行关联分析，得出海洛因依赖者的 5-HT 2A 受体基因型 A-1438G 的频率明显高于对照组，同时 12 个数目可变的顺向重复序列 5-HT 转运基因（5-HTT VNTR）的存在增强了 A-1438G 基因型和海洛因依赖的相关性。结果提示，A-1438G 基因型与海洛因易感性有关。5-HT2A 基因可能是海洛因依赖的易感基因或存在连锁不平衡，5-HT2A 受体的不同基因型可能影响依赖性物质对神经递质的反应性，从而影响成瘾的易感性。Gerra 等对编码 5-HT 运输蛋白基因进行研究发现，其"S"启动子基因多态性可导致运输蛋白的基因低表达，从而引起药物依赖。但也有学者认为，5-HT2A 基因 SNP（1438G/A 和 T102C）以及 5-HT 运输蛋白基因 SNP（VNTR 和 Del/Ins）与海洛因依赖均无相关性。

2. 单胺氧化酶 A

单胺氧化酶（MAO）是 5-HT 合成及代谢的关键酶，有单胺氧化酶 A（MAOA）和单胺氧化酶 B（MAOB）两种亚型。Vanyukov 等对精神活性物质使用障碍者 MAOA 基因的二核苷酸重复序列进行了多态性分析，发现这个二核苷酸重复序列的多态片段的长度与男性药物滥用的危险性及早期发病明显相关，但与女性不相关。MAOA 基因启动子区域 30bp-VNTR 多态性在药物滥用相关行为障碍中起一定的作用。Gade 等研究 375 个 Tourette 综合征患者及其亲属，把 MAOA 基因 30bp-VNTR 多态性的等位基因分 4 组，其中两组等位基因和行为表型明显关联，两组中最长的等位基因和药物依赖表型效应关联。Gerra 等对伴有或不伴有暴力倾向的海洛因依赖者研究发现，MOAO 基因在伴有暴力倾向的海洛因依赖者中低活性三个重复序列等位基因频率比不伴有暴力倾向的成瘾者明显增高，而高活性的四个等位基因重复序列频率是后者比前者明显增高。这些研究结果提示，MAOA 基因多态性在药物依赖易感性中发挥一定的作用。

3. 多巴胺系统

在药物依赖的发生中，多巴胺系统的功能占有主要地位，尤其是中脑边缘多巴胺系统（MLDS）几乎参与了所有滥用药物的犒赏效应。因此，选择多巴胺能递质系统有关的受体、转运体基因及代谢酶基因作为候选基因，进行病例对照遗传分析，研究其多态性，是寻找海洛因依赖易感基因的有效途径之一。

多巴胺受体基因。随着分子克隆技术的发展，发现多巴胺能受体共有 D1、D2、D3、D4、D5 受体 5 个亚型。D1 和 D5 受体同源性高，都与 Gs 蛋白偶联，统称为 D Ⅰ 型受体；而 D2、D3 和 D4 受体同源性高，常与 Gi 蛋白偶联，统称为 D Ⅱ 型受体。迄今为止，已经报道 D2、D3、D4 受体基因上存在着精神活性物质依赖的脆性（易感性）基因。

特别是 D2 受体基因的表达方面研究更深入。1990 年 Blum 等首次报道 69% 严重酗酒者的 DRD2 基因的 TaqA1 区（Taq I RFLP 限制酶片段长度多态性的等位基因标志物 A1）有变异，而在对照者中只有 20%，首次揭示 DRD2 基因的多态性可能影响人类对酒依赖的易感性。大部分酒精和多重药物滥用的研究表明，Taq1 A1 和 B1 基因标志在药物滥用者比对照个体中出现的频率要高。Li 等研究发现，携带 DRD2Taq I RFLP A1 等位基因的海洛因成瘾者比不携带这种基因的成瘾者成瘾性更强。Xu 等研究发现，DRD2 受体 Taq I B1 限制性酶切片段长度多态性也与药物滥用相关。也有研究发现，DRD2 受体基因的 -141C lns/Del 功能多态性也与海洛因依赖关联。近年来 D3 受体在药物依赖中的作用受到关注。大量药理实验、成瘾者尸检和遗传学研究证明，D3 受体参与了成瘾药物的强化和犒赏作用。D3 受体基因（DRD3）敲除小鼠的基础活动性增加，对海洛因、可卡因的敏感性增强，也证明了 D3 受体参与阿片成瘾。但是对 DRD3 多态性进行分析，Li 等发现，DRD3 SNP Ser9Gly 多态性与海洛因依赖不相关。DRD4 有一特异的长 48bp（碱基对）的可变重复序列（VNTR）多态片段，位于外显子 3 编码区，可能与药物依赖有关。George 等对酒依赖者 DRD4 的 VNTR 进行多态性分析，发现其等位基因的重复序列 3 和重复序列 6 的比例高于对照组。但也有学者认为，DRD4 基因多态性与酒依赖无关。Szilagyi 等将 73 名药物依赖者（其中包括 53 名海洛因依赖者）和 362 名健康人列为研究对象，对 DRD4 基因多态性（包括外显子 48 bp VNTR、-521C/T SNP 和 120 bp 的 5' 端非编码区）和 5-HT 运输体连锁的多态性区域（5-HTTLPR）与药物依赖的相关性进行研究。结果发现，DRD4 基因 -521C/T SNP 与海洛因依赖有明显相关性，5-HTTLPR 可增强这种相关性。另外，中国学者 Shao 等也证实 DRD4 基因外显子 Ⅲ VNTR 与中国人群海洛因依赖存在关联。关于 D5 受体在药物依赖中的作用还不十分明确。Vanyuikov 等研究 D5 受体基因（DRD5）多态性，发现在物质滥用组最常见的该基因的等位基因（148bp 双核苷酸重复序列）过度表达，且男性、女性等位基因频率有明显的差异，提示 DRD5 参与物质滥用易感性的变异且在物质滥用者具有两性异型性。但 Li 等认为，此基因多态性 148bp 双核苷酸重复序列与药物滥用无关。

4. 儿茶酚-O-甲基转移酶编码基因

儿茶酚-O-甲基转移酶（COMT）是多巴胺代谢过程中的重要代谢酶。COMT 编码基因中第 158 位密码子可以编码缬氨酸（Val）或蛋氨酸（Met），从而形成 COMT 基因的多态性。Val/Val 纯合子的酶活性最高，Val/Met 杂合子次之，Met/Met 纯合子的酶活性最低，导致 COMT 的活性相差 3~4 倍。Horowitz 等采用 PCR 及 RFLPs 技术对 38 个海洛因依赖的核心家系进行研究，结果 COMT（Val158Met）基因多态性与海洛因依赖存在相关，编码高活性 COMT 的等位基因 Val158 可能是海洛因依赖的易感基因之一，也可能与海洛因依赖的易感性基因相连锁。但曹莉萍等对 COMT 的等位基因 108Val/Met 和外显子 900INS C/DEL C 也进行研究，发现这两个基因多态性与海洛因依赖均无明显相关性。此外，Tiihonen 等发现，COMT 低活性等位基因与不伴暴力行为的迟发性酒精中毒相关。

5. 多巴胺运输基因

多巴胺运输基因（DAT1）编码重吸收多巴胺能神经递质的蛋白质，起终止多巴胺能神经递质活动的功能，并且它还是可卡因作用的药理位点。DAT1 的克隆和测序以及对基因非编码区 3′端的 VNTR 多态性的研究，提供了 DAT1 对可卡因和其他药物滥用影响的可能性。Gerra 等研究编码 DAT 的 SLC6A3 基因 3′端外显子非编码区 VNTR 的多态性时发现，在海洛因依赖者和对照组之间等位基因频率差异无显著性，而在有或没有犯罪行为的人中差异有显著性，提示 DAT 基因多态性可能参与犯罪、药物依赖等行为疾病。

6. 阿片受体基因

阿片类药物在药物依赖和滥用及疼痛的临床处理的发生和治疗中起重要作用。已知阿片受体有 μ、κ、σ、δ、θ 等多型，μ 阿片受体（OPRM）是最常见阿片类药物作用的位点，包括吗啡、海洛因、阿片、芬太尼、美沙酮对 OPRM 都有作用。编码 OPRM 的 OPRM 基因（OPRM1）也是药物遗传差异的主要候选基因。目前已识别了 OPRM1 编码区 5 个不同的单核苷酸多态性（SNP），如 A118G、C1031G 和 C17T 多态性等。最常见的 SNP 是 A118G，可使 N-糖基化位点一个氨基酸改变，进而改变受体与神经递质的亲和力和信号传导，从而导致药物依赖的易患性。有学者报告 A118G 位点 A/A 基因型和 A 等位基因与酒精依赖相关，携带该基因型或等位基因的人患病的危险性约是非携带者的 2 倍。Tan 等人研究了亚洲 4 国（新加坡、印度、马来西亚及中国）人对海洛因的依赖与 OPRM1 基因多态性的关系。研究结果表明，OPRM1 基因第 1 外显子的 A118G 多态位点与第 2 内含子的 C1031G 多态位点在 4 个不同族群之间存在连锁不平衡，等位基因及基因型频率存在显著性差异。Zhang 等研究发现，海洛因依赖者阳性组 OPRM1 基因多态性 rs696522、rs1381376、rs3778151 频率明显高于阴性组。但也有相反报道。Franke 在研究中发现，OPRM1 外显子 A118G 及内含子 IVS2+31 多态性与阿片依赖的关系并不明显。此外，也有学者对 δ 阿片受体和阿片成瘾行为进行研究。Mayer 等研究 103 个德国高加索人海洛因成瘾者和 115 个对照者，发现 δ 阿片受体基因（OPRD1）翻译区密码子 307 上可出现碱基 T、C 置换，该置换可改变氨基酸序列，从而形成 OPRD1 基因 T307C 多态性。C 等位基因频率在患者为 53.4%，显著高于对照组（39.1%）；C/C 频率在患者为 26.2%，也高于对照组（9.6%），提示 OPRD1 基因参与了海洛因依赖的发病机制。

7. PENK 基因

内阿片肽分内啡肽、脑啡肽和强啡肽三大族，都可作用于阿片受体，脑啡肽前体为脑啡肽原（PENK），编码 PENK 的基因即 PENK 基因。Nikoshkov 等检测海洛因依赖者和无成瘾性疾病对照的 PENK 基因（CA）n 多态性，发现 79% 海洛因依赖者携带 79bp 等位基因，并且 PENK mRNA 的表达较携带 81bp 等位基因的依赖者高。这些结果说明 PENK 基因多态性与药物依赖相关，PENK 基因在阿片样物质依赖易感性中也起着一定的作用。

8. γ-氨基丁酸受体基因

γ-氨基丁酸（GABA）是中枢神经系统最重要的抑制性神经递质，根据 GABA 受体不同的药理特性分为 A、B、C 三型。阿片类药物并不直接作用于多巴胺（能）神经元，而是通过 GABA 与中间神经元上的 μ 受体结合发挥抑制该神经元的活动，从而解除 GABA 对 VTA 的 DA 神经元抑制，使其投射靶区的 DA 释放增加，从而产生药物依赖的相关特征。Parkd 等研究发现 GABAA α₁ 和 GABAA α₆ 受体基因簇与酒精中毒有关，并且 GABAA α₁ 受体 GG 基因型与发病年龄和患病严重程度相关。Loh 等又在研究 GABA-A 受体亚型 GABRB2，

GABRA6，GABRA1，GABRG2 等单核苷酸多态性（SNP）在海洛因成瘾的作用中发现，海洛因成瘾者 GABAAγ_2 受体基因簇单核苷酸多态性 rs211014 等位基因频率较对照明显增高，提示 GABA 受体基因在药物依赖发生机制中也起作用。

9. 脑源性神经营养因子基因

已有动物实验表明，编码脑源性神经营养因子（BDNF）的基因在药物依赖中发挥重要作用。进一步的研究表明，BDNF 基因的 Val66Met 多态性与药物依赖相关。Cheng 等为了证实这一结论，对 103 名甲基苯丙胺依赖者和 200 名海洛因依赖者以及 122 名健康对照进行了相关研究，发现药物依赖者 BDNF 基因多态性（Val66Met）频率分布与对照组比有显著性差异。此外，海洛因依赖组中，Val/Val 等位基因的纯合子携带者发病年龄较 Met 等位基因携带者迟。

遗传因素是影响药物依赖行为最重要的因素之一。药物滥用作为一种复杂的行为疾病，它并非由单一基因引起，到底多少染色体区域位点的改变与药物依赖有关，究竟是哪些基因直接参与药物滥用，有待于进一步的深入研究。随着分子生物学、遗传学、基因组学新技术的发展，有望找到与药物成瘾有关的新基因，通过相关基因的功能研究，证实某些药物滥用相关基因与特定行为之间的联系，最终将有助于药物滥用的预防和治疗。

七、基因组与肿瘤

（一）BRCA1/2 基因与乳腺癌预防

近半个世纪以来，肿瘤的发生率越来越高，恶性肿瘤跃居中国人口死因排名之首。近年来，乳腺癌的发病率在全球女性肿瘤中的排名已经位居第一，越来越多的年轻女性患上了乳腺癌，这给疾病的治疗和预防都带来了很大挑战。20 世纪 90 年代开始启动的人类基因组计划被提出之始，就是为了攻克人类面临的肿瘤难题。随着人类基因组计划的完成，人们对肿瘤的研究进入了分子领域，越来越多的肿瘤相关基因被发现。本文主要阐述 BRCA1/2 基因与乳腺癌的预防。

1. 乳腺癌相关基因 BRCA 的结构和功能

BRCA1 定位于 17q21，含 24 个外显子，约 100kb，外显子 1 和 4 为非编码序列，外显子 11 约占整个基因编码序列的一半。BRCA1 表达在乳腺及卵巢等几种组织上，编码包含 1 863 个氨基酸的蛋白质。其蛋白的 N 末端含有一锌指结构域，在转录调控中有重要意义，可能通过直接与 DNA 结合或蛋白质-蛋白质间的相互作用介导 DNA 结合而发挥作用。在 BRCA1 的 C 末端含有高度保守的两个 BRCT 串联重复，它与蛋白质-蛋白质间的相互作用有关。许多涉及 DNA 修复、重组及细胞周期调控的蛋白中出现了这一区域。Zhang 等用 X 线衍射分析发现了第一个 BRCT 区域的三维结构折叠模型，人类 DNA 修复蛋白 XRCC1 的 C 末端 BRCT 结构由 3 个 α 螺旋围绕 4 条平行的 β 折叠构成了一个自主折叠结构域。其同二聚体具有潜在的蛋白质-蛋白质相互作用位点，能与 DNA 连接酶Ⅲ的互补 BRCT 结构域结合。

BRCA2 定位于 13q12-13，有 27 个外显子，编码包含 3418 个氨基酸的大片段蛋白质，表达的组织特异性与 BRCA1 相似。人类 BRCA2 蛋白的外显子 11 编码区涵盖着 8 个内在的重复序列，称 BRC 基序，其进化保守，不存在于 BRCA1 内。在秀丽隐杆线虫（C. elegans）基因 TO7E3.5 中也发现了类似的基序。BRCA2 可能通过 BRC 基序介导蛋白质—蛋白质相互作用，从而在 DNA 修复中发挥功能。

2. 乳腺癌相关基因 BRCA 的分子流行病学

在家族性乳腺癌病人中，约半数有 BRCA1 基因突变。基因突变携带者的乳腺癌危险度远远高于一般人群，其乳腺终生患癌危险度高达 80%~85%。近年更发现在 30 岁以下诊断为乳腺癌的女性中 13% 有 BRCA1 基因种系变异，伴 BRCA1 基因变异的女性终生患卵巢癌的风险率约为 40%~50%，显然比普通人群女性终生患病风险（乳腺癌 11%~12% 和卵巢癌 1%~3%）要高得多。迄今发现与乳腺癌有关的 RBCA1 突变均是种系突变，也就是说它们存在于体内所有细胞，包括精子和卵子，因此可以传入下一代。种系 BRCA1/BRCA2 基因突变在犹太人较常见，这可解释 30 岁以下北欧犹太妇女乳腺癌患病率达 38% 之高的原因（非犹太族妇女的发病率为 7.5%）。

伴 BRCA2 基因变异的乳腺癌患病妇女具有与 BRCA1 基因变异携带的乳腺癌患者相类似发病风险，到 70 岁时约 70%，而卵巢癌的发病风险比 BRCA1 变异携带者为低（70 岁时不到 10%）。BRCA2 种系突变也增加男性乳腺癌的发病相对风险，一生中约为 5%~7%，较普通人群高 200 倍。体细胞突变在散发性乳腺癌很少见。但需注意，这些统计是从家族性乳腺癌资料中获得的，可能有偏差和过高估计。

3. 乳腺癌相关基因 BRCA 的突变

BRCA1 可发生多形式多位点的突变。突变散布于整个的编码序列中，仅很少几个较为常见。目前检测出 BRCA1 有 300 多种不同的突变及多态现象，其中 88% 为小片段的插入和缺失（框移）或无义突变，导致终止密码提前出现产生截短蛋白，另外 12% 为拼接位点变异体、调节因子突变、错义突变或多态现象。大部分突变位于蛋白氨基端或羧基端，导致锌指结构或 BRCT 重复结构的破坏，而这两种结构对 BRCA1 肿瘤抑制功能的发挥起重要作用。

BRCA2 最常见的突变亦为框移引起的蛋白截短，蛋白活性的丧失。突变分析表明：BRCA2 的核定位依赖于其最后 156 个残基上的两个核定位信号（NLSs），LSs 位于所有已知肿瘤相关 BRCA2 截短突变的下游。已发现一内源性 BRCA2 截短突变（6147delT）的亚细胞定位为细胞质。可能截短突变的 BRCA2 产物的无功能是因其未能移位入胞核，即 BRCA2 的截短突变导致编码了核外的基因产物。

4. BRCA 介导的肿瘤抑制

BRCA 突变增加了乳腺癌的患病危险，BRCA 产物与基因表达调控、细胞周期调节及 DNA 重组修复有关。此外，BRCA 的转录调控及 DNA 修复的基本功能是与其在细胞生长及分化过程中的作用相交织的。BRCA 可能通过这些途径发挥肿瘤抑制功能。

5. BRCA 与基因表达调控

BRCA1 在 RNA 转录水平调节基因的表达：①当与一异源 DNA 结合结构域融合表达时，其 BRCT 序列能激活 RNA 转录；②全细胞抽取物纯化时，野生型 BRCA1 多肽与 RNA 聚合酶 II 全酶可共同纯化；③哺乳动物细胞内野生型 BRCA1 的过度表达，可增强某些报告基因（reportor gene）的转录。

6. BRCA 与细胞周期调节

尽管 BRCA1 和 BRCA2 突变所致肿瘤的患病风险不同，但功能上可能涉及相似的途径。细胞周期中 BRCA2 与 BRCA1 mRNA 上调的动力学相似。BRCA2 mRNA 的表达是细胞周期调控的，与细胞增殖相关。停止在 G_0 或 G_1 早期的正常 HMECs 及乳腺肿瘤细胞系 MCF-7 仅含低水平的 BRCA2 mRNA，当细胞进入 G_1 晚期及 S 期，其表达水平达最高。MCF-7 细胞 G_1

期停滞的解除也诱导了高水平的 BRCA2 mRNA 表达。正常生长细胞中 BRCA1 的信息表达水平相似，提示二者在细胞周期中可能被共同调节。两基因启动子区域的对比研究表明二者具一定同源性。

7. BRCA 与 DNA 修复

正常 DNA 修复功能的丧失引起基因组不稳定性，最后导致肿瘤发生。BRCA1 编码一种对 DNA 损害起反应的蛋白，同时在同源重组及转录调控中起一定作用。

BRCA 的抑癌机制十分复杂，它涉及多个基因蛋白的相互作用。此方面的研究是一极富挑战、艰巨而复杂的工程。

（二）BRCA 相关性乳腺癌的生物学特性

BRCA1、BRCA2 相关性乳腺癌具有独特的生物学特性。BRCA1 相关性乳腺癌与一般乳腺癌相比，往往具有以下特点：①组织分化差，雌激素受体和孕激素受体阴性率高；②髓样癌的比例高，且常伴有边缘清晰和淋巴细胞浸润等特点；③p53 基因的突变率或 p53 的免疫检测阳性率高；④erbB-2 的阳性率低。

有关 BRCA2 相关性乳腺癌病理学特点的研究较少，现在尚未发现 BRCA2 相关性乳腺癌有独特的病理学特点。BRCA2 相关性乳腺癌的组织学分级、病理类型，ER 和 PR 的阳性率及 p53 和 erbB-2 的阳性率与对照组无显著差异。BRCA1、BRCA2 突变相关性乳腺癌具有不同于一般乳腺癌的生物学特征，这可能会给这类乳腺癌的预防带来困难——常用于一般乳腺癌的普查和预防手段可能效果不佳。以下将探讨 BRCA1、BRCA2 相关性乳腺癌预防的有效方法。

（三）BRCA 相关性乳腺癌的预防

BRCA 基因的结构和功能异常与乳腺癌的发病密切相关。BRCA1 和 BRCA2 突变相关性乳腺癌具有发病早、双侧性等特点。因此，此类乳腺癌的预防越来越受到人们的重视。

乳腺癌的预防方法有手术预防和化学预防等方法。手术预防包括预防性双侧乳腺切除术（bilateral prophylactic mastectomy，BPM）和预防性双侧卵巢切除术（bilateral prophylactic oophorectomy，BPO），化学预防的常用药物则为三苯氧胺。

美国的 Mayo Clinic 对家族性乳腺癌患者进行回顾性研究，对接受了 BPM 的 214 名具有乳腺癌家族史的高危妇女进行了基因分析，共发现 26 例 BRCA1 或 BRCA2 基因突变携带者，在平均为 13.4 年的随访期中未发生 1 例乳腺癌。根据 2 个基因突变外显率模型分析，这 26 例 BRCA1 和 BRCA2 基因突变携带者在随访期内因发生 6～9 例乳腺癌而接受 BPM 后，乳腺癌危险度减少了 89.5%～100%。所以，BPM 能有效地降低 BRCA1、BRCA2 突变携带者的乳腺癌危险度。

荷兰的 Daniel den Hoed 肿瘤中心也进行了一项乳腺癌预防的前瞻性研究。139 名携带 BRCA1 或 BRCA2 基因突变的健康妇女参加了这项研究，由每一位妇女自行选择接受 BPM 或随访，其中 76 名妇女接受了 BPM，其余 63 名则选择了随访。两组患者的年龄和 BRCA1 与 BRCA2 基因突变的比例没有显著的差别。两组患者都经过近 3 年的随访，随访组中发生 8 例乳腺癌，而手术组则无乳腺癌发生（$P<0.01$）。该研究同样证实了 BPM 的有效性。

从理论上讲，BPO 和三苯氧胺只能预防雌、孕激素受体阳性的乳腺癌，而大部分 BRCA1 突变相关性乳腺癌的雌、孕激素受体为阴性，因此这两种方法在突变携带者中的效果仍需进一步研究。

美国有 5 个医学中心进行了一项联合研究，收集到 122 名携带 BRCA1 基因突变的健康妇女，其中 43 名接受过 BPO 的妇女为手术组，另外 79 名未接受手术的妇女则为对照组，两组根据所属的医学中心和年龄进行了组间匹配。手术组和对照组的平均随访时间分别为 9.6 年和 8.1 年，研究结果显示 BPO 显著地降低了罹患乳腺癌的危险度。但该实验并未检测乳腺癌的激素受体情况，所以无法了解 BPO 究竟降低了哪一类乳腺癌的发病率。

8 个国家的 34 个医学中心联合进行了一项 BRCA1、BRCA2 突变携带者化学预防的回顾性研究。共收集到 209 名携带有突变的双侧乳腺癌患者，同时另有 384 名患有单侧乳腺癌的突变携带者作为对照，两组在年龄及发病年龄上都进行了组间匹配。对所有患者进行回顾性的调查，了解她们第 1 次乳腺癌发病时应用三苯氧胺的情况，以研究三苯氧胺是否对 BRCA1、BRCA2 突变携带者的对侧乳腺癌有预防作用。结果显示，三苯氧胺确实能降低对侧乳腺癌的发病危险度，在术后服用三苯氧胺达 2~4 年的患者中，对侧乳腺癌的危险度减少了 75%。但遗憾的是，该研究中大部分患者的肿瘤雌、孕激素受体情况不明，因此无法行相关性分析。

此外，初步的研究结果显示，三苯氧胺、BPO 与 BPM 都能有效地降低突变相关性乳腺癌的发病率。因此，这 3 种方法都可应用于 BRCA1、BRCA2 突变相关性乳腺癌的预防。

第五节　表观遗传学与肿瘤

一、表观遗传学概述

表观遗传（epigenetics）是指 DNA 序列不发生变化但基因表达却发生了可遗传的改变。一般来说，表观遗传修饰主要包括以下 4 个方面：DNA 甲基化（methylation）、组蛋白修饰（histone modification）、染色质重构和非编码 RNA 的调控。尽管近年来全基因组关联分析研究发现了一些基因，但只能解释很少一部分疾病。基因与疾病的关联远比人们想象的复杂。很多复杂疾病要结合基因与环境交互作用来研究其病因。

继全基因组关联分析后，2009 年以来表观遗传学或表观基因组学（epigenomics）已成为一个新的研究方向。大量的流行病学和动物模型数据表明，在产前和出生后哺乳动物发展的关键期间，营养和其他环境刺激影响发展路径会导致新陈代谢的永久变化和慢性病易感性。在疾病病因的研究中，人们强调"发展起源假说"（developmental origins hypothesis）对慢性病和代谢疾病有重要的作用。然而，这个假说的生物机制目前尚不清楚。曾有人回顾了在健康和疾病（DOHaD）的发展起源中表观遗传可能参与的机制（Waterland and Michels，2007）。在阐述瞬变环境影响对表观基因调控发展确立的永久作用和一些表观异常调控与人类疾病关系的证据后，他们提出"表观遗传流行病学"（epigenetic epidemiology）定义，并且描述这个新型研究领域如何为探索健康与疾病表观遗传机制提出一个基础。未来的流行病学研究在发现早期暴露、表观遗传的长期变动和疾病的因果关系后，将使人们最终能进行特别的早期生活干预来改善人们的公众健康成为可能。

下面介绍表观遗传学的几个关键过程。

（一）DNA 甲基化

DNA 甲基化（methylation）对于调节基因的活性非常关键，在正常细胞中也存在有 DNA 甲基化。在肿瘤中，低甲基化通常发生在重复序列、编码区域和内含子区域。低甲基化可导致染色质的不稳定性，特别是重复序列染色质结构的不稳定性。另外，低甲基化也可发生于某些单一序列，如一些癌基因的启动子区等。启动子区低甲基化可以提高基因的表达而激活癌基因。

癌细胞在整体低甲基化的水平下，一些跨越管家基因和肿瘤抑制基因启动子的 CpG 岛区却是高甲基化，导致这些基因表达下降或不表达。在肿瘤的发生发展中起着重要的作用，尤其是肿瘤抑制基因和错配修复基因。目前有学者认为肿瘤抑癌基因失活除了以往公认的两条途径：基因突变和染色体遗传物质丢失（杂合性丢失或等位基因丢失）外，DNA 甲基化可能是第三种机制。肿瘤细胞的表观遗传改变发生的时间更早于基因突变，肿瘤的最早发生可能源自干细胞阶段的表观遗传学改变。也就是说，DNA 甲基化可发生于细胞恶变之前，因此检测肿瘤相关基因，特别是肿瘤抑瘤基因启动子甲基化，有助于早期发现有癌变倾向的细胞，鉴别肿瘤类型和亚型，还可作为分子指标判断预后等。

（二）组蛋白修饰

组蛋白修饰（hinstone modification）是细胞内基因转录调控的关键信息平台，它通过整合上游分子通路，产生适宜的细胞核信号，如转录激活或转录抑制而调节基因的表达。组蛋白在翻译后的修饰中会发生改变，从而提供一种识别的标志，称常见的组蛋白修饰包括组蛋白乙酰化、甲基化、磷酸化、泛素化、糖基化，ADP 核糖基化、羰基化等修饰作用。研究最多的是乙酰化。乙酰化修饰大多在组蛋白 H3 的 9、14、18、23 和 H4 的 5、8、12、16 等位点的赖氨酸上。组蛋白乙酰化是可逆的动态过程，组蛋白乙酰基转移酶（histone aceytltransferase，HAT）将乙酰辅酶 A（乙酰 CoA）乙酰基部分转移到核心组蛋白氨基末端上特定 Lys 残基的 ε-氨基基团。许多研究已证实了组蛋白乙酰化水平在肿瘤发生中起重要作用。一方面组蛋白乙酰化和去乙酰化的变化与肿瘤细胞的形态变化有关，另一方面催化组蛋白乙酰化的 HAT（例如 p300/CBP、pCAF、ACTR 等）或催化组蛋白脱乙酰化的组蛋白去乙酰化酶（histone deacetylase，HDAC）可与一些癌基因和抑癌基因产物相互作用，从而影响细胞分化和细胞增殖有关的基因转录。

（三）非编码 RNA

非编码 RNA（miRNAs）分子有其自身的编码基因，有些位于基因组的非编码区，有些位于蛋白质编码基因的内含子内。许多癌基因和肿瘤抑制基因同样也受到 miRNAs 分子的调控，此时的 miRNAs 可能起到肿瘤抑制基因或是癌基因作用。在肿瘤中，miRNAs 分子表达常常发生异常改变，如：定位于染色体的 11q24 脆性位点的 mir-125b-1 在很多乳腺癌、肺癌、卵巢癌、子宫癌病人中存在缺失。mir-143 和 mir-145 在结肠癌、乳腺癌、前列腺癌、子宫癌、淋巴癌等细胞系中其表达量也明显下调。另外，有些 miRNAs 分子表达下调可能导致其肿瘤靶基因表达上调，如：肺癌中 let-7 表达下调导致 RAS 上调，从而导致肿瘤的发生。这些研究都说明 miRNAs 在肿瘤发生过程中起了至关重要的作用。

正常细胞中由 DNA 甲基化、组蛋白修饰、染色质重构和非编码 RNA 共同构成基因表达调控机制。如，组蛋白修饰与 DNA 甲基化重排往往相互作用，使肿瘤细胞多基因表达紊乱更加复杂。

二、表观遗传学对肿瘤的影响

以下以 3 种常见的肿瘤为例，介绍表观遗传改变对肿瘤的影响。

（一）鼻咽癌

流行病学调查结果显示，鼻咽癌的发生与 EB 病毒感染、饮食因素有关。鼻咽癌高发区的居民从幼时都习惯食用含有亚硝胺化合物的咸鱼，用这种咸鱼喂养大白鼠，可以诱发鼻腔及鼻窦癌。不利的环境因素和饮食习惯可能是通过 DNA 甲基化和组蛋白的共价修饰来扰乱基因的正常表达。

1. DNA 异常甲基化

编码 RhoGTP 酶激活蛋白的肿瘤抑瘤基因 DLC_1（deleted liver cancer 1）在鼻咽癌组织及细胞中表达下调或缺失，是因为其启动子 CpG 岛高甲基化所致。编码细胞黏附分子蛋白的抑瘤基因 $PCDH_{10}$（protocadherin 10）、抑制细胞生长和应答环境压力的抑瘤基因 GADD45G（growth arrest and DNA damage-inducible）在鼻咽癌细胞株和瘤组织中都存在启动子高甲基化。DNA 甲基化酶抑制剂 5-氮杂胞嘧啶核苷（5-aza-2′-deoxycytidine）或敲除甲基化转移酶基因 DNMT1 和 DNMT3b，能分别逆转 PCDH10 和 GADD45G 基因在鼻咽癌中的表达。RASSF1 基因是位于染色体 3p21.3 区域的抑瘤基因。染色体 3p21.3 区域的杂合性丢失在人类肿瘤中很常见，鼻咽癌组织中，RASSF1 基因的突变和启动子区的高甲基化的频率都很高，可能二者对鼻咽癌都起着重要的作用。

EB 病毒的 LMP1（latent membrane protein）基因能明显改变上皮细胞的生物学行为，促进细胞的生长、增殖和转化，使转化的上皮细胞获得肿瘤细胞的生长特征。LMP1 能诱导 DNA 甲基化转移酶 DNMT1、DNMT3a、DNMT3b 的表达及酶活性，进而引起钙黏素 E 基因启动子的高甲基化，并使钙黏素基 E 因表达下调。

DNA 甲基化修饰可能涉及鼻咽癌发病不同阶段、不同分化程度的多个信号分子通路的多组基因或分子。因此，人们还需要从基因组水平整体地研究 DNA 甲基化修饰与鼻咽癌癌变机制的关系。

2. 组蛋白修饰

鼻咽癌候选抑癌基因 BRD7 编码蛋白能结合和识别乙酰化的组蛋白，在鼻咽癌细胞中 BRD7 基因表达增加，可能通过调节细胞周期相关基因而抑制鼻咽癌细胞增殖和细胞周期 G_1 至 S 期的进程。另外，组蛋白去乙酰化酶抑制剂能上调 EB 病毒感染鼻咽癌细胞中 LMP1 的表达。而组蛋白修饰类型和修饰位点很多，染色质内 8 个核心组蛋白能形成众多的组蛋白修饰组合。目前，微型、集成化、高通量的组蛋白修饰抗体芯片的发展为表观遗传学研究带来了新思路，使得从基因组水平全面研究组蛋白修饰与鼻咽癌发病分子机制的关系变得可能。

（二）直结肠癌

同其他肿瘤相似，结肠癌在癌前病变的早期即可发生全基因组的低甲基化。而基因组局部区域的一些肿瘤抑制基因出现高甲基化。有研究表明，在结肠癌组织中 DNA 甲基化转移酶（DNMT）活力比正常人结肠黏膜组织高 200 倍以上，而且患者的正常结肠黏膜组织中 DNMT 的表达也升高了 15 倍，提示它可能是 DNA 高甲基化的一个原因。

1. 癌基因的异常甲基化

C-myc 基因在结肠增生性息肉、结肠腺瘤、结肠癌及其转移灶中均存在着第三外显子 CCGG 位点的低甲基化，其发生比例依次升高，而甲基化的程度则逐渐降低。COX-2 基因在少部分结肠腺瘤和结肠癌患者表现为过度甲基化。

2. 抑癌基因的过度甲基化

CpG 岛的过度甲基化被认为是抑癌基因失活的一个新机制。与大肠癌相关的可发生过度甲基化的抑癌基因主要有 p16、p14、p53、hMLH1、MGMT、钙黏素 E、APC 和 TIMP-3 等。

通过对甲基化 CpG 岛扩增的方法，在大肠癌组织分析过度甲基化的 DNA 序列，命名为肿瘤甲基化位点。这些位点可以分成两种类型：年龄特异性甲基化位点（A 型）和肿瘤特异性甲基化位点（C 型）。A 型甲基化在肿瘤和正常组织均可出现，发生率较高（30% ~ 100%）；C 型甲基化是肿瘤特异性（在正常组织未检出），发生率较低（10% ~ 50%）。根据发生 C 型甲基化位点的多少，将肿瘤分为高甲基化表型（CIMP⁺）和低甲基化表型（CIMP⁻）。目前，对于 CIMP⁺ 的定义尚无统一的标准，一般根据各自检测的 C 型甲基化位点的状况，比较多的研究采用 3/7 以上作为 CIMP⁺ 的标准（也就是观察 7 个位点的甲基化程度，如果 3 个以上出现甲基化就认为是高甲基化表型，即 CIMP⁺）。多项研究对 CIMP⁺ 大肠癌的临床病理特征进行分析，发现多表现为右半结肠多发、低分化的结肠癌。

3. 组蛋白的修饰

对结肠癌细胞株的研究表明，H3 组蛋白 9-赖氨酸的低乙酰化、4-赖氨酸的低甲基化和 9-赖氨酸的过度甲基化与 p16、hMLH1 和 MGMT 3 个基因启动子过度甲基化引起的基因表达沉默相关，提示在大肠癌中 DNA 的甲基化与组蛋白的修饰密切相关，共同作用于基因的调控过程。

叶酸作为甲基基团的供体，在基因的甲基化反应中具有重要作用。叶酸水平的降低将会降低全基因组 DNA 甲基化水平。流行病学研究表明，叶酸水平的降低与大肠癌关系密切。大肠癌和腺瘤患者的病灶周围正常大肠黏膜的叶酸含量较非肿瘤患者低。叶酸可以影响甲基基团的效应，饮食中补充叶酸可以改善全基因组低甲基化的状况，从而可能起到预防大肠癌的作用。

（三）肺癌

在肺癌的发生过程中，常伴有基因启动子区域 CpG 岛发生异常甲基化的现象。多项研究从肺癌肿瘤组织、细胞系、支气管上皮细胞、痰标本检出基因甲基化的频率很高。特别在一些基因上容易发生甲基化，如 apc、cdh13、rar、fhit、rassfla、timp-3、p16、cdh1、dapk、mgmt、gstp、p14 等基因。有研究表明，p16 的甲基化频率随着肺癌病变的发展增高，正常而且支气管上皮中 p16 基因发生甲基化比 dapk 基因更常见，可能在肺癌发生过程中，不同基因的作用以及发挥作用的时间各不相同。鳞癌和腺癌最早的细胞学阶段检测到是 p16 基因的甲基化。3 年后确诊为肺癌的患者痰标本中，100% 可以检测到 p16 和（或）mgmt 的异常甲基化。这些研究提示，DNA 甲基化可能是肺癌发生过程的早期事件，因此某些基因的异常甲基化可以用来作为评估肺癌发生危险的分子标记，用来早期诊断肺癌，并且可以用来检测化疗药物的效果。

　　吸烟、年龄可能是基因发生甲基化可能的因素。有报道说，吸烟者易发生基因甲基化，p16 基因的甲基化与非小细胞肺癌患者的吸烟总量、吸烟持续时间相关。对吸烟者的痰标本、支气管上皮脱落细胞及支气管刷标本进行相关基因 DNA 甲基化的检测，有助于肺癌的早期诊断。

　　表遗传学改变存在于肿瘤的发生过程中，被认为是肿瘤发生的早期分子事件，对它的研究可能有利于肿瘤的早期诊断；不仅在肿瘤组织标本中可以检测到表遗传学的改变，在体液如血液、尿液等中也可检测到表遗传学的改变，这使表遗传学检测应用于肿瘤的早期诊断成为可能。某些表观遗传学改变与预后有关，有助于判断肿瘤患者的临床转归。某些表遗传学改变还可能预示化疗的敏感性。纠正表遗传学修饰的异常有望重新控制相关基因的表达，影响肿瘤的进程。一些研究显示甲基化抑制剂具有逆转某些化疗药物耐药性的作用，甲基化抑制剂和化疗的联合将有望减少由于化疗药物耐药性导致的肿瘤治疗失败。对表遗传学的深入研究为肿瘤的早期诊断、预后判断和干预治疗提供了新的思路。

第六节　基因组在临床实践及疾病预防中的应用评估

　　随着人类基因组计划（HGP）的成功，大量的遗传信息迅速应用于临床实践。目前大约建立了 1 200 种疾病的基因检测方法，其中 1 000 多种已经应用于临床。大多数基因检测方法只用于诊断罕见的遗传性疾病，但是用于常见疾病的基因检测方法也明显增多，例如乳腺癌和肠癌的基因检测，包括鉴定携带者、预测常见病的遗传风险，以及分析个体对药物反应的差异性，这些用于筛查和预防的基因组检测方法对公众健康将会产生巨大的影响。

　　基因检测的现状是人们普遍关注的问题。在基因检测技术走上市场前，必须提供其有效性和成本-效果的证据。随着新的有临床前景的基因检测技术不断出现，从客观的形式来说就要求医务人员、消费者以及决策者及时了解可靠的信息，以判断和筛选安全有效的基因检测技术。美国疾病控制中心（CDC）自 2000 年起发起了由血液研究组织资助的计划。选择了 5 种疾病，从分析有效性、临床有效性、临床使用性，以及伦理、法律和社会等 4 个方面来评价相关的基因检测技术（简称 ACCE 计划）。ACCE 模式对基因检测技术的评价具有里程碑的意义，目前已成为一种基本的基因检测技术评价体系，该计划已于 2004 年完成。2004 年秋季美国 CDC 在 ACCE 的基础上又发起了 EGAPP（Evaluation of Genomic Applications in Practice and Prevention）计划，利用已有的评价信息对基因组在实践和预防中的应用进行系统评价。2003 年，英国基因检测网络（UK Genetic Testing Network）在剑桥公共健康遗传部门的帮助下，建立了"Gene Dossier"评价模式用于评估新的基因检测方法。"Gene Dossier"实质上是改良后的 ACCE 模式。本章重点介绍和评价经典的 ACCE 评价模式。

　　ACCE 评价的四要素，包括分析可靠性（analytic validity）、临床可靠性（clinical validity）、临床适用性（clinical utility）以及相关的伦理、法律和社会问题（ELSI）（图 10-7）。评价程序包括收集、评估、解释基因检测信息，并报告给决策部门，让决策者掌握最新的可靠的评估信息便于做出决定。

　　图 10-7 显示了 ACCE 4 种评价要素的关系。圆心是要评价的临床疾病和基因检测时期（如胆囊纤维化筛选通常在胎儿出生前进行检测）。评价在临床疾病出现后开始，检测则在之

前已经进行。表10-3中的具体问题1~7有助于确定检测的疾病、检测的时期和检测的方法。

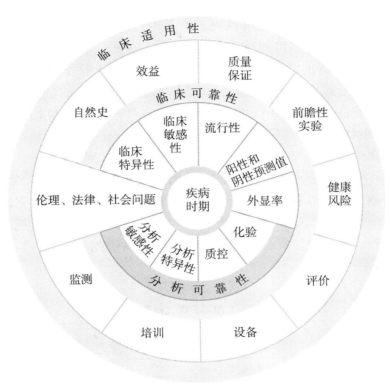

图 10-7　基因检测评价的 ACCE 体系

1. 分析可靠性（analytic validity）

指某种遗传方法准确检测目的基因型的能力。这方面的评价主要集中在实验室。分析的可靠性包括分析的敏感性（或者分析的检测效率）、分析的特异性、实验室质控以及检测的稳定性。分析的敏感性，指在一个样本中某种遗传方法检出特定突变基因的效率。分析的特异性，指某种检测方法能正确检出样本中没有特定突变基因的能力。质控的评价，旨在监测检验方法的分析性能。稳定性，指分析前和分析中变量的改变对结果的影响。表10-3中问题8~17有助于提供评价分析可靠性的信息（Begg，1987）。

2. 临床可靠性（clinical validity）

指某种基因检测方法检出或者预测相关疾病的能力。分析可靠性的四要素均与临床可靠性的评价有关，还包括其他6个要素：临床敏感性（或临床检出效率）、临床特异性、特定疾病的流行性（prevalence）、阳性和阴性预测值、外显率以及变量（基因或环境）。外显率定义为基因型和表型的关系，由基因型的临床表现频率来确定。临床敏感性分析，指患病个体（或者将来患病的个体）检测结果为阳性的比例。临床特异性分析，指没有患病的个体检测结果为阴性的比例。流行性分析，指在某个时期有特定表型个体占人群中的比例。考虑到临床敏感性、特异性和流行性，阳性和阴性预测值对评价基因检测技术更有意义，表10-3中问题18~25有助于提供评价临床可靠性的信息。

3. 临床实用性（clinical utility）

指评价某种基因检测方法有关风险-效益比时必需考虑的要素。评价临床实用性，需要了解特定疾病的自然史（nature history），有助于选择检测的最佳年龄。还需要考虑干预的效果和可行性（如果没有干预的评价，基因检测技术可能也得不到批准）。质量保证体系评价的意义，在于控制分析前、分析中和分析后可能影响风险-效益评估的因素。预实验是在真实的条件下评价检测方法的性能。健康风险，指基因检测技术和干预可能带来的不利影响。经济学评价，旨在帮助确定基因检测技术的成本-效益关系。仪器设备的评价，旨在分析目前现有的资源用于临床服务的潜能。业务培训评价，旨在分析提供报告材料的质量和可用性，以及工作人员的专业技术能力。监测和评估体系的评价，目的是分析一个方案在整个实行过程中的监控与调整能力。表 10-3 中具体问题 26～41 有助于提供临床评估的信息。

4. 伦理、法律和社会问题（ELSI）

基因检测会带来伦理、法律和社会问题。仅限于从医学结果来分析，尚不能完整评价基因检测技术的意义。一些社会因素也可能影响基因检测技术的应用。ELSI 在图 10-7 显示为一个扇形图，其穿越了分析可靠性和临床可靠性，意味着在评价其他要素时应该考虑相应的阻力和安全保护措施。但是，基因检测带来的一些问题如保险和职业歧视以及长期的心理伤害却很难评估。另外，获取遗传资源的公平性也应该予以研究。表 10-3 中具体问题 42～44 有助于组织评价 ELSI 的信息。

表 10-3　ACCE 模式问题列表

要　素	构　成	具　体　问　题
疾病/时期		1. 选择何种临床疾病研究？
		2. 依据何种临床表现诊断疾病？
		3. 在什么时期进行检测最佳？
		4. 这种疾病相关的 DNA 检测方法有哪些？
		5. 是否应用预先筛检？
		6. 使用的检测方法是独立的还是组合检测方法中的一部分？
		7. 如果是系列检测方法的一部分，所有的其他检测方法都同时进行还是仅有一部分进行？
分析有效性	敏感性 特异性	8. 检测方法是定性还是定量？
		9. 对突变个体检出阳性的概率有多大？
		10. 对无突变个体检出阴性的概率有多大？
		11. 应用国际质量控制（QC）程序来定义和监测吗？
		12. 样本重复检测了吗？
		13. 实验室内或实验室间的精确度如何？
		14. 如何及时解决假阳性问题？
		15. 检测什么类型的样本？
		16. 检测不能得出有效结果的概率有多大？
		17. 不同的实验室，用同样的或者不同的方法得出相似结果的概率有多大？

要　素	构　成	具　体　问　题
临床有效性	敏感性	18. 当疾病出现时，检测得出阳性结果的概率有多大？
	特异性	19. 当无疾病表现时，检测得出阴性结果的概率有多大？
		20. 有方法能及时解决临床假阳性吗？
	流行性	21. 特定时期的疾病流行状况如何？
		22. 检测方法对所有人群都有效吗？
		23. 阳性和阴性预测值是多少？
		24. 基因/表型是什么关系？
		25. 遗传、环境或其他的因素是什么？
临床实用性	干预	26. 疾病的自然史如何？
		27. 阳性或者阴性检测对病人的诊疗服务有什么影响？
		28. 如果应用，诊断检测有效吗？
		29. 存在有效的治疗措施或其他可检测的益处吗？
		30. 有大多数人可以接受的治疗措施吗？
		31. 正在为社会弱势群体提供检测吗？
	质量保证	32. 用什么样的质量保证评价体系？
	前瞻性实验	33. 预实验结果如何？
	健康风险	34. 检测和干预会带来哪些健康风险？
	经济学	35. 检测相关的成本费用如何？
		36. 检测会带来哪些经济上的益处？
	设备	37. 需要哪些人员和设备？
	培训	38. 具有哪些培训材料？哪些材料具有实用性？
		39. 有提供信息咨询吗？
	监测	40. 用什么方法来长期监测？
		41. 用什么指南去评价一个方案的效能？
ELSI	阻力	42. 有哪些与侮辱、歧视、私密性、个人及家庭相关的问题？
		43. 有诸如知情同意、资料和样本所有权、专利、检测技术的所有权等法律方面的问题吗？
	安全措施	44. 有哪些安全措施？这些安全措施有效吗？

　　ACCE 模式在评估基因检测技术方面起到了极其重要的作用。按照实验室-病人-人群和社会的逻辑思维值得推荐。但是当前新的基因检测方法可谓日新月异，ACCE 评价系统因为费时费力，难以与时俱进地评估所有的基因检测方法。一些基因检测方法尚未得到系统评价就已经用于临床实践。面对这种现状，目前需要建立一个新的评价系统来筛选，哪些基因检测方法应该得到优先评估，针对不同的基因检测技术应该有不同的评价水平。

　　对用于人群筛选的基因检测方法的评估，ACCE 模式是完全适合的。但对于小样本检测的基因技术的评估，应该建立更加具有可行性的评价体系。在医疗服务系统内，建立不同水平的评价标准是必要的。另外，一种模式是否能完整地评价所有的检测技术也值得商榷。人们相信建立针对不同目的的评价体系可能有所帮助。建立国际合作网络也是一种值得思考的策略，如人类流行病网络（HuGENet）和 Cochrane 协作网，加强国际合作，有利于分工协作，增加效率。

第七节　公共卫生基因检测中的问题

公共卫生是随着人类为求生存而适应环境以及与各种自然危害因素作斗争的过程中发展起来的。早期的医学与公共卫生学是一个整体、互不分离，医学的发展促进了公共卫生学的发展。

一、公共卫生的内涵

在 19 世纪，公共卫生的定义很大程度上等同于环境卫生和预防疾病的策略，如疫苗的使用等。随着社会经济的发展、对健康认识的加深，公共卫生内涵也发生相应变化。

1952 年，WHO 采纳了 Winslow 的定义，认为公共卫生是通过有组织的社区活动来预防疾病、延长生命和促进心理和躯体健康的科学和艺术。其工作范围包括改善环境卫生、控制传染病、进行个体健康教育、组织医护人员对疾病进行早期诊断和预防性治疗，发展社会体制，保证每个人都达到适于保持健康的生活标准，组织这些效益的目的是使每个公民都能实现其与生俱有的健康和长寿权利。

1988 年，美国医学研究所（Institute of Medicine，IOM）在美国公共卫生研究报告《公共卫生的未来》中提出，公共卫生的使命是"通过保障人人健康的环境来满足社会的利益"。该定义强调各种影响健康的环境因素，明确公共卫生领域的无所不包，以及公共卫生与社会、经济、政治和医疗服务不可分割的关系。

美国医学研究所报告还界定了公共卫生的范围，确定了公共卫生的 3 个核心功能：评价（assessment）、政策研究制定（policy development）和保障（assurance）。从某种意义来说，公共卫生的三大核心功能与医学诊断和治疗功能相似。如果将人群或社区看成一个人，评价就类似于诊断，保障类似于治疗，政策研究制定则是介于评价和保障之间的一个中间步骤，类似于诊断之后的治疗计划研究制定过程。这三大核心功能全面地明确了公共卫生应该做什么。

二、公共卫生与基因及遗传因素的关系

目前全球医疗卫生系统都在经历着巨大的变化，该变化的部分原因是由于人类基因组工程及人类遗传学的进展所引起的。以基因/遗传为主要驱动力之一的医疗卫生思维模式开始出现，正在被越来越多的人所接受，基因检测等已经进入普通老百姓的生活。因此，医学及公共卫生专业人员有必要了解基因组医学和基因组公共卫生等新概念，并要认识到随着今后几年对遗传变异和疾病关系的新发现，公共卫生不但要面对大量崭新的科学信息，而且还要开发、分析、传播这些科学信息，并用以指导公共卫生行动。

人类基因组计划已经完成了 30 亿碱基对的测序工作。基因组的顺序可以帮助人们进一

步理解疾病的起因，但仅仅理解疾病的起因是远远不够的，人们更需要的是找到制服疾病的办法。要了解人体遗传的奥秘，找到制服疾病的办法，还必须具体地了解每一个基因的功能和彼此之间的联系。弄清 3 万～4 万个基因的具体功能和相互之间的联系及作用，是一项远比人类基因组计划艰巨的任务。短期内很快能够实现的是通过基因检测来预测和诊断某些可能发生的疾病，这就为预防疾病提供了广阔的天地。

由于遗传学的研究进展，现已有一万多个基因被发现和归类，500 多个基因用于药物开发，对 600 多个基因的检测已可用于临床，已知 4 000 多种疾病与遗传基因有关。更重要的是发现许多基因变异在许多常见病的发生和发展上起重要作用，如心脏病、高血压、糖尿病和多种癌症。可以说，几乎所有疾病都与环境和基因变异的相互作用有关，任何疾病的发生都是遗传物质和环境因素相互作用的结果。一般而言，某一致病基因被发现后，几个月内即可用于诊断，而疾病相关基因一般也只需要 2～3 年就可被用于评估患病风险。

从群体健康的角度来看，与常见病有关的大部分变异基因普遍存在于人群中，但发病率很低。换句话来说，携带这类变异基因的人很多，但这类变异基因一般不致病。从公共卫生的角度来看，确定这类携带率高致病率低的变异基因对群体健康有重要的意义。

确认易感基因可以使这部分基因携带人群提前预防有害环境，主动地去管理自己的健康。比如说，如果预先知道某些人有冠心病的遗传易感性，那么在儿童期就可以教育他们不要吃高脂肪食品；对携带酗酒基因的人，可以提前警告他们尽量少饮酒。

在可以预见的将来，还可以通过基因工程来预防疾病和改变某些不健康的特征。许多原来也许不被人们认为是疾病的状况，或者不被人们认为是与生俱有的特征都可以通过基因检测手段来预防和改变，如身高、智力、性导向、酗酒、暴力、幸福–悲伤、自信–焦虑、大方–小气，等等。

通过预先知道自己甚至别人将来的健康状况和患病的可能性，以及将来可能出现的性格和特征，基因研究有可能完全改变人类的生活，使人类对健康的管理更具有主动权。还可以通过人的基因特征来进行社会分类。

三、存在的问题

目前大量证据表明，基因可对很多人类的行为特性和精神性疾病产生影响。需要进行全面的行为遗传学研究，以检出可能起作用的基因，并阐明它们与各种发育和环境因子的相互作用。

基因检测中存在的重要问题是其准确性、稳定性和复杂性。以女性常见的乳腺癌为例，1996 年美国的 Myriad Cenetics 公司向市场推出了检测乳腺癌易感基因携带者的试剂盒 BRCA Analysis，最初很受欢迎，但以后的实践发现这种检测并非万无一失。研究表明，携带乳腺癌基因并有家族史的女性，罹患乳腺癌的风险最多只有 50%，而不是通常认为的 85%。

另外，基因检测又是"双刃剑"，不但提供了机会，也有可能带来危害。一个人的基因组信息，即法律意义上的个人数据（又称个人资料或个人信息），是个人隐私的重要组成部分。其中的致病基因或易感基因被检测出后，其结果一旦被泄露，如果没有相应的法律加以保护，被检对象就可能在就业、婚姻和保险等方面受到歧视。信息的扩展和信息学的进展需要人们做到公正地分享已有的基因信息，强调对已有的基因信息保密及基因信息的隐私性，基因检测前应签署适宜的知情同意程序以及基因信息的专利权等。

　　通常为鉴别诊断的目的所进行的基因检测，比如肿瘤检测，不会引发伦理问题。目前为止，能够进行预测的基因检验系统基本上还没有。快速发展的知识经常使人们能够得到治疗或预防措施之前就能对遗传性疾病作出诊断，但是否进行检测，完全应由个人决定。

　　随着基因科学的成熟，公共卫生和健康管理将愈来愈多地利用基因信息来预防和控制疾病、管理健康，基因信息尤其会在成人型慢性病的预防和控制上发挥愈来愈大的作用。在不远的将来，人们在预防疾病和管理健康时会常规地考虑是否要使用基因信息来确定目标干预人群，以达到最大公共卫生干预效益和最小干预副作用。公共卫生专业人员必须清楚：什么时候基因和遗传信息会发挥作用，如何有效地利用家族史信息和基因诊断技术向人们解释基因信息，如何应对基因风险和基因易感性问题，应该清楚基因信息有可能对个人和社会产生的各种影响，知道如何保护基因信息的隐私权，充分利用基因信息来提供个体化的医疗卫生服务，预防和控制疾病和伤害，促进全民的健康。要帮助社区和民众了解基因检测将在人们日常疾病预防和健康管理中发挥愈来愈重要的作用，帮助他们理解遗传学的基本概念和原理，如何应对基因风险和基因易感性问题，以及基因信息有可能对个人产生的各种影响。

（张学军　高　敏　杨　森　张凤雨）

致谢：在本章撰写过程中，曾得到教育部安徽省共建重大疾病基因资源利用重点实验室（合肥），安徽医科大学皮肤病研究所，安徽医科大学第一附属医院皮肤科领导、教师和博士研究生的大力支持，在此特予以感谢！

参 考 文 献

1. Adler NE, T Boyce, et al. Socioeconomic status and health. The challenge of the gradient. Am Psychol, 1994, 49 (1)：15-24

2. Begg CB. Biases in the assessment of diagnostic tests. Stat Med, 1987, 6 (4)：411-423

3. Begg, CB. Reflections on publication criteria for genetic association studies. Cancer Epidemiol Biomarkers Prev, 2005, 14 (6)：1364-1365

4. Boehnke M and L Ploughman. A program for estimating the power of the proposed linkage study by Computer Simulation. Version 4.12, 1997

5. Cordell HJ, BJ Barratt, et al. Case/pseudocontrol analysis in genetic association studies：A unified framework for detection of genotype and haplotype associations, gene-gene and gene-environment interactions, and parent-of-origin effects. Genet Epidemiol, 2004, 26 (3)：167-185

6. Corder EH, AM Saunders, et al. Gene dose of apolipoprotein E type 4 allele and the risk of Alzheimer's disease in late onset families. Science, 1993, 261 (5123)：921-923

7. Dudbridge F. A note on permutation tests in multistage association scans. Am J Hum Genet, 2006, 78 (6)：1094-1096

8. Farrer LA, LACupples, et al. Effects of age, sex, and ethnicity on the association between apolipoprotein E genotype and Alzheimer disease. A meta-analysis. APOE and Alzheimer Disease Meta Analysis Consortium. JAMA, 1997, 278 (16)：1349-1356

9. Geffken DF, M Cushman, et al. Association between physical activity and markers of inflammation in a healthy elderly population. Am J Epidemiol, 2001, 153 (3)：242-250

10. Gordon D, SJ Finch, et al. Power and sample size calculations for case-control genetic association tests when errors are present：application to single nucleotide polymorphisms. Hum Hered, 2002, 54 (1)：22-33

11. Hendrie HC, J Murrell, et al. International studies in dementia with particular emphasis on populations of African origin. Alzheimer Dis Assoc Disord, 2006, 20 (3 Suppl 2)：S42-46

12. Krawczak, M. ASP—a simulation-based power calculator for genetic linkage studies of qualitative traits, using sib-pairs. Hum Genet, 2001, 109 (6)：675-677

13. Martin E R, SA Monks, et al. A test for linkage and association in general pedigrees：the pedigree disequilibrium test.

Am J Hum Genet, 2000, 67 (1): 146-154

14. McEwen B S. Stress, adaptation, and disease. Allostasis and allostatic load. Ann N Y Acad Sci, 1998, 840: 33-44

15. McEwen B S Allostasis and allostatic load: Implications for neuropsychopharmacology. Neuropsychopharmacology, 2000, 22 (2): 108-124

16. McEwen BS and T Seeman Protective and damaging effects of mediators of stress. Elaborating and testing the concepts of allostasis and allostatic load. Ann N Y Acad Sci, 1999, 896: 30-47

17. Ozaki K, Y Ohnishi, et al. Functional SNPs in the lymphotoxin-alpha gene that are associated with susceptibility to myocardial infarction. Nat Genet, 2002, 32 (4): 650-654

18. Page MJ, B Amess, et al. Proteomics: A major new technology for the drug discovery process. Drug Discov Today, 1999, 4 (2): 55-62

19. Sham PC and DCurtis An extended transmission/disequilibrium test (TDT) for multi-allele marker loci. Ann Hum Genet, 1995, 59 (Pt 3): 323-336

20. Thomas, DC. High-volume "-omics" technologies and the future of molecular epidemiology. Epidemiology, 2006, 17 (5): 490-491

21. Whittemore AS. Genetic association studies: Time for a new paradigm? Cancer Epidemiol Biomarkers Prev, 2005, 14 (6): 1359-1360

22. Zaykin DV and LA Zhivotovsky Ranks of genuine associations in whole-genome scans. Genetics, 2005, 171 (2): 813-823

23. Zhang F, M Lewis, et al. Apolipoprotein E polymorphism, life stress, and self-reported health among older adults. J Epidemiol Community Health, 2008, 62 (4): e3

24. Zhang XJ, W Huang, et al. Psoriasis genome-wide association study identifies susceptibility variants within LCE gene cluster at 1q21. Nat Genet, 2009, 41 (2): 205-210

25. Alberts MJ. Stroke genetics update. Stroke, 2003, 34 (2): 342-344

26. Anil E. The impact of EPA and DHA on blood lipids and lipoprotein metabolism: Influence of ApoE genotype. Proc Nutr Soc, 2007, 66 (1): 60-68

27. Bennet AM, Di Angelantonio E, Ye Z, et al. Association of apolipoprotein E genotypes with lipid levels and coronary risk. JAMA, 2007, 298 (11): 1300-1311

28. Cambien F, Tiret L. Genetics of cardiovascular diseases: from single mutations to the whole genome. Circulation, 2007, 116 (15): 1714-1724

29. Incalcaterra E, Hoffmann E, Averna MR, et al. Genetic risk factors in myocardial infarction at young age. Minerva Cardioangiol, 2004, 52 (4): 287-312

30. Jofre-Monseny L, Minihane AM, Rimbach G. Impact of ApoE genotype on oxidative stress, inflammation and disease risk. Mol Nutr Food Res, 2008, 52 (1): 131-145

31. Kolovou GD, Anagnostopoulou KK. Apolipoprotein E polymorphism, age and coronary heart disease. Ageing Res Rev, 2007, 6 (2): 94-108

32. Martins IJ, Hone E, Foster JK, et al. Apolipoprotein E, cholesterol metabolism, diabetes, and the convergence of risk factors for Alzheimer's disease and cardiovascular disease. Mol Psychiatry, 2006, 11 (8): 721-736

33. Minihane AM, Jofre-Monseny L, Olano-Martin E, et al. ApoE genotype, cardiovascular risk and responsiveness to dietary fat manipulation. Proc Nutr Soc, 2007, 66 (2): 183-197

34. Ordovas JM, Shen AH. Genetics, the environment, and lipid abnormalities. Curr Cardiol Rep, 2002, 4 (6): 508-13

35. Ribalta J, Vallve JC, Girona J, et al. Apolipoprotein and apolipoprotein receptor genes, blood lipids and disease. Curr Opin Clin Nutr Metab Care, 2003, 6 (2): 177-187

36. Stephens JW, Humphries SE. The molecular genetics of cardiovascular disease: Clinical implications. J Intern Med, 2003, 253 (2): 120-127

37. Swaroop A, Branham KE, Chen W, et al. Genetic susceptibility to age-related macular degeneration: a paradigm for dissecting complex disease traits. Hum Mol Genet, 2007, 16 (2): R174-182

38. Tai ES, Tan CE. Genes, diet and serum lipid concentrations: Lessons from ethnically diverse populations and their relevance to coronary heart disease in Asia. Curr Opin Lipidol, 2004, 15（1）: 5-12

39. Talmud PJ. Gene-environment interaction and its impact on coronary heart disease risk. Nutr Metab Cardiovasc Dis, 2007, 17（2）: 148-152

40. Thakkinstian A, Bowe S, McEvoy M, et al. Association between apolipoprotein E polymorphisms and age-related macular degeneration: A HuGE review and meta-analysis. Am J Epidemiol, 2006, 164（9）: 813-822

41. Visvikis-Siest S, Marteau JB. Genetic variants predisposing to cardiovascular disease. Curr Opin Lipidol, 2006, 17（2）: 139-151

42. Coon KD, Myers AJ, Craig DW, et al. A high-density whole-genome association study reveals that APOE is the major susceptibility gene for sporadic late-onset Alzheimer disease. J Clin Psychiatry, 2007, 68（4）: 613-618

43. Corder EH, Saunders AM, Strittmatter WJ, et al. Gene dose of apolipoprotein E type 4 allele and the risk of Alzheimer's disease in late onset families. Science, 1993, 261（5123）: 921-923

44. Ertekin-Taner N. Genetics of Alzheimer's disease: a centennial review. Neurol Clin, 2007, 25（3）: 611-667

45. Evans DA, Bennett DA, Wilson RS, et al. Incidence of Alzheimer disease in a biracial urban community: relation to apolipoprotein E allele status. Arch Neurol, 2003, 60（2）: 185-189

46. Farrer LA, Cupples LA, Haines JL, et al. Effects of age, sex, and ethnicity on the association between apolipoprotein E genotype and Alzheimer disease. A meta-analysis. APOE and Alzheimer Disease Meta Analysis Consortium. JAMA, 1997, 278（16）: 1349-1356

47. Grupe A, Abraham R, Li Y, et al. Evidence for novel susceptibility genes for late-onset Alzheimer's disease from a genome-wide association study of putative functional variants. Hum Mol Genet, 2007, 16（8）: 865-873

48. Gureje O, Ogunniyi A, Baiyewu O, et al. APOE epsilon4 is not associated with Alzheimer's disease in elderly Nigerians. Ann Neurol, 2006, 59（1）: 182-185

49. Harris FM, Brecht WJ, Xu Q, et al. Carboxyl-terminal-truncated apolipoprotein E4 causes Alzheimer's disease-like neurodegeneration and behavioral deficits in transgenic mice. Proc Natl Acad Sci USA, 2003, 100（19）: 10966-10971

50. Hendrie HC, Murrell J, Gao S, et al. International studies in dementia with particular emphasis on populations of African origin. Alzheimer Dis Assoc Disord, 2006, 20（3 Suppl 2）: S42-46

51. Lahiri DK. Apolipoprotein E as a target for developing new therapeutics for Alzheimer's disease based on studies from protein, RNA, and regulatory region of the gene. J Mol Neurosci, 2004, 23（3）: 225-233

52. Lambert JC, Amouyel P. Genetic heterogeneity of Alzheimer's disease: Complexity and advances. Psychoneuroendocrinology, 2007, 32 Suppl 1: S62-70

53. Lambert JC, Berr C, Cottel D, et al. APOE promoter polymorphisms and dementia in the elderly. Neurosci Lett, 2004, 365（2）: 116-119

54. Manelli AM, Stine WB, Van Eldik LJ, et al. ApoE and Abeta1-42 interactions: effects of isoform and conformation on structure and function. J Mol Neurosci, 2004, 23（3）: 235-246

55. Mayeux R, Saunders AM, Shea S, et al. Utility of the apolipoprotein E genotype in the diagnosis of Alzheimer's disease. Alzheimer's Disease Centers Consortium on Apolipoprotein E and Alzheimer's Disease. N Engl J Med, 1998, 338（8）: 506-511

56. Rao VS, Cupples A, van Duijn CM, et al. Evidence for major gene inheritance of Alzheimer disease in families of patients with and without apolipoprotein E epsilon 4. Am J Hum Genet, 1996, 59（3）: 664-675

57. Strittmatter WJ, Saunders AM, Schmechel D, et al. Apolipoprotein E: High-avidity binding to beta-amyloid and increased frequency of type 4 allele in late-onset familial Alzheimer disease. Proc Natl Acad Sci USA, 1993, 90（5）: 1977-1981

58. Tang MX, Stern Y, Marder K, et al. The APOE-epsilon4 allele and the risk of Alzheimer disease among African Americans, whites, and Hispanics. JAMA, 1998, 279（10）: 751-755

59. Waring SC, Rosenberg RN. Genome-wide association studies in Alzheimer disease. Arch Neurol, 2008, 65（3）: 329-334

60. Lusis AJ, Heinzmann C, Sparkes RS, et al. Regional mapping of human chromosome 19: Organization of genes for plasma lipid transport (APOC1, -C2, and-E and LDLR) and the genes C3, PEPD, and GPI. Proc Natl Acad Sci USA, 1986, 83 (11): 3929-3933

61. Rall SC Jr, Weisgraber KH, Mahley RW. Human apolipoprotein E. The complete amino acid sequence. J Biol Chem, 1982, 257 (8): 4171-4178

62. Hatters DM, peters-Libeu CA, W eisgraber KH. A poilpoprotein E structure; in sights into function. Trends Biochcm Sci, 2006, 31 (8): 445

63. Lopez M, Guerrero J, Yescas P, et al. Apolipoprotein E epsilon4 allele is associated with Parkinson disease risk in a Mexican Mestizo population. Mov Disord, 2007, 22 (3): 417-420

64. Martinez M, Brice A, Vaughan JR, et al. Apolipoprotein E4 is probably responsible for the chromosome 19 linkage peak for Parkinson's disease. Am J Med Genet B Neuropsychiatr Genet 2005, 136 (1): 72-74

65. Blazquez L, Otaegui D Saenz, A, et al. Apolipoprotein E epsilon4 allele in familial and sporadic Parkinson's disease. Neurosci Lett, 2006, 406 (3): 235-239

66. Huang X, Chen PC, Poole C. APOE - [epsilon] 2 allele associated with higher prevalence of sporadic Parkinson disease. Neurology 2004, 62 (12): 2198-2202

67. Whitehead AS, Bertrandy S, Finnan F, et al. Frequency of the apolipoprotein E epsilon 4 allele in a case-control study of early onset Parkinson's disease. J Neurol Neurosurg Psychiatry, 1996, 61 (4): 347-351

68. Harhangi BS, de Rijk MC, van Duijn CM, et al. APOE and the risk of PD with or without dementia in a population-based study. Neurology, 2000, 54 (6): 1272-1276

69. Oliveri RL, Nicoletti G, Cittadella R, et al. Apolipoprotein E polymorphisms and Parkinson's disease. Neurosci Lett, 1999, 277 (2): 83-86

70. Pankratz N, Byder L Halter C, et al. Presence of an APOE4 allele results in significantly earlier onset of Parkinson's disease and a higher risk with dementia. Mov Disord, 2006, 21 (1): 45-49

71. Troster AI, Fields JA, Paolo AM, et al. Absence of the apolipoprotein E epsilon4 allele is associated with working memory impairment in Parkinson's disease. J Neurol Sci, 2006, 248 (1-2): 62-67

72. Huang X, Chen P, Kaufer DI, et al. Apolipoprotein E and dementia in Parkinson disease: A meta-analysis. Arch Neurol, 2006, 63 (2): 189-193

73. Jasinska-Myga B, Opala G, Goetz CG, et al. Apolipoprotein E gene polymorphism, total plasma cholesterol level, and Parkinson disease dementia. Arch Neurol, 2007, 64 (2): 261-265

74. Duric G, Svetel M, Nikolaevic SI, et al. Polymorphisms in the genes of cytochrome oxidase P450 2D6 (CYP2D6), paraoxonase 1 (PON1) and apolipoprotein E (APOE) as risk factors for Parkinson's disease. Vojnosanit Pregl, 2007, 64 (1): 25-30

75. Buchanan DD, Silburn PA, Prince JA, et al. Association of APOE with Parkinson disease age-at-onset in women. Neurosci Lett, 2007, 411 (3): 185-188

76. Li YJ, Hauser MA, Scott WK, et al. Apolipoprotein E controls the risk and age at onset of Parkinson disease. Neurology, 2004, 62 (11): 2005-2009

77. Feldman B, ChapmanJ, Korczyn AD, et al. Apolipoprotein epsilon4 advances appearance of psychosis in patients with Parkinson's disease. Acta Neurol Scand, 2006, 113 (1): 14-17

78. Jasinska-Myga B, Opala G, Ochudlo S, et al. Assessment of apolipoprotein E genotype in Parkinson disease patients with and without dementia. Wiad Lek, 2004, 57 (1-2); 20-24

79. Bernard Keavney, Sarah Parish, Alison Palmer, et al. Large-scale evidence that the cardiotoxicity of smoking is not significantly modified by the apolipoprotein E 2/3/4 genotype. Lancet, 2003, 361: 396-98

80. Bernstein MS, Costanza MC, James RW, et al. Physical activity may modulate effects of ApoE genotype on lipid profile. Arterioscler Thromb Vasc Biol, 2002, 22 (1): 133-140

81. Campos H, D'Agostino M, Ordovás JM. Gene-diet interactions and plasma lipoproteins: role of apolipoprotein E and habitual saturated fat intake. Genet Epidemiol, 2001, 20 (1): 117-128

82. Corella D, Guillén M, Sáiz C, et al. Environmental factors modulate the effect of the APOE genetic polymorphism on plasma lipid concentrations: ecogenetic studies in a Mediterranean Spanish population. Metabolism, 2001, 50 (8): 936-944

83. Erkkilä AT, Sarkkinen ES, Lindi V, et al. APOE polymorphism and the hypertriglyceridemic effect of dietary sucrose. Am J Clin Nutr, 2001, 73 (4): 669-670

84. Hagberg JM, Ferrell RE, Katzel LI, et al. Apolipoprotein E genotype and exercise training-induced increases in plasma high-density lipoprotein (HDL) -and HDL2-cholesterol levels in overweight men. Metabolism, 1999, 48 (8): 943-5

85. Humphries SE, Talmud PJ, Hawe E, et al. Apolipoprotein E4 and coronary heart disease in middle-aged men who smoke: A prospective study. Lancet, 2001, 358 (9276): 115-119

86. Leon AS, Togashik, Rankinen T. Association of apolipoprotein E polymorphism with blood lipids and maximal oxygen up take in the sedentary state and after exercise training in the HER ITAGE family study. Metabolism, 2004, 53 (1): 108-116

87. Loktionov A, Scollen S, McKeown N, et al. Gene-nutrient interactions: Dietary behavior associated with high coronary heart disease risk particularly affects serum LDL cholesterol in apolipoprotein E epsilon4-carrying free-living individuals. Br J Nutr, 2000, 84 (6): 885-890

88. Stamand J, Prud'homme D, Moorjani S, et al. Apolipoprotein E polymorphism and the relationships of physical fitness to plasma lipoprotein-lipid levels in men and women. Med Sci Sports Exe, 1999, 31 (5): 692-697

89. Stengard JH, Kardia SL, Tervahauta M, et al. Utility of the predictors of coronary heart disease mortality in a longitudinal study of elderly Finnish men aged 65 to 84 years is dependent on context defined by APOE genotype and area of residence. Clin Genet, 1999, 56: 367-377

90. Taimela S, Lehtimaki T, Porkkakvk, et al. The effect of physical activity on serum total and low-density lipoprotein cholesterol concentrations varies with apolipoprotein E phenotype in male children and young adults: The cardiovascular rish in young finns study. Metabolism, 1996, 45 (7): 797-803

91. von Muhlen D, Barrett-Connor E, Kritz-Silverstein D. Apolipoprotein E genotype and response of lipid levels to postmenopausal estrogen use. Atherosclerosis, 2002, 161 (1): 209-214

92. Weggemans RM, Zock PL, Ordovas JM, et al. Apoprotein E genotype and the response of serum cholesterol to dietary fat, cholesterol and cafestol. Atherosclerosis. 2001, 154 (3): 547-555

93. William P, Stefanick M, Vranian K. Effects of weight loss by exercise or by dieting on plasma HDL levels in men with low, intermediate and normal-to-high HDL at baseline. Metabolism, 1996, 43: 917-919

94. 马静, 夏敏, 凌文华, 等. 黑米皮对 ApoE 基因缺陷小鼠动脉粥样硬化斑块形成及血脂的影响. 营养学报, 2003, 25 (1): 37-41

95. 夏敏, 马静, 唐志红, 等. 膳食黑米皮对 ApoE 基因缺陷小鼠胆固醇代谢的影响. 营养卫生, 2003, 24 (1): 114

96. 叶发忠, 李炽锋, 黎建明, 等. 黑米皮对 ApoE 基因缺陷小鼠主动脉斑块面积、血脂以及抗氧化系统的影响. 中国保健杂志, 2006, 14 (2): 24-25

97. 陈竺. 医学遗传学. 北京: 人民卫生出版社, 2001

98. 陈竺, 强伯勤, 方福德. 基因组科学与人类疾病. 北京: 科学出版社, 2001

99. Klysik J. Concept of immunomics: a new frontier in the battle for gene function? Acta Biotheor, 2001, 49 (3): 191-202

100. Scheetz TE, Bartlett JA, Walters JD, et al. Genomics-based approaches to gene discovery in innate immunity. Immunological Reviews, 2002, 190: 137-145

101. Hill AVS. Immunogenetics and genomics. Lancet, 2001, 357: 2037-2041

102. Buckley PG, Mantripragada KK, Piotrowski A. Copy-number polymorphisms: mining the tip of an iceberg. Trends Genet, 2005, 21 (6): 315-317

103. Johnson GC, Todd JA. Strategies in complex disease mapping. Curropin in Genet Dev, 2000, 10: 330-334

104. Hrischhorn JN, LohmuelerK, ByrneE, et al. A comprehensive review of genetic association studies. Genet Med, 2002, 4: 45-61

105. Broides A, Yang W, Conley ME, et al. Genotype/phenotype correlations in X-linked agammaglobulinemia. Clin Immunol, 2006. 118：195-200

106. Yamada R, Tanaka T, Ohnishi Y, et al. Identification 142 single nucleotide polymorphisms in 41 candidate genes for rheumatoid arthritis in the Japanese population. Hum Genet, 2000, 106：293-297

107. Minami T, Suzuki H, Takeuchi T, et al. A polymorphism in plasmaactivating factor acetylhydrolase is involved in resistance to immunolglobulin treatment in Kawasaki disease. J Pediatr, 2005, 147：78-83

108. Jibiki T, Terai M, Shima M, et al. Links monocyte chemoattractant protein 1 gene regulatory region polymorphism and serum levels of monocyte chemoattractant protein 1 in Japanese patients with Kawasaki disease. Arthritis Rheum, 2001, 44：2211-2212

109. Glatt SJ, Su JA, Zhu SC, et al. Genome-wide linkage analysis of heroin dependence in Han Chinese：Results from wave one of a multi-stage study. Am J Med Genet B Neuropsychiatr Genet, 2006, 141 (6)：648-652

110. 谢小虎，周文华，韩玲玲，等. 海洛因依赖者在第 19、20、21 和 22 号染色体上的易感基因位点的分析. 中国药物滥用防治杂志, 2004, 10 (5)：250-253

111. 谢小虎，周文华，韩玲玲，等. 海洛因依赖者在第 9、10 和 11 号染色体上的易感基因位点的分析. 中国药物依赖性杂志, 2001, 10 (3)：185-188

112. Devoto P, Colombo G, Stefanini E, et al. Serotonin is reduced in the frontal cortex of Sardinian ethanol-preferring rats. Alcohol Alcohol, 1998, 33 (3)：226-229

113. Buydens-Branchey L, Branchey M, Fergeson P, et al. Craving for cocaine in addicted users. Role of serotonergic mechanisms. Am J Addict, 1997, 6 (1)：65-73

114. Saiz PA, Garcia-Portilla MP, Arango C, et al. Association between heroin dependence and 5-HT2A receptor gene polymorphisms. Eur Addict Res, 2008, 14 (1)：47-52

115. Gerra G, Garofano L, Santoro G, et al. Association between low-activity serotonin transporter genotype and heroin dependence：Behavioral and personality correlates. Am J Med Genet B Neuropsychiatr Genet, 2004, 126 (1)：37-42

116. Li T, Liu X, Zhao J, et al. Allelic association analysis of the dopamine D2, D3, 5-HT2A, and GABA (A) gamma2 receptors and serotonin transporter genes with heroin abuse in Chinese subjects. Am J Med Genet. 2002, 114 (3)：329-335

117. Vanyukov MM, Moss HB, Gioio AE, et al. An association between a microsatellite polymorphism at the DRD5 gene and the liability to substance abuse：pilot study. Behav Genet, 1998, 28 (2)：75-82

118. Gade R, Muhleman D, Blake H, et al. Correlation of length of VNTR alleles at the X-linked MAOA gene and phenotypic effect in Tourette syndrome and drug abuse. Mol Psychiatry, 1998, 3 (1)：50-60

119. Gerra G, Garofano L, Bosari S, et al. Analysis of monoamine oxidase A (MAO-A) promoter polymorphism in male heroin-dependent subjects：Behavioural and personality correlates. J Neural Transm, 2004, 111 (5)：611-621

120. Blum K, Noble EP, Sheridan PJ, et al. Allelic association of human dopamine D2 receptor gene in alcoholism. JAMA, 1990, 263 (15)：2055-2060

121. Li Y, Shao C, Zhang D, et al. The effect of dopamine D_2, D_5 receptor and transporter (SLC6A3) polymorphisms on the cue-elicited heroin craving in Chinese. Am J Med Genet B Neuropsychiatr Genet, 2006, 141 (3)：269-273

122. Xu K, Lichtermann D, Lipsky RH, et al. Association of specific haplotypes of D2 dopamine receptor gene with vulnerability to heroin dependence in 2 distinct populations. Arch Gen Psychiatry, 2004, 61 (6)：597-606

123. 曹莉萍，李涛，刘协和. 海洛因依赖与多巴胺 D_2 受体基因的关联分析. 中华精神科杂志, 2003, 36 (1)：31-33

124. George SR, Cheng R, Nguyen T, et al. Polymorphisms of the D4 dopamine receptor alleles in chronic alcoholism. Biochem Biophys Res Commun, 1993, 196 (1)：107-114

125. Szczepankiewicz A, Dmitrzak-Weglarz M, Skibinska M, et al. Study of dopamine receptors genes polymorphisms in bipolar patients with comorbid alcohol abuse. Alcohol Alcohol, 2007, 42 (2)：70-74

126. Szilagyi A, Boor K, Szekely A, et al. Combined effect of promoter polymorphisms in the dopamine D4 receptor and the serotonin transporter genes in heroin dependence. Neuropsychopharmacol Hung, 2005, 7 (1)：28-33

127. Shao C, Li Y, Jiang K, et al. Dopamine D4 receptor polymorphism modulates cue-elicited heroin craving in Chinese. Psychopharmacology (Berl), 2006, 186 (2): 185-190

128. Horowitz R, Kotler M, Shufman E, et al. Confirmation of an excess of the high enzyme activity COMT val allele in heroin addicts in a family-based haplotype relative risk study. Am J Med Genet, 2000, 96 (5): 599-603

129. 曹莉萍, 李涛, 刘协和. 海洛因依赖与儿茶酚胺氧位甲基转移酶. 中华医学遗传学杂志, 2003, 20 (2): 127-130

130. Tiihonen J, Hallikainen T, Lachman H, et al. Association between the functional variant of the catechol-O-methyltransferase (COMT) gene and type 1 alcoholism. Mol Psychiatry, 1999, 4 (3): 286-289

131. Gerra G, Garofano L, Pellegrini C, et al. Allelic association of a dopamine transporter gene polymorphism with antisocial behaviour in heroin-dependent patients. Addict Biol, 2005, 10 (3): 275-281

132. Tan EC, Tan CH, Karupathivan U, et al. μopioid receptor gene polymorphisms and heroin dependence in Asian populations. Neuroreport, 2003, 14 (4): 569-572

133. Zhang D, Shao C, Shao M, et al. Effect of mu-opioid receptor gene polymorphisms on heroin-induced subjective responses in a Chinese population. Biol Psychiatry, 2007, 61 (11): 1244-1251

134. Franke P, Wendel B, Knapp M, et al. Introducing a new recruitment approach to sample collection for genetic association studies in opioid dependence. Eur Psychiatry, 2003, 18 (1): 18

135. Mayer P, Rochlitz H, Rauch E, et al. Association between a delta opioid receptor gene polymorphism and heroin dependence in man. Neuro Report, 1997, 8 (11): 2547-2550

136. Nikoshkov A, Drakenberg K, Wang X, et al. Opioid neuropeptide genotypes in relation to heroin abuse: Dopamine tone contributes to reversed mesolimbic proenkephalin expression. Proc Natl Acad Sci USA, 2008, 105 (2): 786-791

137. Park CS, Park SY, Lee CS, et al. Association between alcoholism and the genetic polymorphisms of the GABAA receptor genes on chromosome 5q33-34 in Korean population. J Korean Med Sci, 2006, 21 (3): 533-538

138. Loh EW, Tang NL, Lee DT, et al. Association analysis of GABA receptor subunit genes on 5q33 with heroin dependence in a Chinese male population. Am J Med Genet B Neuropsychiatr Genet, 2007, 144 (4): 439-443

139. Cheng CY, Hong CJ, Yu YW, et al. Brain-derived neurotrophic factor (Val66Met) genetic polymorphism is associated with substance abuse in males. Brain Res Mol Brain Res, 2005, 140 (1-2): 86-90

140. Bienstock BJ, Darden T, Wiseman R, et al. Molecular modeling of the amino-terminal zinc ring domain of BRCA1. Cancer Res, 1996, 56: 2539-2545

141. Hartmann L, Sellers TA, Schatd DJ, et al. Efficacy of bilateral prophylactic mastectomy in BRCA1 and BRCA2 gene mutation carrier. J Natl Cancer Int, 2001, 93: 1633

142. Meijer-Heijboer H, van Geel E, van Putten WL, et al. Breast cancer after prophylactic bilateral mastectomy in women with a BRCA1 or BRCA2 mutation. N Engl J Med, 2001, 345: 159

143. Narod SA, Bnmet JS, Ghadman P, et al. Tanmxifen and risk of contralateral breast cancer in BRCA1 and BRCA2 mutation carriers: case-control study. Lancet, 2000, 36: 1876

144. Phillips KA. Immunophenotypic and pathologic differences between BRCA1 and BRCA2 hereditary breast cancers. J Chn Oncol, 2000, 18: 107s

145. Rebbeck TR, Levin AM, Eisen A, et al. Breast cancer risk after bilateral prophylactic oophorectomy in BRCA1 mutation carriers. J Natl Cancer Inst, 1999, 91: 1475

146. Spain BH, Jarson CJ, Shihabuddin LS, et al. Truncated BRCA2 is cytoplasmic: implications for cancer-linked mutations. Proc Natl Acad Sci USA, 1999, 96: 13920-13925

147. Vaughn JP, Cirisano FD, Huper G, et al. Cell cycle control of BRCA2. Cancer Res, 1996, 56: 4590-4594

148. Wong AKC, Pero R, Ormonde PA, et al. Rad51 interacts with the evolutionarily conserved BRC motifs in the human breast cancer susceptibility gene BRCA2. J Biol Chem, 1997, 72: 31941-31944

149. Zhang X, Morera S, Bates PA, et al. Structure of an XRCC1 BRCT domain: a new protein interaction nodule. EMBOJ, 1998, 17: 6404-6411

150. Ahmed FE. Colorectal cancer epigenetics: the role of environmental factors and the search for molecular biomarkers. J

Environ Sci Health C Environ Carcinog Ecotoxicol Rev, 2007, 25（2）：101-154

151. Bowman RV, Yang IA, Semmler AB, et al. Epigenetics of lung cancer. Respirology, 2006, 11（4）：355-365

152. Esteller M. Epigenetics in cancer. N Engl J Med, 2008, 358（11）：1148-1159

153. Gal-Yam EN, Saito Y, Egger G, et al. Cancer epigenetics：modifications, screening, and therapy. Annu Rev Med, 2008, 59：267-280

154. Herman JG. Epigenetics in lung cancer：focus on progression and early lesions. Chest, 2004, 125（5 Suppl）：119S-122S

155. Laird PW. Cancer epigenetics. Hum Mol Genet, 2005, 14（1）：R65-76

156. Lo KW, Huang DP. Genetic and epigenetic changes in nasopharyngeal carcinoma. Semin Cancer Biol, 2002, 12（6）：451-462

157. Shaw RJ, Hall GL, Lowe D, et al. The role of pyrosequencing in head and neck cancer epigenetics：correlation of quantitative methylation data with gene expression. Arch Otolaryngol Head Neck Surg, 2008, 134（3）：251-256

158. Shen L, Issa JP. Epigenetics in colorectal cancer. Curr Opin Gastroenterol, 2002；18（1）：68-73

159. Wheeler JM. Epigenetics, mismatch repair genes and colorectal cancer. Ann R Coll Surg Engl, 2005, 87（1）：15-20

160. 蔡三军，蔡国响. 大肠癌的表遗传学研究. 肿瘤研究与临床, 2005, 17（5）：289-293

161. 邓大君. 表观遗传变异与肿瘤防治研究中的几个常见问题. 北京大学学报（医学版）, 2006, 38（6）：571-574

162. 刘华英，彭淑平，周鸣，等. 鼻咽癌的表观遗传学研究进展. 生物化学与生物物理进展, 2007, 34（7）：673-681

163. 汪建平，元云飞. 结直肠癌 DNA 甲基化研究的现状. 中华实验外科杂志, 2004, 21（10）：1279-1280

164. 夏辉，张叔人，马洁. DNA 甲基化与肺癌关系研究进展. 中国肿瘤生物治疗杂志, 2004, 11（2）：151-153

165. Wald N, Cuckle H.（Begg 1987）tests. Br J Obstet Gynaecol, 1989, 96（4）：389-96

166. Department of Health and Human Services, Secretary's Advisory Committee on Genetic Testing. Request or public comment on a proposed classification methodology for determining level of review for genetic tests. Federal Register, 2000, 65（236）：76643-76645

167. Haddow JE, Palomaki GE. ACCE：A model process for evaluating data on emerging genetic tests. In：Khoury M, Little J, Burke W（eds.）. Human Genome Epidemiology：A Scientific Foundation for Using Genetic Information to Improve Health and Prevent Disease. Oxford University Press, 2003：217-233

168. ACCE. A CDC-Sponsored Project Carried Out by the Foundation of Blood Research Content Source：National Office of Public Health Genomics Page last updated：December 11, 2007

169. Julian H, Christine P, Jon E. How can the evaluation of genetic tests be enhanced? Lessons learned from the ACCE framework and evaluating genetic tests in the United Kingdom. Genet Med, 2005, 7（7）：495-500

170. Scott DG, Muin JK. What is the clinical utility of genetic testing? Genet Med, 2006, 8（7）：448-450

171. Wylie B, David A, Marta G, et al. Genetic Test Evaluation：Information Needs of Clinicians, Policy Makers, and the Public. Am J Epidemiol, 2002, 156（4）：311-318

索　引

Z